VORLESUNGEN
ÜBER DIE
ZUCKERKRANKHEIT

VON

Dr. A. A. HIJMANS van den BERGH
PROFESSOR AN DER UNIVERSITÄT UTRECHT

UNTER MITWIRKUNG VON **Dr. A. SIEGENBEEK van HEUKELOM**

MIT EINEM PATHOLOGISCH-ANATOMISCHEN KAPITEL VON

Dr. R. DE JOSSELIN DE JONG
PROFESSOR AN DER UNIVERSITÄT UTRECHT

INS DEUTSCHE ÜBERTRAGEN VON

Dr. A. HAEHNER

MIT 26 ABBILDUNGEN

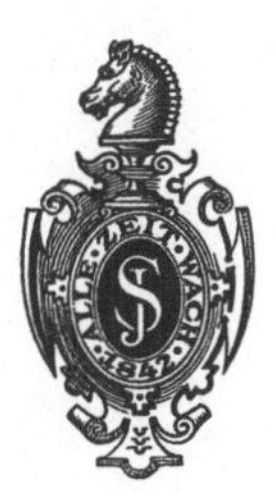

BERLIN
VERLAG VON JULIUS SPRINGER
1926

ISBN-13: 978-3-642-98832-5   e-ISBN-13: 978-3-642-99647-4
DOI: 10.1007/978-3-642-99647-4

Vorwort zur holländischen Ausgabe.

Unsere Kenntnisse von dem Diabetes mellitus und unsere Methoden zur Behandlung dieser Krankheit beruhen zu einem sehr großen Teil auf den Ergebnissen physiologisch-chemischer Untersuchungen. Die Erfahrung lehrt, daß ihr Studium den Studenten meist nicht leicht fällt. Auch dem Arzte, der auf so manchem anderen Gebiete leicht aus eigener Erfahrung lernt, was ihm während seiner Studienzeit dunkel blieb, fällt es nicht selten schwer, in dem Irrgarten der Diabetesliteratur den Weg zu finden, sofern er nicht in der Lage ist, sich im besonderen mit den Stoffwechselstörungen zu befassen. Und doch ist es erforderlich, daß jeder, der sich die Behandlung von kranken Menschen zur Aufgabe gestellt hat, über die modernen Begriffe der Zuckerkrankheit genau unterrichtet ist. Einmal, weil sie so häufig vorkommt, dann aber auch, weil jeder Arzt, welchem Zweige der Wissenschaft auch er seine besondere Vorliebe zugewandt hat, mit ihr in Berührung kommt: der Chirurg so gut wie der Internist, der Augenarzt und der Dermatologe, der Vertrauensarzt einer Lebensversicherungsgesellschaft und der Hausarzt. Und endlich, weil, wenn wir auch die Krankheit noch nicht heilen können, für das Auftreten oder Ausbleiben von gefährlichen oder komplizierenden Erscheinungen, für das gute Gelingen einer Operation, für die Lebensdauer des Patienten alles von einer zweckmäßigen Behandlung abhängt.

Ich war deshalb der Ansicht, daß eine Veröffentlichung dieser Vorlesungen nützlich sein könnte, besonders für Studierende der Medizin, vielleicht aber auch für Ärzte, um sie in ein genaueres Studium dieser Krankheit einzuführen. Aus dem Umfang des Werkes geht schon hervor, daß ich nur in großen Zügen eine Schilderung des Diabetes und seiner Probleme zu geben beabsichtige. Um in der Behandlung meines Themas ungebundener zu sein, wählte ich die Form der Vorlesungen.

Anfänglich hatte ich den Plan, die Untersuchungsmethoden in einem letzten Kapitel zu besprechen und als Anhang ein Verzeichnis mit der Zusammenstellung der Nahrungsmittel herauszugeben. Ich habe aber davon abgesehen. Denn sollten die Untersuchungsmethoden so dargestellt werden, daß der Leser einen wirklichen Vorteil davon haben würde, so hätte sich dieses Kapitel zu einem besonderen Buche ausgewachsen. Das würde aber eine überflüssige Arbeit bedeutet haben, weil wir gegenwärtig ausgezeichnete Bücher über klinische Laboratoriumsuntersuchungen besitzen.

Auch zur Aufstellung einer Ernährungstabelle konnte ich mich nicht entschließen. Warum die Zahl derartiger Verzeichnisse, die für sich oder in den Lehrbüchern so leicht aufzufinden sind, noch um eines vermehren, während die Zahl der Nahrungsmittel, welche im Laboratorium meiner Klinik analysiert worden sind, nur gering ist, diese Aufgabe also kaum in etwas anderem als einem Abschreiben der bereits vorhandenen bestanden haben würde?

Dr. Cohen Tervaert hat es sich große Mühe kosten lassen, aus den verschiedensten Literaturangaben die Zahlen zusammenzustellen, welche ihm für Holland am wünschenswertesten erschienen. Ich verweise also auf die von ihm herausgegebenen Tabellen. Beim Nachschlagen in seinen Tabellen halte man sich vor Augen, daß er die Kohlehydrate als Stärkemehl berechnet, wie dies auch die Untersucher im „Koloniaal Museum" in Haarlem tun (s. Bulletin Nr. 46). Andere wieder, wie der Codex alimentarius, bevorzugen den „Glykosewert" (s. Codex alimentarius Nr. 4). Das erschwert einigermaßen ein Vergleichen. Bei der Betrachtung einer Stoffwechselbilanz vergleicht man die Kohlehydrate der Nahrung mit denen des Urins, d. h. mit der im Urin gefundenen Glykose. Deshalb ist die Bezeichnung als Glykose auch für die Kohlehydrate der Nahrung vielleicht zweckmäßiger. Es kommt jedoch wenig darauf an, auf welche Weise man den Kohlehydratgehalt der Nahrungsmittel ausdrückt, wenn man nur berücksichtigt, in welcher Weise er in Rechnung gestellt ist, ob als Stärkemehl oder als Glykose.

Zu meiner Freude erklärte sich Proffessor R. DE JOSSELIN DE JONG bereit, ein Kapitel über die Morphologie des Diabetes mellitus abzufassen, ein Gebiet, welches mir vollkommen fremd ist. Daß ein so ausgezeichneter und erfahrener pathologischer Anatom meinen mangelnden Kenntnissen zu Hilfe kam, betrachte ich als einen Vorzug, der nicht hoch genug zu veranschlagen ist.

Großen Dank bin ich dem Herausgeber schuldig, weil er so viel Geduld mit mir bewiesen hat. Der Kliniker ist infolge seiner beruflichen Tätigkeit nicht in der Lage, längere Zeit hindurch ungestört am Schreibtisch arbeiten zu können. Immer wieder wird seine Arbeit unterbrochen, oft für geraume Zeit. Der Satz muß ungebührlich lange stehen bleiben, mit vielen Veränderungen und Beifügungen übte man Nachsicht.

Vielleicht wird in der gegenwärtigen Zeit über kein Thema in der Medizin soviel veröffentlicht wie über die Zuckerkrankheit. Die Folge davon ist, daß ich schon bei der Durchsicht der Korrekturen etwas ins Hintertreffen geraten war. Das macht mir jedoch kein Bedenken. Ich strebe nicht darnach, die allerletzten Neuigkeiten zu bringen.

Die Abfassung dieses Buches hat mir viel Freude bereitet, wenn sie auch viel Zeit und Anspannung erforderte. Sie veranlaßte mich, mancherlei genauer kennen zu lernen, was ich sonst nicht im Original gelesen haben würde. Es gewährt großen Genuß, sich in die Gedanken genialer Menschen, besonders früherer Zeiten, zu vertiefen. Welcher Unterschied ist es, ihre Schriften selber zu lesen, als sich mit den kurzen Zusammenfassungen zu begnügen, die von einem Buch ins andere übergehen. Es ist erstaunlich zu sehen, wie sie ihrer Zeit augenscheinlich manchmal Jahre voraus waren und wie oft, ohne daß wir es wußten, ihre Ideen den Fortgang der Wissenschaft beeinflußt haben.

Ein Vergnügen war es mir auch, den Fortschritt schildern zu können, der in der Behandlung des Diabetes zu verzeichnen ist. Früher spielte der Zufall dabei eine große Rolle. Man tastete auf gut Glück, erprobte bald diese bald jene „Kur". Jetzt gelingt es gewöhnlich, durch eine rationelle Regelung der Diät Besserung zu erzielen. Vom Insulin will ich dabei gar nicht sprechen.

Es ist mir nicht leicht gefallen, dies große Problem so zu behandeln, daß in dem knappen Umfang ein mich einigermaßen zufriedenstellendes Bild unserer gegenwärtigen Kenntnisse entworfen wird. Ob es mir gelungen ist, mein Ziel etwa zu erreichen, wird nur der Leser beurteilen können.

Utrecht, Mai 1925.

A. A. HIJMANS VAN DEN BERGH.

Vorwort zur deutschen Ausgabe.

Seit der Entdeckung des Insulins hat das Diabetesproblem erhöhte Beachtung gefunden und gesteigerte Bedeutung erlangt. Groß ist die Fülle der in den verschiedensten deutschen Zeitschriften verstreuten Veröffentlichungen über die Zuckerkrankheit, und auch im Auslande hat die Literatur auf diesem Gebiete einen erheblichen Umfang angenommen.

In seinen „Vorlesungen über die Zuckerkrankheit" hat der Utrechter Kliniker, Professor HIJMANS VAN DEN BERGH, die eigenen klinischen Beobachtungen und Erfahrungen für Holland herausgegeben und dabei das Material aus zahlreichen Abhandlungen aus den verschiedensten Ländern gesichtet und bearbeitet.

Wenn ich den Wunsch des Verlages JULIUS SPRINGER nach einer Übersetzung des holländischen Buches ins Deutsche gern erfüllte, so bewog mich dazu vor allem der Gedanke, daß es bei einem Problem, welches so im Mittelpunkt der klinischen Forschung steht, wie der Diabetes mellitus, von großem Interesse sein dürfte, auch die Ansichten und Erfahrungen des Auslandes einem deutschen Leserkreise in übersichtlicher und zusammengefaßter Darstellung zu übermitteln. Diesem Zwecke schien mir das holländische Werk in sehr geeigneter Weise zu entsprechen.

Der Verfasser widmet eine besonders eingehende Besprechung den Untersuchungsergebnissen und Behandlungsmethoden der amerikanischen und englischen Forscher, vor allem den von ihnen angewandten Diätvorschriften für Zuckerkranke. Daß gerade bei der Insulintherapie der Betrachtung der amerikanischen Literatur ein breiter Raum gewidmet ist, erscheint bei der Entdeckung des Mittels in Amerika ohne weiteres begreiflich.

Daneben finden die Forschungen der großen deutschen Kliniker auf dem Gebiete der Zuckerkrankheit, ich führe unter ihnen nur die Namen NAUNYN, v. MERING, MINKOWSKI und vor allem auch v. NOORDEN an, eingehendste Berücksichtigung und kritische Behandlung. Das dürfte vielleicht den Wert des Buches für den deutschen Leser noch erhöhen.

Dem Charakter der „Vorlesungen" entsprechend, die sich also in der Hauptsache, aber durchaus nicht einseitig, an einen studentischen Hörerkreis wenden, ist das wesentliche der Anführung in den einzelnen Kapiteln häufig in Kürze nochmals zusammengefaßt. Einmal wird die Wichtigkeit der Darlegungen auf diese Weise hervorgehoben, dann aber auch dem Leser immer wieder aufs eindringlichste eingeschärft, worauf er bei der Behandlung sein Augenmerk hauptsächlich zu richten hat.

Vielfach sind im holländischen Original die Zitate aus der fremden Literatur in der (englischen und französischen) Muttersprache der betreffenden Autoren angeführt. Ich habe diese Zitate dem Sinne des Verfassers entsprechend gleichfalls in der fremden Sprache in die deutsche Übersetzung mit hinübergenommen. Außerdem wendet der Verfasser statt der in Deutschland gebräuchlichen Bezeichnung „Acetessigsäure" den (chemisch richtigeren) Ausdruck „Acetylessigsäure" an. Die letztere Bezeichnung habe ich stehen lassen, um möglichst wenig Änderungen des Originaltextes vorzunehmen. Der deutsche

Leser sei aber an dieser Stelle darauf hingewiesen, daß „Acetylessigsäure" mit „Acetessigsäure" identisch ist.

Einen besonderen Vorzug des Buches bildet meines Erachtens die klare Darstellung der pathologischen Anatomie des Pankreas durch den ausgezeichneten pathologischen Anatomen der Utrechter Universität, Professor R. DE JOSSELIN DE JONG.

Den Ausführungen über die zur Zeit an der Utrechter Klinik geübte Diätbehandlung liegen natürlich die holländischen Verhältnisse zugrunde. In besonderem Maße gilt dies von dem Zeitpunkt der einzelnen Mahlzeiten, die der Holländer meist nach englischer Sitte einzunehmen pflegt. Dies muß selbstverständlich beim Studium der Tagesspeisezettel berücksichtigt und bei praktischer Anwendung auf deutsche Verhältnisse umgestellt werden.

Es ist nur zu begrüßen, daß der Verfasser auch den Werdegang der Diabetesforschung in den verschiedensten Ländern und Zeiten in übersichtlicher Weise schildert.

Zu Unrecht wird vielfach die Geschichte der Medizin vernachlässigt. Kein anderes Gebiet vermag so zur Bescheidenheit in der Beurteilung unserer heutigen Leistungen und zur vollen Würdigung der Verdienste der früheren großen Kliniker und Forscher zu erziehen. Sicher wird eine spätere Zeit die Grenzen unseres Wissens erweitern und unsere Kenntnisse in vielen Fragen der Entstehungsursache der Krankheiten, ihrer Zusammenhänge und Therapie, über die heute noch ein dichtes Dunkel lagert, erhellen und auch unsere Anschauungen nur als eine Vorstufe zu künftigen Erkenntnissen betrachten.

Juni 1926.

A. HAEHNER.

Inhaltsverzeichnis.

Erster Teil

Pathologie der Zuckerkrankheit.

I. Klinische Erscheinungen.

Die Zuckerkrankheit ruft in vielen Fällen weder subjektive noch objektive Erscheinungen hervor. Oft führt erst eine mehr oder weniger zufällige Untersuchung des Urins, wie z. B. bei der Begutachtung für eine Lebensversicherung oder für eine amtliche Anstellung zu ihrer Entdeckung. Dahingegen treten in ernsteren oder in schlecht, bzw. gar nicht behandelten Fällen augenfällige Symptome auf, welche sofort den Gedanken an Diabetes hervorrufen: heftiger Durst, Ausscheidung großer Urinmengen, übermäßige Eßlust, starke Abmagerung trotz reichlicher Nahrungsaufnahme. Es hat mich bei jungen Patienten mit schwerem Diabetes oft überrascht, daß sie nicht nur mager waren, sondern auch auffallend schwächlich aussahen, eine zarte, empfindliche Haut hatten, und daß die Augen einen sehr matten Ausdruck zeigten. Die Haut ist fast immer trocken, die Patienten kommen selten zum Schwitzen.

Es unterliegt wohl keinem Zweifel, daß der Durst eine Reaktion auf die großen Wassermengen ist, welche erforderlich sind, um den Zuckergehalt des Blutes und der Gewebsflüssigkeiten nicht zu sehr ansteigen zu lassen, und um die Zuckerausscheidungen mit dem Urin möglichst zu erleichtern. Dadurch stehen die aufgenommene Flüssigkeitsmenge und der ausgeschiedene Urin in bestimmtem Verhältnis zu einander. Es ist merkwürdig, wie groß die dabei auftretenden individuellen Verschiedenheiten sind. Einige Patienten klagen niemals über Durst, auch dann nicht, wenn der Urin sehr zuckerhaltig ist. Dann ist auch die Urinmenge nicht erhöht. In solchen Fällen sprach die ältere Ärztegeneration von Diabetes „decipiens". Wird über Durst geklagt, so tritt dieser am stärksten einige Stunden nach den Mahlzeiten auf. Weitaus nicht in allen im übrigen auch schweren Fällen von Diabetes, treten diese Kardinalsymptome, wie man sie nennen könnte, auf, und gewöhnlich verschwinden sie bei einer entsprechenden Diätregelung.

Neben den genannten Symptomen, doch vielleicht mehr noch ohne daß diese vorhanden sind, zeigen sich vielerlei andere, stärker hervortretende Erscheinungen in verschiedenen Organen. Sie veranlassen den aufmerksamen Arzt den Urin zu untersuchen. Wird dieses versäumt, dann wird jede symptomatische Behandlung erfolglos sein.

Vielfach führen Erkrankungen des Zahnfleisches und der Zähne zur Entdeckung der Zuckerkrankheit. Vermutlich bestand die Erkrankung dann schon seit längerer Zeit, ohne daß sie bemerkt wurde. Bei Patienten, welche die Zähne gut reinigen, wird man in der Mundhöhle selten Mundschwamm antreffen. Desto häufiger findet man auch bei solchen, welche den Mund gut pflegen, Pyorrhoea alveolaris oder Schwellungen des Zahnfleisches und Entzündung des Periosts. Auch Retraktion des Zahnfleisches mit einer übrigens nicht zu erklärenden Empfindlichkeit eines oder mehrerer Zähne muß ein Grund zur Untersuchung des Urins sein. Oft beginnen die Zähne auszufallen in einem Lebensalter, wo dies sonst noch nicht der Fall zu sein pflegt. Caries der Zähne scheint bei guter Mundpflege bei Zuckerkranken nicht häufiger vorzukommen als bei gesunden Menschen.

In vorgeschritteneren Stadien der Krankheit ist die Zunge oft trocken, rot und glänzend, manchmal entwickelt sich eine Stomatitis aphthosa. Der Speichel reagiert sauer, und darauf beruht die Entwicklung des Mundschwamms, welchen man in vorgeschrittenen Fällen und bei Verwahrlosung der Mundreinigung nicht selten antrifft. Im Gegensatz zu der Polyphagie, welche charakteristisch für die Mehrzahl der ernster erkrankten und gar nicht oder schlecht behandelten Patienten ist, klagen einzelne über völligen Mangel an Eßlust. Zum Teil kann diese Anorexie der Zuckerkranken verursacht sein durch eine ungeeignete Diät, auch trifft man sie wohl als Vorläufer des Koma an.

Auch bei den Diabetikern, welche außergewöhnlich große Nahrungsmengen zu sich nahmen, wie es früher so häufig der Fall war, blieb der Magen fast immer ausgezeichnet. Von Dilatation oder Atonie war klinisch nichts festzustellen. Dies wurde durch die Befunde post mortem auch bestätigt.

Zuckerkranke leiden oft an Obstipation, besonders wenn man die Diät stark beschränkt. Es ist nicht immer leicht diese zu bekämpfen.

Jeder kennt das Hautjucken der Diabetiker. Es kann allgemein sein und wird bald hier, bald dort am Körper gefühlt. Es kann auch lokalisiert sein auf die äußeren Geschlechtsorgane, bei Frauen mehr als bei Männern, und in um so stärkerem Grade, je weniger auf Sauberkeit geachtet wird. Es spricht sogar vieles dafür, das allgemeine Hautjucken als eine toxische Erscheinung anzusehen, während der Juckreiz, welcher bei Frauen oft an der Vulva beginnt, und sich auf die Innenseite der Oberschenkel fortpflanzt, zumeist durch das Benetzen mit dem zuckerhaltenden Urin und der Wucherung der Mikroben in der zur Entzündung gebrachten Haut hervorgerufen sein dürfte. Aber sicher gibt es auch Fälle, in welchen der berüchtigte Pruritus vulvae, ebenso wie der weit seltener vorkommende Juckreiz am Präputium, der Glans penis und am Scrotum, als eine toxische Erscheinung angesehen werden muß, welche nichts mit Mikrobenwucherungen und der Benetzung der Haut durch den zuckerhaltigen Urin zu tun hat.

Der Juckreiz an den männlichen äußeren Geschlechtsorganen ist oft begleitet von einer Rötung um die Harnröhrenmündung. Zuweilen kommt es an dem vordersten Ende des Präputiums zu einer Dermatitis. Ödem und Phimose können die Folge sein und zu Phlegmone und selbst zu Gangrän führen. In anderen Fällen verursacht die Phimose nur Störungen beim Urinlassen, welche chirurgische Hilfe erforderlich machen. Dabei muß mit der größten Sorgfalt vorgegangen werden, weil der geringste Eingriff bei Diabetikern (z. B. eine einfache Phimosenoperation) zu den schlimmsten Folgen führen kann. Wenn irgend möglich, beschränke man sich also auf eine nicht chirurgische Behandlung, oder beginne diese wenigstens erst nach einer Vorbereitung des Patienten durch Diät und wenn nötig durch Insulin.

Häufig besteht, abgesehen von den oben skizzierten mehr akuten und heftigen Prozessen, eine hartnäckige Balanitis, welche erst bei einer allgemeinen Behandlung der Stoffwechselerkrankung ausheilt.

Der Juckreiz der Diabetiker ist oft eine außerordentlich quälende Erscheinung. Er zwingt den Patienten zum Kratzen, auch wenn ihm dieses im Beisein anderer äußerst peinlich ist. Das starke Kratzen führt oft zu Ekzem und Hautschwellung, bisweilen mit Absonderung einer serösen oder eitrigen Flüssigkeit. Ist der Zustand mehr chronisch, dann bekommt die Haut eine dunkelbraune Farbe, sie schwillt stark an, die Oberhaut nimmt einen lichenoiden Charakter an. Selbstverständlich ist der Juckreiz, wenn er an der Vulva oder deren Umgebung lokalisiert ist und den Patienten unwiderstehlich zum Kratzen zwingt, eine der schwersten Komplikationen der Krankheit. Schwer vor allen Dingen auch deswegen, weil er den Schlaf sehr beeinträchtigen und der kratzende Finger leicht Mikroben in kleine Hautwunden einreiben kann, wodurch das Entstehen von Furunkeln begünstigt wird.

Zur Behandlung der Stoffwechselkrankheit gehört unter allen Umständen, daß der Arzt den Zuckerkranken auf die große Wichtigkeit einer sorgfältigen, scheinbar übertriebenen Hautpflege und auf die Gefahr des Kratzens bei Juckreiz hinweist.

Viel seltener als der Juckreiz sind einige andere Hauterkrankungen, deren Vorkommen man bei Zuckerkranken häufiger als bei anderen Menschen mit mehr oder weniger Recht glaubt beobachten zu können: Ekzem, Psoriasis, vielleicht auch Purpura haemorrhagica[1]). Einige Autoren rechnen hierzu auch Urticaria. Mehrmals hat man hämorrhagisch-bullöse Ausschlagsformen, die zu Gangrän führen, beobachtet.

Wiederholt findet man multiple Hautgangrän beschrieben[2]). Derartige Stellen von oberflächlicher Hautgangrän können in Heilung übergehen. Auch über hämorrhagische Diathese mit skorbutartiger Schwellung des Zahnfleisches ist berichtet worden.

Bemerkenswert ist folgende Beobachtung:

Eine 44jährige Frau, die 14mal schwanger war und 6 lebende Kinder hat, während die anderen jung gestorben sind, leidet schon lange an Diabetes. — Vor einem Jahre starke Menorrhagie. Vor einem Monat heftige Blutung des Zahnfleisches, drei Wochen später Blutung aus den Geschlechtsorganen, die 24 Stunden anhielt. Zu gleicher Zeit zahlreiche Hautblutungen etwa von der Größe eines Kirschkernes. Keine Hämaturie.

Bei der Aufnahme (14. Juli 1924) besteht eine skorbutartige Schwellung des Zahnfleisches, die unaufhörlich blutet. Die Zähne sind lose. Zahlreiche Hautblutungen. Patientin ist sehr blaß. Dauernder Blutverlust aus der Vulva. Mäßige Schwellung der linksseitigen Inframandibular- und Supraclaviculardrüsen, der Achsel- und Leistendrüsen. Ödeme der Beine. Leber und Milz nicht tastbar und bei Perkussion nicht vergrößert gefunden.

Der Urin enthält $3^1/_2^0/_0$ Glykose, Aceton und Diazetsäure, eine Spur Urobilin, kein Eiweiß. Blutuntersuchung: $25^0/_0$ Hämoglobin (Sahli), 1 280 000 rote und 12 000 weiße Blutkörperchen. Hierunter $90^0/_0$ Mikromyeloblasten. Temperatur unregelmäßig zwischen 38 und $39,5^0$. Am folgenden Tag tritt zu den anderen Blutungen noch Blutdiarrhöe. Am darauffolgenden Tag stirbt Patientin trotz aller Bemühungen, die Blutung zum Stehen zu bringen.

Die klinische durch die Autopsie bestätigte Diagnose lautete: akute Myeloblasten-Leukämie, Diabetes.

In der Literatur findet man nur sehr vereinzelte Fälle von (myeloider) Leukämie mit Diabetes kombiniert beschrieben.

Es ist unmöglich festzustellen, ob die Erscheinungen der hämorrhagischen Diathese, wie die vereinzelten Fälle von Leukämie, auf einem zufälligen Zusammentreffen mit Diabetes beruhen, oder ob sie damit in einem noch nicht geklärten kausalen Zusammenhang stehen.

Zu den wichtigsten Komplikationen der Zuckerkrankheit gehören die Furunkel, Karbunkel und Hautphlegmonen. Furunkel, die immer wieder auftreten, eine Furunkulose also, findet man besonders bei jüngeren Männern und meist in dem Frühstadium der Krankheit, sowie in leichten Fällen. Nicht selten bedeuten sie die ersten Erscheinungen, die zur Entdeckung eines Diabetes führen. Wehe dem Arzt, der bei einem Furunkel oder einer Phlegmone die Untersuchung des Urins vernachlässigt und das Vorhandensein von Zucker

---

[1]) Siehe GORKE, H. (aus der Klinik MINKOWSKI): Diabetes und hämorrhagische Diathese. Münch. med. Wochenschr. 1921, Nr. 41.

[2]) Siehe NAUNYN: Der Diabetes mellitus. S. 240ff.

nicht bemerkt. Von einer Diätbehandlung kann der Stillstand eines Entzündungsprozesses oder sein Fortschreiten und das Leben des Patinten abhängen.

Jedoch nicht nur im Beginn und bei leichten Fällen, sondern auch in späteren Stadien der Krankheit kommen Furunkel und Phlegmonen vor, sowohl bei schweren wie bei leichten Krankheitsformen. Bei Männern treten sie etwas häufiger auf als bei Frauen.

Die Furunkel entstehen zweifellos nicht selten durch starkes Kratzen bei Juckreiz, dadurch werden Mikroben in die Hautfollikel eingerieben. Nach Lage der Dinge kann man natürlich diese Ursache nicht immer nachweisen. Auch ohne dieses mechanische Trauma kommt es, wie bei Gesunden, häufig zur Verstopfung eines Follikels. Während aber bei diesen nur eine kleine Eiterpustel entsteht, bildet sich beim Zuckerkranken ein Infiltrat, das Neigung zur Ausbreitung und Nekrose des Gewebes zeigt.

Große Karbunkel bilden bei alten Leuten oft die erste Erscheinung, welche die Krankheit erkennen läßt. Als Ursache der Karbunkel und Furunkel findet man gewöhnlich Staphylokokken, wie dies auch bei Nichtdiabetikern der Fall ist. Die Vulnerabilität der Gewebe äußert sich bei der Zuckerkrankheit oft in ausgebreiteten und tief wuchernden Phlegmonen. Manchmal werden in solchen Eiterheerden Schimmelpilze gefunden, die sonst selten vorkommen.

Wir werden später noch darauf zurückkommen, daß Furunkel und Phlegmonen wie auch andere Infektionen bei bis dahin gesunden Menschen zu einer Glykosurie führen können. Man kann dadurch in einem vorliegenden Falle im Zweifel sein, ob man es mit einem Furunkel oder einer Phlegmone bei einem Zuckerkranken zu tun hat, oder aber mit einer Glykosurie bei Jemandem, der an einem Furunkel erkrankt ist.

Es will mir notwendig erscheinen, hier darauf hinzuweisen, daß im allgemeinen die Gewebe allen möglichen schädlichen Einflüssen bei Diabetikern weniger Widerstand leisten als bei gesunden Menschen, insbesondere dem Eindringen von Mikroorganismen. Die Heilkraft eines Diabetikers ist vermindert, er hat „schlechtes Heilfleisch", wie der Volksmund es auszudrücken pflegt. Daher kommt es, daß die oben erwähnten Furunkel und Phlegmonen ebenso wie alle möglichen anderen Entzündungsprozesse bei dem Zuckerkranken — wenn nicht eine strenge Behandlung vorgenommen wird — eine bei sonst gesunden Menschen unbekannte Ausbreitung erfahren und langsam oder gar nicht heilen. In letzterem Falle breitet sich der Eiterungsprozeß immer mehr in der Oberfläche und gleichzeitig nach der Tiefe aus. Allgemeine Sepsis kann sich daran anschließen und zum Tode führen. Zweckentsprechende Behandlung kann wie ein Zaubermittel wirken. Die verminderte Widerstandskraft ist auch der Grund, weshalb man Operationen bei Diabetikern jederzeit mit Recht so sehr fürchtet.

Zuweilen bemerkt man bei Zuckerkranken Xanthome, wie diese vielfach bei Patienten mit chronischem Ikterus beobachtet werden. Doch findet man sie in ersterem Falle viel weniger häufig als in letzterem. Nicht selten sieht man derartige Xanthome auch bei Menschen, die weder an Ikterus noch an Zuckerkrankheit leiden. Diese Xanthome der Diabetiker bestehen aus gelben oder mehr bräunlich-gelben Flecken, die gewöhnlich über die Hautoberfläche ein wenig erhaben sind. Meist befinden sie sich an den Augenlidern, besonders dem oberen Augenlid, vereinzelt auch auf den Schleimhäuten. Ihr charakteristischer Bestandteil ist Cholesterin, das höchstwahrscheinlich aus dem Blutcholesterin herrührt. Vereinzelt, jedoch höchst selten, hat man bei Diabetikern multiple tuberöse Xanthome in der Haut wahrgenommen. Bisweilen ändert

sich die Intensität der Xanthome entsprechend der Stärke der Krankheitserscheinungen[1]).

Kürzlich veröffentlichte van BOMMEL van
VLOTEN. eine Abbildung und Beschreibung eines
Falles von diabetischen Xanthom, welches sich
durch eine seltene Ausbreitung auszeichnete und
sich besserte, als unter Behandlung mit Insulin
eine Besserung des Allgemeinzustandes auftrat
und der Cholesteringehalt des Blutes absank[2])
(Abb. 1a—c.).

Einen interessanten Beitrag zur Kenntnis
dieser sehr seltenen Erkrankung veröffentlichte
M. J. STEWART[3]). Seiner freundlichen Erlaub-
nis verdanke ich die Möglichkeit, hier eine Abbildung des von ihm beobachteten Falles wiedergeben zu können (Abb. 2).

Mit den Xanthomen darf nicht verwechselt
werden eine diffus gelbe Verfärbung der Haut,
welche hin und wieder bei Zuckerkranken beobachtet wird und bei genauem Zusehen dank
ihrer eigenartigen Orange-Färbung gewöhnlich
von einem leichten Ikterus unterschieden werden
kann. Ein weiteres wichtiges Unterscheidungs-

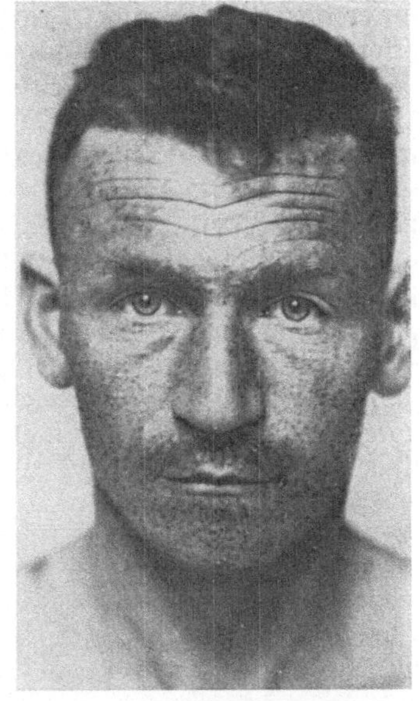

Abb. 1a.

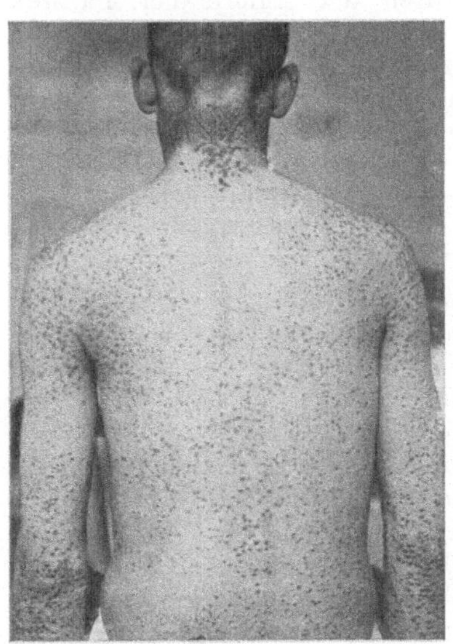

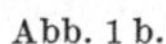

Abb. 1b.

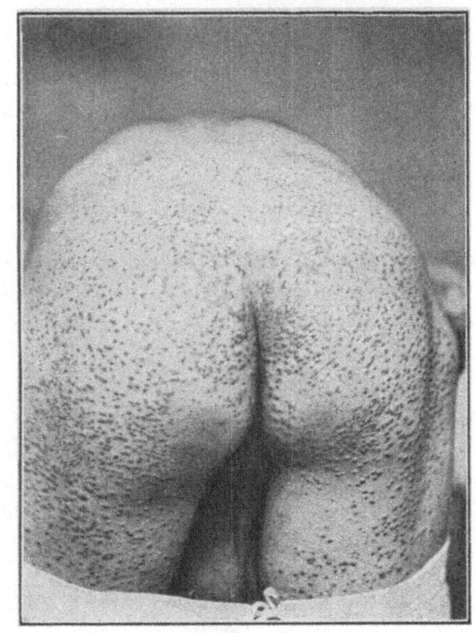

Abb. 1c.

Abb. 1a—c. Multiple diabetische Xantome.

---

[1]) Siehe den eigenartigen Fall von WIJNHAUSEN: Berl. klin. Wochenschr. 1921,
Nr. 43, S. 1268. Ferner: BLOCK, B., Ergebn. d. inn. Med. u. Kinderheilk. 1908, II. S. 549.
[2]) VAN BOMMEL VAN VLOTEN: Nederlandsch tijdschr. v. geneesk., 1924, II. Nr. 23, S.
2846. Dank dem Entgegenkommen der Herausgeber der Nederlandsch tijdschr. v. geneesk.
bin ich in der Lage, hier eine Reproduktion des Falles von Dr. VAN BOMMEL VAN VLOTEN
geben zu können.   [3]) STEWART, M. J.: Brit. med. journal S. 893, 1924.

zeichen ist, daß dabei niemals die Konjunktiven verfärbt sind. Diese
eigenartige Hautverfärbung wurde zuerst von v. NOORDEN beobachtet und
unter der Bezeichnung Xanthosis diabetica beschrieben[1]). v. NOORDENS Veröffentlichung war mir entgangen, als ich meinerseits diese gelbe Hautfarbe
beobachtete und darüber berichtete. Anfänglich glaubte v. NOORDEN die
Ursache der gelben Verfärbung in dem Vorhandensein eines eisenhaltigen Pigments in der Haut, eines Spaltungsproduktes des Blutfarbstoffs suchen zu müssen. Die mikroskopische Untersuchung ergab jedoch für diese Annahme
keine Anhaltspunkte. Noch im Jahre 1917 bezeichnete er die Art dieses Pigments als unbekannt[2]). Auch M. LABBÉ, der in seinem Buch[3]) dieser Verfärbung der Haut ein kurzes Kapitel unter dem Titel Xanthochromie palmo-
plantaire widmet, erklärt: „nous ne saurions donc donner la pathogénie de
cette xanthodermie." Jedoch hatten wir schon im Jahre 1913 nachgewiesen[4]),
daß diese Xanthose mit einer Vermehrung des Lipochroms im Blutserum einhergeht. Weitere Untersuchungen ergaben den Befund, daß diese Serum-
lipochromen (Xanthophyl und Carotin) von entsprechenden Stoffen herrühren,

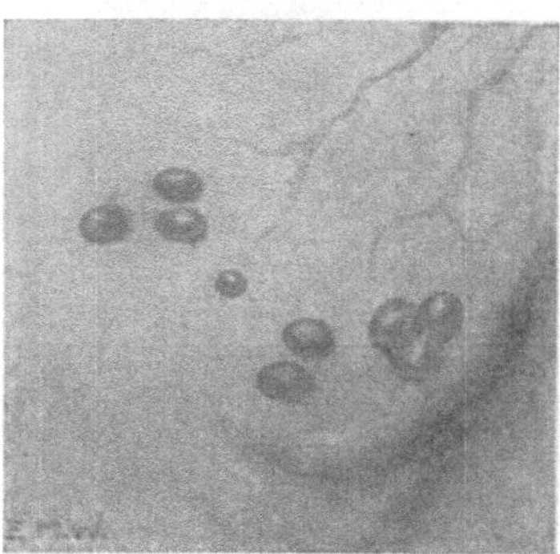

Abb. 2.   Diabetische Xanthome.
Fall von Prof. M. J. STEWART.

die in den Nahrungsmitteln, besonders im
Eidotter, Fett, in der Butter und grünen
Pflanzen vorgefunden werden. In letzteren
finden sie sich ausnahmslos neben dem Chloro-
phyll. Die Menge des Serumlipochroms (auch
Lutein genannt) hängt mit der Menge des in
der Nahrung aufgenommenen Xanthophyl
und Carotin zusammen. Zu gleicher Zeit
wie wir stellten der Amerikaner PALMER
und seine Mitarbeiter eine Reihe vortrefflicher
Untersuchungen über dasselbe Thema an,
welche vor unserer zweiten Publikation veröffentlicht wurden[5]). Nach all diesen Untersuchungen, denen noch eine ganze Anzahl
Beobachtungen aus der deutschen und amerikanischen Literatur hinzugefügt werden
müssen, ist es nicht mehr zweifelhaft, daß die Menge des Serumlipochroms
von der Menge Carotin oder Xanthophyl in der Nahrung abhängt. Und
damit ist auch sicher, daß die Xanthosis diabetica die Folge der Aufnahme
einer übermäßigen Menge grüner Gemüse und Eier ist. Vermindert man
den Gehalt der Nahrung an Carotinoiden (wie diese Lipochrome wohl auch
genannt werden), so verschwindet auch die Xanthose nach einiger Zeit.
Andrerseits kann man auch bei anderen Kranken und bei Gesunden willkürlich den Gehalt an Serumlipochrom erhöhen und eine Xanthose herbeiführen,
wenn man geraume Zeit hindurch viel grüne Gemüse, Eier, Butter, Milch und
Rahm mit der Nahrung verabfolgt. Hierdurch werden dem Körper beträchtliche Mengen an Carotinoiden zugeführt. Es steht fest, daß der tierische Organismus nicht imstande ist, diesen gelben Farbstoff selber herzustellen, sondern
ihn vollkommen fertig gebildet dem Pflanzenreich direkt (Gemüse) oder indirekt (Butter, Eidotter usw.) entnimmt.

<hr>

[1]) v. NOORDEN und SALOMON: Handb. d. Pathol. d. Stoffwechsels 1907, II. S. 290.
[2]) v. NOORDEN: Die Zuckerkrankheit. 7. Aufl. 1917, S. 262.
[3]) LABBÉ M.: Le diabète sucré, Masson, Paris 1920, S. 84.
[4]) HIJMANS v. D. BERGH u. SNAPPER: Dtsch. Arch. f. klin. Med. 1913, S. 110, 540. HIJMANS
v. D. BERGH, MULLER, BROCKMEYER: Biochem. Zeitschr. 1920, S. 279.
[5]) PALMER u. ELKLES: Journ. of biol. chem. Bd. 17, S. 191. 1914 und folgende Jahre.
PALMER LEROY S.: Carotinoids and related pigments, New York 1922 (Monographie).

Es will mir jedoch scheinen, als ob hinsichtlich des Stoffwechsel dieser Lipochromen, in der Ausscheidung, Spaltung oder Deponierung individuelle Verschiedenheiten bei den Menschen bestehen, gleichwie dies bei den verschiedenen Tierarten der Fall ist. Vielleicht rührt die auffallende Xanthose einiger Diabetiker, neben dem bestimmten Einfluß der Nahrung, zu einem Teil wenigstens aus dieser Ursache her[1]).

Ich wies bereits darauf hin, daß die Xanthosis sich von einem leichten Ikterus durch die mehr orange- oder safranartige Farbe unterscheidet. Ferner dadurch, daß die Konjunktiven dabei nicht gelb gefärbt sind (man lasse sich nicht durch die gelb gefärbte Pinguecula verwirren!), und dadurch, daß der Urin natürlich keinen Gallfarbstoff enthält.

Die gelbe Farbe der Xanthodermie ist gewöhnlich am stärksten wahrnehmbar an der Handfläche und Fußsohle, jedoch auch oft deutlich an der Haut der Brust und anderer Stellen. Man kann sie am besten erkennen, wenn die Haut blutleer gemacht wird, z. B. durch Streichen über die Haut, oder — an der Hand — wenn man diese mit einer gewissen Anspannung ausstrecken läßt. Bei stärkeren Graden von Xanthosis sieht das Blutserum gelber aus, als es normalerweise der Fall ist. Es kann eine Färbung annehmen, welche der bei einem leichten Ikterus gleicht.

Zuweilen findet man bei Zuckerkranken eine eigenartige leichte Röte im Gesicht im Gegensatz zu der gelblichen matten Farbe und der Trockenheit der Haut der Umgebung. Besonders macht sich dies an den Wangen und der Stirn bemerkbar, vor allem an den Stirnhöckern. Die Erscheinung ist selbstverständlich ohne große Bedeutung, sie kann höchstens Veranlassung geben, den Urin mit doppelter Sorgfalt auf Zucker zu untersuchen.

An der Leber findet man bei der klinischen Untersuchung in den meisten Fällen keine Abweichungen. Zuweilen ist sie etwas vergrößert, zuweilen auch auf Druck etwas schmerzhaft. Es kommen aber auch Fälle vor, in denen Diabetes und Cirrhose mit einander vergesellschaftet sind. Gewöhnlich ist die Glykosurie dann gering, vereinzelt besteht ein schwerer Diabetes neben der Cirrhose. Zur letzteren Kategorie gehört auch der diabète bronzé.

Über den Zusammenhang einer Cirrhose mit Diabetes ist noch nichts Sicheres bekannt. Unseren jetzigen Auffassungen entspricht wohl am meisten die Voraussetzung, daß außer der Erkrankung der Leber noch eine solche des Pankreas vorliegt. Dies schien mir auch bei folgender Beobachtung der Fall zu sein:

Im September d. J. untersuchte ich zusammen mit Dr. H. den Patienten X. Dieser 58jährige Mann erkrankte vor 3 Jahren mit Müdigkeit und Abmagerung. Der Hausarzt fand damals etwa $3^0/_0$ Zucker im Urin, gleichzeitig war die Leber vergrößert und hart. Auch die Milz war verhärtet und eine Handbreit unterhalb des Rippenbogens zu tasten. Während der letzten Jahre ging es dem Patienten sehr gut, er konnte seinen Beruf ohne jede Störung ausüben. Unter einer mäßig strengen Diät hielt sich der Zuckergehalt des Urins auf ungefähr $^1/_2^0/_0$. Ich wurde in diesem Falle um Rat gefragt, weil der Urin seit einigen Wochen wieder einen höheren Zuckergehalt aufwies (etwa $3^0/_0$), während sich gleichzeitig ein Zustand von Schwäche und Schläfrigkeit entwickelt hatte. Daneben bestand seit mehreren Tagen heftige Diarrhöe. Im Urin hatte der Arzt weder Aceton noch Diacetsäure, wohl aber Urobilin und Bilirubin nachweisen können. Als ich den Patienten sah, hatte der Zustand sich wieder etwas gebessert, die Schläfrigkeit war weniger stark als am vorhergehenden Tage, die Leber vergrößert, hart, auch die Milz war hart und vergrößert. Die Zunge war trocken und rot. Der Urin enthielt rund $4^0/_0$ Zucker, kein Aceton, keine Diacetsäure. Die Farbe des Urins war hell, Bilirubin war nicht nachweisbar, dagegen viel Urobilin.

---

[1]) In einer soeben erschienenen Abhandlung in der Presse médicale (1925, Nr. 2) kommt M. LABBÉ zu derselben Auffassung.

Wir glaubten die Diagnose stellen zu müssen auf: chronische Entzündung mit Bindegewebswucherung in der Leber nebst Milzvergrößerung (Cirrhose); Erkrankung der Langerhans'schen Inseln; Enterocolitis.

Der Zustand der Schläfrigkeit und Schlaffheit braucht nicht als ein beginnendes Coma diabeticum aufgefaßt, muß aber wohl auf ungenügende Lebertätigkeit zurückgeführt werden. — Bedauerlicherweise war eine eingehendere Untersuchung nicht möglich. Der Patient ist einige Wochen später gestorben. Von einer Autopsie mußte Abstand genommen werden.

Inwieweit die Leber in vielen Fällen von Diabetes in mehr oder weniger starkem Grade in ihrer Funktion beeinträchtigt ist oder nicht, kann noch nicht gesagt werden. Es scheint von Wichtigkeit zu sein, daß man bei Diabetes nicht selten Urobilin im Urin findet, einmal mehr, einmal weniger, zuweilen intermittierend, zuweilen langdauernder, auch ohne daß bei weiterer Beobachtung und Untersuchung irgend ein krankhafter Befund an der Leber zu erheben wäre. Dr. STEENSMA hat die Aufmerksamkeit darauf hingelenkt[1]). Ich kann seine Beobachtungen bestätigen und stimme auch darin mit ihm überein, daß dieser Punkt eingehenderer Untersuchung und größerer Aufmerksamkeit, als es bisher der Fall gewesen ist, wert erscheint.

Eine der bedenklichsten Komplikationen der Zuckerkrankheit betrifft die Erkrankung der Blutgefäße. Bei älteren Diabetikern findet man in der Mehrzahl der Fälle eine mehr oder weniger fortgeschrittene und ausgesprochene Arteriosklerose. Es ist ohne weiteres begreiflich, daß diese mit den Organerkrankungen einhergeht, die bei allen Formen der Arteriosklerose angetroffen werden können: Hypertension, Herzvergrößerung, Albuminurie, Apoplexie, Angina pectoris. Besonders bei älteren Patienten wird man sich die Frage vorlegen müssen, ob die Sklerose die Folge des Diabetes oder seine Ursache ist, dadurch nämlich, daß sie zur Degeneration des diabetogenen Organes, besonders des Pankreas, führte. Vermutlich trifft sowohl das eine wie das andere zu.

Bei jungen Patienten beobachtet man nur selten Gefäßsklerose. Wenn sie hier vorkommt, wird man die Sklerose wohl eher als Folge denn als Ursache der Zuckerkrankheit ansehen. In letzterem Falle würde man seine Zuflucht zur Annahme einer noch wenig bekannten juvenilen Arteriosklerose nehmen müssen. Hierzu liegt um so weniger Grund vor, als in der großen Mehrzahl von Diabetes bei jungen Menschen keine Spur von Sklerose vorgefunden wird, der Diabetes also in jedem Falle ohne Grundlage der Sklerose entstehen kann.

Die Arteriosklerose ist bei Diabetes oft viel deutlicher ausgesprochen als man dies bei Menschen desselben Lebensalters, die nicht an Zuckerkrankheit leiden, gewöhnlich antrifft. Die Zuckerkrankheit hat zur Folge, daß die Sklerose vielfach früher auftritt und zu stärkerer Entwicklung kommt.

Zusammenfassend ist also zu sagen: die „vulgäre" Arteriosklerose bei älteren Personen wird durch die Ernährungsstörungen, die sie im Pankreas verursacht, Diabetes zur Folge haben können. Umgekehrt befördert die diabetische Stoffwechselerkrankung die Entwicklung der Arteriosklerose.

Die Arteriosklerose der Diabetiker tritt gewöhnlich am stärksten an den Arterien der unteren Extremitäten und an den Coronararterien auf. Dieses letztere Leiden ist die Ursache der Angina pectoris, welche bei Diabetikern in fortgeschrittenem Lebensalter so häufig zu beobachten ist, sowie für die so sehr gefürchtete Gangrän der Extremitäten.

Die diabetische Gangrän befällt fast ausschließlich Füße oder Zehen. Gangrän der Finger oder Hände kommt höchst selten vor, ich sah sie niemals.

---

[1]) STEENSMA Dr. P. A.: Habilitationsschrift. Amsterdam 1918.

Fast immer entwickelt sich die Gangrän im reiferen Lebensalter, um oder über die fünfziger Jahre, und viel häufiger bei leichten als bei schweren Formen der Krankheit. Der Anfang ist schleichend. Auftreten von Parästhesien, Kältegefühl, leichte Schmerzen in den Zehen bestehen monatelang, ehe eine Verfärbung der Haut zu beobachten ist. Zwischen der diabetischen und der Altersgangrän besteht kein anderer Unterschied, als daß die erstere eine stärkere Neigung zum Fortschreiten zeigt. Sie beginnt mit einem kleinen braunen Fleck, meist an der großen Zehe, seltener an der kleinen, oder an einer der anderen Zehen. Allmählich wird die Farbe dunkler und der Fleck breitet sich aus. Oft bilden sich dann auch solche Flecke auf den anderen Zehen. Bald wird die Farbe der kranken Haut schwarz, und es kommt zur Nekrose der Haut und des darunter liegenden Gewebes. Die Gangrän kann, falls sie nicht ärztlich behandelt wird, sehr weit nach oben fortschreiten. Nicht selten sind im Verlaufe der Gangän, welche sich langsam weiter entwickelt, Schwankungen wahrzunehmen. Unter dem Einflusse der Gangrän nimmt die Glykosurie gewöhnlich zu, im Urin treten Aceton und Diacetsäure auf. Besonders ist dies der Fall, wenn sich aus der Gangrän eine septische Infektion entwickelt, welche dann wohl immer — wenigstens war es bisher so — zum Tode führt. Nach Heilung der Gangrän sieht man die Glykosurie und die Acetonurie wieder zurückgehen.

Welch ernste Komplikation die Gangrän auch bedeutet, so sieht man doch nicht selten eine Heilung. Manchmal gewinnen Hautbezirke, welche man schon völlig verloren wähnte, ihre normale Färbung wieder, nachdem sich nur ein unbedeutendes Stückchen abgestoßen hatte. Mehrmals sah ich, daß ein ganzes Glied einer oder mehrerer Zehen abgestoßen wurde (man muß dann gewöhnlich nachhelfen mit Durchschneiden einer kleinen Gewebsbrücke), wonach Genesung unter Zurückbleiben einer leichten Verkrüppelung des Fußes erfolgte. Dieser günstige Ausgang kommt jedoch nur dann vor, wenn keine Infektion des Gewebes stattgefunden hatte.

In einzelen Fällen beginnt die Gangrän nicht an den Zehen, sondern an der Verse oder, viel seltener, auf dem Fußrücken.

Kleine Fußwunden können oft die Ursache des ersten Entstehens einer Gangrän sein, doch ist eine derartige Entstehungsursache selten nachzuweisen. Als letzte Ursache der Nekrose muß natürlich die Ernährungsstörung des Gewebes angesehen werden. Diese wird durch die Verengung eines Blutgefäßes hervorgerufen, welche selbst wiederum eine Folge des sklerotischen Prozesses oder der Thrombose eines Gefäßes ist.

Anfälle von Angina pectoris kommen bei Diabetikern in vorgeschrittenem Lebensalter vielfach und in allen möglichen Intensitätsgraden vor. Sie unterscheiden sich nicht von anginösen Beschwerden, welche bei Nicht-Diabetikern angetroffen werden. Eine zweckmäßige Behandlung durch Regelung der Diät und der Lebensweise bringt häufig viel Nutzen. Die schwerste Angina pectoris ist zu beobachten bei solchen Patienten, die zu gleicher Zeit an Diabetes, Hypertension, Albuminurie und Hypertrophie des Herzens leiden.

Unter den Komplikationen seitens der Atmungsorgane wird von allen Autoren in erster Linie die Lungentuberkulose genannt, besonders in den späteren Stadien der Krankheit. Nach meiner persönlichen Erfahrung kommt Lungentuberkulose als Komplikation von Diabetes minder häufig vor als man dies nach den Veröffentlichungen annehmen sollte, auch viel seltener als JOSLIN angibt. Unzweifelhaft muß die verminderte Widerstandskraft des Diabetikers gegen Infektion, von der schon so häufig die Sprache war, auch als Ursache einer erhöhten Anfälligkeit gegenüber der Tuberkulose angesehen werden.

Es ist klar, daß diejenigen Faktoren, welche die Entwicklung der Tuberkulose im allgemeinen beeinflussen — soziale Umstände, Gelegenheit zu Ansteckungen und dergleichen — auch für die Entstehung der Kombination von Diabetes mit Tuberkulose gelten müssen.

Dies gibt eine Erklärung dafür, daß die Statistiken bezüglich des Vorkommens von Tuberkulose bei Diabetes so sehr voneinander abweichen.

BARDSLEY teilt im Jahre 1807 mit[1]), daß jeder Diabetiker an Tuberkulose stirbt. GRIESINGER (1859), FRERICHS (1884), finden 40% und 50%. Nach LÉPINE ist die Lungentuberkulose die Todesursache bei der Hälfte der in Krankenhäusern gestorbenen Diabetiker. Und er fügt hinzu[2]): „Une des principales causes de la fréquence de la phtisie chez le diabétique hospitalisé est certainement l'infection du milieu nosocomial. Il est probable que celle-ci diminuera avec les progrès de l'hygiene hospitalière." Die Wahrheit dieser Worte wird bewiesen durch eingehendere Untersuchung: In der Privatpraxis bei bemittelten Patienten sind die Zahlen sehr viel niedriger. Je mehr die Einrichtung der Krankenhäuser verbessert wird, so daß Saalinfektionen nicht mehr stattfinden, desto mehr vermindert sich in gleicher Weise die Zahl der Zuckerkranken, die an Tuberkulose sterben.

Gewöhnlich neigt der tuberkulose Prozeß bei Zuckerkranken zu einem schnellen Verlauf unter dem Bilde der Bronchopneumonie. Nach einigen Autoren soll der Nachweis von Tuberkelbazillen im Sputum bei ihnen weniger leicht gelingen als bei Tuberkulösen ohne Diabetes. Die Erfahrungen meiner Klinik stimmen im allgemeinen hiermit nicht überein. Bei zwei Patienten mit Diabetes und fortgeschrittener Lungentuberkulose aber, bei welchen die Diagnose durch die Autopsie bestätigt wurde, war es trotz eifrigsten Untersuchens niemals geglückt, Bazillen im Sputum nachzuweisen.

Lungentuberkulose übt auf den Zustand eines Zuckerkranken meist einen sehr schlechten Einfluß aus. Durch das Zusammentreffen beider Krankheiten werden die Körperkräfte aufgerieben. Es kommen jedoch auch Ausnahmen von dieser Regel vor.

Merkwürdig ist der Einfluß, den eine sich entwickelnde Tuberkulose nicht selten auf Diabetes ausübt. Diese Tatsache ist durch eine große Zahl von Autoren und auch von uns selbst beobachtet worden. Sogar in schweren Fällen kann die Glykosurie vollkommen verschwinden, und ebenso kann eine ausgesprochene Acidose zurückgehen. Eine Erklärung dieser auffallenden Wirkung des einen Krankheitsprozesses auf den anderen kennen wir nicht. Daß Unternährung und Abnahme des Körpergewichtes genügen sollten zur Deutung dieser Erscheinung, scheint mir eine zu bequeme Lösung.

Viel seltener als Lungentuberkulose beobachtete ich ein Lungengangrän als Komplikation des Diabetes. NAUNYN bezeichnet dagegen Lungengangrän als eine häufig vorkommende Komplikation und unterscheidet eine akute und eine chronische Form. Erstere führt innerhalb weniger Wochen zum Tode. Das gewöhnliche hämorrhagische Sputum hat fast niemals den eigenartigen üblen Geruch, welchen man bei Lungengangrän ohne Diabetes abtrifft. Bei der chronischen Form soll dagegen der übliche schlechte Geruch des gangränösen Sputums sehr stark zu beobachten sein.

Nebenstehende Abbildung ist die Thoraxphotographie eines jungen Mannes, der an Diabetes erkrankt war. Ganz allmählich begann er während seines Aufenthaltes in der Klinik über Schmerzen in der rechten Seite zu klagen.

---

[1]) Nach MOURIQUAND in: Traité de Pathol. médicale (Sergent), Bd. 23, S. 217, 1922.
[2]) LÉPINE: Le diabète sucré, S. 605.

Auch stellte sich Husten und Erbrechen ein. Zuerst war die Sputummenge sehr gering. Sie vermehrte sich schnell und betrug in der letzten Zeit 400 ccm innerhalb 24 Stunden.

Das Sputum setzte sich in drei Lagen ab, hatte keinen üblen Geruch, und trotz eifrigen Suchens wurden keine Tuberkelbazillen darin gefunden. Auf

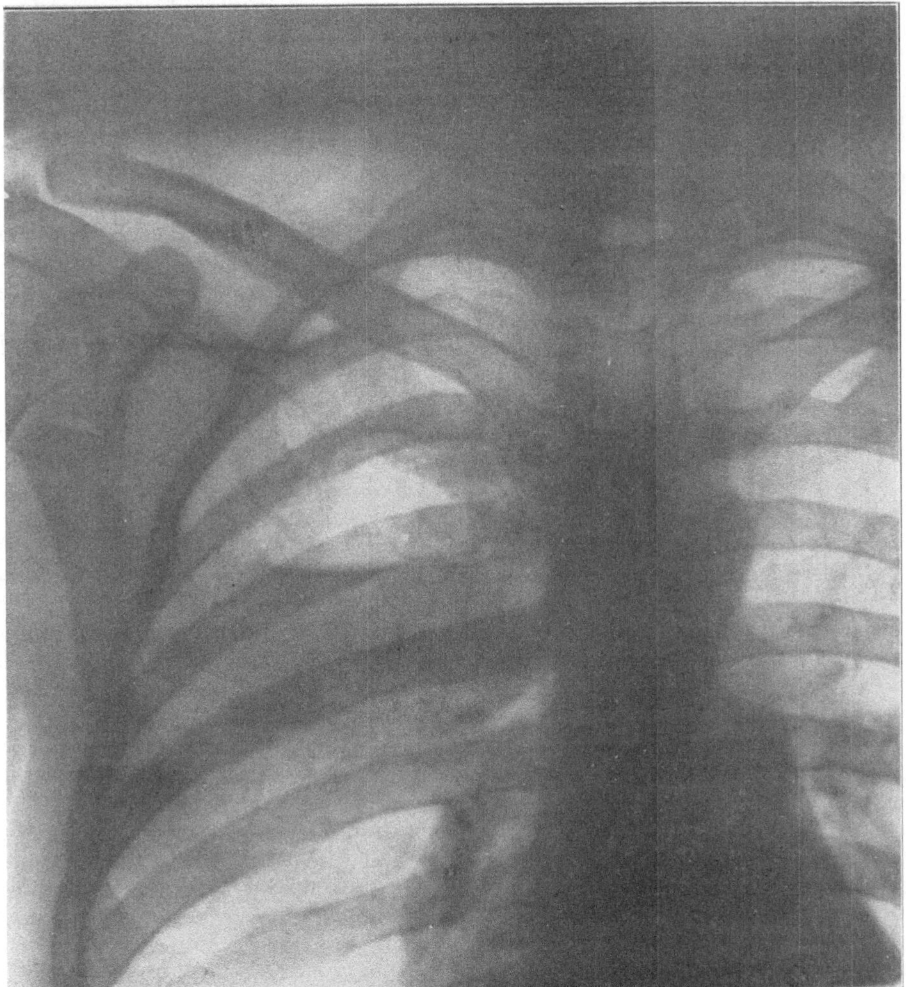

Abb. 3. Photographie eines 31 jährigen Mannes mit totalem Diabetes. Große Kaverne.

der Photographie sieht man die außergewöhnlich große Kaverne und darumhin zahlreiche sehr scharf abgesetzte Schatten, die schwerlich anders denn als tuberkulöse Infiltrate erklärt werden können. Es war zu Lebzeiten des Patienten nicht festzustellen, ob hier eine tuberkulöse Kaverne bestand oder eine durch einen nekrotisierenden Prozeß entstandene Höhle nichttuberkulöser Art. Auffallend war jedenfalls das Fehlen des üblen Geruches. Dr. NIEUWENHUIZE, welcher die Autopsie vornahm, teilt folgendes mit:

Die *rechte* Lunge weist im hintern Teile des Oberlappens eine faustgroße Kaverne auf, welche mit kleineren Kavernen im Mittel- und Unterlappen in Verbindung steht.

Das Lungengewebe ist von grauer Farbe und fester Konsistenz. An verschiedenen Stellen sieht man darin tuberkulöse Herde und kleine Höhlen. Die Bronchialdrüsen sind verkäst.

Die *linke* Lunge ist lufthaltig und übersät mit tuberkulösen Heerden, gleichzeitig sind auch in ihr einzelne kleine Höhlen sichtbar.

Bei der mikroskopischen Untersuchung der *rechten* Lunge findet man überall verkäsende Pneumonie mit stellenweise eitriger Einschmelzung in das tuberkulöse Gewebe.

Bei der mikroskopischen Untersuchung der *linken* Lunge findet man in principe dieselben Veränderungen. Auch hier einen tuberkulös verkäsenden Prozeß mit kleinen Höhlenbildungen.

Der ganze Prozeß erscheint also als eine Höhlenbildung in tuberkulösem Lungengewebe.

Bei der gewöhnlichen Tuberkulose findet man selten, daß derartige große verzweigte Kavernen so schnell entstehen, wie es hier der Fall war.

Es liegt auf der Hand, daß dies durch die Stoffwechselstörung verursacht worden ist.

Nochmals weise ich ausdrücklich darauf hin, daß im Sputum trotz häufiger Untersuchungen niemals Tuberkelbazillen gefunden worden sind. Die Klagen über Beschwerden bei der Atmung waren erst wenige Wochen geäußert worden.

Die Lungengangrän ist eine sehr ernste Komplikation der Zuckerkrankheit. Dennoch ist Heilung möglich, wie uns noch vor kurzem eine Beobachtung in der Utrechter Klinik lehrte.

Es sei hier auch noch erwähnt, daß die croupöse Pneumonie des Zuckerkranken oft einen ausserordentlich ernsten Verlauf nimmt. Dennoch ist im Gegensatz zu anders lautenden Veröffentlichungen, Heilung nicht ausgeschlossen. Während der Erkrankung sieht man manchmal (aber nicht immer), daß die Glykosurie nachläßt oder verschwindet, wie dies bei Fieber häufiger der Fall ist.

Ein sehr häufiges Symptom bei Diabetes ist die Albuminurie. Es ist von großer Wichtigkeit festzustellen, welcher Art sie ist. Es unterliegt keinem Zweifel, daß hier zwei Gruppen unterschieden werden müssen. Bei älteren Personen ist die Eiweißausscheidung sicher nicht selten der Ausdruck einer Nierenschrumpfung, sei es nun, daß diese auf Arteriosklerose beruht oder als genuine aufgefaßt werden muß. In anderen Fällen aber, sowohl bei älteren wie auch bei jüngeren Menschen, vorwiegend jedoch bei jüngeren, weist die Albuminurie, auch wenn Zylinder im Sediment nachgewiesen werden, keineswegs auf ein schweres Nierenleiden hin, abgesehen natürlich von einer zufällig gleichzeitig bestehenden Nephritis. Worauf die Albuminurie zurückgeführt werden muß, ist noch unbekannt. Jedoch ist man darin einig, daß dieser gewöhnlich leichten, zuweilen sehr an Intensität wechselnden Albuminurie prognostisch kaum Beachtung geschenkt zu werden braucht. Wir werden später sehen, daß in vielen Fällen von Diabetes post mortem mikroskopische Veränderungen in den Nieren angetroffen werden. Sollte die leichte Albuminurie, die man so häufig antraf, zu einem Teil der übermäßigen Ernährung mit Fleisch zuzuschreiben sein, welche den Patienten in früheren Zeiten gewöhnlich vorgeschrieben wurde?

Ganz anders steht es mit der genuinen Schrumpfniere, welche in vorgerücktem Lebensalter nicht selten die Zuckerkrankheit begleitet. Es ist eine alte Erfahrung, daß mit fortschreitender Nierenerkrankung die Glykosurie abnimmt.

Man war früher wohl der Ansicht, daß unter dem Einfluß der Nierenerkrankung der Diabetes ausheilte. In Wirklichkeit ist davon natürlich gar keine Rede. Die zunehmende Erkrankung der Niere hat zur Folge, daß der Schwellenwert für die Ausscheidung der Glykose steigt. Der Blutzuckergehalt wird daher auch in solchen Fällen trotz fehlender Glykosurie hoch gefunden. Es ist nicht sicher, sogar unwahrscheinlich, daß in derartigen Fällen die Nephritis durch den Diabetes verursacht wird. Beide sind vermutlich Folgeerscheinungen ein und derselben Ursache, der Arteriosklerose, die das Pankreas und Nierengewebe ergriffen hat.

Vereinigung von Diabetes und Schrumpfniere findet man nicht selten in einem Alter von unter 50 Jahren. Eine Unterscheidung der harmlosen Albuminurie der Diabetiker von der Albuminurie bei Schrumpfniere wird in der Regel keine Schwierigkeiten bieten: Blutdruck, Zustand des Herzens (Hypertrophie, zweiter Aortenton), Befund des Augenhintergrundes, Untersuchung des Blutserums (Harnstoff, Harnsäure, Kreatinin) weisen den rechten Weg.

Die Prognose der Vereinigung von Diabetes und Schrumpfniere ist abhängig von der Prognose der letztgenannten Krankheit. Die zumeist ziemlich leichte Zuckerstoffwechselstörung tritt in den Hintergrund im Vergleich zu der ernsten granulären Nierenatrophie.

Eine weniger ernste, aber doch erschwerende Komplikation des Diabetes auf dem Gebiete der Harnorgane ist die Cystitis. Wie es kommt, daß v. Noorden die Blasenentzündung bei Diabetes kaum häufiger fand als bei im übrigen gesunden Menschen, kann ich nicht erklären. Nach meiner persönlichen Erfahrung ist diese Komplikation nichts weniger als selten, besonders bei Frauen. Ihr Entstehen ist leicht erklärbar. Der zuckerhaltige Urin führt leicht zur Gärung und auch zu bakterieller Infektion. Das erkennt man schon, wenn man den vom Patienten zur Untersuchung mitgebrachten Urin etwas länger im Laboratorium stehen läßt. Er wird bald durch Hefezellen und Bakterien getrübt. Man muß sogar damit rechnen, daß auf diese Weise nicht unbeträchtliche Mengen Zucker für die Untersuchung verloren gehen können.

Auch in der Blase kann der Urin bereits gespalten werden, vereinzelt unter Gasbildung (Pneumaturie). Gleichzeitig mit dem Urin werden dann Luftbläschen ausgeschieden, welche ein leichtes Sprudeln verursachen. In den weitaus meisten Fällen dieser Art scheint der gärende Urin zur Entstehung einer Cystitis zu führen, oder auch die Gärung des Urins ist die Folge der Cystitis. Die gewohnte Behandlung der kranken Blase in Verbindung mit einer Diätregelung, welche die Glykosurie beseitigt, kann mehr oder weniger leicht zur Heilung führen. Pneumaturie ist selten. Ich beobachtete sie nie.

Daß Balanitis sehr oft bei Diabetes vorkommt, ebenso Vulvitis und Vaginitis, wurde bereits kurz erwähnt. Einmal wurde eine diabetische, nicht gonorrhoische Urethritis beschrieben. Ich warne vor Verwechslungen! Auch hüte man sich davor, bei diabetischen Frauen die durch die Vulvitis hervorgerufenen Hautveränderungen als luetische anzusehen.

Gewöhnlich wird behauptet, daß Diabetes die Potenz des Mannes beinahe stets in beträchtlichem Maße herabsetzt. Bei schweren Graden der Krankheit und in späteren Stadien ist dies sicher der Fall, keineswgs aber bei den leichten Formen oder im Beginn der Krankheit, wenn auch Impotenz in seltenen Fällen das erste Symptom eines Diabetes sein kann. Vereinzelt scheint im Beginn der Krankheit dagegen ein gesteigerter Geschlechtstrieb zu bestehen. Die Impotenz äußert sich fast immer als verminderte Libido und als Unvermögen zur Erektion.

Man hat wiederholt darauf hingewiesen, daß diabetische Frauen wenig

Kinder zur Welt bringen. Zum Teil wird dies wohl darauf beruhen, daß sie in jüngerem Alter wegen ihrer Krankheit gewöhnlich nicht heiraten oder daß sie früh sterben. Jedoch scheint auch, abgesehen von diesen auf der Hand liegenden Gründen, verringerte Konzeptionsmöglichkeit zu bestehen. Allgemein ist man der Ansicht, daß Abort bei diabetischen Frauen sehr oft vorkommt. Aus persönlicher Erfahrung weiß ich, daß manche Ausnahme von dieser Regel besteht. Fest steht, daß Niederkunft und Schwangerschaft die Zuckerkrankheit ungünstig beeinflussen können. Gewöhnlich ist dies jedoch in geringerem Maße der Fall, als man befürchten sollte. Von großem Einfluß ist eine zweckentsprechende Behandlung.

Interessant sind die Abweichungen auf neurologischem Gebiete, die man bei Diabetikern beobachten kann.

Ob wirkliche Psychosen durch Diabetes verursacht werden, und ob es ein Krankheitsbild gibt, welches die Bezeichnung einer diabetischen Paralyse verdient, wird sehr bezweifelt. Ich halte mich nicht für befugt, darüber ein Urteil abzugeben.

Sicher ist jedoch, daß man oft Klagen hört, welche man als neurasthenische bezeichnen könnte. Zweifellos wird ein Diabetiker, der seine und der Seinigen Zukunft durch seine Krankheit bedroht sieht oder seine Arbeitskraft vor der Zeit abnehmen fühlt, allen Grund haben können zu „nervösen" Beschwerden. Auch wird eine allzu einförmige Diät, vor allem wenn sie das Kraftgefühl des Patienten herabsetzt, dazu beitragen können. Nach meiner Auffassung geht aber von NOORDEN zu weit, wenn er alle derartigen Klagen eines Zuckerkranken als nervöse angesehen wissen will.

Oft wird man um Rat gefragt von Patienten mit mehr oder weniger neurasthenischen Klagen, für welche die körperliche Untersuchung keine Ursachen ergibt, bis der positive Nachweis von Zucker im Urin plötzlich die Erklärung bringt. Der Patient wußte nicht, daß er an Diabetes erkrankt sei, es waren ihm daher auch keine Diätvorschriften gemacht. Darin konnte also nicht die Ursache seiner Klagen gesucht werden.

Ich konnte mir in solchen Fällen die „nervösen" Erscheinungen nicht anders denn als direkte Folge der Krankheit deuten. Nach meiner Erfahrung ist Neurasthenie so gut wie immer eine Maske, hinter welcher sich eine schwere organische Krankheit versteckt: Hypertension (Schrumpfniere), Arteriosklerose, Diabetes.

Die Schilderung der bei der Zuckerkrankheit vorkommenden Erscheinungen würde ein besonderes Kapitel erfordern. Im Hinblick auf den Zweck, der uns bei der Abfassung dieser Vorlesungen vorgeschwebt hat, möchten wir uns hier auf einzelne häufig vorkommende Störungen beschränken.

Sehr oft trifft man bei Zuckerkranken Neuralgien und Neuritiden an, und zwar um so häufiger, je mehr man darauf achtet. Es scheint wohl, als ob sie bei leichten Glykosurien mehr auftreten als bei schweren, und — soweit man berechtigt ist nach einer kleineren Anzahl von Beobachtungen zu urteilen — als ob Patienten mit wenig Zucker im Urin jedoch mit hohem Blutzuckergehalt vorwiegend unter diesen Störungen zu leiden haben.

Oft sind die nervösen Störungen von so geringer Bedeutung, daß man erst davon erfährt, wenn man die Patienten ausdrücklich danach fragt. In anderen Fällen sind sie es, die den Patienten zum Arzte führen und die Entdeckung des Diabetes veranlassen. Zuweilen sind es Kribbeln in den Fingern und Beinen, unbestimmte Schmerzen im ganzen Körper, über die geklagt wird. Umstände, die einem gesunden Menschen nur ein mäßig schmerzhaftes oder unangenehmes Gefühl verursachen, das bald wieder verschwindet, wie langes Liegen oder Sitzen in einer ungewohnten Haltung, Liegen auf harter Unterlage, verursachen bei Zuckerkranken starke Schmerzen, die lange anhalten können. Ein anderes Mal bestehen Neuralgien im Gebiet eines Nervus intercostalis, des Ischiadicus oder des Trigeminus. Die Trigeminusschmerzen werden mitunter anfänglich für Zahnschmerzen gehalten, doch ergibt eine zahnärztliche Untersuchung des Gebisses keinen krankhaften Befund, außer vielleicht einer Retraktion des Zahnfleisches. Erst die Untersuchung des Urins verschafft mit einem Male Aufklärung über die Schmerzen. Nicht selten sind die Neuralgien symmetrisch.

Vor einigen Jahren behandelte ich eine Frau, die schon lange an Diabetes litt, und bei der eine Arthritis des linken Schultergelenks diagnostiziert worden war. In Wirklichkeit bestand eine Neuralgie des Nervus brachialis, die nach Vorschrift einer strengen Diät bald abheilte. Dieser Fall mag darauf hinweisen, daß auch Neuralgien im Gebiet der oberen Extremitäten bei Diabetes nicht selten sind. Die Neuralgien eines Intercostalnerven treten hin und wieder mit einem Herpes zusammen auf. Weniger häufig als Neuralgien sieht man Neuritiden, besonders der unteren Extremitäten. Meiner Erfahrung nach werden sie durch reine Diätbehandlung weniger gut beeinflußt als viele andere diabetische Komplikationen. v. NOORDEN ist gegenteiliger Ansicht. Eine doppelseitige Ischias, die man in Lehrbüchern als klassisches Symptom des Diabetes erwähnt findet, beobachtete ich nur selten.

Außerordentlich unangenehm sind Krampfanfälle, sehr schmerzhafte, tonische Zusammenziehungen einzelner Muskeln. Gewöhnlich befallen sie die Wadenmuskulatur, ich beobachtete sie jedoch im Gebiet der Adduktoren. Sie pflegen zu verschwinden, wenn es durch eine zweckentsprechende Diät gelingt, den Urin zuckerfrei zu machen.

Was die Motilität anbetrifft, so kommen echte Lähmungen der Extremitäten nur selten vor. Natürlich schalte ich dabei Paralysen aus, die als Folge einer den Diabetes komplizierenden Gehirn- oder Rückenmarkserkrankung auftreten, wie z. B. die durch eine Apoplexie verursachten Hemiplegien.

Dagegen findet man Erscheinungen einer „Muskelschwäche" besonders häufig. Die Patienten klagen über Schlappheit und schnelle Ermüdbarkeit schon bei geringen Anspannungen. Das Gefühl der Schlappheit und Müdigkeit kann sich bis zu Schmerzen steigern. Vor allem wird oft über Schmerzen im Rücken oder den Lenden, und ebenso in den Beinen geklagt, so daß die gewohnte Arbeit nicht mehr verrichtet werden kann.

Eigenartigerweise erkranken beim Diabetiker die Augenmuskeln mit einer gewissen Vorliebe. Es sind Lähmungen des Oculomotorius, Trochlearis und Abducens beschrieben worden. Auch einzelne Fälle von Ophthalmoplegia externa. Weitaus in den meisten Fällen kommt es bei der Zuckerkrankheit zu einer Lähmung der Mm. abducentes, während bei der Tabes und Lues eine Paralyse des 3. Gehirnnervenpaares das häufigere ist. Mit vollem Recht rät daher DIEULAFOY, welcher diese Augenmuskellähmungen bei Zuckerkrankheit eingehend erforscht hat, daß man bei Paralyse des 6. Hirnnervenpaares in erster Linie an Diabetes denken müsse. DIEULAFOY berichtet, daß diese Lähmungen gewöhnlich vorübergehender Natur sind. Sie treten plötzlich auf, bessern sich wieder, um dann langsam zu verschwinden. Durchschnittlich bestehen sie 3 Monate, manchmal kürzer, manchmal auch länger. Nicht selten kommt es zu Rezidiven. Vereinzelt ging der Lähmung des Abducens eine heftige tempora-orbitale Neuralgie voraus.

Eine Beobachtung aus der letzten Zeit hat meine Aufmerksamkeit auf eine Erscheinung gelenkt, die mir bis dahin entgangen war, obschon verschiedene

Autoren und besonders Dieulafoy nachdrücklich darauf hinweisen. Auch Trousseau hat bereits mit außerordentlicher Klarheit darüber in seiner berühmten Clinique médicale de l'Hotel-Dieu de Paris berichtet. Es betrifft die Verkleinerung der Akkommodationsbreite. Eine bessere und lebendigere Schilderung als die von Trousseau ist nicht möglich. Ich zitiere deshalb seine eigenen Worte, wie dies auch Dieulafoy in seinem Lehrbuch getan hat:

„Mais un des symptomes les plus fréquents et les plus remarquables du diabète sucré, et qui se rattache aux troubles du système nerveux, lesquels deviendront de plus en plus prononcés à mesure que la maladie fera des progrès, c'est l'affaiblissement de la vue, la presbytie prématurée.

Un homme dans la force de l'âge vous raconte que depuis quelque temps sa vue, jusqu'alors parfaite, a notablement baissé; que depuis quelque temps il s'est trouvé dans l'obligation, pour lire, d'abord d'éloigner son livre à une distance plus grande qu'il ne le faisait auparavant, puis d'avoir recours aux lunettes; que de mois en mois, il a été forcé de changer ses verres contre des verres de plus en plus forts: ce seul fait devra vous donner à penser que cet homme est ou albuminurique ou diabétique. A défaut d'autres symptômes qui pourraient ne pas exister, celui-ci vous mettra sur la voie, et l'examen des urines éclairera votre diagnostic.

Cette presbytie qui, ches les individus qui en étaient naturellement atteints, augmente rapidement, s'observe dans la première période du diabète sucré, et se rattache, je vous le disais, aux troubles du système nerveux, qui seront d'autant plus prononcés que la maladie approchera davantage de la seconde période[1]."

Wie ich oben bereits anführte, sind abgesehen von Augenmuskellähmungen Paralysen selten. Auch typische Neuritis sieht man nicht so sehr oft, wenigstens wenn man nicht jede Neuralgie mit dem Namen einer Neuritis belegt. Vereinzelt tritt Polyneuritis in einer Form auf, welche mehr oder weniger an Tabes denken läßt: Pseudotabes diabetica. Sie gehört zu den großen Ausnahmen.

Außer dieser Pseudotabes wird man bei seinen zuckerkranken Patienten hin und wieder auch eine echte Tabes antreffen. In einem derartigen Falle kann möglicherweise zwischen beiden Krankheiten kein Zusammenhang bestehen, es wird sich also nur um eine zufällige Koinzidenz handeln. Auch ist es möglich, daß beide Krankheiten auf einer vom Patienten erlittenen luetischen Infektion beruhen.

Ohne tabische Erkrankung und ohne andere wichtige Veränderungen im Nervensystem vermag man nicht selten bei Diabetes den Patellarreflex nicht auszulösen. Bouchard war der erste, der auf dieses Symptom aufmerksam machte. Es tritt besonders bei jungen Menschen und in schweren Fällen auf. Man lasse sich aber nicht irreführen: das Fehlen des Reflexes ist kein notwendiges Symptom. Auch in den schwersten Fällen, selbst im letzten Stadium der Krankheit und während eines Koma, können die Patellarreflexe vorhanden sein.

Diese Erwägungen führen uns von selbst zu den trophischen Störungen, die bei Zuckerkrankheit oft vorkommen. Die Haut, ich erwähnte dies bereits, ist gewöhnlich trocken, zuweilen zeigt sie den Charakter der „glossy skin". Es kommt vor, daß die Zähne ausfallen, ohne daß eine Erkrankung an Zahnfleisch, Zähnen oder Kiefer vorhergegangen ist. Selten fallen die Haare aus, während man häufig findet, daß die Nägel dünn und brüchig werden und quer

---

[1] Trousseau: Clinique médicale de l'Hotel-Dieu de Paris. T. II. S. 745.

verlaufende Einkerbungen aufweisen. Eine ernstere trophische Störung ist das Mal perforant du pied, wenn es auch nicht so häufig als diabetische Komplikation vorkommt. Bekanntlich versteht man darunter ein torpides Ge-

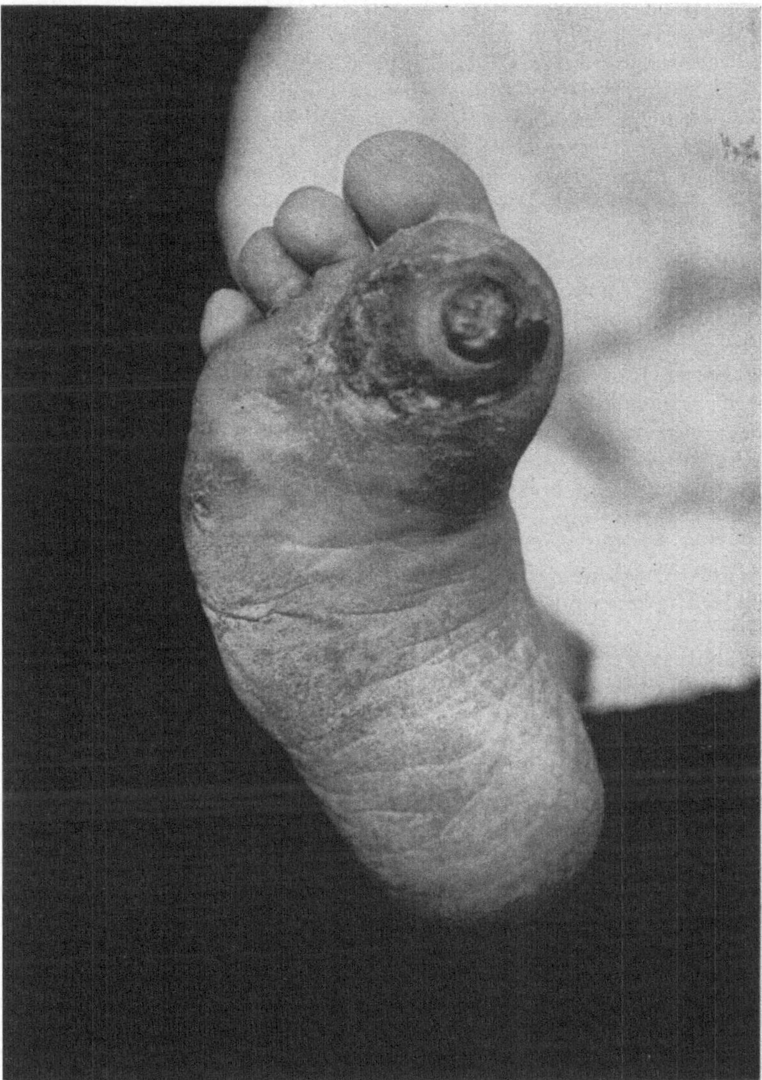

Abb. 4. H. H. K. 57 Jahre alt, Diabetes, Mal perforant. Wassermann + 5. Luetische Infektion im Alter von 19 Jahren. Aufnahme in die Utrechter Klinik Dezember 1922, dort gestorben November 1923.

schwür an der Fußsohle, gewöhnlich lokalisiert am Metatarso-Phalangealgelenk. Das Geschwür zeigt Neigung zur Tiefenwucherung, sogar zur Gelenkeröffnung und zur Verursachung von Knochennekrose. Der Ausgangspunkt eines solchen Geschwüres ist oft eine vernachlässigte Schwiele. Ausnahmsweise findet man derartige torpide Geschwüre auch an anderen Stellen des Fußes oder an den Händen.

Das Mal perforant, welches in erster Linie ein Symptom der Tabes ist, scheint besonders in solchen Fällen aufzutreten, in denen Tabes und Diabetes kombiniert sind. Vorstehend ist ein solches Mal perforant des rechten Fußes eines 57jährigen Patienten unserer Klinik abgebildet, welcher an Diabetes erkrankt war und im Alter von 19 Jahren luetisch infiziert wurde.

Die Beschreibung der neurologischen Komplikationen der Zuckerkrankheit ist damit noch nicht erschöpft. So findet man zuweilen Erscheinungen, die nur durch Degeneration der Hinterstränge erklärt werden können. Derartige Bilder gleichen vollkommen denen, welche man so oft bei der perniziösen Anämie antrifft, und denen grade in der letzten Zeit besondere Aufmerksamkeit gewidmet wird.

In seltenen Fällen werden auch allerlei oft schnell verschwindende cerebrale Erscheinungen beobachtet, welche schwerlich anders, denn als Folgen einer Vergiftung durch anormale Stoffwechselprodukte aufgefaßt werden können.

Hier müssen auch die Störungen des Gesichts- und Gehörorganes erwähnt werden. Beim Ohre erregen vor allem Furunkel des äußeren Gehörganges unsere Aufmerksamkeit. Auch ist es wichtig zu wissen, daß für eine Otitis media bei Diabetes eine auffallend starke Eiterung und die Neigung zu einer schnellen Ausbreitung über den Processus mastoideus charakteristisch zu sein pflegt. Auf diese Weise kommt es zu einer Ostitis des Felsenbeines und oft zu ausgedehnten Zerstörungen an den Schädelknochen.

Außer den bereits erwähnten Augenmuskel-Paralysen und Paresen und der schnellen Abnahme der Akkommodationsbreite ist die bekannteste Komplikation der Zuckerkrankheit am Sehorgan der Katarakt. Er kommt in jedem Lebensalter vor.

Zweifelhaft ist das Vorkommen einer Retinitis diabetica. Am Augenhintergrund werden bei Zuckerkranken allerdings häufig Veränderungen in der Netzhaut nachgewiesen. Jedoch ist es fraglich, ob diese nicht nur dann vorkommen, wenn neben dem Diabetes eine Schrumpfniere oder Hypertension besteht, und ob sie in Wirklichkeit nicht immer auf letzterer beruhen. Niemand hat diese Auffassung stärker vertreten als kürzlich VOLHARD und GRAFE[1]). Daß in vielen Fällen von Retinitis keine Albuminurie gefunden wird, spricht sicher nicht gegen diese Auffassung. Denn wir wissen, daß eine Schrumpfniere sehr gut bestehen kann, ohne daß Eiweiß im Urin sich nachweisen läßt.

In obiger Skizzierung der Erscheinungen der Zuckerkrankheit habe ich absichtlich das Coma diabeticum nicht mit eingeschlossen.

Dieser Symptomenkomplex, welchen man den Schlußakt des Diabetesdramas nennen könnte, erfordert eine besondere und ausführliche Besprechung.

Notwendigerweise müssen noch einige Ausführungen über die Untersuchung des Urins folgen. Die ausgeschiedene Menge hängt vollständig von der Art der Krankheit und von der Diät ab. Seit das allgemeine Streben dahin geht, die Hyperglykämie zu verringern, wenn nicht ganz zum Verschwinden zu bringen, sieht man die frühere Polyurie, eine Menge von 5 oder 6 Litern täglich, so gut wie nicht mehr, oder wenigstens viel seltener als früher. Sie kommt nur noch in unbehandelten Fällen vor. Man versäume jedoch nie, auf die wichtige Kombination einer großen Urinmenge mit einem hohen spezifischen Gewicht zu achten. Ein Patient mit Diabetes insipidus scheidet gewöhnlich viel größere Mengen aus, als dies bei einem Zuckerkranken in früheren Zeiten, also ohne

---

[1]) VOLHARD: Kongr. f. inn. Med. 1921. — GRAFE E.: Klin. Wochenschr. 1923, II., S. 1216.

besondere Behandlung, der Fall war. Das spezifische Gewicht ist in solchen Fällen niedrig.

Mit dem Ausscheiden großer Urinmengen ist auch fast immer die Notwendigkeit häufigeren Urinlassens verbunden. Oft wird der Patient nachts aufstehen müssen um zu urinieren.

Was über Urin und Urinuntersuchung weiterhin noch zu sagen ist, wird später besprochen werden.

Schon jetzt möchte ich darauf hinweisen, daß die Zuckerkrankheit in ihrem Verlauf außerordentliche Verschiedenheiten aufweist. Die Auffassung, daß die Krankheit bei jungen Menschen einen bösartigen, bei älteren einen viel gutartigeren Charakter zeigt, enthält sicher einen Kern von Wahrheit. Jedoch liegen die Verhältnisse nicht so einfach, daß man eine Regel darüber aufstellen könnte.

Die Trennung in Diabète gras und Diabète maigre, welche früher als klassisch galt, wobei ersterer als ziemlich harmlos, letzterer als schwer angesehen wurde, ist ebenso nur von relativem Wert. Ein Patient, der zu Beginn der Krankheit bei niedriger Glykosurie dick war, wird abmagern, wenn die Krankheit an Schwere zunimmt. Einen grundsätzlichen Unterschied kann man zwischen den verschiedenen Formen noch nicht machen.

Bis auf einzelne Ausnahmen beginnt die Zuckerkrankheit langsam und kaum bemerkbar. Wahrscheinlich hat sie in der Regel schon monatelang, zuweilen vielleicht schon jahrelang bestanden, bevor sie zum ersten Male entdeckt wird. Einmal wird sie durch eine zufällige Untersuchung offenkundig, ein anderes Mal deuten das eine oder andere Symptom darauf hin. Starker Durst, auffallende Eßlust bei gleichzeitig abnehmendem Körpergewicht, lassen oft schon den Patienten selbst oder seine Umgebung die Diagnose stellen. Zuweilen führt ein Furunkel oder mehr noch die ständigen Nachschübe von Furunkeln (Furunkulose) — manchmal allerdings etwas spät — notgedrungen zu einer Urinuntersuchung; oder auch eine Balanitis oder Vulvitis, starker Juckreiz, Impotenz, Augenstörungen: nicht selten stellt, gleichwie das auch bei der Nephritis nur zu häufig vorkommt, der Augenarzt zuerst die Diagnose. Möge der Hausarzt sich dann keine Vorwürfe zu machen haben! Das Gleiche gilt für das Spezialgebiet des Arztes für Zahn- oder Mundkrankheiten, der ebenfalls nicht selten den Patienten zu einer Urinuntersuchung an den Hausarzt zurückverweist. Der Arzt versäume bei den Erscheinungen, die im Vorhergehenden besprochen wurden, niemals eine sorgfältige Urinuntersuchung, *desgleichen bei allerlei vagen, unerklärlichen und zuweilen merkwürdigen Klagen, für welche nicht sofort eine Ursache gefunden wird.* Am sichersten ist es, bei jedem Patienten, der zum ersten Male unseren Rat nachsucht, und bei allen schon in Behandlung stehenden Patienten von Zeit zu Zeit eine Urinuntersuchung vorzunehmen. Wie zahlreich die Gefahren für eine falsche Diagnose sind, wenn dieser Rat nicht befolgt wird, spricht DIEULAFOY in so treffenden Worten aus, daß ich mich nicht enthalten kann, diese zu wiederholen[1]):

„Que de gens, faute d'un examen attentif, sont pris pour des hypochondriaques, pour des neurasthéniques, pour des nerveux, et sont en réalité des diabétiques. L'un se plait de faiblesse musculaire, de lassitude, dont il ne sait expliquer la cause, il devient paresseux, tout le fatigue, il n'aime plus marcher, il ne chasse plus, il ne fait plus d'escrime, il ne peut plus lire à haute voix, par moments la voix lui manque (parésie laryngée).

---

[1]) DIEULAFOY; Manuel de Pathologie interne, T. IV., S. 713.

L'autre se plaint de douleurs musculaires, de crampes, de courbature, de lumbago, de pleurodynies, de sciatique, d'hyperesthésie, on le prend pour un rhumatisant, et il est diabétique.

Celui-ci présente des troubles de la sensibilité aux membres inférieurs et une dissociation syringomyélique de la sensibilité qui fait penser au premier abord à une maladie de la moelle épinière.

Celui-là est pris de symptômes psychiques, diminution de la mémoire, tendance au sommeil, inaptitude au travail, symptômes qui font supposer un début de lésion cérébrale, alors qu'il s'agit de troubles diabétiques."

Es ist unnötig, alle Komplikationen aufzuzählen, welche bei einem Zuckerkranken auftreten können. Das würde auch unmöglich sein. Natürlich ist es selbstverständlich, daß auch der Diabetiker von allen Krankheiten ergriffen werden kann, denen ein Nicht-Zuckerkranker ausgesetzt ist. Nochmals mag hervorgehoben werden, daß gewöhnlich die beiden Krankheiten einen ungünstigen Einfluß aufeinander ausüben: die Glykosurie nimmt zu (der Diabetes verschlimmert sich) unter der Einwirkung der anderen Krankheit, letztere wieder hat eine viel ungünstigere Prognose durch den Einfluß des Diabetes. Insbesondere sahen wir, wie eine Reihe von Infektionen bei der Zuckerkrankheit eine viel ungünstigere Wendung nehmen. Wenn etwa eine Operation notwendig ist, werden ihre Gefahren durch die Zuckerkrankheit sehr vergrößert. Vor welchen Schwierigkeiten haben wir nicht schon gestanden! Der Gynäkologe diagnostiziert ein Uteruscarcinom, daneben besteht aber auch Diabetes. Was soll geschehen? Ohne Operation ist die Frau sicher verloren. Er befragt den Internisten um Rat. Dieser kann nur darauf hinweisen, daß die Gefahr eines Koma durch die Operation sehr nahegerückt wird. Denn wird die Operation vorgenommen, so wird in einem solchen Falle tatsächlich ein Koma recht bald ausbrechen. Oder auch, der Patient leidet an Appendicitis, wie dies so oft bei Diabetikern vorkommt. Operiert man nicht, so ist mit Sicherheit damit zu rechnen, daß der Patient an Peritonitis stirbt. Denn fast immer ist der entzündete Appendix bei einem Zuckerkranken gangränös oder wird es werden. Operiert man doch, so ist Koma vielleicht weniger zu befürchten (der Eingriff ist nicht so schwer, die Narkose dauert nicht lang). Aber die Heilung verläuft nicht so ungestört wie bei zuvor Gesunden. Es bilden sich Abscesse, die Nahtstelle wird gangränös, und jetzt entwickelt sich auch eine Peritonitis, welcher der Patient erliegt. — So gestaltete sich das Los dieser Kranken bis vor kurzer Zeit. Das Insulin hat eine unerwartete Änderung zum Guten herbei geführt.

Coma diabeticum.

Das Coma diabeticum kann eigentlich nicht als eine Komplikation der Zuckerkrankheit angesehen werden. Es ist eine Summe von Erscheinungen, die ausschließlich bei Diabetes vorkommt und ein charakteristisches Bild liefert. Es ist der letzte Akt des Dramas, das mit der Aufdeckung der Glykosurie beginnt.

Es ist allerdings merkwürdig, daß ein so auffallendes Bild erst seit verhältnismäßig kurzer Zeit bekannt geworden ist. Anscheinend war MARSH[1]) der erste, der es beschrieben hat. Kurze Zeit darauf folgte eine Beschreibung von v. DUSCH (1854). Doch wurden die Veröffentlichungen beider Autoren nicht allgemein bekannt. KUSSMAUL war es beschieden, im Jahre 1874 das Krankheitsbild von neuem aufzudecken und zu beschreiben. Seine Schilderung fand bald allgemeine Beachtung.

---

[1]) MARSH: On treatment of Diabetes, Dublin quart. Review Bd. 17. 1854 nach NAUNYN: Der Diabetes mellitus. Nothnagels spez. Pathol. u. Therap. 1910.

Bevor ich mit der Beschreibung der einzelnen Symptome beginne, muß ich darauf hinweisen, daß nicht selten Zuckerkranke unter Erscheinungen sterben, die mit Unrecht den Eindruck eines echten diabetischen Koma hervorrufen. Urämie bei Patienten, deren Zuckerkrankheit durch eine Schrumpfniere kompliziert war, Herzlähmung in Fällen, wo das Myokard schwer verändert war, Blutung oder andere Gehirnerkrankungen gehören zu diesen das Ende herbeiführenden Krankheiten.

Das Charakteristische eines echten diabetischen Koma ist die fortschreitende Trübung des Bewußtseins, welche mit einer eigenartig dyspnoischen Atmung Hand in Hand geht.

Das eigentliche Koma, die Bewußtseinsstörung, ist so gut wie nie mit Krämpfen oder Phantasieren verbunden. Sie entwickelt sich langsam und nimmt allmählich an Tiefe zu. Zu Beginn besteht ein Gefühl von Müdigkeit und ein mehr als normales Bedürfnis nach Schlaf. Aber der Patient ist noch leicht aufzuwecken. Wenn er erwacht ist, dann reagiert er gut auf an ihn gerichtete Fragen. Jedoch nimmt im Verhältnis zur Verschlimmerung seines Zustandes das Schlafbedürfnis zu. Während der wachen Augenblicke bleibt jedoch eine gewisse Benommenheit. Der Schlaf wird allmählich tiefer und geht schließlich in Koma über. Das ist das Krankheitsbild, welches man fast immer zu sehen bekommt.

Es werden jedoch auch Fälle beschrieben. — aber sie können nur eine kleine Minderheit ausmachen —, in welchen das Koma schnell innerhalb weniger Stunden sich entwickelt. Ist in solchen Fällen wohl immer ausreichend auf die vorangegangene Müdigkeit und Neigung zum Schlafe geachtet worden? Ich selbst sah niemals einen wirklich plötzlichen Anfang.

Die Bezeichnung der *tiefen Atmung* wurde seit KUSSMAUL für die Atmung bei dem Coma diabeticum allgemein bekannt. Einatmung und Ausatmung sind beide verlangsamt, aber die Einatmung stärker als die Ausatmung. Die Atmungsbewegungen sind ruhig, gleichmäßig, manchmal laut hörbar. Gewöhnlich besteht eine nur sehr geringe Beschleunigung der Atmung, oder sogar eine Verlangsamung, selten eine wesentliche Beschleunigung[1]. Ebenso wie QUINCKE schon im Jahre 1882 und später LEES und LANGMEAD, sah ich einmal einen komatösen Zustand mit vollkommen hiermit übereinstimmendem Atmungstypus bei einer Frau, welche wegen Polyarthritis rheumatica große Dosen Natr. salicylic. erhielt[2].

In dem Maße wie das Koma zunimmt, verliert die Atmung die Eigentümlichkeiten des Typus der „tiefen" Atmung. Gegen das Ende werden die Atmungsbewegungen schnell.

Es kommt vor, daß Patienten diesen eigenartigen Atmungstypus zeigen, ehe noch irgendeine Bewußtseinsstörung besteht. Einige fühlen selbst das Bedürfnis tief zu atmen, andere spüren davon nichts, auch nicht solange sie noch ganz bei Bewußtsein sind.

---

[1] KUSSMAUL: Dtsch. Arch. f. klin. Med. Bd. 14. 1874. Ich lasse hier den Passus folgen, womit KUSSMAUL seine berühmt gewordene Abhandlung beginnt: „Nachdem ich binnen Jahresfrist drei Diabetische ganz rasch unter merkwürdig übereinstimmenden Symptomen, unter welchen eine eigentümliche, einem komatösen Zustande vorausgehende und ihn dann begleitende Dyspnöe die hervorragendste Rolle spielte, wegsterben sah, halte ich mich für berechtigt, darin nicht ein bloßes Spiel des Zufalls zu erblicken usw."
Merkwürdigerweise behandelte er seine Fälle mit Bluttransfusionen, einmal mit Schafsblut. Gelegentlich der Bluttransfusion schien das Blut eines komatösen Patienten eine große Menge Fett zu enthalten.
[2] QUINCKE: Berlin. klin. Wochenschr. 1882. — LANGMEAD und WILLCOX: Lancet 1906, S. 1822. — LEES: Harveian Lecture, 1903.

Das Aussehen der Patienten ist sehr verschieden, je nachdem ob das Koma sich als Enderscheinung bei abgemagerten, erschöpften Patienten entwickelt, oder ob es den Kranken mitten in einem scheinbar noch guten Ernährungszustand überfallen hat.

Falls keine Komplikationen bestehen, welche Anlaß zu Fieber geben, pflegt die Temperatur niedrig zu sein. Wir beobachteten einmal eine Temperatur von 30,9 rectal (durch Dr. SIEGENBEEK VAN HEUKELOM persönlich gemessen) bei einer komatösen Frau. Die Temperatur stieg hernach noch auf 37,9. Sie starb aber einige Stunden später. Man ist auch einmal der Ansicht gewesen, im Fehlen der Patellarreflexe ein zuverlässiges Unterscheidungszeichen zwischen dem diabetischen Koma und anderen Zuständen von Bewußtseinsstörung zu finden. Jedoch konnte ich in mehr als einem Falle die Patellarreflexe auch in ausgesprochenen Fällen von Coma diabeticum auslösen[1]).

Im diabetischen Koma sind die Pupillen gewöhnlich eng im Gegensatz zu ihrem Verhalten beim urämischen Koma. Doch kann dies nicht als allgemeine Regel gelten Sie können auch mittelweit, ja selbst erweitert sein. Reaktion auf Lichteinfall ist bis in die letzten Stunden des Koma festzustellen. Seit etwa 20 Jahren kennt man die Hypotonie, die Weichheit der Augäpfel, während des Koma (KRAUSE 1904). Ist die Erscheinung sehr ausgesprochen — und das ist gewöhnlich der Fall — so bedarf es nur geringer Erfahrung, um dies festzustellen.

Die Lipämie, welche beim Coma diabeticum beschrieben wurde, ist ein Symptom schwerer Erkrankung an Diabetes, und kommt vor allem bei Acidose und daher auch beim Coma vor. Sie tritt dabei aber nicht regelmäßig auf. Umgekehrt trifft man oft genug Lipämie an, ohne daß weitere Erscheinungen auf Koma hinweisen. Wer nicht sehr gut im Ophtalmoskopieren geschult ist, wird die Lipämie der Netzhaut während des Koma nur selten mit dem Augenspiegel wahrnehmen können. Findet man Lipämie (im Blutserum) bei einem komatösen Patienten, so spricht dies stark, jedoch nicht mit absoluter Sicherheit, für Coma diabeticum Auch bei chronischem Alkoholismus wird zuweilen Lipämie angetroffen.

Der Puls ist fast stets beschleunigt und weich. Mit fortschreitendem Koma nimmt die Frequenz zu, der Puls wird immer kleiner, der Blutdruck niedriger.

In einzelnen Fällen ist der Magen sehr empfindlich, die Patienten erbrechen die gesamte Nahrung. Nicht selten bestehen sehr starke Leibschmerzen. Eine der auffallendsten Erscheinungen ist der starke Acetongeruch der Ausatmungsluft, der auch dem Laien bekannte und gefürchtete Geruch von süßen Äpfeln. Ein empfindlicher Geruchssinn nimmt ihn früher wahr, als ein minder empfindlicher. Ist jedoch das Symptom einigermaßen deutlich, so kann es von niemandem mit normalem Geruchssinn verkannt werden. Bisweilen ist der Acetongeruch so stark, daß man ihn schon in einiger Entfernung wahrnimmt. Vor mehreren Jahren besuchte ich einen Patienten mit starker Acidose. Das Krankenzimmer lag auf der 1. Etage, jedoch schon beim Betreten des Hauses, im Vorflur, empfanden wir einen starken Acetongeruch.

Das Wichtigste ist das Ergebnis der Urinuntersuchung. Die Urinmenge ist wechselnd. In einigen Fällen ist sie sehr gering, wohl beinahe immer geringer als während der Tage vor dem Koma, in anderen Fällen jedoch gegenüber der Norm vermehrt.

Ausnahmsweise besteht Anurie. Auch bei Patienten in komatösem Zustand mit Anurie denke man also an ein Coma diabeticum. IMBRIE und SKINNER

---

[1]) Siehe auch BLUM, L.: Ergebn. d. inn. Med. u. Kinderheilk. Bd. 11, S. 442ff. 1913.

beschreiben einen Fall dieser Art[1]). Ein Patient mit einem seit 6 Jahren festgestellten Diabetes wurde unter dem Bilde eines typischen Koma in das Krankenhaus eingeliefert. Es war kein Tropfen Urin zu erhalten, auch nicht durch Katheterisieren. Bei der Autopsie stellte sich heraus, daß gleichzeitig eine chronische interstitielle Nephritis bestand.

Wir beobachteten in unserer Klinik folgenden Fall:

Frl. C., 73 Jahre alt, ist seit 3 Jahren an Diabetes erkrankt. Sie hat sich, durch einen Fall von der Treppe, einen Bruch des Collum femoris zugezogen. Aufnahme in die chirurgische Klinik, wo sich innerhalb kurzer Zeit Koma entwickelt. Deswegen am 9. XI. 1923 Verlegung nach der inneren Klinik. Es besteht ein typisches Coma diabeticum. Atmungstype von KUSSMAUL, der Atem riecht nach Aceton. Pulsfrequenz 108, Temperatur 32°. Durch Katheter waren nur 15 cm Urin zu erhalten, in welchem 2,6% Zucker, Aceton und Diacetsäure nachgewiesen wurden. Blutzucker 5,1%.

Während der 24 Stunden, welche die Patientin in der Klinik lag, wurden von ihr nicht mehr als ungefähr 30 cm Urin, ausgeschieden, in den letzten Stunden bestand vollkommene Anurie. Sie starb am Abend des 12. November, obwohl alles zu ihrer Rettung versucht wurde (intravenöse Injektionen von Flüssigkeit, Zucker, Cardiotonica, Insulin usw.). Merkwürdigerweise enthielt der Urin, welcher durch das zweite Katheterisieren gewonnen werden konnte, keinen Zucker! Der Blutzuckergehalt betrug zu der Zeit 6,5%.

Post mortem wurden in den Nieren makroskopisch und mikroskopisch keine Anzeichen einer Nephritis gefunden. Das Pankreas war hart, mikroskopisch sehr starke Lipomatose, Sklerose und Vermehrung des interstitiellen Gewebes. Wenige Inseln. Inselzellen klein, ausgedehnte peri- und intrainsuläre Sklerose.

Häufig findet man eine geringe Menge Eiweiß im Urin. Oft enthält er zahlreiche kurze, breite, granulierte Zylinder, worauf KÜLZ hingewiesen hat, die sogenannten Komazylinder.

Fast immer findet man Glykose im Urin. Selbstverständlich wechselt deren Menge stark und hängt ab von der Art der Ernährung. Es gibt Fälle, in welchen keine Glykose im Urin gefunden wurde, ebenso wie in unserer obenerwähnten Beobachtung.

Mit wenigen Ausnahmen findet man starke Reaktion auf Aceton und Diacetsäure. Ein vollkommenes Fehlen der LEGALschen und GERHARDTschen Reaktion kommt kaum vor, vereinzelt sind die Reaktionen allerdings sehr schwach. Man behalte immer im Auge, daß Glykosurie ebenso wie Acetonurie und Diaceturie auch bei anderen Formen von Koma auftreten können, z. B. bei einer Reihe von Vergiftungen.

Endlich ist es noch von Wichtigkeit, auf eine ungewöhnliche Form des Coma diabeticum hinzuweisen, welche auch beobachtet worden ist. Ich meine damit nicht die wenigen in der Literatur vorkommenden Fälle von Herzschwäche verbunden mit Schläfrigkeit, welche anscheinend nichts mit Acidose zu tun haben. Es ist wichtig, diese Formen vom echten Koma zu unterscheiden, weil sie im Gegensatz zu diesem durch eine Behandlung mit Cardiotonica in Heilung übergehen können.

Die Fälle von echtem und typischem Koma, welche ich oben andeutete, werden gewöhnlich mit der Bezeichnung der *cardio-vasculären* Form des Coma diabeticum belegt[2]). Sie unterscheiden sich von dem klassischen Typus durch das Fehlen der eigenartigen tiefen Atmung, während sie hingegen begleitet sind von einer auffallenden Herzschwäche.

Es ist nicht leicht zu sagen, wie lange ein komatöser Zustand dauern wird. Die starke Schläfrigkeit geht ganz allmählich in den Zustand der ausgesprochenen Bewußtlosigkeit über. Solange der Patient noch auf Anreden reagiert,

<hr>

[1]) IMBRIE and SKINNER: Diabetic coma with anuria, Lancet 1924, 5. January, S. 14. — Siehe auch BLUM: Ergebn. d. inn. Med. u. Kinderheilk. Bd. 11, S. 452. 1913.

[2]) BLUM: Loc. cit. S. 458.

spricht man gewöhnlich von einem drohenden Koma. Ist letzteres sehr ausgesprochen, so dauert das Leben selten noch länger als 48 Stunden, es sei denn, daß die Rettung durch Insulin gelingt.

Abgesehen von einzelnen seltenen Ausnahmen mußte vor der Zeit des Insulins jeder Fall von unverkennbarem diabetischen Coma als verloren angesehen werden. Die Entdeckung des Pankreashormons hat hierin umwälzend gewirkt. „Cases of severe acidosis may recover without insulin, but rarely a case on the boarder line of actual coma has come back to life", sagt Joslin[1]). Ich stimme auf Grund meiner eigenen, wenn auch viel geringeren Erfahrung darin vollkommen mit ihm überein.

Durchaus nicht immer ist die Ursache ausfindig zu machen, der ein plötzlicher Ausbruch des Koma, oft bei anscheinend ziemlich gutem Befinden des Kranken, zugeschrieben werden muß. In einigen Fällen liegt die Ursache klar zu Tage: man kennt schon lange Einflüsse verschiedenster Art, welche den Ausbruch des Koma herbeiführen. In erster Linie gehören hierzu Traumata, die ja auch oft eine schon bestehende Glykosurie ansteigen lassen. Jedoch ist das Trauma selten die Ursache eines Koma. Starke Gemütserregungen, übermäßige Strapazen sind hin und wieder die Entstehungsursache eines Koma. In dieser Hinsicht sind jedoch viel wichtiger alle möglichen Infektionskrankheiten oder infektiöse Zustände, besonders Furunkel, Karbunkel, Phlegmonen. Auch Verdauungsstörungen gehören zu den hier gemeinten Ursachen. Weiter vermag eine plötzliche Entziehung der Kohlehydrate aus der Nahrung den Ausbruch des Koma zu veranlassen. Zweifellos ist in früheren Zeiten auf diese Weise hin und wieder ein Koma herbeigeführt worden, wenn zur Bestimmung der Toleranz die Kohlehydrate plötzlich weggelassen wurden. Die Gefahr wird viel geringer, wenn man gleichzeitig mit den Kohlehydraten auch Eiweiß und Fett aus der Diät fortläßt, mit anderen Worten, wenn man den Patienten fasten läßt. Doch kann auch plötzliches Fasten ohne langsames Vorbereiten des Patienten zum Koma führen.

Es kann nicht nachdrücklich genug darauf hingewiesen werden, daß Operationen bei einem Zuckerkranken eine große Gefahr für den Ausbruch des Koma bedeuten. Nicht weniger gefährlich als die Operation an sich ist die Allgemeinnarkose, sowohl mit Chloroform wie mit Äther. Besonders gefährlich in der Hinsicht ist Chloroform.

Seit wir im Insulin ein Heilmittel haben, das ganz anders wie früher eine große Zahl von Patienten vor dem Koma zu bewahren vermag, ist es von allergrößter Wichtigkeit, das echte Koma von anderen ihm ähnelnden Zuständen zu unterscheiden und aus den Anfangserscheinungen schon frühzeitig zu diagnostizieren, ob ein Koma droht. Wegen dieser Wichtigkeit mögen deshalb noch einmal die Vorboten des Koma aufgezählt werden:

Leichte Ermüdbarkeit und die Neigung zum ruhigen Sitzenbleiben oder Schlafen. Eine gewisse Unruhe, die den Patienten veranlaßt, immer wieder seine Lage zu wechseln oder sich im Bette hin und her zu wälzen. Wiederholtes Gähnen oder Seufzen, Anfälle von starkem Durst, ebenso Appetitmangel, Wadenschmerzen. Oft scheint eine Überempfindlichkeit des Magens vorzukommen, die sich bei jeder Nahrungsaufnahme oder jedem Druck auf die Oberbauchgegend bemerkbar macht. Doch sehen der Konsiliarius oder Krankenhausarzt nach Lage der Dinge diese Vorboten viel weniger häufig als der Hausarzt. Auch psychische Erscheinungen, übertriebene Empfindlichkeit gegen Geräusche, Reizbarkeit gegenüber der Umgebung gehen oft der typischen Atmungsstörung voraus.

---

[1]) Joslin: The treatment of Diabetes mellitus. 3. Aufl., S. 81.

Sobald man derartige Erscheinungen bemerkt, zögere man nicht mit energischem Eingreifen. Besser als Behandeln ist Vorbeugen. Darum steht zu hoffen, daß JOSLIN und PETRÉN mit ihrer Ansicht recht haben, daß das diabetische Koma seltener geworden ist mit dem Einsetzen der neueren Methoden in der Diätbehandlung der Zuckerkrankheit.

II. Krankheitsverlauf, Krankheitsformen, Prognose.

In der übergroßen Mehrzahl der Fälle beginnt die Zuckerkrankheit langsam und unbemerkt. Fast ohne Ausnahme hat sie schon lange zuvor bestanden, wenn zum ersten Male Zucker im Urin gefunden wird. Für viele Fälle ist der Befund dadurch erbracht, daß bei eingehenderem Nachfragen sich herausstellt, daß schon vor einigen Jahren Wadenkrämpfe aufgetreten waren oder unerklärbare Schmerzen an den Zähnen oder Neuralgien, ein mehr als normaler Durst oder ein Gefühl von Müdigkeit, über das Patient sich keine Rechenschaft abgelegt hatte, dessen diabetische Art hinterher aber nicht zu verkennen ist. Oft sind die Erscheinungen so leichter Natur gewesen, daß man ohne eindringende Befragung nichts davon erfahren haben würde. Zuweilen wird man übrigens trotz sorgfältigster Aufnahme der Anamnese nichts dergleichen zu Gehör bekommen. Solche Fälle erwecken den Anschein, als ob die Krankheit erst kurz zuvor entstanden wäre. Tritt nun irgendeine Schädigung ein, die geeignet erscheint, Glykosurie zu erregen oder eine schon bestehende zu vermehren, so liegt die Annahme nahe, die Schuld am Ausbrechen des Diabetes ihr zuzuschreiben. Daher kommt es, daß ein Trauma, eine Infektionskrankheit, eine starke Gemütserregung oder körperliche Anstrengung nicht selten als Ursache der Zuckerkrankheit betrachtet werden. In den meisten Fällen wird sie wohl schon vorher bestanden haben. Die Schädigungen, welche scheinbar ihre Ursache waren, haben entweder erst zur Vornahme einer Urinuntersuchung Veranlassung gegeben, oder eine Verschlimmerung des Krankheitsprozseses herbeigeführt. Der Zucker, welcher vorher nicht gefunden wurde, weil er beispielsweise erst nach reichlicher Aufnahme von Kohlehydraten in der Nahrung im Urin vorhanden war, wird nun in größerer Menge und auch in der Zeit zwischen den Mahlzeiten ausgeschieden. Wenn sich auch die Dinge zumeist in dem eben von mir skizzierten Zusammenhange abspielen, kann die Glykosurie in stärkerem Grade zuerst zur Entwicklung gekommen sein vielleicht nach einer der oben erwähnten Schädigungen. Auch dann wird die Glykosurie manchmal erst viel später entdeckt werden, weil in ihrem Beginn keine Erscheinungen eine Untersuchung des Urins erforderlich machen, und weil die Krankheit langsam und unmerkbar fortschreitet. Im Gegensatz dazu kommt es zuweilen vor, daß Personen, welche bisher als vollkommen gesund galten, plötzlich über heftigen Durst, Hunger und andere Diabeteserscheinungen zu klagen beginnen, und daß dann bei der Untersuchung des Urins Zucker nachgewiesen wird. Unter derartigen Umständen ist vor allem der starke Durst das am häufigsten vorkommende Anfangssymptom. Solche Fälle werden oft als „akuter" Diabetes bezeichnet, besonders dann, wenn sie einen rasch progressiven weiteren Verlauf zu nehmen scheinen. Höchstwahrscheinlich sind auch die sogenannten akuten Fälle in der Regel nicht anders aufzufassen als eine Aufflackerung eines bis dahin nicht erkannten — wenn man sagen will latenten — Diabetes.

In der Literatur kommen nur sehr seltene Ausnahmen vor, welche den Anschein erwecken, daß ein Diabetes bei bis dahin gesunden Menschen wirklich ganz plötzlich zur Entwicklung gekommen wäre. Diese Fälle sind jedoch zu zählen. Sie führen gewöhnlich in kurzer Zeit zum Tode. Einer der bekanntesten dieser Art ist der von WALLACH. Ein Chemiker, welcher seinen Urin regelmäßig zu untersuchen pflegte und die letzte Untersuchung noch fünf Wochen vor seinem Tode vornahm, dabei aber niemals etwas Krankhaftes gefunden hatte, zog sich eine Erkältung und in deren Gefolge eine katarrhalische Bronchitis zu. Im Anschluß daran stellte sich plötzlich starker Durst ein, die Kräfte nahmen schnell ab. Patient magerte ab. Der in großer Menge entleerte Urin wurde wenige Tage nach Krankheitsbeginn untersucht und enthielt 8% Zucker. Ungefähr nach einem Monat starb Patient. Die Autopsie ergab keinen anormalen Befund[1]).

Außer den sehr seltenen zu akuter Entwicklung gekommenen Fällen, die schnell zum Tode führten — die Patienten starben alle innerhalb 5 Wochen an Koma — findet man auch vereinzelt über akute oder subakute Fälle berichtet, die in Heilung ausgingen. Die meisten waren nach einer Schädelverletzung entstanden. Unter diesen befanden sich Patienten, die anfänglich eine große Menge Zucker ausgeschieden hatten.

Die Zuckerkrankheit weist in ihrem Verlaufe bei den verschiedenen Menschen so große Verschiedenheiten auf, daß eine Schilderung der einzenen Verlaufsformen unmöglich ist. Wir sahen bereits zuvor, daß es Patienten gibt, mögen es auch seltene Ausnahmen sein, welche ganz akut erkranken (scheinbar oder tatsächlich akut), und welche innerhalb weniger Monate sterben, während andere fast ebenso akut Erkrankte nach kurzer Zeit wieder genesen. Abgesehen von solchen Ausnahmen, verläuft der Diabetes von dem Augenblicke an, da der Zucker nachgewiesen wurde, das eine Mal als eine schwere Krankheit, welche die Kräfte untergräbt und in einem oder mehreren Jahren mit dem Tode endigt, ein anderes Mal als eine relativ gutartige Erkrankung, welche manchmal keine, zuweilen größere oder geringere Beschwerden verursacht und zu Komplikationen führt. Nicht selten ist jedoch noch eine 10—20jährige und oft noch längere Lebensdauer dabei möglich. Häufig führt nach langen Jahren nicht die Krankheit an sich zum Tode, sondern eine Komplikation, oder selbst eine andere Krankheit, welche mit Diabetes nichts zu tun hat. Zwischen den äußersten Gegensätzen, einem Krankheitsablaufe von 1—2 Jahren und einem solchen von 10—12 Jahren liegen alle möglichen Übergänge.

Es ist zwecklos, auf Grund des bisher verfügbaren Materials prozentuale Berechnungen anzustellen über die vermutliche Lebensdauer Zuckerkranker. Ich sehe davon ab, daß man den Beginn der Erkrankung eigentlich niemals selber kennt. Dem kann man dadurch abhelfen, daß man willkürlich den Zeitpunkt des ersten Nachweises der Glykosurie als Anfang der Erkrankung annimmt. Ein größerer Fehler ist, daß die meisten Diabetesstatistiken sich auf solche Fälle gründen, welche in sehr vorgeschrittenem Krankheitsstadium in Behandlung kamen und bald starben. Als Grundlage diente dabei wie lange die Patienten vermutlich schon leidend waren. Auf diese Weise werden die Fälle solcher Patienten, die keine erheblichen Beschwerden haben und an anderen Krankheiten sterben, von der Statistik nicht berücksichtigt. Die Tabellen mit der Angabe, wie hoch der Prozentsatz der Todesfälle der Patienten des betr. Verfassers war, nach 1 Jahr, nach 2 Jahren usw., haben meines Erachtens wenig Wert[2]). Um einen oberflächlichen Eindruck zu geben, führe ich die folgende Tabelle v. NOORDEN's an[3]).

---

[1]) WALLACH: Virchows Arch. f. pathol. Anat. u. Physiol. Bd. 36, S. 297. 1866.

[2]) HEIBERG: Über die Dauer der letal verlaufenden Diabetesfälle. Zeitschr. f. klin. Med. Bd. 92, S. 976.

[3]) v. NOORDEN: Die Zuckerkrankheit, 7. Auflage, S. 342.

Nach v. Noorden würde die Dauer der Krankheit auf Grund seiner persönlichen Erfahrung unter Berücksichtigung des Lebensalters der Patienten durch die nachfolgenden Zahlen wiederzugeben sein:

Kinder unter 10 Jahren .... Krankheitsdauer selten länger als $1^{1}/_{2}$—2 Jahre.

Kinder und Jugendliche bis zu 20 Jahren .... Krankheitsdauer selten länger als 2—4 Jahre.

Jugendliche, zwischen dem 20. und 30. Lebensjahr erkrankt .... Krankheitsdauer 4—8, oft auch 10 Jahre, selten länger.

Personen, erkrankt nach dem 30. Lebensjahr .... Krankheitsdauer oft 10—15 Jahre.

Für die letzteren liegt die größte Gefahr zwischen 50 und 60 Jahren. Nach dieser Zeit wird die Prognose günstiger.

Personen, welche nach dem 45. Jahre erkranken, können bei vernünftiger Lebensweise noch 15, 20 und 30 Jahre leben. Jedoch gehört eine länger als 20 Jahre während Lebensdauer zu den Ausnahmen.

Diese Zahlen geben einen gewissen Überblick über die Prognose bei Diabetes, aber mehr auch nicht.

Nicht uninteressant ist die kleine Statistik von Feilchenfeld[1]). Er stellte bei einer Anzahl von Ärzten eine Rundfrage an, wie lange an leichtem Diabetes erkrankte Patienten noch gelebt hatten, nachdem ihre Glykosurie festgestellt worden war. Dabei ergaben sich folgende Zahlen. Selbstverständlich wird die tatsächliche Lebensdauer stets länger gewesen sein als die scheinbare, welche vom Zeitpunkte der Feststellung der Glykosurie ab berechnet wurde. Diese von 22 Ärzten mitgeteilten 122 Fälle wiesen folgende Dauer auf:

12	Patienten	lebten	noch	?	Jahre	nach	der	Glykosurie-Feststellung		
32	,,	,,	,,	| 0—2	,.	,,	,,	,,		,,
26	,,	,,	,,	3—5	,,	,,	,,	,,		,,
14	,,	,,	,,	6—9	,,	,.	,,	,,		,,
12	,,	,,	,,	10	,,	,,	,,	,,		,,
11	,,	,,	,,	11—15	,,	,,	,,	,,		,,
12	,,	,,	,,	16—21	,,	,,	,,	,,		,,
2	,,	,,	,,	25	,,	,.	,,	,,		,,
1	,,	,,	,,	32	,,	,,	,,	,,		,,
122										

Bei 38 von den 122 Fällen, also bei ungefähr $30^{0}/_{0}$ dauerte die Krankheit länger als 10 Jahre.

Ein sehr umfangreiches Zahlenmaterial gibt Joslin.

Wie interessant seine Angaben auch sein mögen, so habe ich doch den Eindruck, daß er der Statistik zu großen Wert beimißt, und nicht ganz die bei einer solchen Statistik erforderliche Vorsicht wahrt. Joslin versucht nachzuweisen, wie die Behandlung nach Allen seit 1916 in einigen Krankenhäusern die Sterblichkeitsziffer sinken ließ. Aber zieht er wohl genügend in Betracht, daß die Veröffentlichungen über diese „Neue Methode" in der medizinischen und der Tagespresse in jener Zeit viele leichte Diabetiker bewogen, das Krankenhaus aufzusuchen, während dort zuvor nur schwere Fälle Aufnahme fanden? Es ist selbstverständlich, daß durch diese Aufnahme vieler leicht Erkrankter die Statistik besser wurde.

Wichtiger als die Aufstellung solcher Statistiken ist die Beantwortung der Frage, ob in einem bestimmten Fall Tatsachen vorliegen, welche eine Voraussage des wahrscheinlichen Verlaufs erlauben. In der Hinsicht kann man

---

[1]) Feilchenfeld: Zeitschr. f. d. ges. Versicherungswissenschaft. Bd. 12, Heft 1. 1912.

ebensowenig feste Regeln aufstellen, man muß sich auf allgemeine Angaben beschränken. Ganz allgemein wird man bestätigt finden, daß die alte Einteilung richtig ist, in:

1. Diabetesformen bei jungen, zumeist mageren Menschen mit schnellem Verlauf und ungünstiger Prognose, und

2. bei älteren Menschen, besonders wenn eine gewisse Beleibtheit besteht, mit einem langsamen Verlauf und günstiger Prognose.

Aber zahlreich sind die Ausnahmen! Wir werden noch über den Diabetes innocens zu sprechen haben, dessen Unterscheidung von dem renalen Diabetes nicht immer leicht ist. Wir werden sehen, daß dieser Diabetes innocens gerade bei Jugendlichen vorkommt, und daß er, wie schon der Name sagt, eine besonders günstige Prognose aufweist. Jedoch geht er bisweilen in die progressive Form mit schlechter Prognose über, oder, anders ausgedrückt: eine Glykosurie, welche einem Diabetes innocens gleicht, beginnt zu einem bestimmten Zeitpunkt einen progressiven Charakter anzunehmen. Das Schlimme ist, daß niemand diesem Diabetes innocens ansehen kann, ob er weiterhin gutartig bleibt oder bösartig wird. Andererseits habe ich einen Patienten behandelt, welcher schon als Kind an Diabetes mit starker Glykosurie erkrankte, und damit länger als 30 Jahre lebte. Ich kenne noch andere Patienten, bei denen schon in jugendlichem Lebensalter Diabetes festgestellt wurde und die, zu anscheinend gesunden Menschen aufgewachsen, jetzt noch, nach 20, 25 Jahren, ihren Beruf ohne bemerkbare Störung ausüben. Solche Beobachtungen, mögen sie auch zu den Ausnahmen gehören, müssen bei der Stellung der Diabetesprognose zur Vorsicht mahnen.

So viel über die Zuckerkrankheit bei jungen Menschen. Aber auch die Regel, daß bei vorgeschrittenerem Lebensalter der Diabetes günstig verläuft, darf nicht allzu wörtlich verstanden werden. Zunächst sind ältere Menschen mit leichtem Diabetes (siehe S. 8) vielerlei Komplikationen ausgesetzt. Es braucht nicht nochmals all das wiederholt werden, was ich zuvor bereits anführte. Es mag nur nochmals besonders erinnert werden an die Kombination von Diabetes mit Schrumpfniere oder Hypertension, an Furunkulose und an Gangrän. Davon abgesehen gehört ein progressiver Verlauf der Zuckerkrankheit auch im vorgeschrittenen Lebensalter zu den alltäglichen Vorkommnissen. Die Neigung zur Progression mag minder ausgesprochen sein als in der Jugend, doch ist sie gewöhnlich vorhanden. Ein solches Fortschreiten des Krankheitsprozesses bestand, wenn auch in geringem Maße, in einem Falle von JOSLIN.

Eine 60jährige Frau begann mit einer Toleranz von 130 g, im Laufe der Jahre sank sie auf 30 g ab. Trotzdem erreichte die Patientin ein Lebensalter von 73 Jahren und starb schließlich an einer Hemiplegie mit terminaler Pneumonie[1]). Ein 80jähriger Patient, welchen ich vor kurzer Zeit mit Dr. D. behandelte, bekam einige Wochen zuvor Gangrän an einer Zehe. Bereits in seinem 50. Jahre war Zucker in seinem Urin gefunden worden und niemals ganz verschwunden gewesen. Er lebte mit einer mäßig strengen Diät. Ob er wohl ebensoviel Aussicht gehabt hätte, 30 Jahre lang seinen anstrengenden und wichtigen Beruf ausüben zu können, wenn er, anstatt den Ratschlägen seines verständigen Hausarztes zu folgen, mit den damals üblichen Kuren behandelt worden wäre? Aber so glücklich ist der Verlauf durchaus nicht immer. Auch in vorgeschrittenem Lebensalter kommt ein schnelles Fortschreiten, wie ich oben anführte, sehr häufig vor. Wir sind gezwungen, keine oder so gut wie keine Neigung zur Progredienz anzunehmen bei solchen Diabeteskranken,

---

[1]) JOSLIN: Diabetes mellitus, S. 104.

von denen zuvor die Sprache war, die, nachdem bei ihnen Glykosurie festgestellt war, 15, 20 Jahre und noch länger lebten, ohne unter irgendwelchen Beschwerden zu leiden. Es steht nicht fest, ob dies nur erreicht werden kann durch eine strenge Regelung der Diät oder ob auch ohne eine solche. Auch wer zu dieser letzteren Auffassung neigt, und ich bekenne mich als deren Anhänger, wird doch vorläufig gut daran tun, auf eine vernünftige Behandlung zu dringen. Es ist unmöglich, im voraus bei dem Patienten zu erkennen, ob seine Krankheit die Neigung zum Fortschreiten hat. Man kann sich nur ein annäherndes Urteil über den Ernst des Falles bilden. Sicherheit ist nicht zu geben, ganz abgesehen davon, daß zufällige Krankheiten (besonders Infektionen) imstande sind, die diabetische Erkrankung auszulösen.

Unzweifelhaft muß die Toleranz gegen Kohlehydrate eine große Rolle bei unserer Beurteilung des Ernstes eines Krankheitsfalles spielen. Je weniger Kohlehydrate vertragen werden, ohne Glykosurie hervorzurufen, um so ernster sieht der Fall aus. Man hat auf Grund dieser Toleranz unterschieden in leichte, schwere und mittelschwere Fälle. Grundsätzlich ist diese Einteilung unrichtig, und praktisch führt sie zu großen Irrtümern, es sei denn, daß man sie mit aller erforderlichen Kritik anwendet. Wir haben ja schon so oft darauf hingewiesen, daß die meisten Fälle von Diabetes als leichte Glykosurie beginnen, um erst nach kürzerer oder längerer Zeit, mit größerer oder geringerer Beschleunigung progredient zu werden.

Wenn man von einer leichten Form spricht, so will man damit doch nicht sagen, daß der Fall von Hause aus leicht sei und gutartig bliebe, sondern nur, daß die im Augenblicke beobachteten Störungen leicht sind. Das gleiche gilt, mutatis mutandis, wenn auch in geringerem Maße, für die mittelschweren und schweren Fälle. Dies letztere kann befremdend scheinen, weil daraus folgt, daß ein „schwerer" Fall allmählich zu einem leichten werden kann. Das ist bis zu einem gewissen Grade richtig. Nicht selten erlebt man es, daß Patienten, welche mit reichlichem Zuckergehalt im Urin in Behandlung kommen, nach einiger Zeit so gebessert waren, wie man es kaum hoffen gewagt hätte. Die Toleranz steigt nicht unerheblich und bleibt lange Zeit auf einem relativ hohen Stande. Dies ist eine allgemeine Erfahrung, die schon BOUCHARDAT bekannt war. Besonders das Krankenhaus übt einen günstigen, oft unbegreiflichen Einfluß aus. In den Kreisen, wo die Menschen für sich selbst sorgen müssen, verschlechtert sich dann allerdings zu Hause der Zustand oft wieder sehr schnell.

Man gewinnt je länger desto mehr den Eindruck, daß der Diabetes, abgesehen von den akuten Fällen, und von solchen, welche sich in der Jugend schnell entwickeln, oft eine gutartigere Krankheit ist, als man dies im allgemeinen annimmt. Aber das gilt nur für solche Patienten, welche so zu leben vermögen, wie es ihr krankhafter Zustand erfordert. In dieser Hinsicht spielen soziale Verhältnisse eine große Rolle. Leider sind die Patienten aus dem Arbeiterstande, welche ihrer schwereren Arbeit entsprechend sich nicht auf eine knappe Kost beschränken können, viel schlechter daran als diejenigen, welche auf ihre Krankheit Rücksicht nehmen können, und *es auch tun*. Ob es nur Diätfehler sind, welche bei der erstgenannten Kategorie eine Rolle spielen, und welche verursachen, daß Patienten, mit ausgezeichneter Toleranz und im besten Zustande aus dem Krankenhaus entlassen, nach kurzer Zeit sehr verschlimmert, ja selbst mit drohendem Koma zurückkommen, weiß ich nicht. Ich war oft darüber erstaunt, und habe mich gefragt, welches die Ursache der schnellen Verschlechterung in diesen Fällen gewesen sein könne.

Was die unter besseren materiellen Bedingungen lebenden Patienten anbetrifft, deren Toleranz sich nach der Behandlung wesentlich besserte, so hängt die Dauer dieser Besserung vor allem davon ab, ob sie ausreichend Selbstbeherrschung besitzen, um ihre frühere zu üppige Lebensweise, mit übermäßiger kohlehydrat- und eiweißhaltiger Nahrung für immer zu vermeiden. Vielleicht auch davon, ob sie vor übermäßiger Gehirnarbeit und seelischen Erregungen bewahrt bleiben können.

Solche Patienten waren es, welche bei der Belagerung von Paris im Jahre 1870, und während des Nahrungsmangels in Deutschland während des Weltkrieges, mehrere Kilogramm an Gewicht abnahmen, und sich dabei viel besser befanden als zuvor, sogar so sehr, daß man von einer relativen Heilung sprechen konnte.

Bei der Beurteilung der Prognose bedenke man, daß die Glykosurie nicht parallel geht mit der Glykämie, besonders nicht im vorgeschritteneren Lebensalter und bei Hypertension. Vermutlich kann der Blutzuckerwert zur Beurteilung des Ernstes einer Zuckererkrankung beitragen. Aus Tabellen, welche Joslin veröffentlichte, scheint sich zu ergeben[1]), daß mit Zunahme des Blutzuckers die Prognose sich verschlechtert. Nach Petrén ist ein (nüchterner) Blutzuckergehalt von $2,4^0/_{00}$ von ernster Bedeutung. Wenn der Blutzuckerwert $3^0/_{00}$ beträgt, soll die Aussicht, daß der Patient noch ein Jahr lebt, sehr gering sein. Man muß dabei berücksichtigen, daß systematische Blutzuckeruntersuchungen erst seit kurzer Zeit gemacht werden.

Zusammengefaßt muß somit der Verlauf der Zuckerkrankheit als sehr wechselnd bezeichnet werden. Eine Einteilung in verschiedene Formen ist also nur von relativem Wert. Am besten unterscheidet man leichte, mittelschwere und schwere Fälle, mache sich jedoch klar, daß die Einreihung eines bestimmten Falles in eine dieser Gruppen nur dem augenblicklichen Zustande entspricht, und keinerlei Sicherheit für die Zukunft gibt. Die Prognose der Zuckerkrankheit ist unsicher. Komplikationen lassen sich nicht vorhersehen, noch für die Zukunft ausschließen, auch nicht in leichten Fällen. Einen Maßstab zur Beurteilung der Prognose hat man in der Toleranz, in der An- oder Abwesenheit von Keton, in dem Blutzuckergehalt, dem Lebensalter des Patienten, seinem Berufe, seinen materiellen Verhältnissen und vor allem auch in der Entwicklung seines Verstandes und Charakters. Endlich auch in anamnestischer Heredität und der Konstitution.

III. Glykämie und Glykosurie.

Die Untersuchungen von Bang, die uns zuerst eine praktische Mikromethode für die Bestimmung des Zuckergehaltes im Blute in die Hand gaben, haben einen erheblichen Fortschritt für das Studium des Diabetes ermöglicht[2]). Vor dieser Zeit waren Blutzuckerbestimmungen ein Reservat für das physiologische Laboratorium, oder wurden nur sehr vereinzelt von einem Kliniker im Hinblick auf ein bestimmtes wissenschaftliches Problem vorgenommen. Bei der Behandlung der Patienten beschränkte man sich auf das Studium der Zuckermengen, welche mit dem Urin ausgeschieden wurden. Seit Bang ist es möglich, Serienbestimmungen des Blutzuckers bei ein und derselben Person unter den verschiedensten Bedingungen zu machen. Auf diese Weise hat sich das Interesse von dem Zucker im Urin auf den des Blutes verschoben.

Es ist viel Mühe auf die Frage verwandt worden, ob der Zucker des Blutes

---

[1]) Joslin: Diabetes mellitus, S. 181.
[2]) Ivar Bang: Der Blutzucker. Wiesbaden 1913.

sich nur in den Blutkörperchen vorfindet, oder nur im Plasma, oder mehr oder weniger gleichmäßig verteilt in beiden. Es würde zu weit führen, hier die umfangreiche Literatur über dieses Thema zu erörtern. Als Resultat der zahlreichen Untersuchungen über dieses Problem ist man im allgemeinen dazu gekommen, den Zucker im gesamten Blut zu bestimmen.

Früher glaubte man, daß der Zuckergehalt des Blutes auch nach einer kohlehydratreichen Mahlzeit nicht anstiege. PAVY war der Ansicht, daß die Leber auch den in der Pfortader mitgeführten Zucker unmittelbar aufnimmt und zurückhält und daß, wenn der Leber zufolge einer Störung in ihrer Funktion eine geringe Menge Zucker entgeht, die Nieren diesen Überschuß sofort ausscheiden. Gegenwärtig weiß man, daß sich dies anders verhält und auch, wodurch der frühere Irrtum entstanden war. Die älteren Untersucher entnahmen das Blut, dessen Zuckergehalt nach der kohlehydrathaltigen Mahlzeit sie bestimmen wollten, ein paar Stunden nach der Einnahme dieser Mahlzeit. Es hat sich herausgestellt, daß dies zu spät ist. Man untersuchte zu einer Zeit, wo der Blutzuckerwert schon wieder seine ursprüngliche Höhe erreicht hatte. JACOBSEN war der erste, der Serienbestimmungen des Blutzuckers vornahm und damit schon 5 Minuten nach Einnahme der Kohlehydrate begann[1]). Von dem Augenblicke ab ist eine unzählbare Reihe derartiger Untersuchungen vorgenommen worden.

Man hat gefunden, daß der Blutzuckerwert in nüchternem Zustande für Gesunde (10 Stunden nach der letzten Mahlzeit) nicht bei allen Menschen gleich ist. Auch läßt sich bei ein und derselben Person ein Unterschied zwischen den einzelnen Tagen feststellen. Allerlei Einflüsse, vor allem die Furcht, oder wie man es nennen mag, vor der Untersuchung, machen sich geltend. Sehen wir von diesem letzten Faktor und von geringeren Störungen des Wohlbefindens ab, so weichen die normalen nüchternen Werte erfahrungsgemäß nicht so sehr von einander ab. Man nimmt als normalen Durchschnitt vielfach rund $1^0/_{00}$ an[2]). Das ist wahrscheinlich für einen Durchschnittswert etwas zu hoch gegriffen. Man wird der Wahrheit näher kommen, wenn man $0{,}9^0/_{00}$ annimmt. Als Minimum gibt GRAY[3]) $0{,}4^0/_{00}$, als Maximum $1{,}6^0/_{00}$ an. Dies sind extreme, selten vorkommende Werte. Eine bessere Vorstellung bekommt man aus den Zahlen, welche WOENSDREGT bei sich selbst an verschiedenen Tagen bestimmte: 0,86; 0,88; 0,92; 1,04; 0,88; 1,12 pro Mille[4]).

Schwieriger als das Studium der nüchternen Werte ist das des Zuckergehaltes nach einem Kohlehydrate enthaltenden Probefrühstück. Außer den oben erwähnten Schwankungen macht sich hier auch noch die Art des Probefrühstücks geltend. Man kann, um ein Beispiel zu nennen, annehmen, daß es einen Unterschied macht, ob man Dextrose oder Lävulose gibt. Ferner auch, ob Brot mit Butter und Tee verzehrt wird, wie in dem Probefrühstück von ELZAS[5]) und anderen, oder reine Glykose in wässeriger Auflösung. Die Dauer der Fastenzeit der zu untersuchenden Person vor Einnahme der gewünschten Kohlehydratmenge ist auf die Blutzuckerkurve von Einfluß. Sie wird flacher, wenn die der Probe vorausgegangene Hungerperiode länger als 10 Stunden betrug.

---

[1]) JAKOBSEN: Biochem. Zeitschr. Bd. 56, S. 471. 1913.
[2]) MACLEAN, HUGH: Modern methods in the diagnosis and treatment of glykosuria and diabetes. 1922, S. 15.
[3]) GRAY: Bloodsugar-standards, Arch. of internal med. Bd. 31, S. 241. 1923.
[4]) Siehe die interessante Abhandlung von VAN WOENSDREGT: Habilitationsschr. Amsterdam 1923.
[5]) ELZAS, M.: Hyperglycaemie en glycosurie. Dissert. Amsterdam 1916.

Man hat dies erklärt mit der Annahme, daß die Fähigkeit der Leber Glykose in Glykogen zu polymerisieren am größten ist bei einem mittleren Vorrat an Glykogen. Bei einer kürzeren Fastenzeit als 10 Stunden ist der Vorrat noch zu groß, um eine schnelle und vollständige Aufspeicherung der neuen Glykose als Glykogen durchführen zu können. Nach längerer Fastenzeit sind die Bedingungen für die Funktion der Leberzellen weniger günstig. Es bleibe dahingestellt, ob diese Erklärung richtig ist oder nicht, man wird in jedem Falle gut tun bei der Anlegung einer glykämischen Kurve die erste Stichprobe immer zu einer bestimmten Zeit nach der letzten Nahrungsaufnahme zu machen, z. B. stets nach 10 Uhr oder (wenn dies aus technischen Gründen sich mehr empfiehlt) stets nach 12 Uhr.

Eigenartig ist auch die Gestaltung der Blutzuckerkurve, wenn nach Verarbeitung einer gewissen Menge Kohlehydrate kurze Zeit hinterher abermals Kohlehydrate gegeben werden. Die Anordnung der Probe geschieht also auf folgende Weise: Man gibt zu einem bestimmten Zeitpunkt 30 g Kohlehydrate und nach $^1/_2$ oder 1 Stunde oder noch später ein oder mehrere Male wieder 30 g Glykose oder sogar eine wesentliche größere Menge — man hat sogar 100 g auf einmal gegeben. Diese neuen Mengen Kohlehydrate hatten dann keine neue Steigerung des Blutzuckergehaltes zur Folge. Sie mußten also in der Leber (die durch die erste Kohlehydratzufuhr schon mit Glykogen gefüllt war) sofort aufgestapelt worden sein. Nun ist schwerlich anzunehmen, daß die Leber wohl imstande sein soll, mit großer Schnelligkeit Glykogen in sich aufzunehmen, wenn sie dies kurze Zeit vorher schon getan hat, und sie also bereits gefüllt ist, während sie beim ersten Mal, als eine derartige Aufnahmespeicherung noch nicht stattgefunden hatte, einen bestimmten Bruchteil passieren ließ. Zur Erklärung dieser und ähnlicher Tatsachen nehmen einige Autoren an, daß nicht die Übersättigung des peripheren Blutes mit Glykose, eine Folge des Unvermögens der Leber Glykose schnell genug zu polymerisieren und damit gewissermaßen mit der Absorption im Darm im Einklang zu bleiben, die Ursache der alimentären Hyperglykämie ist. Diese letztere soll vielmehr dadurch zustande kommen, daß die Absorption von Zucker im Darmkanal einen Reiz auf die Leber ausübt. Hierdurch würde die Leber gezwungen, Glykose in die Blutbahn abzusondern, um die Aufnahme des neu absorbierten Zuckers zu ermöglichen. Die Leber ist in dem Falle so ,,ausgepumpt``, daß auch die kurz darauf zugeführten neuen Mengen Glykose in ihr deponiert werden können[1]).

Es erscheint nicht unwichtig, darauf hinzuweisen, daß bei sehr jungen Kindern, unter 3 Jahren, nach einer Probemahlzeit mit 7—15 g Glykose, das Maximum des Blutzuckerwertes selten höher als $1,2—1,3^0/_{00}$ ansteigt. Im Gegensatz hierzu hat die Blutzuckerkurve bei ältern Menschen die Neigung länger zu werden.

Endlich hat sich, in Widerspruch zu etwaigen Erwartungen, herausgestellt, daß die Menge der Glykose auf die Blutzuckerkurve nur geringen Einfluß ausübt. Nach 50 g ist die Kurve nicht sehr viel anders als nach 100, 150 oder 200 g.

Bedauerlicherweise gründen sich keineswegs alle Untersuchungen auf ein und dasselbe Standard-Frühstück. Die meisten modernen Untersucher verwenden 50—100 g Glykose. Dies setzt voraus, daß man einen zuverlässigen und in seiner Zusammenstellung konstanten chemischen Stoff anwendet. Nachteilig ist der unangenehm süße Geschmack der Glykose. Wer ein pädagogisches Gefühl besitzt, wird es etwas peinlich finden, die Patienten, welchen

---

[1]) POLLAK, L.: Physiologie und Pathologie der Blutzuckerregulation. Ergebn. d. inn. Med. u. Kinderheilk. Bd. 23, S. 368. 1923.

man Süßigkeiten verbietet und predigt, wie schädlich Zucker für sie ist, bei der Untersuchung eine große Menge Zucker zu sich nehmen zu lassen.

Endlich warnen hervorragende Kenner des Diabetes davor, bei der Krankheit — und sei es auch nur ausnahmsweise — eine große Menge Kohlehydrate auf einmal einzugeben. Zuweilen soll nach ihrer Erfahrung dadurch die Toleranz für geraume Zeit sinken[1]).

Glykose ist in der Hinsicht viel gefährlicher als Stärkemehl[2]).

In der Utrechter Klinik haben wir, durch derartige Vor- und Nachteile veranlaßt, manchmal ein Probefrühstück mit Brot, dann wieder einmal mit 50 g Glykose gegeben. In der letzten Zeit gebrauchten wir ausschließlich Glykose, um mit den Zahlen anderer Untersucher vergleichbare Werte zu erhalten.

Gibt man die Glykose kurz nach einem Frühstück, so erhält man andere Werte, als wenn sie auf nüchternen Magen gegeben wird.

Wenn ein gesunder Mensch in nüchternem Zustand 50 g Glykose zu sich nimmt, steigt der Blutzuckergehalt bereits nach 5 Minuten an. Diese Steigerung setzt sich fort, bis daß zwischen 30 und 40 Minuten nachher ein Maximum erreicht ist. Vereinzelt tritt das Maximum etwas später auf. Der höchste Wert weicht, wie wir sahen, bei den verschiedenen normalen Menschen etwas ab. Er beträgt im Durchschnitt 1,4⁰/₀₀, kann jedoch auch noch etwas steigen, selten aber höher als 1,6⁰/₀₀. Der Blutzucker behält sein Maximum nur kurze Zeit bei. Bald sinkt er wieder, und zwar merkwürdigerweise auf einen tieferen Punkt als den anfänglichen nüchternen Wert. Dann steigt er wieder bis etwa zur Höhe der letztgenannten Zahl. Die Steigung und Senkung des Blutzuckers beanspruchen gewöhnlich die gleiche Zeitdauer. Die ganze Kurve erstreckt sich über eine Zeit von 1¹/₂—2 Stunden. Hierfür einige Beispiele.

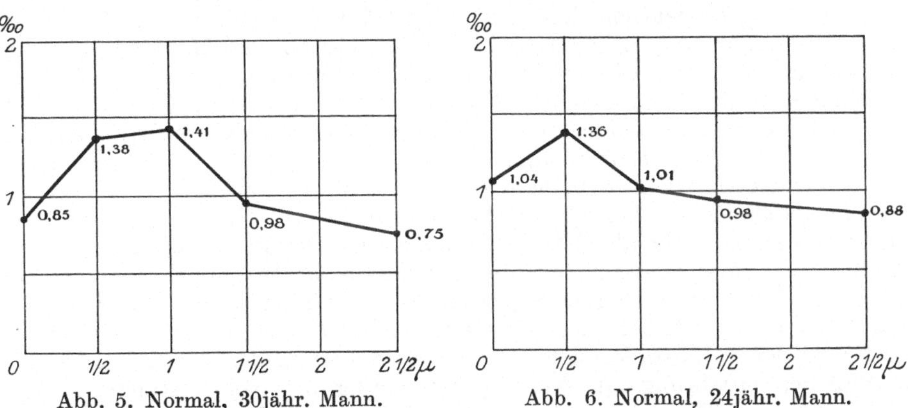

Abb. 5. Normal, 30jähr. Mann.   Abb. 6. Normal, 24jähr. Mann.

Blutzuckerwerte, die nach Einnahme von 100 g Glykose über 1,6⁰/₀₀ liegen, bezeichnet man gewöhnlich schon als anormal. GRAY fand aber in der Literatur bei einer großen Zahl unter 300 scheinbar vollkommen gesunder Menschen nach Verzehren von 100 g Glykose einen Blutzuckergehalt angegeben, der den Durchschnitt weit überstieg, bis zu Werten von 2,6 und 2,8⁰/₀₀. Mit Recht sagt er selbst: „Definition of the import of values of 0,17 per cent. and over can justly be made only in the future when the after-history of these or similar exceptional subjects shall have been reported."

Aber auch andere Untersucher hatten nach Zuführen von Glykose bei

---

1) GRAY: Arch. of intern. med. Bd. 31. S. 243. 1923.
2) ALLEN: Journ. of exp. med. Bd. 31, S. 402. 1920.

einem großen Prozentsatz der untersuchten Personen ein hohes Maximum gefunden, u. a. auch Jacobsen. Im Gegensatz hierzu fanden Folin und Berglund[1]) bei 5 gesunden Studenten niemals Blutzuckerwerte, welche den normalen Schwellenwert überschritten. Sie schrieben das abweichende Ergebnis ihrer Beobachtungen dem Umstande zu, daß sie mit dem Gang der Untersuchung vertraute, junge, kräftige Menschen untersuchten, die sich vor der Entnahme der nötigen Blutmenge (Venaepunktion) nicht fürchteten. Die hohen Blutzuckerwerte der anderen Untersucher sollten die Folge der Furcht sein vor dem Stich in den Finger, der freilich etwas schmerzhafter ist als die Punktion eines Blutgefäßes. Ich kann mich mit der Erklärung von Folin und Berglund nicht recht befreunden. Wahrscheinlicher dünkt es mir, daß hier der Zufall eine Rolle gespielt hat. Die Anzahl der von Folin und Berglund untersuchten Personen, 5, ist viel zu klein, um einen Zufall ausschalten zu können. Deshalb muß der Arbeit Grays mit ihrer großen Reihe von 300 untersuchten Personen so großer Wert beigelegt werden.

Das hier behandelte Thema ist von allergrößter Wichtigkeit. Man ist in unserer Zeit geneigt, in zweifelhaften Fällen von Diabetes die Entscheidung von der Bestimmung des Blutzuckers abhängig zu machen. Man erkennt, wie gefahrvoll dies sein muß, wenn 10 oder $20^0/_0$ einer großen Zahl anscheinend vollkommen gesunder Menschen, Kurven mit anormal hohen Spitzen (über $1,6^0/_{00}$) aufweisen! Man sei also vorsichtig. Ein wie großer Fleiß und eine wie große Mühe auch auf das Studium der Blutzuckerwerte verwandt sind, man darf doch niemals außer acht lassen, daß diese Untersuchungsmethode noch sehr jung ist. Es ist deshalb anzuraten, aus derartigen Kurven allein nicht zu weitgehende Schlüsse zu ziehen.

Trotzdem geht deutlich daraus hervor, daß im Organismus ein feiner Regulierungsmechanismus arbeitet, welcher die Erhaltung des Blutzuckergehaltes auf einer gewissen Höhe bezweckt. Die rasche Steigerung des Blutzuckers unmittelbar nach der Einnahme von Kohlehydraten wird, wie ich mit der Mehrzahl der Untersucher annehme, wohl auf der Aufnahme in die Blutbahn beruhen, während die Leber noch nicht fähig ist die Glykose mit der gleichen Schnelligkeit zu verankern, wie ihre Aufnahme in den Blutstrom erfolgt. Das plötzliche Absinken stelle ich mir auf folgende Weise bedingt vor: Ein gewisser kritischer Blutzuckergehalt wirkt als Reiz zur Absonderung des Pankreashormons. Dies Organ bedarf einer gewissen Zeit, um eine genügende Menge des Hormons herzustellen. Sobald es verfügbar ist, wirkt es dergestalt auf den Bluztucker ein, daß dieser von der Leber oder den Geweben fixiert oder verbraucht wird. Es wird auch der Fall sein können, daß die Absonderung des Insulins unter dem Einfluß der Ernährung mit Kohlehydraten allerdings sofort stattfindet, daß aber eine gewisse Zeitspanne für eine Einwirkung auf den Blutzucker erforderlich ist.

Wie dies auch sein möge, ich wiederhole, sicher ist, daß ein Regulierungsmechanismus vorhanden ist, der sorgfältig darüber wacht, daß der Zuckergehalt des Blutes eine bestimmte Grenze nicht überschreitet. Geschieht dies dennoch, weil der Regulierungsmechanismus fehlt, (sei es durch eine Funktionsstörung der Leber oder des Pankreas, sei es, daß soviel Zucker in die Blutbahn aufgenommen ist, daß der Organismus ihn nicht zu verarbeiten vermag, z. B. durch eine intravenöse Injektion), dann treten zu diesem Zweck die Nieren in Funktion und beginnen den Zucker auszuscheiden. Der Blutzuckerwert, über welchen hinaus Zucker im Urin auftritt, ist nicht ganz konstant. Er

---

[1]) Folin and Berglund: Journ. of biol. chem. Bd. 51, S. 213ff.

beträgt in der Regel etwa 1,7—1,8⁰/₀₀, wenigstens bei gesunden Erwachsenen. Bei Kindern liegt dieser Schwellenwert wahrscheinlich etwas höher.

Solange also der Blutzuckergehalt unterhalb dieses Schwellenwertes — von etwa 1,8⁰/₀₀ — liegt, tritt, abgesehen von den Ausnahmen, die später besprochen werden sollen, kein Zucker im Urin auf. Steigt der Blutzucker auf 1,8⁰/₀₀ oder höher, sei es bei Diabetes, sei es bei Vergiftungen, Gemütserregungen, Gehirnkrankheiten, Morbus Basedow oder sonstigen Krankkeiten, so erscheint Zucker im Urin. Wir werden später sehen, daß besondere Fälle eine Ausnahme von dieser Regel bilden.

Bei dem Zuckerkranken findet man,

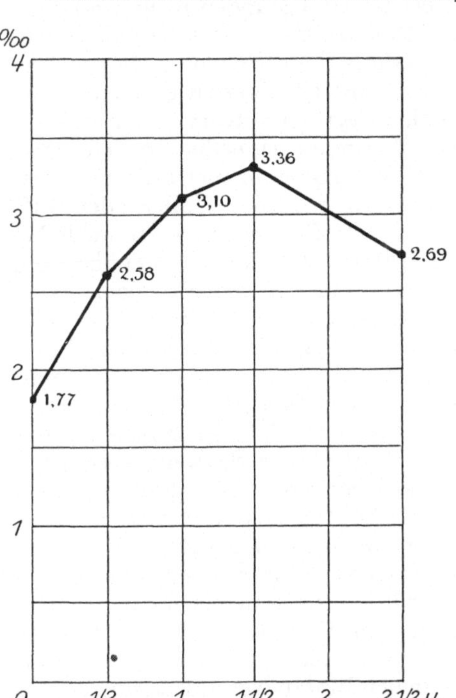

Abb. 7. van G. 20. Oktober 1924. Schwerer Diabetes. Typische Diabeteskurve. Nüchterner Wert ziemlich niedrig (1,79⁰/₀₀), Maximum nach 1¹/₂ Stunden, nicht sehr hoch (3,36⁰/₀₀). Langsames Absinken.

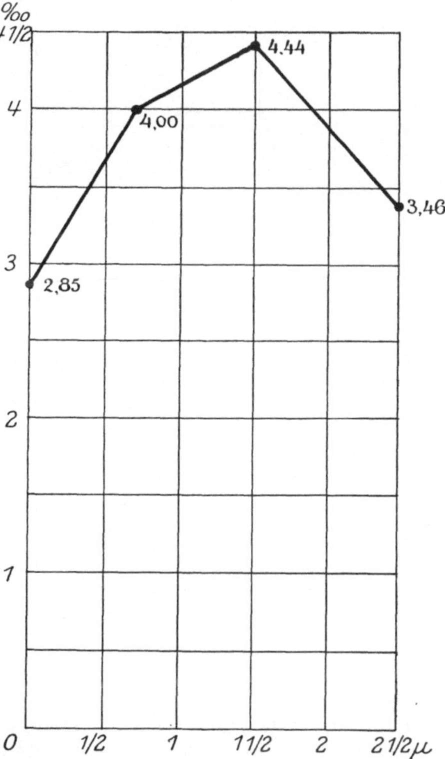

Abb. 8. 8. Juni 1924. Schwerer Diabetes mellitus. Typische Diabeteskurve. Nüchterner Wert und Maximum hoch. Nach 2¹/₂ Stunden noch 3,46⁰/₀₀!

wenn man Serienbestimmungen vornimmt, die allgemeine Form der Blutzuckerkurve des Gesunden wieder, insofern als sie im nüchternen Zustande eine mehr oder weniger unregelmäßige horizontale Linie bildet, welche kurz nach jeder kohlehydrathaltigen Mahlzeit durch Zacken unterbrochen wird. Es bestehen jedoch große Verschiedenheiten zwischen den normalen Kurven und solchen von Zuckerkranken, wenn man sie sorgfältiger betrachtet. Erstens liegt bei letzterem die Linie des in nüchternem Zustande bestimmten Blutzuckers gewöhnlich höher, das heißt, der Blutzuckergehalt ist schon dann in der Regel höher als normal. In leichten Fällen von Diabetes kann jedoch die Erhöhung des nüchternen Wertes über die Norm gering sein, oder selbst ganz fehlen (Abb. 7—10).

Zweitens steigt bei Diabetes nach dem Genusse von Kohlehydraten die

3*

Spitze höher als bei gesunden Menschen. Und endlich erfolgt die Senkung langsamer, so daß der nüchterne Wert erst nach vielen Stunden erreicht sein kann.

Es ist wichtig, darauf zu achten, daß bei Diabetes auch das Steigen des Blutzuckers bis zu seinem Maximum langsam zu geschehen pflegt. Demzufolge findet man oft nach der Einnahme von 50 g Glykose die hohen Werte, welche das Maximum normaler Menschen übersteigen, erst nach 1 oder $1^1/_2$ oder sogar erst nach 2 Stunden. Es ist daher nötig, wenn man bei Diabetesverdacht eine Blutzuckerkurve zu diagnostischen Zwecken anlegt, die Bestimmungen fortzusetzen bis zu $2^1/_2$ oder selbst bis zu 3 Stunden nach Einnahme der 50 g Glykose. Es gibt dabei auch Ausnahmen. Vorstehend eine typische Kurve eines Diabetespatienten und eine weniger typische Kurve, bei welcher das Maximum schneller erreicht war.

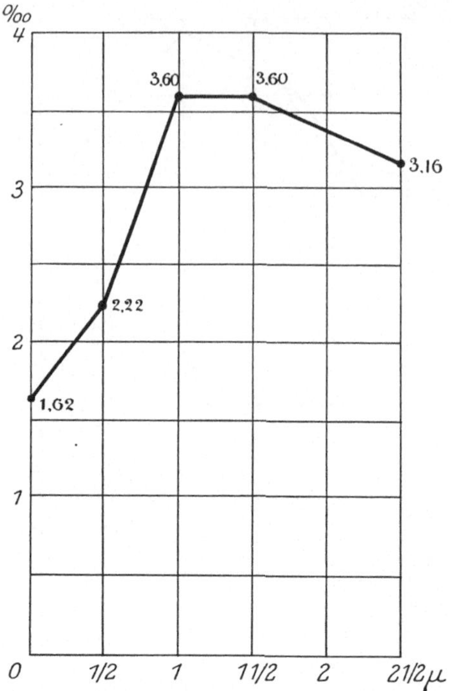

Abb. 9. 20jährige Frau. Schwerer Diabetes mellitus. Wie bei allen Diabeteskurven: hoher nüchterner Wert, hohes Maximum, langsames Absinken (nach $2^1/_2$ Stunden noch $3,16^0/_{00}$). Dagegen sehr steiler Anstieg (Maximum schon nach 1 Stunde).

Unbeschadet meiner späteren Ausführungen, wird das Fehlen oder Auftreten von Zucker im Urin auch bei dem Diabeteskranken davon abhängen, ob der Blutzuckergehalt einen Wert von ungefähr $1,8^0/_{00}$ übersteigt oder nicht. Liegen die nüchternen Werte stets unter dieser Schwelle, so wird nur dann Glykosurie auftreten, wenn unter dem Einfluß der Mahlzeiten der Gehalt über diese Schwelle ansteigt.

So kommt es, daß es Fälle von Diabetes gibt (und das werden in der Regel die beginnenden und leichten Fälle sein), wo Zucker nur in solchem Urin gefunden wird, welcher in den ersten Stunden nach den Kohlehydrate enthaltenden Mahlzeiten entleert wurde, weil nur dann der Blutzucker $1,8^0/_{00}$ überschreitet. Dahingegen bleibt ohne den Einfluß der Mahlzeiten der Blutzuckergehalt unter $1,8^0/_{00}$, und damit übereinstimmend ist der Urin zuckerfrei.

Früher, als man noch keine Serienbestimmungen des Blutzuckers vornahm, verstand man dieses Verhalten weniger gut. Man hatte wohl bemerkt, daß einige Personen ausschließlich nach der Mahlzeit Zucker ausschieden, und man nannte diesen Zustand „alimentäre Glykosurie". Man stellte diese „alimentäre Glykosurie" in Gegensatz zu Diabetes, suchte das Verhalten beider zueinander festzustellen und die beiden Begriffe differentialdiagnostisch gegeneinander abzugrenzen. Unsere gegenwärtige Auffassung über diese Probleme soll in einem späteren Kapitel auseinandergesetzt werden.

Die gleiche Beweisführung gilt für die intermittierende Glykosurie. Wir wiederholen nochmals, daß bei einigen Personen der Blutzuckerschwellenwert von ungefähr $1,8^0/_{00}$ nur unter besonderen Unständen überschritten werden wird, z. B. nach sehr reichlichen Mahlzeiten. Man trifft dann nur hin und wieder Zucker im Urin an. Wenn dann die Ursache der Glykosurie — in dem

angeführten Beispiel die sehr umfangreiche Mahlzeit — der Aufmerksamkeit
entgeht, wird man von intermittierender Glykosurie sprechen, ohne den Zustand recht zu verstehen. Bei diesem Beispiel decken sich die Begriffe der
alimentären und der intermittierenden Glykosurie, was man früher nicht
recht zu erklären wußte. Es bestehen ohne Zweifel auch noch andere Einflüsse, welche bei Menschen mit labilem Stoffwechsel hin und wieder zu Hyperglykämie Anlaß geben, wie z. B.
psychische Erregungen und andere
Faktoren, welche wir noch nicht
kennen.

Es kann uns gegenwärtig nicht
mehr wunder nehmen, daß Ärzte
in früherer Zeit berichteten, daß
nach ihrer Beobachtung alimentäre
und intermittierende Glykosurie oft
in Diabetes übergegangen sei. Wir
sind jetzt besser darüber unterrichtet: alimentäre und intermittierende Glykosurie waren in derartigen Fällen das erste Symptom des
beginnenden Diabetes.

Vereinzelt trifft man auf eigenartige Blutzuckerkurven, welche
meines Wissens zuerst von McLean
beobachtet und beschrieben worden sind. Ich gebe hier eine Abb.
wie sie McLean in seinem Buche
veröffentlicht hat[1]). Ihre Eigenart
besteht darin, daß der Zuckergehalt des Blutes sehr schnell, oft
schon binnen $^1/_2$ Stunde ein Maximum erreicht, welches weit über
der normalen Grenze liegt. Sobald
der Schwellenwert überschritten
wird, kommt es zu Glykoseausscheidung im Urin. Merkwürdigerweise kehrt nun aber — vollkommen anders als beim echten Diabetes — die Kurve sehr bald zu
ihrem Ausgangspunkt zurück, oft

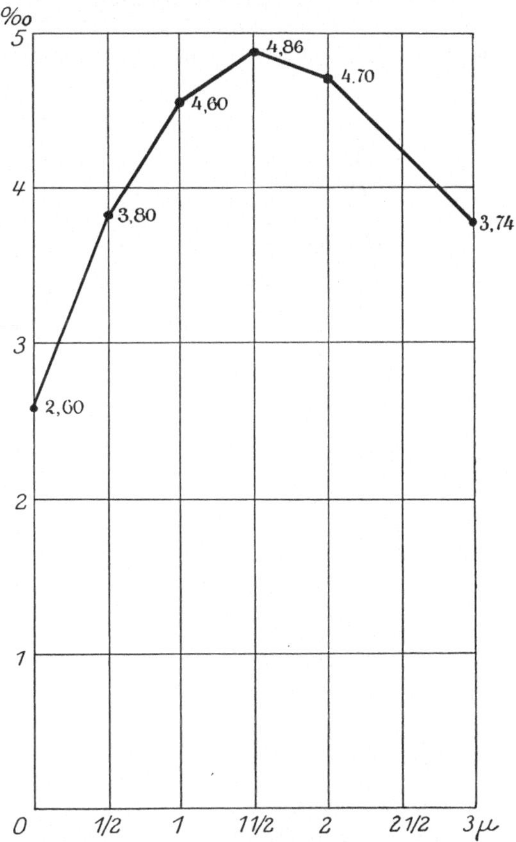

Abb. 10. Sp. 13 Jahre. 25. Mai 1923. Typische
Diabeteskurve; hoher nüchterner Wert, hohes
Maximum nach $1^1/_2$ Stunden, langsames Absinken.

schon in $1^1/_2$ Stunden. McLean erklärt diesen Verlauf der Blutzuckerkurve
mit der Annahme, daß der Mechanismus, welcher die Rückkehr zum
nüchternen Blutzuckerwert nach der Mahlzeit bewirkt, später als unter
normalen Umständen in Wirksamkeit tritt. Ist er jedoch einmal in Wirksamkeit getreten, so vermag er sich ebenso kräftig zu entfalten wie bei
gesunden Menschen. Wie McLean auf Grund seiner Erfahrungen bei 5 Fällen
dieser Art schließt, soll diese „lag"-Kurve[2]) ohne große Bedeutung sein. Unter
seinen Patienten befand sich ein Seeoffizier, welcher während seiner ganzen
Dienstzeit im Weltkriege niemals krank gewesen war, der aber wußte, daß er

---

[1]) McLean: Glycosuria and Diabetes, S. 42.
[2]) Von McLean in England eingeführte Bezeichnung für eine spätere Auswirkung in
der Kurve.

schon von seinem 20. Lebensjahre ab Zucker im Urin hatte. Auch andere
Autoren sahen derartige Kurven. So hat CALVERT[1]) während zweier Jahre
7 derartige Patienten beobachtet. Nach seiner Angabe waren dies ausnahmslos
ausgesprochen nervöse Menschen (decidedly neurotic). Obenstehende Kurve
eines in unserer Klinik beobachteten Patienten scheint mir, obwohl sie nicht
ganz typisch ist, mit McLEANS „lag‘‘-Kurve übereinzustimmen.

Nicht alle Autoren, welche „lag‘‘-Kurven beobachteten, sind von der harmlosen Art der Erkrankung überzeugt. Nach Ansicht einzelner soll diese Glykosurie in echten Diabetes übergehen können. Zur Zeit ist es noch völlig unmög-

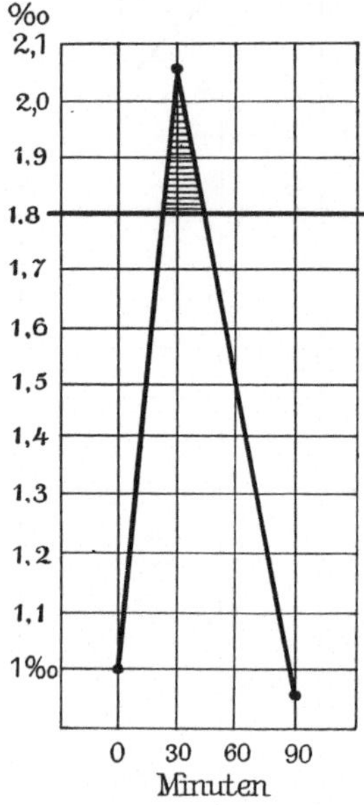

Abb. 11.   Typische
„lag‘‘-Kurve   (Nach
McLEAN).   Höchstes
Maximum(2,1⁰/₀₀)nach
¹/₂ Stunde. Schnelle
Rückkehr zur Norm
(nach 1¹/₂ Stunden).

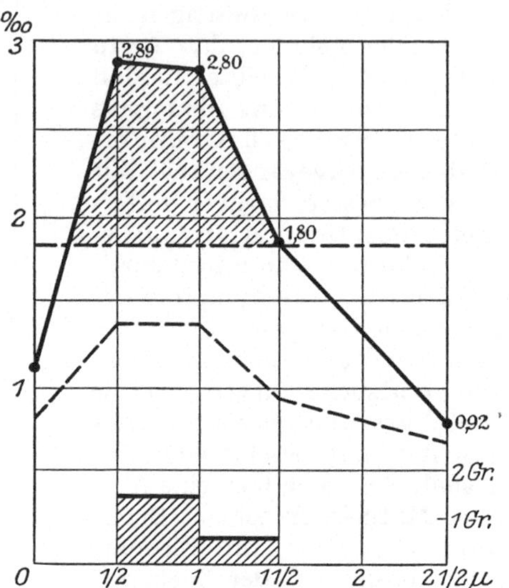

Abb. 12. v. S. Utrechter Klinik
27. Okt. 1924. Etwas (kaum) erhöhter
nüchterner Wert. Nach 50 g rasches
Steigen zum Maximum. Ausgangspunkt sehr bald erreicht. Atypische
„lag‘‘-Kurve. Die gestrichelten Felder am Fuß der Kurve bezeichnen die
Menge Zucker in den einzelnen Urin-
portionen.

lich festzustellen, welche Ansicht die richtige ist. Notwendigerweise werden
noch eine ganze Reihe von Jahren darüber vergehen müssen, bevor das Los
dieser Patienten bekannt sein wird.

Spätere Ausführungen vorweg nehmend, möchte ich hier schon mitteilen,
daß wir bei einigen unserer Patienten mit Magen- oder Zwölffingerdarm-
geschwüren Glykosurie beobachteten mit einer Blutzuckerkurve nach Einnahme von 50 g Glykose, die mit McLEANS „lag‘‘-Kurve einige Ähnlichkeit
aufwies.

Die Frage, ob Zucker in den Urin übergeht, wird nicht ausschließlich von
dessen Gehalt im Blute bestimmt. Auch der Zustand der Nieren muß darauf
Einfluß haben, vielleicht auch der chemische und physisch-chemische Zustand
des Blutes. Die Erfahrung hat gelehrt, daß es Fälle gibt, in denen die Nieren

---

¹) CALVERT, E. G. B.: The Lancet 1924, 28. Juni, S. 1310.

den Zucker schon durchlassen bei einem Gehalt, welcher unter dem oben schon so häufig genannten Schwellenwert liegt. Dahingegen gibt es auch andere, in welchen der Zuckergehalt beträchtlich über dem Schwellenwerte liegt, während die Nieren trotzdem den Zucker im Blute belassen. Wir werden beide Zustände einer näheren Besprechung unterziehen müssen und beginnen mit der erhöhten Durchlässigkeit der Nieren.

a) Herabgesetzter Schwellenwert des Blutzuckers und Nierenfunktion. Phlorizin-Glykosurie. Renale Glykosurie oder sogenannter renaler Diabetes[1]).

Im Jahre 1835 wurde von dem belgischen Chemiker L. DE KONINCK durch Alkoholextraktion ein Glykosid aus der Wurzelrinde des Apfel-, Birn- und Kirschbaumes dargestellt, das als Phlorizin bezeichnet wurde. Sein berühmter Landsmann, der Chemiker STAS, untersuchte dessen Eigenschaften und fand, daß das Glykosid in Glykose und Phloretin gespalten werden konnte, einen Körper, welcher bei der Säurehydrolyse Phloroglucin und eine Säure (Phloretinsäure) liefert.

Im Jahre 1886 fand v. MERING, daß Phlorizin, per os eingenommen eine geringe, bei subcutaner Injektion jedoch eine sehr starke Glykosurie hervorruft. Diese Wirkung kann sowohl bei Hunden und anderen Säugetieren, als auch bei Kaltblütern oder Vögeln und ebenso beim Menschen beobachtet werden. Phlorizin als Ursache der Glykosurie hat zu außerordentlich zahlreichen Untersuchungen Veranlassung gegeben. Man hoffte, auf Grund des experimentellen Studiums dieses Glykosids einen besseren Einblick in das Wesen des Diabetes zu erhalten. Vor allem glaubte man eine genauere Erklärung über das Entstehen der Glykose aus Eiweißstoffen gewinnen zu können (LUSK). Doch ist die Art der Phlorizinwirkung auch jetzt noch unbekannt. Auf die vielen noch ungeklärten Probleme braucht hier nicht eingegangen zu werden. Wir können uns begnügen mit Erwähnung der grundlegenden Tatsache, daß nach Injektion von Phlorizin ein niedriger Blutzuckergehalt gefunden wird. Die sehr vereinzelten gegensätzlichen Beobachtungen beruhen vermutlich auf technischen Fehlern. Im Hinblick darauf, daß bei diesen niedrigen Blutzuckerwerten aber Glykose im Urin erscheint, ist kaum eine andere Erklärung denkbar, als daß die Wirkung des Phlorizin auf die Epithelzellen der Niere sich geltend macht. Der bereits erwähnte Umstand, daß Phlorizin auch bei Vögeln zu Glykosurie führt, spricht ebenfalls für diese Annahme. Verursacht doch bei Vögeln Hyperglykämie keine Glykosurie. Erwähnenswert ist auch der von ZUNTZ erhobene Befund. Er spritzte Phlorizin direkt in eine Nierenarterie ein, und fing dann den Urin beider Nieren getrennt auf. Die Niere, auf deren Seite die Einspritzung vorgenommen war, sonderte fast sofort Zucker ab, die andere dagegen erst nach Ablauf einiger Minuten.

Inwiefern Phlorizin außer auf die Nieren auch noch auf andere Drüsen einwirkt, ist noch nicht erforscht. Sicher ist, daß das Glykosid seine stärkste Wirkung auf das Nierenepithel ausübt, auf welche Weise ist unbekannt. Vielfach führt man die Annahme von MINKOWSKI an. Dieser glaubt, daß das Phlorizin in der Niere auseinanderfällt in Phloretin und Zucker, daß dann der Zucker ausgeschieden wird, während das Phloretin im Körper zurückbleibt. Das zurückgehaltene Pheoretin nimmt ein neues Molekül Glykose aus dem Blute auf zur Bildung neuen Phlorizins. Dies fällt dann in der Niere wieder auseinander usw. Wie es sich mit dieser Theorie auch verhalten möge, sicher

---

[1]) Siehe WELLS, H. G.: Chemical Pathology, 1920 S. 666—671. RIPPERDA WIERDSMA, A., Dissert. Leiden 1902.

ist, daß die Wirkung des Phloretins sich geltend macht auf das Nierenepithel, welches auf die eine oder andere Weise den Zucker aus dem Blut schon unterhalb des normalen Schwellenwertes in den Urin übergehen läßt. Man kann es auch so ausdrücken, daß das Phlorizin den Schwellenwert für die Ausscheidung der Glykose durch die Nieren erniedrigt. Ob man diese Funktionsstörung ansieht als eine vermehrte Permeabilität des Nierengewebes im Sinne einer verminderten Dichtigkeit des Filters (von MERING), oder als eine aktive Bildung von Zucker durch das Nierenepithel (LEVENE), ist ohne Einfluß auf die weiteren Betrachtungen[1]).

Die Glykosurie bei Diabetes und die bei Phlorizinvergiftung stehen also in einem scharfen Gegensatz. Im ersten Falle finden wir Ausscheidung von Zucker mit dem Urin, weil das Nierenepithel der zugeführten Glykose, welche sich in einer zu hohen Konzentration im Blute befindet, nicht Herr zu werden vermag. Im letzten Falle entsteht Glykosurie durch eine krankhaft vermehrte Ausscheidungstätigkeit des Nierengewebes bei normalem Blutzuckergehalt, wodurch dieser bei geringer Kohlehydratzufuhr sogar unter den normalen Wert sinken kann.

Zweifellos kommen in der Klinik Fälle zur Beobachtung, in welchen die Glykosurie darauf beruht, daß das Nierenepithel den Zucker mit dem gleichen eifrigen Bestreben ausscheidet, wie dieses bei der Phlorizineinspritzung der Fall ist. Eine Ursache für diese anormale Neigung des Nierenepithels zur Zuckerausscheidung ist nicht zu finden. Hatte man ursprünglichlich gedacht, daß Nierenerkrankungen (Nephritis) die Schwellenerniedrigung verursachen, so hat man diese Annahme allerdings wieder aufgeben müssen. Denn einerseits wurde in gut beobachteten Fällen von renalem Diabetes (wie diese Glykosurie in der klinischen Literatur untypisch genannt wird: denn mit Diabetes hat sie nichts gemein) meistens keine Nephritis oder Nephrose gefunden. Andrerseits ist es erwiesen, daß bei Nephritis der Schwellenwert des Blutzuckers vor der Ausscheidung durch die Nieren oft erhöht, jedoch niemals erniedrigt ist. Wir werden später sehen, daß die Ansichten der Kliniker über die Häufigkeit des Vorkommens eines renalen Diabetes sehr weit auseinander gehen, und daß die Diagnose viele Schwierigkeiten bereitet.

Obschon einstweilen noch ohne Bedeutung, möge hier beiläufig erwähnt werden, weil es von Bedeutung werden kann, daß auch andere Gifte (Chrom- und Uraniumsalze, Sublimat, Cantharidin, Selen- und Tellursalze, Aloin) den Schwellenwert des Blutzuckers erniedrigen können.

b) Erhöhter Schwellenwert des Blutzuckers und Nierenfunktion.

Es ist eine schon recht alte Beobachtung, welche jedoch stets aufs neue überrascht, daß ziemlich oft ein hoher Blutzuckerwert ohne Spur einer Glykosurie vorkommt.

Diese Erhöhung des Schwellenwertes findet man besonders bei Patienten, welche schon lange an Diabetes erkrankt sind, bei älteren Personen häufiger als bei jüngeren. Ferner bei Menschen mit chronischer Nephritis oder essentieller Hypertension.

Während Hyperglykämie ohne Glykosurie in der Mehrzahl der Fälle mit hohem Blutdruck einhergeht, trifft man das gleiche Verhalten (kein Zucker im Urin bei einem Blutzuckergehalt über $1,8^0/_{00}$) hin und wieder auch bei Menschen mit normalem Blutdruck und ohne Nierenerkrankung.

Zusammengefaßt geht also daraus hervor, daß bei gesunden Menschen der

---

[1]) S. z. B. NASH jun., TH. P.: Journ. of biol. chem. 1922, S. 171.

Schwellenwert für die Ausscheidung von Zucker zwischen 1,6 und $1,8^0/_{00}$ zu liegen scheint. Bei Kranken mit renaler Glykosurie kann der Zucker schon im Urin zum Vorschein kommen bei einem Wert von $0,7^0/_{00}$ im Blute. Bei Patienten mit Hypertension oder chronischer Nephritis kann der Urin noch zuckerfrei bleiben bei einem Blutzuckergehalt von $5^0/_{00}$.

In folgendem Falle fanden wir einen hohen Blutzuckerwert ohne Glykosurie bei einem jungen Menschen ohne Hypertension und ohne irgendwelche Anzeichen von Nephritis.

Wilhelm G., 26 Jahre alt, wurde am 3. Februar 1924 in die Klinik aufgenommen. Einige Tage zuvor begann er über Durst und über Müdigkeit zu klagen. Er trinkt viel und sondert große Mengen Urin ab.

Bei der Aufnahme enthält der Urin $5,7^0/_0$ Zucker, kein Eiweiß, Reaktion auf Aceton und Diacetsäure positiv. Durch Zentrifugieren ist kein Sediment zu erhalten. Bei zweckentsprechender Diät wird die Zuckermenge allmählich geringer, um schließlich ganz zu verschwinden. Auch die Reaktionen auf Ketone wurden negativ. Am 25. Oktober enthält der Urin wiederum $1,2^0/_0$ Zucker. Der Blutzuckergehalt betrug damals vor dem Probefrühstück $3,31^0/_{00}$, darnach $5,15^0/_{00}$. Es wurde eine neue Diät verordnet, nach der die Toleranz für Kohlehydrate zu steigen schien, so daß bald 140—150 g vertragen wurden, ohne daß Zucker im Urin nachgewiesen werden konnte. Trotzdem blieb der Blutzuckergehalt nüchtern höher als normal. Am 19. Dezember betrug der Blutzuckergehalt $3,3^0/_{00}$ (nüchtern), ohne daß eine Spur Zucker im Urin zu finden war. Wie schon berichtet, wurde im Urin niemals Eiweiß gefunden, auch kein Sediment. An Herz und Blutgefäßen kein Befund. Der Blutdruck betrug systolisch 110, diastolisch 80.

IV. Alimentäre Glykosurie.

Unter alimentärer Glykosurie versteht man die Ausscheidung von Glykose im Urin kurz nach einer kohlehydrathaltigen Mahlzeit und unter deren Einfluß, während einige Zeit nach dieser Mahlzeit der Urin wiederum frei von Zucker ist. Früher war man geneigt, zwischen dieser alimentären Glykosurie und Diabetes scharf zu unterscheiden. In diesem sah man eine Krankheit in engerem Sinne, in jener einen beinahe physiologischen Vorgang, welcher mit der eigentlichen Zuckerkrankheit nichts zu tun hat.

Inzwischen ging es mit der alimentären Glykosurie so wie es in der Wissenschaft immer geht: in dem Maße, wie sich unsere Kenntnis erweitert, werden die Verhältnisse verwickelter, als es zuvor den Anschein hatte, und jede neu gefundene Tatsache gibt Anlaß zu neuen Problemen.

Es ist nicht möglich, jetzt noch einen grundsätzlichen Unterschied zwischen Diabetes und Glykosurie zu machen; denn sehr oft (vielleicht sogar immer) beginnt diese Krankheit mit einer Zuckerausscheidung ausschließlich nach dem Genusse von Kohlehydraten. Und auf der anderen Seite hat die Ernährung mit Kohlehydraten in jedem Stadium der Krankheit Einfluß auf den Glykosegehalt des Urins. In der letzten Zeit schlagen denn auch verschiedene Autoren vor, die Bezeichnung alimentäre Glykosurie fallen zu lassen: die alimentäre Gykosurie sei doch, nach ihrer Ansicht, grundsätzlich von der gleichen Art wie die Glykosurie bei Diabetes. Beide sollten auf der einen oder anderen Störung („Schwäche") in dem Stoffwechsel der Kohlehydrate beruhen.

Mit dieser Erkenntnis ist jedoch das wichtige Problem, dem wir in der Praxis wiederholt begegenen, seiner Lösung nicht näher gebracht: Muß man jemand, welcher einige Stunden nach der Einnahme einer großen Menge von Kohlehydraten Glykose im Urin ausscheidet, als an Zuckerkrankheit leidend ansehen, ja oder nein? Mit anderen Worten, wird sich bei ihm in Zukunft der Symptomenkomplex entwickeln, welcher unzweifelhaft als Diabetes bezeichnet werden muß? Wird seine Lebensdauer den Durchschnitt derjenigen normaler Menschen erreichen oder kürzer sein?

Nicht durch theoretische Erwägungen, sondern nur durch klinische Tatsachen kann diese Frage beantwortet werden. Die zahlreichen Beobachtungen, über welche wir verfügen, stimmen jedoch durchaus nicht überein, so daß darüber in diesem Augenblicke noch große Unsicherheit herrscht. Neue Beobachtungen und kritisches Ordnen der früheren erscheinen daher notwendig, um vorwärts zu kommen.

Es wäre unvernünftig, bei der Bildung eines vorläufigen Urteils die umfangreiche ältere Literatur außer acht zu lassen.

NAUNYN[1]) und VON NOORDEN[2]) unterscheiden scharf zwischen der Glykosurie, welche nach dem Genusse von Glykose als solcher (Glycosuria e saccharo) auftritt, und derjenigen nach dem Genusse von Stärkemehl (Glycosuria ex amylo). Diese letztere soll, praktisch gesprochen, nur bei Diabetes vorkommen, die erstere jedoch auch ohne diesen. Es wird zugegeben, daß theoretisch[3]) die Glycosuria e saccharo und ex amylo als gleichartig angesehen werden müssen, weil auch die letztere zustande kommt durch die Resorption von Glykose, welche nach Spaltung des Stärkemehlmoleküls entsteht. Aber dies schließt nicht aus, daß nach vielfachen Beobachtungen, meßbare Mengen Glykose bei Gesunden nach dem Genusse von Stärkemehl nicht im Urin erscheinen würden.

Der Unterschied zwischen Zucker und Stärkemehl als Ursache der Glykosurie ist leicht erklärlich:

WOODYATT, SANSUM und WILDER haben neuerdings die Aufmerksamkeit auf den Einfluß gelenkt, welchen die Schnelligkeit der Einspritzung auf die Ausnutzung des Zuckers durch den Organismus ausübt, falls diese Einspritzung intravenös erfolgte. Sie fanden, daß dem Menschen 0,85 g Glykose per Kilogramm Körpergewicht und per Stunde eingespritzt werden kann, ohne daß es zu Glykosurie kommt. Spritzt man aber zweimal so schnell ein, dann erscheinen $10^0/_0$ der eingespritzten Menge im Urin, und bei einer Schnelligkeit von mehr als 2 g pro Stunde und pro Kilo $50^0/_0$[4]).

Es ist klar, daß bei der Zufuhr von Zucker die Glykose schneller in die Blutbahn übergeht als bei der Zufuhr von Stärkemehl, welches eine gewisse Zeit zur Spaltung benötigt.

Wie es auch sei, die älteren Autoren nahmen an, daß Glykosurie nach dem Genusse von Stärkemehl als eine Erscheinung von Diabetes angesehen werden müsse. In der Regel wird man in der Praxis auch jetzt noch an dieser Hypothese festhalten müssen, wenigstens wenn eine der an anderer Stelle genannten (S. 50) vorübergehenden Glykosurien als ausgeschlossen gelten kann.

Falls man also bei jemand Diabetes vermutet und sich möglichste Sicherheit darüber verschaffen möchte (z. B. wenn bei einer Begutachtung der Verdacht der Zuckerkrankheit auf Grund von Erblichkeit oder von Furunkulose auftaucht und der Urin keinen Zucker enthält), dann läßt man den Patienten nüchtern und nach Entleerung der Blase 80 g Brot mit Butter und eine Tasse Tee ohne Zucker zu sich nehmen. Enthält der in den darauf folgenden 2—3 Stunden entleerte Urin Glykose, dann muß man die Diagnose auf Diabetes stellen.

Das Umgekehrte trifft natürlich nicht zu: Das Fehlen des Zuckers im Urin nach diesem Probefrühstück beweist keineswegs, daß die betreffende Person nicht an Diabetes leidet. Es ist möglich, daß der Schwellenwert seines Blut-

---

[1]) NAUNYN: Der Diabetes mellitus, S. 34.
[2]) v. NOORDEN: Die Zuckerkrankheit. 7. Auflage, S. 26.
[3]) STRAUSS, J.: Zeitschr. f. klin. Med. 1900, Abschn. 39, S. 202.
[4]) WOODYATH, SANSUM and WILDER: Journ. of the americ., med. Assoc. Bd. 65, S. 2067. 1915. (Nach FOLIN and BERGLUND.)

zuckers hinsichtlich der Nierensekretion erhöht ist, oder daß seine Fähigkeit
Zucker zu assimilieren größer ist, als es mit der Kohlehydratmenge der 80 g
Brot übereinstimmt. Bei einem negativen Resultat wird man somit unter
diesen Umständen den Blutzuckergehalt bestimmen.

Wie steht es nun aber mit der Glycosuria e saccharo? Nach den Unter-
suchungen von FOLIN und BERGLUND könnte man geneigt sein, auch jede
Glykosurie, welche nach der Aufnahme von Glykose auftritt, als ein sicheres
Zeichen von Diabetes anzusehen[1]. Denn bei normalen Menschen fanden diese
Untersucher selbst nach der Einnahme von 200 g Glykose keine Spur dieses
Zuckers im Urin.

In Übereinstimmung hiermit sagt MCLEAN: „in the individual with unim-
paired capacity for dealing with carbohydrate and possessing a normal renal
threshold, no glycosuria follows the ingestion of even large amounts of carbohydrate. This storage mechanism is so efficient, that it is difficult and fre-
quently impossible, to force the blood-sugar above this level, however large
an amount of carbohydrate is ingested. Contrary to general opinion, a dose
of 200 till 300 grams of glucose will seldom produce glycosuria in the normal
subject[2].“

Drastisch drückt sich ALLEN[3] aus: „If anyone asks the question „What is
the actual limit of assimilation of glucose in the normal organism?“ the only
answer is „death.“ For the amount of the sugar utilized is governed not by any
restiction of power on the part of the organism; it is governed only by the dose.
Give the sugar by any route; increase the quantity at pleasure; it is possible by
sufficient dosage to kill the animal, but it is not possible to cause more than a
fraction of the whole to be excreted in the urine.“ Auf diesen Bruchteil kommt es
aber bei den Betrachtungen, welche uns augenblicklich beschäftigen, gerade an.

Die Behauptung, daß normale Individuen, selbst bei der Einnahme von viel
Glykose, keinen Traubenzucker im Urin ausscheiden, stimmt nicht mit anderen
Beobachtungen überein[4].

Die Technik dieser Untersuchungen ist zu einfach, als daß man die Ursache der gefundenen Verschiedenheiten etwa auf Unvollkommenheiten der
Methode der älteren Untersucher würde schieben können. Gerade darum erklärte ich die Wiederholung der Untersuchungen für nötig.

Daß selbst der normale Urin Spuren von Zucker enthält, wurde früher
bereits besprochen. Die neuesten Untersuchungen von J. NEUWIRTH[5] stellen
bei einer normalen Diät eine Maximalmenge von 1,38 g in 24 Stunden fest.
Sie lassen gleichzeitig erkennen, daß die ausgeschiedenen Mengen durch die
Diät beeinflußt werden.

WORM MÜLLER[6] beobachtete schon Glykosurie bei normalen Erwachsenen
nach 50 g Glykose oder Saccharose. Etwas Ähnliches sahen LINOSSIER und
ROQUE[7]. VON NOORDEN kommt zu dem Schlusse, daß die Toleranz für Glykose

---

[1]) FOLIN and BERGLUND: Journ. of biol. chem. Bd. 61, S. 241. 1922.

[2]) Mc LEAN: Modern methods in the diagnosis and treatment of glycosuria and diabetes,
S. 21.

[3]) ALLEN: Studies concerning glycosuria and diabetes, Harvard University Press. 1913,
S. 68.

[4]) MORITZ: Dtsch. Arch. f. klin. Med. Bd. 46, S. 217. 1890.

[5]) NEUWIRTH J.: A study of urinary sugar excretion in twenty six individuals. Journ.
of biol. chem. Bd. 21, S. 11. 1922.

[6]) WORM MÜLLER: Die Ausscheidung des Zuckers im Harn des gesunden Menschen
und nach Genuß von Kohlehydraten bei Diabetes. Pflügers Arch. f. d. ges. Physiol.
Bd. 34 und 36.

[7]) LINOSSIER et ROQUE: Glycosurie alimentaire. Arch. méd. expériment. Bd. 7.
1895.

bei dem erwachsenen, gesunden Menschen zwischen 150 und 180 Gramm liegt. Wenn jemand also nach der Einnahme von einer Quantität Traubenzucker unter 150 g auf nüchternem Magen Glykose im Urin ausscheidet, dann ist der Verdacht auf Diabetes in jeder Hinsicht berechtigt. Kommt es nicht zur Glykosurie bei der Zufuhr von Mengen, welche über 180 g betragen, so beweist dieses nichts.

Nicht nur ältere Untersuchende kamen zu solchen Resultaten. TAYLOR und HULTON[1]) beobachteten bei 6 von 25 gesunden Studenten, welche $2^1/_2$ Stunden nach einem kleinen Frühstück 200 g Glykose erhielten, das Auftreten von Zucker im Urin. HOLST fand sogar bei 31 von 159 Untersuchten Glykosurie nach der Einnahme von Kohlehydrate enthaltenden Mahlzeiten[2]). Und GRAY fand bei $40^0/_0$ der von ihm untersuchten gesunden Menschen Glykosurie nach der Zufuhr von 100 g Glykose.

Aus alledem folgt, wie unsicher unsere Kenntnisse über die alimentäre Glykosurie noch sind. Wir wissen nicht, ob die Unterschiede, denen man bei den verschiedenen Menschen begegnet, nur auf Unterschieden in der Funktion des Zuckerstoffwechsel-Apparates und auf der Schnelligkeit der Resorption beruhen, oder ob außer diesen noch andere Faktoren mit im Spiele sind, z. B. die direkte Resorption durch den großen Blutkreislauf mit Ausschaltung der Leber[3]) ?

Noch schwieriger erscheint das Problem, wenn wir die Prüfung der alimentären Glykosurie unter verschiedenen physiologischen Umständen und bei Kranken wiederholen. Der Füllungszustand des Magens scheint von Einfluß zu sein. Darum ist es notwendig, zu diagnostischen Zwecken die Probe immer nur in nüchternem Zustande vorzunehmen. Das Lebensalter scheint ein anderer wichtiger Faktor zu sein: Kinder vertragen wesentlich größere Mengen Glykose als Erwachsene, ohne daß es zur Glykosurie kommt. Daß der Zustand der Nieren eine wichtige Rolle spielt, wurde an anderer Stelle ausführlich besprochen (S. 39). In der Schwangerschaft, bei Hyper- oder Dysthyreoidie, bei verschiedenen Vergiftungen, bei der Zufuhr großer Zuckermengen durch eine Reihe von Tagen, bei Fettsucht, bei verschiedenen Infektionskrankheiten, besonders bei Pneumonie, bei chronischem Alkoholismus, wird man einer verminderten Toleranz für Glykose begegnen können, auch wenn diese nicht ausreicht, um zu einer sogenannten spontanen Glykosurie Veranlassung zu geben. Es ist sehr wohl möglich, daß bei allen oder bei einigen dieser Umstände, der gleiche Mechanismus die Glykosurie herbeiführt, wie er dem Diabetes zugrunde liegt. Dies hindert nicht, daß das Auftreten dieser alimentären Glykosurie bei den verschiedensten Krankheiten, welche sicher nicht Diabetes im klinischen Sinne des Wortes sind, uns bei der Beurteilung dieser Probe als diagnostischem Hilfsmittel zur Vorsicht veranlassen muß. Nur wenn bei einem sonst gesunden Individuum eine sehr geringe Menge Glykose (z. B. 50 g) zu Glykosurie führt, und besonders noch, wenn eine Wiederholung der Probe das gleiche Resultat ergibt, scheint es berechtigt, daraus auf das Bestehen von Diabetes zu schließen. Auch hier beweist wieder ein negatives Resultat der Probe durchaus nicht mit Sicherheit, daß kein Diabetes vorliegt, obwohl der Anschein sicher dagegen spricht.

Bei der Ausführung der Probe folgt man am besten der Methode von NAUNYN.

---

[1]) TAYLOR and HULTON: Assimilation of Glykose. Journ. of biol. chem. Bd. 25, S. 173. 1916.

[2]) HOLST: Zeitschr. f. klin. Med. Bd. 95, S. 394. 1922.

[3]) Siehe dazu ALLEN: Glykosuria and Diabetes, S. 64 ff.

Er stellt die Probe so an, daß er 2 Stunden nach einem leichten Frühstück, bestehend aus 250 ccm Kaffee mit Milch und 80—100 g Brot, 100 g Glykose verabreichen läßt. Zuvor läßt man den Patienten die Blase entleeren. Nach der Probe fängt er den Urin alle 2 Stunden auf, zuletzt nach 6 Stunden. Die 3 Portionen werden getrennt untersucht. Spuren von Zucker im Urin sind ohne Bedeutung. Man berücksichtige nur meßbare Mengen (z. B. 1—2$^0/_0$).

Die Unterschiede in der Beurteilung der Resultate dieser Proben finden wahrscheinlich ihre Erklärung zum großen Teile darin, daß für den einen schon eine Spur einer Reduktion ein positives Ergebnis bedeutet, während der andere ihm keine Wichtigkeit beimißt. In Anbetracht dessen, daß auch bei Gesunden unter den genannten Umständen nicht selten eine Spur einer Reduktion des Urins zu beobachten ist, folge man dem Rate von NAUNYN, indem man nur meßbare Mengen gelten läßt. Zweifellos werden die positiven Resultate noch viel zahlreicher werden, wenn man nach Zufuhr der Glykose die halbstündigen Urinmengen auf Zucker untersucht.

Zusammengefaßt hat sich also ergeben, daß zu weit gehende Verfeinerungen bei der Untersuchung der alimentären Glykosurie in der Klinik eher zu Irrtümern führen, als daß sie größere Klarheit schaffen. Halten wir uns darum an die Technik NAUNYNS.

Im Hinblick auf die Lösung der Frage in wissenschaftlichem Sinne, hat man die Unsicherheiten, welche der Zuführung von Glykose per os anhaften, schon lange durch die intravenöse Einspritzung von Traubenzuckerlösung zu vermeiden gesucht. WOODYATT, SANSUM und WILDER, deren Untersuchung schon angeführt wurde, waren nicht die ersten, welche diesen Weg einschlugen. PAVY und GODDEN, BLUMENTHAL, BIEDL und KRAUS, und vor allem KAUSCH und BERENDES haben schon wichtige Untersuchungen mit dieser Methode vorgenommen. Besonders letztere weisen mit Nachdruck auf den Einfluß der Schnelligkeit der Injektion auf die Toleranz hin[1]).

Die von alle diesen Forschern erzielten Ergebnisse sind unzweifelhaft von großer Wichtigkeit. Doch möchte ich darauf aufmerksam machen, daß man aus solch intravenösen Injektionen nicht allzu schnell Schlußfolgerungen ziehen darf. In unserer Zeit sind die intravenösen Injektionen so sehr Mode geworden, — ob zum Vorteil oder Nachteil der Patienten möge hier unerörtert bleiben — daß man dabei vielleicht manchmal außer acht läßt, welch unnatürlichen Weg man damit einschlägt. Es ist besonders bei der Zuckerdarreichung etwas vollkommen anderes, ob dieser auf dem natürlichen Wege vom Darmkanal her resorbiert oder ob er unmittelbar in den Blutstrom gebracht wird. In letzterem Falle wird die Wirkung der Leberfunktion ausgeschaltet und ebenso die gesamte Arbeit, welche von der Darmwand während der Resorption geleistet wird, Prozesse, über die wir noch ganz im unklaren sind. Wie verwickelt die Fragen der alimentären Zuckerausscheidung sind, wird noch offenkundiger, wenn man die Melliturie nach Zufuhr anderer Zuckerarten als der Dextrose erforscht.

Der im Urin erscheinende Zucker weist in der Regel den gleichen Charakter auf wie der zugeführte. Jedoch ist dies nicht immer der Fall. Bezüglich der Toleranz für die verschiedenen Zuckerarten findet man bei den einzelnen Autoren sehr von einander abweichende Werte. VON NOORDEN stellt folgende kleine Tabelle auf[2]).

---

[1]) PAVY and GODDEN: Journ. of physiol. Bd. 43. 1911. — BLUMENTHAL: Hofmeisters Beiträge. Bd. 6. 1905. — BIEDL und KRAUS: Wien. klin. Wochenschr. 1896, H. 4. — KAUSCH: Dtsch. med. Wochenschr. 1911, Nr. 8 und 8.

[2]) VON NOORDEN: Die Zuckerkrankheit, 7. Auflage, S. 25.

Es tritt Zucker im Urin auf, wenn (von einem gesunden Erwachsenen) auf einmal verzehrt werden:

Milchzucker mehr als	. . . .	120 g
Rohrzucker „ „	. . . .	150—200„
Fruchtzucker „ „ ungefähr	. . . .	120—150„
Traubenzucker „ „ „	. . . .	150—180„
Galaktose „ „	. . . .	20„

Dahingegen fanden LINOSSIER und ROQUE schon Zucker im Urin nach Zufuhr von 50 g Rohrzucker[1]).

Zum gleichen Resultate kam WORM MÜLLER. LE GOFF sah bei 16 gesunden Menschen nach Zufuhr von 100 g in einem Glase Wasser aufgelösten Rohrzuckers am Morgen bei jedem Falle sowohl Saccharose wie Glykose im Urin auftreten.

Die Toleranz für *Milchzucker* (Lactose) ist geringer als die für Glykose. Sie ist höher, wenn die Lactose in Form von Milch anstatt in reiner Substanz gegeben wird. Bei der Verabreichung von einer gewissen Menge Lactose über den Toleranzwert hinaus tritt Lactose im Urin auf, oder Galactose oder beides. Die Assimilationsgrenze für Lactose beträgt nach VON NOORDEN mehr als 120 g, oder um einen weiteren Spielraum anzugeben, zwischen 100—150 g.

Noch viel niedriger liegt die Toleranz für *Galactose*, die zwischen 20—40 g zu betragen scheint, nach VON NOORDEN selten mehr als 20 g.

Nach den Untersuchungen amerikanischer Forscher wird bei direkter intravenöser Einspritzung von Lactose und Galactose nur ein äußerst geringer Prozentsatz oder vielleicht garnichts von dem Organismus aufgenommen[2]).

Die Toleranz für *Maltose* fand ich für gesunde Menschen in der Literatur nicht angegeben. Scheinbar besitzen jedoch manche Menschen eine auffallend niedrige Toleranz für diese Zuckerart, auch wenn sie sich gegenüber anderen Zuckerarten normal verhalten. Diabeteskranke scheinen für Maltose sehr empfindlich zu sein. Das ist wichtig zu wissen, weil bekanntlich Bier viel Maltose enthält.

Besondere Aufmerksamkeit verdient *Lävulose*. Die Toleranz für diese Zuckerart liegt, wenn sie per os zugeführt wird, etwas niedriger als die für Glykose (120—150 g nach VON NOORDEN). Bei intravenöser Einspritzung wird von ihr ebensoviel oder sogar etwas mehr als von Glykose aufgenommen, bei subcutaner Injektion sehr wenig.

Nach FOLIN und BERGLUND verursacht Lävulose keine oder fast keine Vermehrung des Blutzuckergehaltes, selbst dann nicht, wenn per os 200 g auf einmal zugeführt werden.

Merkwürdigerweise verhält sich das Pankreas der Lävulose gegenüber anders als gegenüber der Dextrose. Hunde, deren Pankreas exstirpiert ist, bilden nach wie vor aus der Lävulose Glykogen, während sie es unter gleichen Verhältnissen aus der Dextrose nicht zu bilden vermögen.

Ein sehr eigenartiges Verhalten zeigt die Leber gegenüber der Lävulose. Während normale erwachsene Menschen 100 g per os eingenommene Lävulose vollkommen verarbeiten, scheiden $80^0/_0$ der Leberkranken einen nicht unbeträchtlichen Teil wieder aus. Hierauf fußend, hat STRAUSS die Probe der alimentären Lävulosurie als ein Hilfsmittel zur Untersuchung der Leberfunktion eingeführt, nachdem die Probe auf alimentäre Glykosurie nach Einnahme von Glykose oder Saccharose meist versagt hatte. Die Bestimmung der Leberfunktion mit Hilfe der Probe auf alimentäre Lävulosurie hat eine umfangreiche

---

[1]) LINOSSIER et ROQUE: Arch. méd. expériment. Bd. 7, S. 228. 1895.

[2]) ALLEN: Glycosurie and Diabetes, S. 83. — FOLIN and BERGLUND: Journ. of biol. chem. Bd. 51, S. 251. 1922.

Literatur veranlaßt. In diesen Vorlesungen, in welchen ich mir die Zuckerkrankheit zum Thema gestellt habe, würde ein näheres Eingehen darauf eine
Abschweifung bedeuten.

Über den Wert der Lävulose als Nahrungsmittel für den Zuckerkranken
ist viel geschrieben worden. Man hat zahlreiche Versuche angestellt, in denen
man diesen Zucker sowohl Kranken wie Gesunden verabfolgte. Es wurde geachtet auf die Ausscheidung von Zucker im Urin, auf den Einfluß, welchen die
Lävulose auf den Stoffwechsel und den respiratorischen Quotient ausübt.
Joslin[1]) gibt eine Übersicht über die Literatur und veröffentlicht eigene Versuche. Man gewinnt den Eindruck, als ob Kranke mit nicht zu schweren diabetischen Erscheinungen nicht unbeträchtliche Mengen Lävulose aufnehmen
können, ohne daß Zucker im Urin auftritt. Der Stoffwechsel wird über den
Grundwert erhöht, der respiratorische Quotient steigt. Insulin wirkt in gleicher Weise bei der Einnahme von Lävulose wie von Glykose. Es scheint jedoch,
daß die günstige Wirkung der Lävulose sich verliert, wenn dieser Zucker längere
Zeit hintereinander in größerer Menge zugeführt wird.

Vorstehend haben wir uns beschränkt auf die Besprechung der Verarbeitung und des Verbleibs der verschiedenen Zuckerarten, wenn sie per os zugeführt wurden. Nur vereinzelt haben wir dabei die intravenöse Injektion erwähnt.

Es besteht noch eine dritte Möglichkeit, nicht unbeträchtliche Mengen in
den Organismus einzuführen, und zwar auf rectalem Wege.

Die rektale Injektion von Zuckerauflösungen hat zuerst Arnheim im Jahre
1904 eingeführt. Er bewies, daß nach Glykoseklysmata die Glykosurie
der Diabetespatienten bedeutend weniger als bei der Zufuhr per os anstieg.
Es ist mit Sicherheit anzunehmen, daß ein großer Teil Zucker in das Blut aufgenommen wird, einen weiteren Teil findet man in den Faeces wieder.

Über die rectale Zufuhr von Zucker ist schon sehr viel geschrieben worden.
Sie ist sowohl von theoretischem wie praktischem Interesse. Von theoretischem,
weil man sich die Frage vorlegt, welchem Unstande die bessere Wirkung des
per rectum zugeführten Zuckers zugeschrieben werden muß. Es ist wohl sicher,
daß der Zucker aus dem Rectum durch die Venae haemorrhoidales direkt in
die große Blutbahn gelangt, also unter Umgehung der Leber. Woher kommt es
dann, daß der direkt in die Blutbahn gelangende Zucker weniger zur Glykosurie
Veranlassung gibt, als der per os zugeführte, welcher erst die Leber passieren
muß?

Auf diese Frage gibt die Theorie von G. Rosenfeld[2]) Antwort.

Der normale Organismus vermag Glykose auf zweierlei Weise auszunutzen:
1. auf dem Wege über die Leber, wobei der Zucker zu Glykogen polymerisiert
wird, 2. unter Vermeidung der Leber, wenn er ohne vorherige Glykogenbildung
direkt mit dem Blute den Geweben zugeführt wird. Der Zuckerkranke vermag,
so schließt Rosenfeld weiter, wohl noch Glykogen zu bilden, jedoch nicht
mehr das Kohlehydrat in Form von Glykogen auszunutzen. Dagegen soll der
diabetische Organismus wohl noch Glykose als solche, d. h. also eine nicht zu
Glykogen polymerisierte zu verarbeiten vermögen.

Die Theorie Rosenfelds, für welche er zahlreiche Experimente anführte,
und bei der der Gegensatz zwischen Fett und Leberglykogen eine wichtige
Rolle spielt, ist scharf kritisiert worden. Jedoch steckt in dieser Theorie, mag
sie auch als Ganzes unhaltbar sein, vielleicht ein Kern, welcher auch jetzt

---

[1]) Joslin: Treatment of Diabetes mellitus, S. 290 u. 544.
[2]) Rosenfeld, G.: Berlin. klin. Wochenschr. 1907, S. 1666; 1908, S. 787 u. 828.

noch der Beachtung und neuer Untersuchung wert ist. Vermutlich hat indessen ALLEN recht mit seiner Annahme, daß die bessere Ausnutzung der rectal und zwar als Tropfklystier gegebenen Glykose auf der langsamen Resorption beruht[1]).

Die praktische Bedeutung der besseren Ausnutzung des ins Rectum eingeführten Zuckers bestand darin, daß diese Methode uns ermöglichte, bei schweren Formen von Diabetes dem Organismus Zucker zuzuführen mit der Aussicht, daß dieser zum Teil oder ganz aufgenommen würde, während der per os zugeführte den Körper mit dem Urin unausgenutzt verläßt. Die neueren Behandlungsmethoden der Zuckerkrankheit, besonders die Behandlung mit Insulin, geben aber soviel bessere Resultate, daß Versuche mit Darreichung von Zuckerlösungen in Form von Tropfklysmen, welche zudem noch auf einer zweifelhaften theoretischen Grundlage beruhen und klinisch alles andere als sichere Resultate liefern, größtenteils ihre Bedeutung verloren haben.

Subcutane Injektionen von Zuckerlösungen vermochten in die Klinik keinen Eingang zu finden. Sie können Gewebsnekrose und Infektionen verursachen. Die Resorption geht langsam vor sich.

Zuckertoleranz und Assimilationsgrenze. Das Dextroseparadoxon von ALLEN.

Im vorhergehenden Kapitel über alimentäre Glykosurie ist wiederholt von der Toleranz in Hinblick auf die verschiedenen Zuckerarten die Rede gewesen. Darunter ist die maximale Menge eines Zuckers zu verstehen, welche jemand innerhalb 24 Stunden verträgt, ohne Zucker im Urin auszuscheiden. HOFMEISTER war der erste, der diesen Begriff einführte. Er bezeichnete ihn als Assimilationsgrenze, ein Ausdruck, den wir lieber nicht mehr gebrauchen und durch „Toleranz" ersetzen[2]).

Es ist nicht überflüssig darauf hinzuweisen, daß die Toleranz bei den verschiedenen Menschen, jedoch auch bei ein und derselben Person zu verschiedenen Zeiten und unter verschiedenen Umständen, kein fester Wert zu sein braucht. Eine ganze Reihe von Einflüssen macht sich geltend, auch wenn wir uns auf die Verabreichung des Zuckers per os beschränken. Selbstverständlich muß das Körpergewicht berücksichtigt werden. Die Schnelligkeit der Resorption und damit die Toleranz variieren je nachdem der Magen leer oder gefüllt ist, ferner ob der Zucker mit wenig oder viel Flüssigkeit eingenommen wird. So gibt es noch eine ganze Anzahl von Umständen, welche von Einfluß sind. Das schwierigste bei der Beurteilung der Toleranz ist aber die Erfassung des Augenblickes, in welchem die Überschreitung der Toleranz angenommen werden muß. Beobachtet man doch oft, wie oben schon kurz erwähnt wurde, nach der Verbreitung einer gewissen Menge Zuckers eine Spur Glykosurie. Sie nimmt aber, wenn man fortfährt mit der Zuckerzufuhr, nicht zu, sondern kann sogar verschwinden. Aus diesem Grunde läßt man auch bei der Bestimmung der Toleranz Spuren von Zucker unberücksichtigt. Es liegt aber hierin, wenigstens prinzipiell, eine Fehlerquelle. Denn was bedeutet eine „Spur"?

Schon LINOSSIER und ROQUE haben darauf hingewiesen, daß die beiden Begriffe, von denen der eine am besten mit Toleranz, der andere mit Assimilationsvermögen bezeichnet wird (LINOSSIER und ROQUE sprechen von coefficient d'utilisation), verschieden sind.

Wir lassen jemand mit einer Toleranz von 100 g Glykose 125 g dieses Zuckers zu sich nehmen, und setzen voraus, daß er eine bestimmte Menge,

---

[1]) ALLEN: Glykosuria and Diabetes, S. 447.
[2]) HOFMEISTER: Arch. f. exp. Pathol. u. Pharmakol. Bd. 25, S. 240. 1888/1889.

sagen wir 10 g ausscheidet. Da er eine Toleranz von 100 g besitzt, beträgt dann sein Assimilationsvermögen 115 g. Sein Organismus nutzt auf die eine oder andere Weise 125—10 = 115 g aus. ALLEN hat mit großem Nachdrucke darauf hingewiesen, von welch erheblicher biologischer Bedeutung die Kenntnis des Assimilationsvermögens ist. In seinem bekannten Lehrbuche teilt VON NOORDEN mit, daß gesunde Menschen, wenn auch ihre Toleranz für Glykose beschränkt sein möge, bei der Zufuhr steigender Glykosemengen, davon stets mehr und mehr assimilieren. „Wieviel auch über alimentäre Glykosurie bei Gesunden in den letzten Jahren gearbeitet ist, so harren doch manche Fragen noch der Aufklärung. Z. B. ist es aus den herrschenden Theorien schwer zu begründen, warum die Zuckerausscheidung mit steigender Zufuhr nicht immer gleichen Schritt hält." VON NOORDEN stellt dann folgende Tabelle auf:

Nach Einnahme von Glykose	schied die gesunde Person A. aus:	schied die gesunde Person B. aus:
100 g	0 g	0 g
150,,	0,15,,	0,,
180,,	0,25,,	0,23,,
200,,	0,26,,	0,71,,
250,,	0,52,,	0,64,,

Ich fasse diese Tabelle lieber in folgender Form ab:

Nach Einnahme von Glykose	assimilierte die gesunde Person A.:	assimilierte die gesunde Person B.:
100 g	100 g	100 g
150,,	149,85,,	100 ,,
180,,	179,75,,	179,77,,
200,,	219,74,,	199,29,,
250,,	249,48,,	249,36,,

Man sieht also, daß schon bei 150 (180) g ein wenig Zucker ausgeschieden wird (Toleranzgrenze). Aber bei zunehmendem Quantum nimmt die Menge des ausgeschiedenen Zuckers so wenig zu, daß daraus auf die Assimilation von immer größeren Mengen Glykose geschlossen werden muß.

ALLEN hob hervor, daß die Menge Glykose, welche ein gesunder Mensch assimilieren könne, unendlich sei, oder, wie er es ausdrückte: daß sie nur durch den Tod ihre Begrenzung fände. Wohl scheidet der Mensch bei der Einnahme großer Quantitäten Spuren von Zucker aus, aber die Glykosemengen, welche assimiliert werden, können bis zu mehreren hundert Gramm hinaufgesteigert werden. Erhöht man bei Tieren die Menge des zugeführten Zuckers immer weiter, dann werden Krankheitserscheinungen auftreten, und das Tier kann sogar damit getötet werden. Aber solange es lebt, findet das Assimilationsvermögen von Glykose bei dem gesunden Tiere keine Begrenzung.

Das ist das scheinbar paradoxe Gesetz, oder das Dextroseparadoxon von ALLEN. Es gilt aber nach ALLEN nur für den gesunden Menschen, nicht für den Diabetiker. Bei diesem letzteren gelingt es nicht, nach Erreichung der Toleranzgrenze stets größere Zuckermengen assimilieren zu lassen. Im Gegenteil, sie werden dann quantitativ ausgeschieden. Ja es kann sogar dazu kommen, daß noch mehr ausgeschieden als aufgenommen wird.

Ich möchte darauf hinweisen, daß man bei dem Zuckerkranken unterhalb der Toleranzgrenze wohl sicherlich ein solches Paradoxon antrifft. Bei jedem Patienten mit nicht allzu schwerem Diabetes kann man dieses Paradoxon nachweisen. Je mehr Kohlehydrate man dem Patienten über die Toleranzgrenze hinaus gibt, desto mehr scheidet er freilich aus. Aber die Zunahme der Ausscheidung ist nicht entsprechend der der Einnahme. Folglich nehmen die Mengen, welche assimiliert werden ebenfalls zu.

Mir scheint das Dextroseparadoxon, welches lange Zeit unerklärlich erschien, nach dem jetzigen Stande unserer wissenschaftlichen Erkenntnis nicht schwer zu begreifen. Wissen wir auch über die Art der Insulinwirkung noch so gut wie nichts, so ist es doch sicher, daß dieses Hormon auf die Assimilation der Glykose von Einfluß ist. Die Annahme liegt auf der Hand, daß der Zuckergehalt des Blutes das Pankreas zur Ausscheidung des Insulins reizt. Zur Stärke dieses Reizes, also zur Höhe des Blutzuckergehaltes wird die Menge des ausgeschiedenen Insulins in bestimmtem Verhältnisse stehen. Nichts ist leichter zu verstehen, als daß bei dem Zuckerkranken der Schwellenwert des Pankreasreizes erhöht ist. Mit anderen Worten, daß ein stärkerer Reiz, also ein höherer Blutzuckergehalt, erforderlich ist, um das Pankreas zur Ausscheidung von Insulin zu veranlassen. Damit soll das Paradoxon erklärt sein.

Ein Patient von ROSENFELD[1]) wies eine Kohlehydratbilanz auf, welche in untenstehender Tabelle wiedergegeben wird. Hierbei ist zu bemerken, daß das Weißbrot bei dieser Probe $60^0/_0$ Kohlehydrate enthielt.

Tag	Einnahme	Ausscheidung	Ausnutzung
1	200 g Brot = 120 g Kohlehydrate	58,4 g Glykose	62,0 g
2	200 „ „	49,2 „ „	71,0 „
3	150 „ „	37,6 „ „	52,0 „
4	150 „ „	42,6 „ „	47,0 „
5	100 „ „	18,5 „ „	41,5 „
6	100 „ „	18,0 „ „	42,0 „
7	100 „ „	8,1 „ „	52,0 „
8	100 „ „	12,7 „ „	47,0 „
9	60 „ „	7,9 „ „	28,0 „
10	60 „ „	1,1 „ „	35,0 „
11	60 „ „	0,0 „ „	36,0 „

Ich habe dem Aufsatze von ROSENFELD ein Beispiel entnommen (obschon ein jeder leicht bei fast allen Diabetespatienten das gleiche beweisen kann), weil er einer von denjenigen war, welche nachdrücklich die Aufmerksamkeit auf diese Erscheinung hinlenkte. Man erkennt aus der Tabelle, daß, je mehr Kohlehydrate eingenommen wurden, um so mehr davon verbrannt wurden, wenn auch die stärkere Zufuhr eine größere Ausscheidung im Urin zur Folge hatte.

V. Pathologische Physiologie der Zuckerkrankheit.

a) Ursachen der Glykosurie.

Unter normalen Verhältnissen und bei einer als normal anzusehenden Ernährung scheidet ein Gesunder keinen Zucker im Urin aus. Diese Behauptung bedarf jedoch einer gewissen Einschränkung. Wenn man eine große Menge Urin, auch eines gesunden Menschen, sammelt und konzentriert, so wird man darin kleine Mengen Glykose finden. Stellt man jedoch mit einem kleinen Quantum Urin die gewöhnlichen Zuckerreaktionen an, so ist das Resultat negativ. Mit dieser vorausgeschickten Einschränkung können wir zum besseren Verständnis unserer weiteren Abhandlung sagen, daß ein Gesunder unter normalen Verhältnissen keine Glykose im Urin ausscheidet.

Die Physiologie und die Klinik haben uns eine ganze Reihe Umstände kennen gelehrt, welche zu Glykosurie führen.

In erster Linie das Tierexperiment.

---

[1]) ROSENFELD, G.: Berlin. klin. Wochenschr. 1909, Nr. 21. S. 959.

Das älteste und berühmteste Experiment, bei welchem Zucker im Urin der Versuchstiere beobachtet wurde, ist die Piqûre des genialen CLAUDE BERNARD. Wie man sich aus der Physiologie erinnert, wird allgemein die schon von BERNARD selbst angegebene Erklärung angenommen, nach der vom Zentralnervensystem aus ein Reiz zur Leber geleitet wird. Durch diesen wird die Leber gezwungen, sich ihres Vorrates an Glykogen zu entledigen. Tatsächlich bleibt die Piqûre ohne Folgen, wenn dieLeber sehr arm an Glykogen ist. Bekannt ist ferner, daß der Reiz, der .vom Boden des vierten Ventrikels ausgeht, durch den Sympathicus fortgeleitet wird. Denn eine Durchschneidung dieses Nerven verhindert das Zustandekommen der Glykosurie, während andrerseits die elektrische Reizung des N. splanchnicus in gleicher Weise wie die Piqûre Glykosurie zur Folge hat. Man kann sich vorstellen, daß der Reiz vom Boden des vierten Ventrikels direkt zur Leber hingeleitet wird, aber auch, und diese Anschauung hat zur Zeit mehr Anhänger, daß der Reiz zuerst nach den Nebennieren geleitet wird, und diese (bzw. das chromaffine System) infolgedessen viel Adrenalin in die Blutbahn absondern; dieses Hormon wird durch das Blut der Leber zugeführt, wo es die Umsetzung des aufgespeicherten Glykogens in Glykose und die Aufnahme des letzteren in das Blut bewirkt.

Die Frage, ob beide Mechanismen nebeneinander im Spiele sind oder nicht, und welche von den beiden Auffassungen die größere Wahrscheinlichkeit für sich hat, gehört in das Gebiet der Physiologie. Es sei hier nur auf die sicher festgestellte und für die Klinik wichtige Tatsache hingewiesen, daß Reizung bestimmter Teile des Zentarlnervensystems, ebenso wie Reizung des N. splanchnicus, Glykosurie hervorrufen.

In ihren Folgen vielleicht noch wichtiger als die berühmte Piqûre von CLAUDE BERNARD, war die Entdeckung, daß bei Hunden nach Exstirpation des Pankreas Glykosurie auftritt. Oder besser gesagt ein Zustand, welchen man als experimentellen Diabetes bezeichnen kann. Denn im Gegensatz zu der Glykosurie bei der Piqûre, ist diese Zuckerausscheidung chronisch und bleibt bis zum Lebensende der Versuchstiere bestehen.

Im Jahre 1889 war es zu gleicher Zeit und unabhängig voneinander VON MERING und MINKOWSKI in Deutschland und DE DOMINICIS in Italien geglückt, diesen experimentellen Pankreasdiabetes hervor zu rufen. Die Gründe, weshalb die deutschen Untersucher auf die weitere Entwicklung der Lehre von der Zuckerkrankheit größeren Einfluß ausübten als DE DOMINICIS, und daß stets die Namen von MERING und MINKOWSKI als der Entdecker des experimentellen Pankreas genannt werden, sind durchaus klar. Denn sie erfaßten sofort die Tragweite ihrer Entdeckung und erkannten, daß das Entstehen der Zuckerkrankheit nach Exstirpation des Pankreas die Folge des Ausfalles der Funktion der inneren Sekretion dieses Organes sein mußte.

Die Entdeckung von v. MERING und MINKOWSKI war grundlegend für das ganze weitere experimentelle Studium der Zuckerkrankheit. An Hunden, deren Pankreas entfernt war, konnten eine Reihe fundamentaler Diabetesprobleme untersucht werden. Wir werden später sehen, wie die Überzeugung sich immer mehr durchsetzte, daß auch beim menschlichen Diabetes das Pankreas der sedes morbi ist, und wie diese Überzeugung F. M. ALLEN zu seiner Methode der Behandlung dieser Krankheit geführt hat. Letzten Endes ist die Entdeckung des Insulins nichts anderes als die genial fortgeführte Anwendung der großen Entdeckung von v. MERING und MINKOWSKI und ihrer Schlußfolgerungen. Wir werden später darauf zurückkommen (S. 198).

Es liegt auf der Hand, daß die Physiologen, als die Lehre der inneren Sekretion einen solch gewaltigen Aufschwung nahm, auch die anderen endokrinen Drüsen auf ihre Bedeutung für die Glykosurie zu erforschen begannen.

Am bekanntesten wurde der Einfluß des Produktes der Nebennierenausscheidung, das Adrenalin, welches in ausreichender Menge subcutan, intraperitoneal oder intravenös injiziert bei Mensch und Tier, jedoch individuell in sehr verschiedenem Grade, Glykosurie zur Folge hat [BLUM[1])]. Umgekehrt konnte man nachweisen, daß die Exstirpation der Nebennieren den Blutzuckergehalt erniedrigt und das Zustandekommen der Glykosurie durch Reizung des Sympathicus verhindert.

Großen Eindruck machten vor einigen Jahren die Untersuchungen des amerikanischen Physiologen CANNON. Dieser nimmt an, daß die bei Erregungen angetroffene Glykosurie von einer Vermehrung des Adrenalingehaltes im Blute begleitet ist[2]). Einzelne klinische Beobachtungen weisen ebenfalls auf einen Zusammenhang zwischen den Nebennieren und dem Zuckergehalt des Blutes und der Toleranz in bezug auf Kohlehydrate hin. Für die Klinik des Diabetes aber hat, alles zusammengefaßt, die Untersuchung der Nebennieren kaum etwas Wesentliches, vielleicht gar nichts gelehrt.

Das gleiche gilt für das umfangreiche Material, welches über den Einfluß der Schilddrüse auf den Zuckerstoffwechsel zusammengetragen wurde. Es ist sicher, daß der lange fortgesetzte Gebrauch von Schilddrüsenpräparaten manchmal zu Glykosurie führt. Ich sah selbst einige derartige Fälle. Andrerseits wird auch mitgeteilt, daß nach Esxtirpation der Schilddrüse eine Erhöhung der Toleranzgrenze für Kohlehydrate gefunden wird.

Bei Myxödem ist, wie häufig behauptet wird, die Toleranz für Kohlehydrate ebenfalls erhöht, bei der Graves-Basedowschen Krankheit ist sie fast immer vermindert. Ferner findet man bei letztgenannter Krankheit nach der Zufuhr von Kohlehydraten, auch wenn Glykosurie ausbleibt, in der Regel einen mehr als normalen Wert des Blutzuckergehaltes. Sicher kommt das Zusammengehen von Basedow und echtem Diabetes zu häufig vor, als daß man es als bloßen Zufall erklären könnte. Wiederholt sind wir Fällen solch gleichzeitigen Auftretens begegnet.

Es besteht alle Ursache zu der Annahme, daß auch die Hypophyse den Zuckerstoffwechsel beeinflußt. Aber über die Einzelheiten weiß man noch sehr wenig. Bei der Akromegalie wird oft Glykosurie gefunden, nach P. MARIE ungefähr in der Hälfte aller Fälle. Die mit dem Urin ausgeschiedene Zuckermenge ist oft groß. Selten tritt dabei Abmagerung oder Acidose auf. Dem Anscheine nach kann operative Entfernung des Hypophysentumors die Glykosurie zum Verschwinden bringen (CUSHING). Hypophysenextrakt verursacht bei subcutaner Injektion Hyperglykämie und Glykosurie. Bei Dystrophia adiposo-genitalis ist eine erhöhte Toleranz für Kohlehydrate beschrieben worden[3]). Blutzuckerkurven von Patienten mit Hyperfunktion der Hypophyse gleichen sehr denjenigen bei leichtem Diabetes.

Alles zusammengenommen unterliegt es keinem Zweifel, daß die endokrinen Drüsen auf den Kohlehydratstoffwechsel von großem Einflusse sind. Es spricht vieles dafür, zwei Gruppen zu unterscheiden: die, welche die Kohlehydratverbrennung fördert und die, welche sie hemmt. Die erste Gruppe würde das Pankreas bilden, Thyroidea, Nebennieren und Hypophyse bilden

---

[1]) BLUM: Dtsch. Arch. f. klin. Med. Bd. 71, S. 147. 1901. — PATSON, NoËL: Journ. of physiol. 1903. — PATSON, NoËL: The nervous and chemical regulation of metabolism.

[2]) CANNON: Bodily changes in pain, hunger, fear and rage, 1920.

[3]) Siehe LABBÉ, M.: Le diabète sucré. Diabète et acromégalie. S. 207 ff. — v. NOORDEN: Die Zuckerkrankheit, S. 67.

die zweite. In Wirklichkeit wissen wir über diese Frage nicht viel mehr. Gegenwärtig kann die Kenntnis des die Kohlehydrattoleranz erhöhenden oder erniedrigenden Einflußes der endokrinen Drüsen hin und wieder für die Diagnostik der Krankheiten dieser Drüsen von Bedeutung sein. Vielleicht wird auch unser Wissen über das Auftreten gewisser flüchtiger Glykosurien dadurch zuweilen in etwa erweitert. Unser Wissen von dem echten Diabetes hat dies alles vorläufig aber nicht gefördert.

Zahlreiche Gifte rufen Glykosurie hervor. Die Physiologen haben sich dies zu nutze zu machen versucht, um den Stoffwechsel bei Diabetes zu studieren. So hat LUSK seine bekannten Untersuchungen über den respiratorischen Quotienten in der Hauptsache bei Hunden vorgenommen, die durch Phlorizin diabetisch gemacht worden waren. Der Arzt muß über die Glykosurie Bescheid wissen, die bei einer Reihe von Vergiftungen, wie Morphium, Kohlenoxyd, Cyan, Schwermetallen, wiederholt angetroffen werden kann.

Auch bei Asphyxie tritt Glykose im Urin auf, ferner kommt es noch bei einer Reihe anderer Umstände zu Glykosurie. Sie alle hier aufzuzählen, würde zwecklos sein, weil diese Glykosurien nur in einem sehr losen Zusammenhange mit dem echten Diabetes stehen, dem Thema dieser Vorlesungen. Beiläufig sei hier noch die Glykosurie erwähnt, welche bei festgebundenen Katzen beobachtet wurde (Fesselungsdiabetes von BÖHM und HOFFMANN[1]) und die sog. „Vaganten-Glykosurie", eine Glykosurie, welche zuweilen bei Vagabunden vorkommt, die in erschöpftem Zustande in das Krankenhaus aufgenommen werden.

Auf die Glykosurie bei Schwangerschaft kommen wir später noch zurück.

Vor einigen Jahren behandelte ich in der Groninger Klinik einen Mann, der an Ulcus duodeni erkrankt war. Sein Urin wurde zuckerhaltig befunden, als er zur Operation auf die chirurgische Abteilung verlegt worden war. Nach einiger Zeit verschwand der Zucker wieder aus dem Urin. Damals glaubte ich diese vorübergehende Glykosurie verursacht durch die Gemütserregung, welche durch die bevorstehende Operation bei einem nervösen Mann mit labilem Stoffwechselzentrum hervorgerufen war. Nach dieser Zeit habe ich noch mehrmals bei Patienten mit Magen- oder Zwölffingerdarmgeschwür Glykosurie angetroffen. Ich konnte jedoch die Aufzeichungen, welche ich mir über diese Fälle gemacht hatte, nicht wiederfinden. Erst in letzter Zeit achten wir wiederum aufmerksamer auf den Zusammenhang zwischen Ulcus ventriculi oder duodeni und Glykosurie. Unter einer gewissen Anzahl von Patienten mit solchem Geschwür, fanden wir sechs, bei welchen die Blutzuckerkurve nach Verabreichung von 50 g Glykose höher lag als bei gesunden Menschen. Gewöhnlich stieg die Kurve bis über den Schwellenwert, so daß es zur Zuckerausscheidung im Urin kam. Bei einigen enthielt der während 24 Stunden aufgefangene Urin Glykose, wenn auch in geringer Menge. Die Kurve unterscheidet sich von derjenigen bei Diabetes dadurch, daß das Maximum eher erreicht wird, und daß sie schon nach 2½ Stunden wieder zu ihrem ursprünglichen Wert abgesunken ist. Die Kurve läßt aus diesem Grunde irgendwie an die „lag"-Kurve von McLEAN denken (S. 37).

Es will uns scheinen, daß schon vor uns von anderen Untersuchern die gleichen Tatsachen gefunden wurden. LE NOIR, MATHIEU DE FOSSEY und CH. RICHET FILS[2]) beobachteten 18 Patienten mit Ulcus und fanden in ungefähr

---

[1]) BÖHM und HOFFMANN: Arch. f. exp. Pathol. u. Pharmakol. 1878. VIII, S. 295.

[2]) LE NOIR, MATHIEU and CH. RICHET FILS: Archives des maladies de l'appareil digestif et de la nutrition. Bd. 11, S. 393. 1921.

der Hälfte dieser Fälle Hyperglykämie, sei es nüchern, sei es nach der Einnahme von 100 g Glykose. In verschiedenen ihrer Fälle kam es zur Glykosurie. Bei 5 Fällen von Magencarcinom war der Blutzucker normal. In einem Falle wo er erhöht war, sprechen die Autoren von einem cancrösen Ulcus. Ebenso wie bei einigen von unseren Fällen kam es auch bei den Patienten der französischen Autoren vereinzelt zur Glykosurie bei einem Blutzuckerwerte, welcher unter dem normalen Schwellenwerte ($1,8^0/_{00}$) lag.

2. Der Kohlehydratstoffwechsel bei Diabetes.

a) Kohlehydratquellen.

Obschon, jedenfalls in ernsteren Diabetesfällen, nicht nur der Kohlehydratstoffwechsel, sondern auch der des Eiweißes und der Fette Störungen aufweist, tritt der erstere doch am meisten in den Vordergrund. Man wird also selbstverständlich die Besprechungen der pathologischen Physiologie der Zuckerkrankheit damit beginnen.

In der Diät des gesunden Menschen bestehen die oxydierbaren Nahrungsmittel zur Hälfte, oder zu zwei Drittel oder noch mehr aus Zucker und Stärkemehl. Sie werden nach der Verdauung und Resorption durch die Eingeweide als Glykose in das Körpergewebe aufgenommen. Fructose und Galaktose werden in viel kleineren Mengen aufgenommen und ausgenutzt.

Außer den Kohlehydraten der Nahrung werden, wie man annimmt, $58^0/_0$ des Eiweiß während des normalen Stoffwechselprozesses in Glykose umgesetzt. Die Pentosen, welche in der Nahrung der pflanzenfressenden Tiere eine wichtige Rolle spielen, werden in deren Darmkanal durch Gärung in andere Stoffe verarbeitet. Für den Stoffwechsel des Menschen kann den Pentosen keine Bedeutung zugemessen werden.

Die Oxydation der Glykose, die letzten Endes zur Bildung von Kohlensäure und Wasser führt, ist zu verschiedenen Zeiten innerhalb von 24 Stunden von sehr wechselnder Intensität. Gering während des Ruhestandes und im Schlafe, steigt sie während der Muskeltätigkeit zu ansehnlicher Höhe.

Die Glykose, welche bei diesen Verbrennungsprozessen verbraucht wird, entnimmt der Organismus in letzter Instanz der Nahrung, welche keineswegs gleichmäßig über den Tag verteilt ist. Während nun sowohl die Kohlehydratzufuhr als ihre Verbrennung so ungleichmäßig im Laufe der Zeit vor sich gehen, scheint trotzdem der Glykosegehalt des Blutes sehr konstant zu sein oder sich jedenfalls in engen Grenzen zu bewegen. Es muß also, worauf wir schon aufmerksam machten, ein Regulierungsmechanismus bestehen, welcher bestrebt ist, den Blutzuckergehalt soviel wie möglich konstant zu halten, wie ja alle Bestandteile des Blutes unter physiologischen Bedingungn eine merkwürdige Unveränderlichkeit zeigen. Wie allgemein bekannt, hat CLAUDE BERNARD, der geniale Forscher, von dem einst gesagt wurde, daß er nicht ein Physiologe sei, sondern die Physiologie in Person, beweisen können, daß der Hauptsitz dieses Regulierungsmechanismus die Leber ist. Die Kohlehydrate unserer Nahrung, welcher Art sie auch sein mögen, werden fast alle in Form von Glykose der Leber zugeführt und dort zu unlöslichem Glykogen polymerisiert. Das Glykogen bleibt einstweilen in den Leberzellen liegen. Sobald aber das Gewebe Verbrennungsstoffe benötigt, wird das unlösliche Glykogen von neuem in lösbaren Zustand gebracht, also in Glykose umgesetzt, welche in das Blut übergeht und den Geweben zugeführt wird. Die Leber liegt somit als Vorratsplatz zwischen der Kohlehydrate absorbierenden Oberfläche des Darmkanals und den Kohlehydrate verbrauchenden Geweben. Sie hält mehr oder weniger

Zucker in Form von Glykogen zurück und setzt mehr oder weniger Glykogen in Zucker um, je nachdem die Zufuhren von den Eingeweiden her oder die Abgaben an das Gewebe wechseln.

Es sei hier darauf aufmerksam gemacht, daß außer in der Leber auch in anderen Organen Glykogen aufgespeichert wird. Man findet es in den Lungen, Nieren, in der Placenta, im Bindegewebe, den weißen Blutkörperchen und besonders in den Muskeln, welche sehr viel Glykogen enthalten. Das Glykogen der Muskeln hat aber eine ganz andere Bedeutung als das der Leber. Letztere dient als Vorratskammer für den Gesamtorganismus, um den Blutzucker auf einer gleichmäßigen Höhe zu halten. Die Muskeln jedoch verbrauchen das Glykogen an der Stelle und in der Zeit ihrer Zusammenziehung. Man hält es gegenwärtig für höchstwahrscheinlich, daß die Glykose in den Muskelzellen erst dann an den metabolischen Prozessen teilnimmt, nachdem sie zu Glykogen eingedickt wurde.

Die Kondensation der Glykose in der Leber zu Glykogen geht in einer noch ganz unbekannten Weise vor sich. Der umgekehrte Prozeß, die Umwandlung des Glykogens in Glykose, auch wohl Glykogenolyse genannt, findet unter dem Einflusse eines in den Leberzellen enthaltenen Fermentes statt, der Glykogenase oder „amylase hépatique" der Franzosen.

Die Kohlehydrate sind nicht die einzige Quelle zur Bildung von Glykogen, und damit in weiterer Instanz zur Bildung von Glykose. Wie wir schon zuvor erwähnten, steht die Bildung von Glykogen auch aus Eiweiß außer aller Frage. PFLÜGER, zuerst ein Gegner dieser Auffassung, hat ihr schließlich zustimmen müssen. Daß dem so ist, ergibt sich sowohl aus Versuchen an Tieren, welche durch Pankreasexstirpation oder durch Phlorizin diabetisch gemacht wurden, wie auch aus klinischen Beobachtungen. Ein Patient oder Tier mit Diabetes, dem eine kohlenhydratfreie aber eiweißreiche Nahrung zugeführt wird, scheidet lange Zeit hindurch Zucker aus, länger, als es durch Glykosebildung aus noch vorhandenen Glykogenvorräten oder durch Ausscheidung von im Körper noch vorhandener Glykose erklärt werden kann. Sehr anschaulich ist die nachstehende Aufzeichnung von einem der Tierversuche LÜTHJES:

An 12 Fasttagen wurden	228,8 g	Zucker	ausgeschieden
„ 10 Tagen mit Caseinernährung	975,3 „	„	„
„ 7 Fasttagen wurden	150,0 „	„	„
	1354,1 g		

Das Tier wiegt bei Beginn des Versuches 18 kg und würde nach der Maximalschätzung (PFLÜGER) eine Reserve von 720 g Glykogen gehabt haben können, entsprechend 800 g Glykose. Die Differenz von 1354 zu 800 g, also 554 g Zucker muß somit aus anderen Bestandteilen als Kohlehydraten gebildet worden sein, also aus Fett oder Eiweiß.

Bei einem solchen Versuche, wo das Tier ausschließlich mit Eiweiß gefüttert wurde, ist es klar, die letztere Substanz als Quelle der Glykose anzusehen. Dies wird um so wahrscheinlicher, wenn der Grad der Glykosurie mit der verabreichten Eiweißmenge steigt und fällt. Auf Grund zahlreicher Untersuchungen steht die Bildung von Glykose aus Eiweiß bei dem diabetisch gemachten Tier und bei dem an Diabetes erkrankten Menschen fest. Und es ist außerdem wahrscheinlich, daß diese Zuckerbildung aus Proteinen nicht nur bei dem Diabeteskranken stattfindet, oder wenn es dem Organismus an Blutzucker mangelt, sondern auch unter physiologischen Umständen.

b) Das Verhältnis D:N. — Totaler oder kompletter Diabetes.

Es ist von Wichtigkeit nachzuforschen, wieviel Zucker aus dem Eiweiß der Nahrung entstehen kann. Dabei muß man sich zuerst fragen: Auf welche Weise entsteht Zucker aus dem Eiweißmolekül?

Es ist schon lange bekannt, daß einige Eiweißarten ein Kohlehydratkomplex enthalten (Glykosamin, vielleicht auch noch andere ähnliche Gruppen). Die Mengen dieser Komplexe sind in den verschiedenen Eiweißarten sehr verschieden. Einige enthalten gar keine. Am einfachsten wäre die Annahme, daß die Eiweißarten dieser Kohlehydratgruppe ihr Zuckerbildungsvermögen verdanken. Das kann jedoch nur zum Teil richtig sein. Berechnungen haben nämlich bewiesen, daß die Menge des Kohlehydratkomplexes im Eiweißmolekül nicht immer genügt zur Erklärung der im Urin ausgeschiedenen Zuckermenge, wenn das diabetische Tier oder der diabeteskranke Mensch mit einer Eiweiß-Fett-Diät ernährt wird. Überdies hat man gefunden, daß einige Eiweißarten welche keinen oder nur einen geringen Kohlehydratkomplex enthalten, reichliche Zuckerausscheidung mit dem Urin verursachen. So z. B. enthält Casein kein Kohlehydrat und ist doch ein starker Zuckerbildner. Während Ovalbumin eine große Menge der Kohlehydratgruppe enthält, gehören Eier zu den Speisen, deren Eiweiß am wenigsten Zuckerbildung verursacht.

Außer durch die in ihrem Molekül vorhandene Kohlehydratgruppe bilden die Eiweißarten Zucker aus ihren Aminosäuren. Man hat eingehende Studien darüber angestellt, welche Aminosäuren im Experiment Zuckerbildung verursachen und welche nicht. Der Gehalt des Eiweißes an Bausteinen von Aminosäure ist größtenteils bekannt. Man kann jedoch noch nicht aus dem Gehalt des Eiweißmoleküls an Aminosäuren darauf schließen, in welchem Grade es nach Verabreichung an einen Diabeteskranken zur Zuckerbildung Anlaß gibt. Es kann nur das eine gesagt werden: Nach Beobachtung der meisten Kliniker wird auf Grund der Erfahrung angenommen, daß Casein auf die Glykosurie den größten Einfluß ausübt, dann folgen Fleisch und das Eiweiß der Gemüse. Am wenigsten Zucker bilden Eier und das Eiweiß der Körnerfrüchte: Weizen, Roggen, Hafer, Reis. Diese Skala VON NOORDENS besitzt große praktische Bedeutung.

Selbstverständlich kann man für jeden Eiweißkörper ein theoretisches Maximum berechnen, wenn man von seiner chemischen Formel ausgeht. Jedoch wird niemals mehr Zucker aus einem Proteinmolekül gebildet werden können, als mit der darin enthaltenen Anzahl von C-Atomen übereinstimmt. Ich führe folgendes Beispiel an:

Casein enthält 53% Kohlenstoff und 15,63% Stickstoff. Angenommen ein diabetischer Hund würde ausschließlich mit Casein gefüttert, und er sei in seinem Stickstoffgleichgewicht. Es würde dann im Urin auf 15,63 g Stickstoff höchstens soviel Glykose auftreten können, wie es 53% Kohlenstoff entspricht. Nun wiegt ein Molekül Glykose 2,5mal so viel als der darin enthaltene Kohlenstoff. Das Verhältnis der Glykose zum Stickstoff im Urin würde also bei ausschließlicher Caseinfütterung des im Stickstoffgleichgewicht befindlichen diabetischen Hundes unmöglich höher sein können als $(53 \times 2,5) : 15,63$ oder 8,47 g Glykose auf 1 g Stickstoff. Der denkbar größte Wert von D:N müßte also 8,47 : 1 sein. Die Berechnung dieses theoretisch größtmöglichen Verhältnisses ist jedoch von geringer Bedeutung. Für uns ist nur von Wichtigkeit zu wissen, wieviel Zucker tatsächlich bei einem Diabeteskranken aus Eiweiß entsteht. Der erste, welcher bei Hunden nach Pankreasexstirpation den Quotienten D:N bestimmte, war MINKOWSKI. Er fand für dieses Verhältnis einen Durchschnittswert von 2,8, der als MINKOWSKIsche Zahl bezeichnet wird. Seitdem sind zahlreiche Untersuchungen dieser Art sowohl beim menschlichen Diabetiker als auch bei Hunden angestellt worden, bei letzteren mit Vorliebe nach Phlorizinvergiftung.

Besonders bekannt geworden sind die Luskschen Untersuchungen über dieses Problem. Obschon man nicht immer den vollkommen gleichen Wert fand, kann angenommen werden, daß sowohl für den Phlorizinhund wie für den Diabeteskranken bei kohlehydratfreier Diät, und wenn der Organismus zur Verbrennung von Kohlehydraten nicht mehr fähig ist, ein Verhältnis D : N von 3,65 allgemeine Gültigkeit hat. Man kann dieses Verhältnis von 3,65 die Lusksche Zahl nennen.

Umgekehrt, und darin liegt die praktische Bedeutung dieses Problems, kann man bei Vorhandensein eines Quotienten D : N = 3,65 bei kohlehydratfreier Diät annehmen, daß der Patient an totalem oder komplettem Diabetes erkrankt ist. D. h. sein Organismus ist vollkommen außerstande, Glykose zu verbrennen, sowohl die aus den Kohlehydraten der Nahrung als auch die aus dem Eiweiß gebildete Glykose.

Nach Lusk soll diese vollkommene Intoleranz für Zucker einen kritischen Zustand und eine absolut ungünstige Prognose bedeuten.

Ich halte es für sehr wahrscheinlich, daß viele Patienten mit totalem Diabetes durch eine geeignete Behandlung ihre Toleranz steigern können, so daß sie allmählich wieder eine größere oder kleinere Glykosemenge zu verbrennen imstande sind. Mit anderen Worten, meiner Meinung nach würde der totale Diabetes nur ein vorübergehender Zustand sein.

Wenn wir den Quotienten D : N = 3,65, der ziemlich häufig kürzere oder längere Zeit hindurch bei Diabetespatienten angetroffen wird, noch einmal näher betrachten, dann ergibt sich, welch beträchtliche Mengen Zucker aus Eiweiß entstehen können. Im Hinblick darauf, daß ein Molekül Eiweiß 6,25 mal mehr wiegt als ein Atom Stickstoff, ist es klar, daß aus 6,25 g Eiweiß 3,65 g Zucker gebildet werden können. Mehr als die Hälfte (genauer 58,40$^0/_0$) des Eiweißes wird also im Organismus zu Zucker oder kann wenigstens dazu werden.

Nicht nur der Zucker aus der Nahrung, sondern auch ein großer Teil des Eiweißes, und damit eine erhebliche Menge von Energie, geht also beim schwer Diabeteskranken durch den Urin verloren.

Die Bedeutung, welche man dem Quotient D : N zugeschrieben hat, ist scharf kritisiert worden. Wir wollen hier nur einige Einwendungen aufzählen: Joslin stimmt mit Lusk darin überein, daß man bei einem mit ausschließlicher Fett-Eiweißdiät ernährten Diabetiker den D : N-Quotienten niemals größer als 3,65 findet. Er weist aber auf die unerklärbare Tatsache hin, daß ein Patient, welcher bei ausschließlicher Fleischdiät allen aus dem Eiweißmolekül gebildeten Zucker unverbrannt mit dem Urin ausscheidet, während einer Fastenzeit oft keine Spur Zucker mehr im Urin aufweist und also imstande sein muß, die Glykose, die aus seinem Körpereiweiß entsteht, glatt zu verbrennen. Eine befriedigende Erklärung dieses Paradoxon ist mir nicht bekannt.

Bei der Beurteilung des D : N-Quotienten halte man sich ferner vor Augen, daß man bei dessen Berechnung die Mengen Glykose und Stickstoff im Urin miteinander vergleicht, als ob es feststände, daß beide aus ein und demselben Molekül entstanden seien. Das braucht aber durchaus nicht der Fall zu sein. Es ist sehr gut möglich, daß bei der Eiweißverbrennung die Glykose und das Stickstoffkomplex, welche allerdings gleichzeitig aus dem Molekül entstehen, nicht im gleichen Augenblick im Urin auftreten. Es ist sogar fast sicher, daß die Ausscheidung des Stickstoffs langsamer vor sich geht als die der Glykose.

Es gibt noch eine ganze Reihe andrer Argumente gegen die Auffassung, daß die Bestimmung des D : N- Quotienten uns einen genauen Anhalt gäbe für die unverbrannte Zuckermenge, welche von dem zugeführten Eiweiß herrührt. Jedoch steht fest, daß in schweren Fällen von Diabetes mit einem hohen D : N- Quotienten ein beträchtlicher Teil des Eiweiß als unverbrannter und unausgenutzter Zucker den Körper verläßt.

Ferner auch, daß man bei Verordnung einer Diät das Eiweiß als Zuckerbildner ansehen und damit rechnen muß, daß mehr als die Hälfte davon als Glykose im Organismus zur Zirkulation gebracht wird.

Eine viel größere Meinungsverschiedenheit als über die Bildung von Zucker aus Eiweiß, herrscht über die Frage, ob auch die Fette zur Bildung von Glykose führen können. Daß aus dem Glycerinkomponenten des Fettes Zucker entsteht, ist nicht zweifelhaft. Verabreichung von Glycerin an diabeteskranke Patienten läßt ohne Ausnahme die Glykosurie steigen. Aber im Hinblick darauf, daß der Glyceringehalt der Fette nur $10^0/_0$ beträgt, ist diesem Faktor keine große Bedeutung beizulegen. Viel wichtiger ist die Kenntnis, ob auch die Fettsäuren, der Hauptbestandteil des Fettmoleküls, Zuckerbildner sind. Hier gehen die Ansichten erheblich auseinander. Klassische Untersucher — CHAUVEAU, SEEGEN, BOUCHARD — waren Verfechter dieser Theorie, andere bestreiten sie. Ein wichtiges Argument gegen diese Auffassung bilden die Untersuchungen über den D : N- Quotienten. Seine Unveränderlichkeit scheint darauf hinzuweisen, daß bei Fett-Eiweißernährung des Patienten oder des Hundes mit totalem Diabetes nur das Eiweiß zur Zuckerbildung Anlaß gibt. Aber die mit der Beurteilung dieses Quotienten verbundenen Schwierigkeiten und vereinzelte Beobachtungen, die ausnahmsweise viel höhere Werte für den Quotienten D: N finden ließen, gaben wiederum Veranlassung, die Bedeutung dieses Argumentes in Zweifel zu ziehen. Zur Zeit sind eine Reihe maßgeblicher Diabeteskenner der Ansicht, daß der Organismus eines an schwerem Diabetes Erkrankten sicherlich imstande ist, Zucker aus den Fettsäuren zu bilden. VON NOORDEN, früher ein Gegner dieser Theorie, ist seit etwa 12 Jahren einer ihrer geschicktesten Verfechter. Trotzdem findet man keine Vermehrung der Glykosurie bei Patienten mit Diabetes (vielleicht kommen höchstseltene Ausnahmen vor?), wenn man ihrer Nahrung Fett hinzufügt. Von einem ausschließlich praktischen Standpunkte aus betrachtet, kann man denn auch sagen, daß Fett das einzige Nahrungsmittel ist, welches beim Diabeteskranken nicht in Glykose umgesetzt wird. Hieraus ergibt sich die außerordentliche Bedeutung des Fettes in der Diät der Zuckerkranken. Daß die Zufuhr dieses wertvollen Nahrungsmittels auch bedenklich und gefahrvoll sein kann, werden wir später sehen.

c) Die Oxydation der Kohlehydrate.

Es besteht aller Grund zur Annahme, daß die Kohlehydrate die wichtigste Energiequelle (Erwärmung, Drüsen- und Muskeltätigkeit) im tierischen Organismus sind. Die Gewebe entnehmen sie dem Blute, je nachdem sie Verbrennungsmaterial benötigen. In den Geweben und in großer Menge besonders in den Muskeln wird die Glykose unter Bildung von Kohlensäure und Wasser verbrannt. Dabei wird Energie in Form von Wärme und Arbeit frei.

So einfach es auch auf dem Papiere erscheint das Glykosemolekül durch Hinzufügen von Sauerstoff in Wasser und Kohlensäure umzuwandeln, so unwahrscheinlich ist es doch, daß sich dies im Organismus auf so einfache Weise vollzieht. Alles weist darauf hin, daß das Molekül vor der Oxydation in verschiedene Teile gespalten wird. Hierauf unterliegen einige dieser Teile, vermutlich unter Mitwirkung von Enzymen, der Oxydation.

Diese Anschauung steht im Einklang mit der jetzt herrschenden Auffassung bezüglich der biochemischen Abbauprozesse im Organismus im allgemeinen. Man nimmt an, daß diese stets in verschiedenen Etappen vor sich gehen, und dann wohl in der Weise, daß auf jede Spaltungsstufe entweder eine Rückwärts-Reaktion folgt oder eine Seitenverbindung eingegangen wird.

Durch eine Art Umschaltung, d. h. also durch eine Ablenkung von der normalen Bahn der Stoffwechselreaktionen, wird erreicht, daß die metabolischen Prozesse der drei großen Nahrungsbestandteile: Eiweiß, Fett und Kohlehydrate, ineinander eingreifen, und daß aus den Teilen des einen der andere durch Synthese wieder aufgebaut werden kann.

Die chemischen Reaktionen, welche bei diesen Oxydationsprozessen der Glykose stattfinden, sind schon seit Jahren Gegenstand des Studiums der scharfsinnigsten Forscher. Obschon eine ganze Reihe interessanter Tatsachen zu Tage gefördert ist, bleiben noch zahlreiche fundamentale Fragen ungelöst. Die Ansichten weichen sehr voneinander ab. In einer kurzen Abhandlung, wie es diese Vorlesungen notwendigerweise sein müssen, können nur einzelne Auffassungen, welche die meiste Zustimmung fanden, mitgeteilt werden.

Fast einstimmig ist man der Meinung, daß in großen Zügen und wenigstens in den ersten Phasen die katabolen Reaktionen im tierischen Organismus mit der Gärung des Zuckers übereinstimmen (NEUBERG). Besonders viele Untersuchungen über Oxydation der Kohlehydrate wurden an der quergestreiften Muskulatur vorgenommen. Man nimmt an, daß die dabei gewonnenen Ergebnisse im allgemeinen auch auf die Prozesse in anderen Geweben übertragen werden können. Niemand ist gegenwärtig noch der Ansicht, daß bei der Muskelatmung das Glykosemolekül unmittelbar zu Wasser und Kohlensäure oxydiert würde. Es unterliegt erst Veränderungen, bestehend in intramolekülaren Verschiebungen, welche es labiler, zu Reaktionen geeigneter machen. Die Zwischenprodukte werden nach vielen Umwandlungen schließlich unter Freiwerden von Energie oxydiert.

Man stellt sich den Verlauf des Prozesses (HILL, MEYERHOF) schematisch z. B. wie folgt vor[1]):

Die Glykose der Nahrung tritt in die Blutbahn ein, vielleicht in einer isomeren Form, welche sie für die notwendigen Reaktionen geeigneter macht. Im Muskel wird aus dem Glykosemolekül in erster Linie Glykogen gebildet. Bei der Muskelkontraktion finden nun zwei Prozeßreihen statt. Die erste Phase verläuft ohne Aufnahme von Sauerstoff und unter sehr geringer Wärmebildung. Am Ende dieser ersten Phase zerfällt das Glykosemolekül in Moleküle von d-Milchsäure. Die Glykose geht aber nicht unmittelbar in Milchsäure über: Zuerst findet die Bildung von Hexosephosphorsäure statt. Dieses Zwischenprodukt liefert durch Spaltung Milchsäure (EMBDEN).

Während der zweiten oxydativen Phase verbrennen die Milchsäuremoleküle unter Bildung von Kohlensäure und Wasser. Dabei wird Wärme frei.

Die erste Phase fällt mit der Kontraktion des Muskels zusammen. Die geleistete Arbeit ist größtenteils mechanischer Art. Es wird nur wenig Wärme dabei frei. Die in dieser Phase sich abspielenden Prozesse verlaufen sehr schnell, explosiv.

Die zweite Phase hat die Wiederherstellung des ursprünglichen Zustandes zur Aufgabe. Der Muskel muß befähigt werden, sich sofort, wenn es nötig ist, wieder zusammenzuziehen. Zu dem Zwecke werden die Milchsäuremoleküle

---

[1]) HILL und MEYERHOF: Ergebn. d. Physiol. 1923. — HILL and LUPTON: The Quart Journ. of med. Bd. 16. 1922/23.

wieder zu Glykogen zurückgebildet. Dazu ist Energie erforderlich, und diese wird aus der Verbrennung eines der Glykose- oder Milchsäuremoleküle gewonnen.

Das MEYERHOFsche Schema kann in folgende Formel gebracht werden[1]:

α) Anoxydative Phase

$$5\,n\,(C_6H_{10}O_5)\,n + 5\,H_2O + 8\,H_3PO_4$$
$$\rightarrow 4\,C_6H_{10}O_4\,(H_2PO_4)_2 + C_6H_{12}O_6 + 8\,H_2O$$
$$\rightarrow 8\,C_3H_6O_3 + 8\,H_3PO_4 + C_6H_{12}O_6$$

β) Oxydative Phase

$$8\,C_3H_6O_3 + 8\,H_3PO_4 + C_6H_{12}O_6 + 6\,O_2$$
$$\rightarrow 4\,C_6H_{10}O_4\,(H_2PO_4)_2 + 6\,CO_2 + 14\,H_2O$$
$$\rightarrow 4\,n\,(C_6H_{10}O_5)\,n + 8\,H_3PO_4 + 6\,CO_2 + 10\,H_2O.$$

Das bedeutet also:

Glykogen geht in einer ersten Phase in Glykose über unter Aufnahme von Wasser. Von 5 Molekülen dieser Glykose bleibt eines unverändert, während 4 unter Bildung von 8 Molekülen Milchsäure zerfallen. Dabei entstand als Zwischenprodukt Hexosephosphorsäure.

Aus den 8 Molekülen Milchsäure entstehen durch Synthese in der zweiten Phase wieder 4 Moleküle Glykose, die unter Aufnahme von Wasser aufs neue zu Glykogen werden. Die für diese Synthese erforderliche Energie wird durch Verbrennung eines Moleküls Glykose zu Kohlensäure und Wasser gewonnen.

Betrachten wir beide Phasen noch etwas genauer.

Beim Zerfall des Glykosemoleküls in Milchsäure werden wiederum eine Anzahl Stufen durchlaufen, wie sie in untenstehendem Schema abgebildet sind. Diese Reaktionen sind im Organismus reversibel, und was besonders wichtig ist, es können allerlei Seitenverbindungen eingegangen werden. So sieht man, daß aus Glycerinaldehyd sowohl Milchsäure als Glycerin entstehen kann. Da letzteres ein Fettbestandteil ist, versteht man somit wenigstens in etwa die Fettbildung aus Zucker. Die Pyrotraubensäure kann Alanin bilden, wodurch eine Beziehung zwischen Zuckerstoffwechsel und Aminosäuren, und also auch zum Eiweiß wenigstens einigermaßen verständlich wird. Endlich ist in dem Schema die Möglichkeit des Übergangs von Essigsäure in Acetylessigsäure dargestellt, woraus die Bildung erst niederer, dann höherer Fettsäuren aus Zucker angenommen werden kann. Es ist wohl unnötig zu sagen, daß Schemata, wie das hier wiedergegebene, auf Grund zahlreicher, langwieriger und mühseliger Untersuchungen zusammengestellt sind, wobei die verschiedenen Übergänge des einen Stoffes in den anderen, im menschlichen oder tierischen Organismus tatsächlich beobachtet worden sind oder mit sehr großer Wahrscheinlichkeit angenommen werden konnten. Das hier als Beispiel gewählte Schema für den Zerfall des Glykosemoleküls, stammt von G. EMBDEN[2].

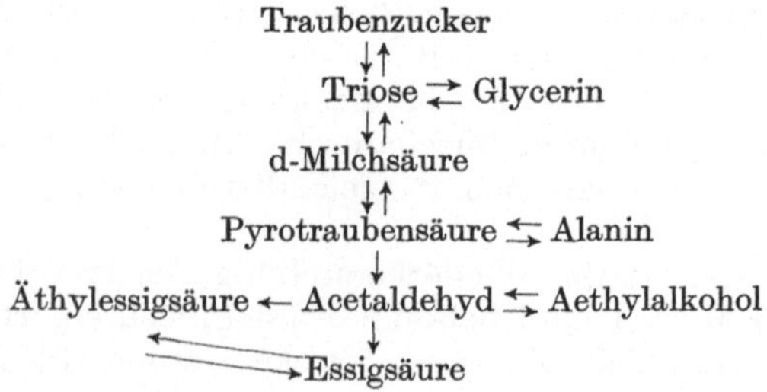

____

[1] $(C_6H_{10}O_5)$ n bedeutet Glykogen.
[2] EMBDEN, G.: Klin. Wochenschr. Bd. 1, S. 403. 1922.

So verlockend es auch wäre, auf diese wichtigen und interessanten Probleme hier näher einzugehen, so würde dies doch den Rahmen dieser Abhandlung überschreiten. Auf einen Punkt muß ich jedoch zurückkommen. Es wurde bereits darauf hingewiesen, daß die Glykose der Nahrung, wie man annimmt, im Organismus in einen labilen, mehr für chemische Reaktionen geeigneten Stoff umgewandelt wird, bevor sie an den biologischen Prozessen teilnimmt. Man hat der Meinung Ausdruck gegeben, daß ein Übergang der gewöhnlichen Glykose in die γ-Form eines der wichtigsten Mittel ist, welche der Organismus zu diesem Zwecke anwendet.

Seit langem ist es bekannt, daß die spezifische Drehung der Polarisationsfläche frisch bereiteter Glykoselösungen allmählich kleiner wird und erst nach einigen Stunden einen feststehenden Wert von 52,5⁰ erlangt. Diese Erscheinung, die Mutorotation, wird verursacht durch den langsamen Übergang der α-Glykose — der Stoff, welcher in der festen Form der gewöhnlichen Glykose weitaus überwiegt — in die andere stereoisomere Form mit abweichender spezifischer Drehung, die β-Konfiguration. Nach einiger Zeit ist in der Lösung ein Gleichgewicht zwischen den Mengen der beiden Formen erreicht. Die beiden Modifikationen sind schon vor langen Jahren von TANRET dargestellt worden. Die spezifische Rotation der α-Konfiguration beträgt $+$ 109,6⁰, die der β-Form $+$ 19,8⁰.

Außer den gewöhnlichen Formen der Glykose (der α- und β-Konfiguration) unterscheidet man noch eine dritte, die γ-Form (Irvine). Obschon diese γ-Form noch nicht abgetrennt werden kann, erscheint es doch statthaft, ihr Vorkommen als sicher anzunehmen. Die γ-Form soll viel leichter polymerisiert, durch Permanganat oxydiert werden, kurzum den verschiedenen Reaktionen leichter unterworfen sein, als die α- und β-Form. Man glaubt nachgewiesen zu haben, daß die Glykose aus der Nahrung (ein Gemisch von α- und β-Form) im Organismus in die γ-Form übergehen muß, bevor die Glykose im Stoffwechsel ausgenutzt werden kann[1]).

HEWITT und PRYDE hatten die wichtige Entdeckung gemacht, daß eine Glykoselösung, die also hauptsächlich aus α- und β-Glykose besteht, bei Berührung mit der Darmschleimhaut schnell in eine Form übergeht mit geringerem optischem Drehungsvermögen und größerer Neigung zu Reaktionen als das im Gleichgewicht befindliche Gemisch von Glykose, welches die gewöhnliche Glykoselösung bildet, von der ausgegangen wurde. Wird die Flüssigkeit aus der Darmschlinge entfernt, so steigt das Drehungsvermögen wieder langsam an, bis der Wert der gewöhnlichen Glykose erreicht ist. Die Untersucher schlossen aus dieser Beobachtung, daß die Darmschleimhaut den Übergang der α- und β-Glykose in die γ-Glykose zustande bringt.

WINTER und SMITH haben diese Untersuchungen erweitert. Sie glauben gefunden zu haben, daß der Blutzucker normaler Tiere und Menschen ein Drehungsvermögen hat, welches weit unterhalb desjenigen einer gewöhnlichen wässerigen Glykoselösung liegt, vorausgesetzt, daß so schnell wie möglich und bei niedriger Temperatur untersucht wird. Läßt man die Blutzuckerlösung stehen, so wird die Drehung langsam erhöht, bis nach einigen Tagen ein Wert erreicht ist, welcher mit der Konzentration einer gewöhnlichen Glykoselösung übereinstimmt, wie sie durch Reduktion mit Kupfersalzen gefunden würde. Das Blut eines Diabeteskranken soll nicht solch niedrigen Drehungswert aufweisen, jedoch mit dem Ergebnis übereinstimmen, welches die Bestimmung der Glykose durch Kupferreduktion erwarten läßt. Nach Injektion

---

[1]) SHAFFER: Physiol. review. Bd. 3, S. 398. 1923.

von Insulin endlich soll sich das Diabetesblut hinsichtlich des Verhältnisses des Drehungsvermögens zur Kupferreduktion wie normales Blut verhalten. WINTER und SMITH erklären ihren Befund mit der Annahme, daß der Blutzucker bei gesunden Menschen und Tieren in der Hauptsache aus γ-Glykose bestände, die leicht durch das Gewebe ausgenutzt werden kann. Sie suchen die Ursache der Umwandlung der α- und β-Form durch den Organismus in die γ-Form in einer Wirkung des vom Pankreas ausgeschiedenen Hormons. Der Organismus des Zuckerkranken soll nicht fähig sein, die Umwandlung der α- und β-Glykose in die für das Zustandekommen der biologischen Reaktionen notwendige γ-Form zu leisten.

Die Abhandlungen von WINTER und SMITH erscheinen nicht sehr überzeugend. Eine scharfe Kritik ihrer Arbeit ist nicht ausgeblieben[1]). Das schließt nicht aus, daß sich weitere Untersuchungen zweifellos mit den genannten Problemen, welche zuerst von den englischen Autoren bearbeitet worden sind, befassen müssen. In diesem Zusammenhange ist die Erinnerung an die Untersuchung von CLARK wichtig, welche folgendes ergab: Wenn man das Pankreas eines Hundes von Glykose enthaltender LOCKEscher Flüssigkeit durchströmen ließ, so wurde das Drehungsvermögen der Lösung geringer, während die Größe der Reduktion von Kupfersalzen unverändert blieb. Bei Durchströmung von Herz, Milz oder Nieren wurde kein Verlust an optischer Drehung beobachtet.

Ich wies schon darauf hin, daß beim Abbau des Glykosemoleküls der Prozeß in jedem Stadium halt machen, und infolge einer in entgegengesetzter Richtung verlaufenden Reaktion das ursprüngliche Produkt wieder hervorrufen kann, welches eben zuvor gespalten wurde. Ferner, daß ebenso in jedem Stadium des Glykosemetabolismus Reaktionen stattfinden können, welche Seitenverbindungen eingehen. Auf diese Weise werden die engen Beziehungen, welche zwischen den drei großen Gruppen der Nahrungsstoffe bestehen, offenkundig. So kann z. B. der Organismus aus Glykose über Milchsäure und Pyrotraubensäure das in Verbindung zum Eiweißmolekül stehende Alanin bilden. Umgekehrt ist der Organismus imstande, aus Alanin wiederum Glykose zu bilden. Andrerseits kann Glycerin zweifellos in Glykose umgewandelt werden, und der Organismus aus Zucker Glycerin, einen Bestandteil des Fettes, bilden.

So gewann man erst die bisher fehlende Erkenntnis, wie sehr im gesunden Organismus, ebenso aber auch im kranken, die verschiedenen Nahrungsmittel einander beeinflussen. Damit erklärt sich die gegenwärtige Auffassung, auf die wir später noch ausführlicher zurückkommen müssen, daß es bei der Zuckerkrankheit nicht ausreicht, wie es noch vor wenigen Jahren allgemein geschah, nur die Kohlehydratzufuhr in der Diät zu regeln, sondern daß ebenso notwendig die Regelung der Eiweiß- und Fettzufuhr ist.

Wir haben in den voraufgegangenen Abschnitten gesehen, daß infolge einer großen Reihe von Reaktionen die Glykose im Organismus schließlich zu Kohlensäure und Wasser verbrennt. Nun mag es zutreffen, daß dabei zunächst viel mehr labile Moleküle entstehen. Das schließt jedoch nicht aus, daß in einer wässerigen Glykoselösung, welche der atmosphärischen Luft ausgesetzt wird, das Zustandekommen derartiger Reaktionen und einer Oxydation der Glykose nicht beobachtet wird.

Freilich wird das Glykosemolekül in einer ziemlich stark alkalischen Lösung von dem molekularen Sauerstoff der Luft sehr leicht oxydiert. Jedoch bei der fast neutralen Reaktion des tierischen Organismus findet eine derartige Oxydation nicht oder wenigtsens nur in sehr langsamer Weise statt.

---

[1]) DENIS and HUME: On the nature of bloodsugar, the Journ. of biol. chem. Bd. 60, S. 603. 1924.

Wenn wir sehen, daß sich in den Geweben, besonders in den Muskeln, eine Oxydation der Glykose sehr schnell vollzieht, müssen also katalysierende Kräfte mitwirken, welche dies verursachen. Es ist daher leicht begreiflich, daß die Physiologen in den Geweben eifrig nach Enzymen gesucht haben, welche die Oxydation des Glykosemoleküls katalysieren. Der Nachweis solcher Enzyme ist jedoch bisher nicht geglückt. Es hat den Anschein, als ob nur das lebende Protoplasma mit Erhaltung seiner Zellstruktur die erwähnten Oxydationen hervorzurufen imstande ist (WARBURG).

d) Die Glykolyse des Blutes.

Ein wichtiger Versuch, die Zuckerkrankheit durch ungenügende Fermentwirkung zu erklären, war LÉPINES Untersuchung über die Glykolyse des Blutes. LÉPINE selbst und seine Mitarbeiter, wie auch spätere Forscher, haben auf die Untersuchung dieses Problems sehr große Mühe verwandt, welche nicht hoch genug anerkannt werden kann. Trotzdem weichen die Ansichten über die wichtigen von LÉPINE beschriebenen Beobachtungen auch heute noch sehr voneinander ab. Bedauerlicherweise hat dieser erfolgreiche Forscher und vortreffliche Kliniker auf Grund · der von ihm wahrgenommenen Erscheinungen allzu schnell eine Theorie über das Wesen und die. Entstehung des Diabetes aufgebaut. Dr. VAN STEENIS, welcher im Labotarorium der Utrechter Klinik die Frage der Glykolyse studierte, kommt zu der Schlußfolgerung, daß es durchaus nicht anzuraten wäre, die Untersuchungen über das glykolytische Ferment als eines unwichtigen Vorganges in Zukunft ruhen zu lassen, wenn auch die Theorie von LEPINE als wiederlegt angesehen werden muß. Die geringe Beachtung, welche diese in den letzten Jahren im allgemeinen fand, ist nicht gerechtfertigt. Man handelt nach Ansicht, Dr. VAN STEENIS falsch, wenn man diese Beobachtungen der Vergessenheit anheimfallen lassen oder ungeschehen machen will dadurch, daß man die Theorie über den Haufen wirft.

Schon CLAUDE BERNARD hatte beobachtet, daß der Zuckergehalt des Blutes, wenn es einige Zeit außerhalb des Körpers aufbewahrt wird, sehr schnell abnimmt. Fast dreißig Jahre hindurch haben R. LÉPINE und seine Mitarbeiter diese Erscheinung, welche sie als Glykolyse bezeichneten, nach allen Richtungen hin studiert. Seine wichtigste Beobachtung war die, daß die Glykolyse in vitro im Blute des Zuckerkranken — sei es des kranken Menschen oder des experimentell diabetisch gemachten Hundes — deutlich geringer war als die Glykolyse im Blute normaler Menschen oder Tiere, oder solcher Menschen, welche an einer anderen Krankheit als Diabetes litten[1].

Ferner hatte sich herausgestellt, daß das Blut beim Stehen in vitro nicht nur an Zucker verarmt, sondern daß auch ein Teil des hinzugefügten Zuckers verschwindet. Das Ferment, welches nach Annahme LÉPINES dies Verschwinden des Zuckers verursacht, geht bei Erwärmung auf 55⁰ zugrunde. Es ist an die weißen und ebenso an die roten Blutkörperchen gebunden, befindet sich aber nicht im Serum. Nach VAN STEENIS entspricht die glykolytische Wirkung von hundert roten der eines weißen Blutkörperchens.

Es ist festgestellt, daß durch den glykolytischen Prozeß die Glykose in Milchsäure umgesetzt wird. Eine weitere Oxydation findet dabei nicht statt.

---

[1] Siehe über dieses Thema: van STEENIS, Dr. P. B.: Over glycolyse. Dissert. Utrecht 1924. — HEKMAN en VAN MEETEREN: Ned. geneesk. tijdschr. Bd. 2. S. 497. 1918. — THALHIMER and PERRY: Journ. of the Americ. med. assoc. Bd. 80, S. 1614. 1923. — DENIS and GILES: Journ. of biol. chem. Bd. 56, S. 739. — TOLSTOI: Journ. of biol. chem. Bd. 60, S. 69. 1924. — M. BÜRGER: Zeitschr. f. d. ges. exp. Med. Bd. 31, S. 98. 1923. — CAJORI and CROUTER: Journ. of biol. chem. Bd. 60, S. 765. 1924.

Nach den interessanten Untersuchungen von DE MEYER wird die Wirkung des glykolytischen Fermentes durch ein aus dem Pankreas stammendes thermostabiles Koferment unterstützt. Die Glykolyse soll in dem Blute des Hundes nach Exstirpation des Pankreas und in dem Blute des Zuckerkranken viel schwächer sein als in normalem Blute. Hinzufügen von Pankreasextrakt soll die Glykolyse von neuem wieder auftreten lassen. Beachtenswert sind weitere Untersuchungen von Dr. DE MEYER. Als er Kaninchen glykolytisches Ferment enthaltende Flüssigkeiten einspritzte, gewann er ein „anti-glykolytisches" Ferment, dessen Wirksamkeit bei Erhitzung auf 68—70⁰ zerstört wurde. Injizierte er dieses anti-glykolytische Ferment normalen Tieren, so sah er Hyperglykämie und Glykosurie auftreten. In einer zweiten Versuchsanordnung injizierte er Kaninchen mit einem Pankreasextrakt. Bei diesen Tieren bildete sich also ein „Anti-Pankreasserum", welches bei normalen Hunden ebenfalls Hyperglykämie und Glykosurie verursachte.

Spätere Untersucher haben die verschiedensten Organe nach dem glykolytischen Ferment durchsucht, ohne es jedoch in ihnen nachweisen zu können. Doch fand COHNHEIM, daß Muskelbrei und Pankreasextrakt in ihrer Verbindung Glykolyse hervorrufen, während jeder für sich keinerlei Wirkung ausübt. LEVENE und MEYER konnten bei Wiederholung dieser Versuche das Verschwinden des Blutzuckers bei gleichzeitiger Einwirkung von Muskelbrei und Pankreasextrakt bestätigen. Es ergab sich jedoch, daß diese Glykolyse von der des Blutes verschieden ist. In den Versuchen von LEVENE und MEYER, in welchen Muskelbrei und Pankreasextrakt zusammen die Glykolyse zum Verschwinden brachten, war dieses Ergebnis, wie sich herausstellte, auf eine Polymerisation des Zuckers zurückzuführen.

Die von LÉPINE gefundenen und veröffentlichten Beobachtungen wurden allgemein scharf kritisiert. Besonders viele Gegner fand die Angabe LÉPINES, daß die Glykolyse im Blute des Zuckerkranken vermindert wäre, eine Angabe, die im Falle ihrer Bestätigung von der größten Wichtigkeit sein würde. Von andrer Seite jedoch wurde diese Beobachtung bestätigt. Seit einigen Jahren hat man diese Untersuchung, welche eine Zeit lang geruht hatte, wieder aufgenommen, und dabei auch den Einfluß des Insulins zu erforschen versucht. Merkwürdigerweise widersprechen einander auch jetzt abermals die verschiedenen Untersucher auf das schärfste. Einige finden einen beträchtlichen Unterschied in der Glykolyse zwischen diabetischem und normalem Blut, andere dagegen vollkommen gleiche Werte. Insulin soll, wie man annimmt, ohne Einfluß sein. Trotz all der aufgewandten Arbeit scheint die Lösung dieses Problems noch ebenso fern zu sein wie vor Jahren.

Jedenfalls war es ein großer Fehler LÉPINES, wie zuvor schon gesagt wurde, daß er allzu schnell auf seinen Beobachtungen eine Theorie aufbaute, welche die Entstehung der Zuckerkrankheit erklären sollte. Die herabgesetzte Blutglykolyse bei Diabetes gab seiner Ansicht nach eine ausreichende Erklärung von dem Wesen der Zuckerkrankheit. Nach dieser Theorie wird unter normalen Umständen der Zucker im Organismus durch das glykolytische Ferment oxydiert, welches die Blutkörperchen aus dem Pankreas entnehmen. Bei Diabetes ist die Menge dieses Fermentes vermindert, also wird weniger Zucker verbrannt. Hyperglykämie mit ihren Folgen, d. h. Diabetes, muß entstehen. Diese etwas zu einfache Auffassung ist sicher vollkommen falsch. Die Oxydationsprozesse finden in den Gewebszellen, nicht im Blute statt. Wir haben früher gesehen, wie verwickelt und wie wenig bekannt diese Prozesse noch sind, selbst unter normalen Verhältnissen.

Obschon die Glykolyse uns bis jetzt über das Wesen der Zuckerkrankheit noch keine Aufklärung geben konnte, muß die von einigen Untersuchern gefundene Herabsetzung des glykolytischen Prozesses im Hinblick auf die Normalwerte uns doch stutzig machen und uns anspornen, die von Lépine aufgeworfenen Fragen nicht ruhen zu lassen.

e) Über den „sucre virtuel".

Lange bevor Winter und Smith ihre oben skizzierte Theorie aufstellten, ist schon vieles über den Zustand, in welchem der Zucker im Blute vorkommen soll, veröffentlicht worden. Man hat oft angenommen, daß der Blutzucker ganz oder teilweise in der einen oder anderen schwachen Verbindung mit anderen Körpern zirkuliere und nicht dialysierbar wäre. Auf Grund von Dialyseuntersuchungen der letzten Jahre herrscht jedoch die Meinung vor, daß der gesamte Blutzucker in kristalloider Form im Blute zirkuliere, sowohl unter normalen Verhältnissen als auch bei der Zuckerkrankheit. Ob wohl das letzte Wort in dieser Sache schon gesprochen wurde?

Sicher ist dies nicht der Fall hinsichtlich des sogenannten „sucre virtuel", ein ebenfalls von Lépine eingeführter Begriff, der zu vielen Irrtümern Anlaß gegeben hat. Lépine ging von folgenden Wahrnehmungen aus: er untersuchte eine bestimmte Blutmenge auf ihren Zuckergehalt, unmittelbar nach dem sie dem Körper entnommen war. Einen anderen Teil des gleichen Blutes ließ er stehen, doch unter solchen Bedingungen (bei 0^0, oder bei 58^0), daß Glykolyse ausgeschlossen war. Er fand nun, daß nach einiger Zeit die Zuckermenge dieses letzten Blutquantums, am Reduktionswerte gemessen, zugenommen hatte. Dieses Plus an Zucker, welches also im Blute entstanden sein mußte, nannte er „sucre virtuel". Es ist noch nicht mit Sicherheit festgestellt, ob es einen „sucre virtuel" im Sinne von Lépine gibt. D. h., ob im Blute spontan eine Bildung von Zucker aus größeren nur lose untereinander verbundenen Komplexen stattfindet. Daran ist jedoch nicht zu zweifeln, daß eine Abspaltung von Zucker oder wenigstens eines reduzierenden Stoffes aus dem Blute durch Hydrolyse (Kochen mit schwachen Säuren) möglich ist. Untersuchungen, welche sich mit diesem Problem beschäftigen, sind in der letzten Zeit besonders von Bierry und einer Reihe von Mitarbeitern angestellt worden. Bei Diabetes und bei Hunden nach Pankreasexstirpation wäre dieser „sucre protéidique" mehr oder weniger parallel mit dem „sucre libre" vermehrt. Auch die hinsichtlich des „sucre virtuel" und des „sucre protéidique" erhaltenen Ergebnisse, welche bisher noch nicht viel mehr als eine Sammlung teils unzusammenhängender teils einander widersprechender Tatsachen bilden, und die uns vorläufig über das Wesen der Zuckerkrankheit keinen Aufschluß geben, können später vielleicht von Bedeutung werden. Ich wollte sie deshald nicht unerwähnt lassen[1]).

Man begreift übrigens, daß die beiden entgegengesetzten und zu gleicher Zeit im gleichen Blute sich abspielenden Reaktionen — Verminderung des Zuckergehaltes durch Glykose, Vermehrung durch Freiwerden von „sucre virtuel" oder „sucre protéidique" — die Untersuchungen erschweren müssen.

Die Literatur über diese Probleme kann allzu leicht zu Irrtümern Anlaß geben. Deshalb halte man beim Studium des im Blute befindlichen gebundenen Blutzuckers scharf die folgenden Begriffe auseinander:

a) Freier Blutzucker, sucre libre von Lépine, ist der Zucker, den man im Blute findet, wenn dieses sofort untersucht wird, ohne daß von postmortaler Fermentwirkung die Rede sein kann.

---

[1]) van Steenis: Dissert. S. 27. — Mad. Raudoin-Faudard: Thèse de Paris 1918. — Bordet: Thèse de Paris 1922.

b) Sucre virtuel von Lépine ist der Zucker, welcher aus losen Verbindungen frei wird, wenn man das Blut während einiger Zeit stehen läßt. — Das Bestehen dieser Verbindungen ist noch nicht bewiesen.

c) Sucre protéidique von Bierry entsteht, wenn man das Bluteiweiß durch Kochen mit schwachen Säuren hydrolysiert.

d) Sucre combiné von Lépine stellt die Summe der unter b) und c) genannten Zuckermengen dar.

3. Der Fettstoffwechsel. Acidosis.

a) Allgemeine Betrachtungen.

In diesen Vorlesungen kann auf die Chemie der Fette und ihre Rolle im tierischen Organismus nicht ausführlich eingegangen werden. Die Fette sind jedoch von so außergewöhnlicher Bedeutung für die Ernährung bei der Zuckerkrankheit, aber auch für die Entstehung ihrer gefürchtetsten und tatsächlich gefährlichsten Komplikation, des Koma, daß einiges Verständnis für die Rolle, welche sie im Stoffwechsel spielen, unbedingt erforderlich ist. Deshalb müssen einige Tatsachen der physiologischen Chemie in Erinnerung gebracht werden.

Vor allem die berühmte Untersuchung Knoops hellte das Dunkel über das Problem des Fettabbaus auf. Man denke daran, daß die Fette, auf welche es hier ankommt, vornehmlich aus Palmitin-, Stearin- oder Ölsäuren bestehen, die an Glycerin gebunden sind. Die im tierischen Organismus gefundenen Fette enthalten nur Fettsäuren mit einer gleichen Anzahl Kohlenstoffatome. Diese Fettsäuren machen ungefähr 95 Gewichtsteile der Fette aus. Man hat sich also die Frage vorzulegen, auf welche Weise der Organismus die langen Ketten, welche diese Fettsäuren bilden, durch Oxydation sprengt. Die Lösung dieses Problems ließ darum so lange auf sich warten, weil diese Fettsäuren, ebenso wie ihre kürzeren homologen, der Nahrung zugefügt, im Organismus verschwinden ohne Spuren zu hinterlassen. Der Kunstgriff, durch den Knoop zu seiner hervorragenden Entdeckung gelangte, bestand darin, daß er die Verbrennung dieser Körper durch Hinzufügung aromatischer Gruppen erschwerte, da dieselben die Verbrennung verlangsamen. Auf diese Weise konnte Knoop darlegen, um nicht zu sagen beweisen, daß die Oxydation in der langen Kette der Fettsäure stets bei der Gruppe angreift, welche der β-Stellung entspricht, wodurch also die Kette zwei Kohlenstoffatome verliert. Die übrigbleibende Kette wird wiederum in der Gruppe angegriffen, welche der β-Stellung entspricht, und so fort.

Man stand lange Zeit diesem Knoopschen Resultate etwas mißtrauisch gegenüber, weil die Chemiker bei ihren Oxydationsprozessen in vitro die Oxydation stets entsprechend der α-Stellung vor sich gehen sahen. Dieser Zweifel ist aber überwunden, seit Dakin nachwies, daß Wasserstoffsuperoxyd, welchem ein kleines Quantum Eisensalz zugefügt wurde, die Fettsäuren genau auf die gleiche Weise oxydierte, wie der Organismus dieses, nach Ansicht Knoops, bewirkte.

Während nun der Abbau der langen Fettsäureketten unter normalen Umständen vor sich geht, bis nur Kohlensäure und Wasser übrigbleiben, gibt es einen pathologischen Zustand, bei welchem der Abbauprozeß nicht bis zum Ende fortschreitet. Er bleibt an einem Punkte stehen, wo noch eine ungebrochene Kette von 4 Kohlenstoffatomen übrigbleibt. Dies geschieht jedesmal dann, wenn die Gewebe nicht über Kohlehydrate verfügen, oder wenn diese aus irgendeinem Grunde zur Oxydation nicht ausreichen, wie bei Hunger und bei der Zuckerkrankheit. Es ist allgemein bekannt, daß die vier Kohlenstoffatome enthaltende Säure, welche bei Kohlehydrathunger im Urin erscheint, die β-Oxybuttersäure ist. Diese zerfällt ganz oder teilweise in Diacetsäure und Aceton.

Schon unter normalen Umständen enthält der Urin Spuren dieser Ketonkörper. Ihre Menge steigt jedoch in außergewöhnlichem Grade, wenn man eine kohlehydratfreie Diät anwendet, besonders wenn man zugleich viel Fett gibt. Die Verabreichung von 50—60 g Kohlehydrate reicht meist aus, um bei gesunden Menschen die Ketonkörper bis auf kleine Spuren aus dem Urin zum Verschwinden zu bringen. Die Eigenschaft, welche die Kohlehydrate und noch einige andere Stoffe besitzen, um der Bildung von Ketonkörpern im Organismus entgegenzuwirken, nennt man ihre antiketogene Wirkung. Die Anzahl Ketonkörper, die ein normaler Mensch unter Enthaltung von Kohlehydraten und bei reichlichem Fettgenuß, ausscheidet, erreicht ungefähr die Menge welche bei einem schweren Diabetesfall im Urin gefunden wird.

Die eigenartige Wirkung der Kohlehydrate im Organismus besteht darin, daß bei ihrer Oxydation zugleich die Fette verbrannt werden. Sie hat zu dem geflügelten Worte geführt: „Die Fette verbrennen nur in dem Feuer der Kohlehydrate". In Wirklichkeit gibt dieser Ausspruch allerdings durchaus keine Erklärung der merkwürdigen Tatsache und trägt nicht im mindesten zur näheren Kenntnis der Stoffwechselprozesse bei, um die es sich hier handelt. Aber der Vergleich gibt meines Erachtens doch ein Bild, welches für uns das Rätselhafte von der Notwendigkeit der Kohlehydratoxydation für die Fettverbrennung, vermindert. Verschiedene Beobachtungen lassen als wahrscheinlich annehmen, daß die Anfüllung der Leberzellen mit Glykogen mit der Verbrennung von Fettsäuren in irgendeinem Zusammenghang steht. Es hat den Anschein, als ob nur die mit Glykogen gefüllten Leberzellen imstande wären, die Fettsäuren vollständig zu verbrennen, während die glykogenarmen oder ganz des Glykogens beraubten es nur zur Bildung von β-Oxybuttersäure bringen.

Außer den eigentlichen Kohlehydraten, Glykose und Lävulose, und allen Substanzen, aus welchen im Stoffwechsel Glykose entsteht, wie Glycerin, Milchsäure, Hexose-Phosphorsäure, wirken noch verschiedene Körper antiketogen, wie z. B. Citronensäure, Alkohol. Nur letzterem kann bei der Behandlung der Zuckerkrankheit einige Bedeutung zugemessen werden. Abgesehen von seiner antiketogenen Wirkung hat Alkohol auch noch einen gewissen Wert als Nahrungsmittel. Die anderen antiketogenen Stoffe haben als Heil- oder Nahrungsmittel enttäuscht, sei es weil ihre antagonistische Wirkung gegenüber der Bildung von Ketonkörpern zu gering war, oder weil sie zur Vermehrung der Glykosurie führten.

Dahingegen üben verschiedene andere Stoffe, welche keine Glykose im Körper bilden, keine Gegenwirkung gegen die Ketonbildung aus, wie Leucin, Tyrosin, Phenylalanin. Im Gegenteil rufen sie Ketonbildung hervor.

b) Die Acidose bei Zuckerkrankheit.

Die Acidose spielt bei der Lehre von der Zuckerkrankheit eine so wichtige Rolle, daß es notwendig ist, ausführlicher darauf einzugehen. Es ist nicht so leicht, eine kurze und einfache Definition zu geben. Man würde falsch daran tun, zu glauben, Acidose beruhe auf der Anwesenheit freier Säuren im Blute. Selbst in tödlich verlaufenden Fällen von Acidose reagiert das Blut gegenüber den gebräuchlichen Indikatoren neutral bis zum Schlusse. Im letzten Stadium findet man höchstens eine Spur von Vermehrung der Wasserstoffionen-Konzentration. Am besten kann man die Acidose wohl als einen Zustand definieren, bei welchem Blut und Gewebe festes Alkali verloren haben, als Folge einer

Bindung an anormale Säuren oder an Säuren, die in zu großer Menge dem Körper zugeführt wurden oder sich in ihm gebildet haben. Die Säuren, welche die Acidose der Diabetiker hervorrufen, sind wie schon früher mitgeteilt wurde, die β-Oxybuttersäure und die Acetylessigsäure. Außerdem findet sich bei Acidose immer Aceton im Urin und in der Ausatmungsluft. Bekanntlich ist sogar das Aceton der erste Körper, welcher unter diesen Umständen im Urin auftritt, während erst später bei zunehmender Acidose die Acetylessigsäure gefunden wird. Hieraus braucht aber nicht geschlossen zu werden, daß nun ebenfalls im Organismus bei Acidose zuerst Aceton und erst nachher Acetylessigsäure gebildet würde. Zur Zeit geht die Auffassung dahin, daß das Auftreten der Acetonreaktion als erster Beweis für Acidose nur scheinbar und dadurch bedingt ist, daß die übliche Probe auf Aceton mit Nitropussidnatrium nicht nur Aceton nachweist, sondern auch ein äußerst empfindliches Reagens für Acetylessigsäure ist, empfindlicher als die Eisenchloridreaktion von GERHARDT. Nach FOLIN soll vollkommen frischer diabetischer Urin sogar keine Spur von Aceton enthalten. Das Aceton, welches man im klinischen Laboratorium gewöhnlich findet, soll aus der Acetylessigsäure stammen, die sich sehr schnell unter Bildung von Aceton zersetzt. Wie dem auch sei, es unterliegt keinem Zweifel, daß die Ketonkörper, wie man β-Oxybuttersäure, Acetylessigsäure und Aceton zusammengefaßt nennen kann, alle drei auf das engste miteinander in Verbindung stehen:

β-Oxybuttersäure ist:

$$CH_3 — CHOH — CH_2 — CO_2H.$$

Durch Oxydation bildet diese leicht:

$$CH_2'— CO — CH_2 — CO_2H,$$

d. h. Acetylessigsäure. Letztere verliert wieder leicht ein Molekül CO_2 wodurch sie in Aceton umgesetzt wird:

$$CH_3 — CO — CH_3.$$

Man nahm bisher an, daß die oben genannten Reaktionen, welche in vitro leicht zustande kommen, auch im Organismus in der skizzierten Reihenfolge stattfinden, also so, daß die β-Oxybuttersäure der erste Körper ist, welcher aus den Fettsäuren entsteht. Seit kurzer Zeit glaubt man jedoch (WAKEMAN und DAKIN), daß in Wirklichkeit die Reaktionen in umgekehrter Reihenfolge verlaufen, also in der Weise, daß zuerst die Acetylessigsäure gebildet wird, und daraus durch Reduktion die β-Oxybuttersäure. Das nachfolgende Schema (MARRIOT) veranschaulicht diese Reaktionen:

Fettsäure → Buttersäure (?) → Acetylessigsäure — β-Oxybuttersäure.

Die Unterschiede in der Auffassung, welche über diese Probleme bestehen sollten, sind übrigens ohne Einfluß auf unsere weiteren Betrachtungen.

Für die Praxis ist die Frage viel wichtiger, aus welchem der drei Nahrungsmittel die Ketonkörper entstehen. Früher hielt man sie für ein Produkt der Kohlehydrate, aber diese Meinung ließ man bald wieder fallen. Dann kam die Zeit, in der man das Eiweiß als ihren Mutterstoff ansah, bis endlich in der vorletzten Periode der Geschichte dieser Körper die Fette als einzige Entstehungsquelle der Ketonstoffe angesehen wurden und ihre Menge als der einzige Faktor, welcher das Entstehen der Ketose beherrscht. Es war insbesondere die Furcht vor der Ketose, welche JOSLIN früher veranlaßte, in der Diät der Diabetiker vor allem die Fette zu meiden und bei der Behandlung nach ALLEN und JOSLIN spielte nach und nächst den Perioden absoluten Fastens die Fettbeschränkung in der Nahrung die größte Rolle.

Die mit der Ernährung nach MAIGNON, PETRÉN, NEWBURGH und MARSH gewonnenen günstigen Resultate, worüber wir später ausführlich zu sprechen haben werden, mußten dazu anspornen, diese Auffassung zu revidieren. Denn Patienten, welche mit ziemlich fettreicher Diät behandelt werden, bekommen, wenn die Behandlung richtig ist, keine Ketosis.

c) Der ketogene-antiketogene Faktor.

Schon vor Jahren hat ZELLER in Deutschland danach getrachtet, das Verhältnis zwischen den verschiedenen Bestandteilen der Nahrung, welche die Ketonbildung beherrschen, näher zu analysieren. Darnach haben WOODYATT und SHAFFER in Amerika dieses Problem in sehr systematischer und äußerst konsequenter Weise bearbeitet. Ihre Ansichten fanden in letzter Zeit, besonders wieder in Amerika viel Anklang. Verschiedene Forscher haben sich dort mit dem Problem, der „Ketogenic-antiketogenic ratio" beschäftigt. Obwohl die Meinungen auseinandergehen, war doch eine Zeitlang ein starkes Streben zu beobachten dahingehend, Beköstigungsformeln aufzustellen mit dem Zwecke, bei Diätvorschriften soviel wie möglich die Acidosegefahr zu vermeiden. Das Prinzip, welches den Berechnungen zugrunde liegt, ist stets das gleiche. In der Auswirkung zeigen sich jedoch geringe Unterschiede der Auffassung. Das erwähnte Prinzip ist das folgende:

Die ketogenen Körper entstehen sowohl aus Eiweiß als aus Fetten. Während jedoch ersteres nicht mehr als 46% seines Gewichtes an Ketonkörpern liefern kann, ausgedrückt in Fettsäuremenge, kann aus den Fetten 90% ihres Gewichtes entstehen. Nun besteht für jedes Individuum zu einem bestimmten Zeitpunkt ein bestimmtes Verhältnis zwischen der Glykosemenge, welche im Körper oxydiert wurde und der Maximalmenge ketogener Fettsäuren, welche zu der gleichen Zeit verbrannt werden können ohne anormale Mengen von Ketonkörpern entstehen zu lassen. Oder mit anderen Worten: Die Menge der zur Oxydation gelangenden Glykose bestimmt eine oberste Grenze der ketogenen Fettsäuremenge, welche zur gleichen Zeit vollkommen verbrannt werden kann. Dies alles ist eigentlich nichts anderes als eine Formulierung in Worten des noch stets zutreffenden Bildes: „Die Fette benötigen zu ihrer Verbrennung des Feuers der Kohlehydrate".

Die nächste Frage, die gelöst werden muß, ist nun diese: Wieviel Glykose muß verbrennen, um eine bestimmte Menge Fett zur vollständigen Oxydation zu bringen. Zur Beantwortung dieser Frage sind zahlreiche Untersuchungen und Berechnungen angestellt worden, welche vor allem an die Namen von ZELLER, WOODYATT, LUSK, SHAFFER geknüpft sind. Großen Eindruck machten in den letzten Jahren besonders die dieses Gebiet betreffenden Untersuchungen von P. A. SHAFFER. Er fand, daß, wenn in vitro Glykose durch Wasserstoffsuperoxyd in alkalischer Lösung unter Anwesenheit von Acetylessigsäure oxydiert wurde, letztere gleichzeitig sehr schnell oxydierte. Hingegen bietet bei Abwesenheit von Glykose, doch unter im übrigen gleichen Umständen, diese Säure der Oxydation sehr starken Widerstand. Diese in-vitro-Probe auf die Vorgänge im Organismus bei der Oxydation der Fette und der Ketonbildung übertragend, berechnet SHAFFER wie die quantitativen Verhältnisse bei dieser vorausgesetzten Reaktion sein müssen.

Er setzt voraus, daß jedes Fettsäuremolekül und jedes ketonbildende Aminosäuremolekül der Vorläufer eines Acetylessigsäure-Moleküles sei. Ferner, daß zwei Glycerinmoleküle, welche in dem Fette enthalten seien, in ein Molekül Glykose übergehen. Die antiketogenen Aminosäurekomplexe aus dem Eiweiß, so lautet die Beweisführung weiter, gehen in Glykose über, so daß für jedes im

Urin gefundene Gramm Stickstoff, 3,6 g Glykose entstehen. Und endlich wird vorausgesetzt, daß alle antiketogenen Komplexe, unter Einschluß derer, welche aus Glycerin und Eiweiß entstehen, ihre Wirkung in der Form des 6 Kohlenstoffatome enthaltenden Glykosemoleküles ausüben. Berechnet man die Gewichte dieser molekulären Mengen, dann ergibt sich, daß 1 g Glykose nötig wäre, um 1,5 g höhere Fettsäure zu verbrennen (Quotient von SHAFFER). Will man nun untersuchen, welche Glykosemengen einerseits und Fettsäuren andrerseits in der Nahrung enthalten sind, so muß man sich darüber klar sein, daß, — nach den angeführten amerikanischen Forschern, — nicht nur aus den Kohlehydraten der Nahrung (Stärkemehl, Zucker usw.) Glykose gebildet wird, sondern auch aus dem Bestandteil des Fettmoleküles, Glycerin, und aus einigen Aminosäuren, welche aus Eiweiß entstehen. Andrerseits liefern, wie schon mehrmals hervorgehoben wurde, nicht nur die Fette bei ihrer Spaltung ketogene Stoffe (Fettsäuren), sondern auch einige aus Eiweiß entstandene Aminosäuren (sicher weiß man dies von Leucin, Tyrosin und von Phenylalanin). Obwohl zugegeben wird, daß eigentlich die ausreichenden Unterlagen noch fehlen, um schon eine quantitative Bilanz von ketogenen und antiketogenen Stoffen aufzustellen, hat SHAFFER sich dadurch nicht abschrecken lassen, und die folgende, einigermaßen rohe und vorläufige Schätzung aufgestellt.

Es steht fest, daß 100 g Kohlehydrate 100 g Glykose darstellen.

Mit großer Wahrscheinlichkeit kann weiter angenommen werden, daß 100 g Fette aus der Nahrung 10 g Glycerin bilden und 90 g höhere Fettsäuren. Ferner, daß das Glycerin im Organismus quasi Gramm für Gramm in Glykose umgesetzt wird. Hieraus soll sich somit ergeben, daß 100 g Fett 10 g Glykose und 90 g Fettsäuren bilden.

Ungewisser äußert man sich über die Spaltungsprodukte des Eiweißes. Nichtsdestoweniger geht man von der Voraussetzung aus, daß die Annahme gerechtfertigt wäre, daß 100 g des gewöhnlich zugeführten Eiweißes durchschnittlich 58 g Glykose und ungefähr 46 g Fettsäure oder deren ketogene Äquivalente bilden. Ich möchte die folgenden Zeichen gebrauchen[1]):

G soll die gesamte Glykosemenge der Nahrung vorstellen, einschließlich sowohl der als Kohlehydrate an sich eingenommenen Glykosemenge als auch der Glykosemenge, welche aus dem Eiweiß der Nahrung und aus Fett entsteht.

FS soll die Fettsäuremengen (oder ketogenen Äquivalente) aus Fetten und Eiweiß der Nahrung vorstellen.

KH sind die Kohlehydrate der Nahrung, welche in Gehalt von Stärkemehl, Zucker usw. gegeben wurden.

F ist das Fett und

E ist der Eiweißhegalt der Nahrung.

Wir können dann das oben Dargelegte kurz so ausdrücken:

$$100 \text{ g KH liefern} \ldots \ldots \ldots \ldots \ldots \ldots 100 \text{ g G}$$
$$100 \text{ g E} \quad \text{„} \ldots \ldots \ldots \ldots \ldots 58 \text{ g G} + 46 \text{ g FS}$$
$$100 \text{ g F} \quad \text{„} \ldots \ldots \ldots \ldots \ldots 10 \text{ g G} + 90 \text{ g FS}$$

Wenn man auf dieser Basis berechnet, wieviel G und wieviel FS das Produkt einer Mischdiät sind, bekommt man die folgenden Gleichungen:

$$G = KH + 0{,}58 \, E + 0{,}1 \, F$$
$$FS = 0{,}46 \, E + 0{,}9 \, F.$$

---

[1]) Zur Erleichterung des Lesens der amerikanischen Literatur sei mitgeteilt, daß man dort die nachfolgenden Zeichen angewendet findet:

Unser G (Glykose) ist in der amerikanischen Literatur: G.

„ FS ist Fa (fatty acids)

„ KH „ C (carbohydrates)

„ F „ F (fat)

„ E „ P (proteïne)

Nach SHAFFER muß, wie wir auf S. 70 sahen, um eine drohende Ketosis zu vermeiden, der ketogene-antiketogene Koeffizient $\dfrac{FS}{G} = 1{,}5$ sein. Somit muß:

$$\frac{0{,}46\ E + 0{,}9\ F}{KH + 0{,}58\ E + 0{,}1\ F} = 1{,}5$$

sein. Hieraus folgt:

$$\frac{2}{3} \times \frac{0{,}46\ E + 0{,}9\ F}{KH + 0{,}58\ E + 0{,}1\ F} = 1$$

$$\frac{2}{3}\ (0{,}46\ E + 0{,}9\ F) = KH + 0{,}58\ E + 0{,}1\ F$$

$$0{,}5\ F = KH + 0{,}28\ E$$
$$F = 2\ KH + 0{,}56\ E$$

Für unseren Zweck kann man das abrunden auf:

$$F = 2\ KH + 0{,}5\ E.$$

Das bedeutet also: In einer gemischten Nahrung muß, um Ketosis vorzubeugen, die Fettmenge in Gramm nicht größer sein als 2 mal die Kohlehydratmenge, vermehrt durch die halbe Eiweißmenge.

Nimmt jemand also, um ein Beispiel anzuführen, 70 g Kohlehydrate und 60 g Eiweiß zu sich, dann darf nach dieser Formel die Fettmenge nicht höher sein als 170 g. Wohl zu verstehen, beziehen sich diese Zahlen auf die aufgenommenen *und zur Oxydation gelangenden Mengen* von Nahrungsstoffen. Die ganze Berechnung ist nur insofern gültig, als im Fall eines Diabetes keine Komplikationen vorhanden sind, und die gesamte Nahrungsmenge ausreicht, um den Energiebedarf des Organismus (Calorienwert) zu decken.

Wir werden später sehen, daß zur Zeit in Amerika vielfach diese Formel und andere damit zusammenhängende den Diätvorschriften zugrunde gelegt werden. Ich fürchte, daß das auf solche Berechnungen und Formeln gesetzte Vertrauen sich bald als nicht gerechtfertigt erweisen wird. Diese Überzeugung beruht auf verschiedenen Gründen.

Das Zahlensystem, welches der ketogenen und antiketogenen Wirkungsberechnung der verschiedenen Nahrungsmittel zugrunde liegt, beruht auf Voraussetzungen, die durchaus noch nicht bewiesen sind. Es steht z. B. in keiner Weise fest, wieviel antiketogen wirkenden Stoff das Eiweißmelokül liefert. Wahrscheinlich besteht in dieser Hinsicht ein großer Unterschied zwischen den verschiedenen Eiweißkörpern, und SHAFFERS Zahlen sind willkürlich gewählte Durchschnitte.

Ferner ist der Ausgangspunkt der Methode hypothetisch. Unzweifelhaft hat die Annahme, daß die antiketogene Wirkung der Kohlehydrate auf einer chemischen Reaktion beruht, etwas Verlockendes. Aber es ist etwas anderes, ob diese so einfach ist, daß man sie in eine Reihe stellen kann mit der in vitro-Oxydation von Acetylessigsäure unter Anwesenheit von Wasserstoffsuperoxyd bei ziemlich starkem Alkaligehalt. Wenn man es auch als wahrscheinlich ansehen kann, daß im Organismus ein ketogen-antiketogenes Gleichgewicht besteht, so ist es doch ebenso wahrscheinlich, daß die verschiedensten Faktoren, welche wir noch nicht kennen, also auch nicht in Rechnung stellen können, auf dieses Gleichgewicht einen Einfluß ausüben. Ursprünglich nahm SHAFFER an, daß 1 Molekül Glykose erforderlich sei, um 1 Molekül Acetylessigsäure zu verbrennen. Er forschte nun in der Literatur nach solchen Beobachtungen, in denen sorgfältig angegeben wurde, bei welchem Verhältnis von Kohlehydraten, Eiweiß und Fett in der Nahrung, zuerst Ketonkörper im Urin aufgetreten waren. Aus dem Studium dieser Beobachtungen schloß er, daß 1 Molekül

Glykose imstande sei zwei Moleküle Acetylessigsäure zu oxydieren, und stellte abweichend von seiner früheren Ansicht deshalb nunmehr den antiketogenen-ketogenen Faktor auf das Verhältnis 1:2. Untersuchungen anderer Forscher stimmten damit nicht überein. Um nur einige anzuführen: WOODYATT, HUBBARD und WRIGHT halten sich an den ursprünglich von SHAFFER genannten Faktor (1:1), WILDER nimmt die Zahl an, welche SHAFFER später angab (1:2), LADD und PALMER gehen noch höher (1:4). Bei der später zu besprechenden eiweißarmen Diät mit ziemlich großer Fettmenge kommt man gewöhnlich zu hohen Zahlen. Aus alledem folgt, daß die Faktoren, welche das Auftreten der Ketose beherrschen, viel verwickelter sind, als es in diesen Formeln zum Ausdrucke kommt. Ohne Zweifel kann die SHAFFERsche Untersuchung nicht hoch genug angeschlagen werden, aber es kommt mir so vor, als ob die Zeit zur Anwendung der Formeln in der Praxis noch nicht gekommen sei.

Die vorschnelle Art, in der die Formeln zur Berechnung einer für den Zuckerkranken geeigneten Diät in Amerika zur Anwendung gekommen sind, ist in unserer Wissenschaft durchaus keine Ausnahme.

Wie ehrfurchtsvoll man auch der zur Zeit in den Laboratorien geleisteten Arbeit gegenüberstehen möge, manchmal wird man doch befremdet, wie schnell vorläufige Ergebnisse noch nicht gründlich durchgearbeiteter und nicht oder unzureichend kontrollierter Untersuchungen in der Praxis angewandt werden. Eine kaum am Experiment geprüfte Hypothese, manchmal nur ein Einfall, wird unmittelbar in therapeutische Maßregeln umgesetzt. Ohne Zweifel vermögen unkomplizierte Auffassungen sich leichter einen Weg zu bahnen. Je mehr Schwierigkeiten man in einem wissenschaftlichem Probleme sieht, desto mühsamer wird man den Weg finden. Der Forscher läuft Gefahr, ermüdet durch die vielen Bedenken, stehen zu bleiben. Wer dahingegen nur die große Linie vor sich sieht, wird schnell vorwärts kommen. Aber weil man die Hindernisse zuvor nicht sah, scheint man nun plötzlich nicht weiter zu können oder sogar ein Stück rückwärts gehen zu müssen. Das ist der Grund, weshalb Untersuchungs- und Behandlungsmethoden, welche schnell allgemeine Verbreitung fanden, oft nach kurzer Zeit zu enttäuschen scheinen und ebenso schnell wieder vergessen werden. Man spricht mit Recht von einer Mode in der Medizin.

Die genannten Forscher haben sich zweifellos ein außerordentliches Verdienst damit erworben, daß sie die ketogene-antiketogene Bilanz, die früher nur zu der bildlichen Erklärung von dem Zucker, dessen Flammen die Fette verbrennen ließen, geführt hat, näher untersucht und die Debet- und Kreditposten genau und vollständig als gute Revisoren in Rechnung gestellt haben. Naturgesetze sind jedoch komplizierter als ein kaufmännischer Betrieb. Man ist, meiner Meinung nach, zu leicht über mancherlei Ungewißheiten hinweggeglitten. Zu viel unbekannte Faktoren wurden nicht beachtet. Deshalb muß die Arbeit von SHAFFER, WOODYATT und den andern nach meiner Ansicht nur als ein Anfang, wenn auch ein hervorragender Anfang bezeichnet werden.

In der Praxis dürfen diese Formeln noch nicht zu automatischen Diätvorschriften verwandt werden, wenn sie uns auch veranlassen müssen, auf eine Balancierung von Kohlehydraten einerseits, Fetten und Eiweiß andererseits bei unseren Ernährungsvorschriften Rücksicht zu nehmen. Wir dürfen uns nicht auf allgemeine Regeln stützen, sondern müssen individualisieren und dauernd kontrollieren, ob wir auf dem rechten Wege sind.

Mitarbeiter VON NOORDENS — EMDEN und ISAAC — haben versucht, die antiketogene Wirkung der Kohlehydrate weiter aufzuklären. Sie sind der Ansicht, daß in der Leber zwei verschiedene Prozesse nebeneinander herlaufen und einander sozusagen bremsen.

Der eine Prozeß besteht in der Bildung von Acetylessigsäure aus niederen Fettsäuren und Aminosäuren. Der zweite betrifft die Milchsäurebildung aus Kohlehydraten.

Solange der zweite Prozeß normal verläuft, würde nach der Schule VON NOOR-DENS die Acetylessigsäurebildung zurückgedrängt. Verläuft dagegen die Milch-säurebildung nicht normal (durch Fehlen verfügbarer Kohlehydrate, durch Fehlen von Glykogen in den Leberzellen, durch spezifische Stoffwechselstö-rungen, welche die Milchsäurebildung hindern), so wird die Acetylessigsäure-bildung die Oberhand gewinnen.

Diese Theorie ist von WOODYATT und anderen scharf kritisiert worden. Bis heute hat sie für die Klinik keine Bedeutung gewinnen können.

Unter normalen Umständen entstehen beim Stoffwechsel Säuren. Die hauptsächlichsten Säuren des Eiweißstoffwechsels sind Phosphorsäure und Kohlensäure. Durch die Verbrennung von Kohlehydraten oder Kohlehydrat-gruppen entsteht Kohlensäure. Diese Säuren werden großtenteils an feste Alkali-Ionen (K, Na, Mg, Ca), zum kleineren Teil an Ammoniak gebunden. Letzteres entsteht selber auch aus Eiweiß. Während weitaus die größte Menge Stickstoff, welche durch den Proteinstoffwechsel frei wird, den Körper als Ureum verläßt, wird eine kleine Menge (unter physiologischen Verhältnissen nicht mehr als 3—5%) als Ammoniak von den Säuren erfaßt und verläßt den Körper als Ammoniumsalz. Sobald Tiere oder Menschen anormal große Men-gen vom Körper nicht oxydierbarer Säuren zu sich nehmen, wird ein größerer Prozentsatzgehalt des Stickstoffs als unter normalen Verhältnissen verbraucht, um sie als Ammoniumsalz zu binden. Eine erste Folge der Acidose ist also Vermehrung der Menge Ammoniak, welche den Körper innerhalb 24 Stunden durch die Nieren verläßt, und Vermehrung des Verhältnisses des Ammoniak-stickstoffs zum Gesamtstickstoff des Urins.

Unter physiologischen Bedingungen wird auch die im Gewebe gebildete Kohlensäure, an Alkali und besonders an Natrium gebunden, in den Blutkreis-lauf gebracht. Sie zirkuliert als $NaHCO_3$, und wird so den Lungen zugeführt, wo sie mit der Atmung ausgeschieden wird. Nach der Gleichung:

$$2\,Na\,HCO_3 \rightleftarrows Na_2CO_3 + H_2O + CO_2$$

bleibt Carbonat übrig, welches zu den Geweben zurückgeht, um aufs neue als Träger des CO_2 zu dienen.

Wenn nun außergewöhnlich große Mengen unoxydierbarer Säuren im Kör-per vorhanden sind, entnehmen sie sozusagen das Alkali dem CO_2, so daß letzteres seines Beförderungssmittel beraubt wird. Dem Blute fehlt zum Teil seine Fähig-keit zum Abtransport der Kohlensäure, welche nicht aus den Geweben weg-geschafft werden kann. Die Folge davon ist eine Anhäufung von CO_2 in den Geweben, die Gewebsventilation wird behindert, es kommt zu innerer Erstickung.

Tatsächlich findet man unter solchen Umständen eine erhebliche Herab-setzung des Blutkohlensäuregehaltes. Die geringe Erhöhung des Blutsäure-grades reizt das Atemzentrum, welches schon für die kleinsten Unterschiede des Säuregrades sehr empfindlich ist. So entsteht eine Beschleunigung der Atmung, infolge deren die Kohlensäure aus dem Blute getrieben wird. Da-durch sinkt der Kohlensäuregehalt. Es ist begreiflich, daß die fleischfressen-den viel Eiweiß spaltenden Tiere, bei denen sich im intermediären Stoffwechsel viel Ammoniak bildet, größere Mengen Säure neutralisieren und also auch ver-tragen können als die Pflanzenfresser.

Die Eigenschaften der Acidose sind in den letzten Jahren durch die Arbeit von LAWRENCE T. HENDERSON eingehender untersucht und klarer geworden.

Es gelingt dem Organismus, die Reaktion der Körperflüssigkeiten so gut wie konstant zu halten. Er ist dazu hauptsächlich imstande durch die Anwesenheit von Kohlensäure und Phosphorsäure einerseits, andrerseits durch einen Überfluß an Alkalisalzen. Von den beiden Säuren wollen wir der Einfachheit halber nur die Kohlensäure betrachten.

Der Säuregrad des Blutes, das heißt die Ionenkonzentration, muß von dem Verhältnis der zugeführten Kohlensäure und dem verfügbaren Natriumbicarbonat abhängen. Wenn also C die Ionenkonzentration bedeutet, ist

$$C = K \frac{H_2CO_3}{NaHCO_3}.$$

Wie man sieht, wird der Faktor C größer, sowohl wenn der Zähler größer, als auch wenn der Nenner kleiner wird. Der Zähler wird größer, wenn die Menge der zu befördernden Kohlensäure vermehrt ist, z. B. dadurch, daß ein Tier Kohlensäure einatmet. Der Nenner wird kleiner und der Zähler gleichzeitig größer, wenn eine unoxydierbare Säure in das Blut gelangt. Diese Säure zerlegt einen Teil des Bicarbonates, und verkleinert also den Faktor $NaHCO_3$. Obendrein wird, während die Säure das Natrium aus dem Molekül an sich reißt, Kohlensäure frei, so daß der Faktor H_2CO_3 steigt. In beiden Fällen (also sowohl bei der Kohlensäure-Einatmung als auch bei der Vergiftung durch Säuren, z. B. Oxybuttersäure) wird daher der Säuregrad des Blutes höher werden. Das äußerst empfindliche Atemzemtrum jedoch reagiert sofort auf die geringste Erhöhung der Ionenkonzentration des Blutes mit vermehrter Lungentätigkeit, selbst bevor ein Nachweis auf chemischem oder physikalischem Wege erbracht werden kann. Das hat zur Folge, daß die überschüssige Kohlensäure den Körper sogleich durch die Lungen verläßt. Dieser Mechanismus hört erst dann auf, wenn das Verhältnis $\frac{H_2CO_3}{NaHCO_3}$ wieder zu seinem früheren physiologischen Wert zurückgekehrt ist. Daher kommt es, daß man bei Acidose keine oder kaum meßbare Unterschiede in der Reaktion des Blutes (Wasserstoffionen-Konzentration) nachweisen kann. Wohl aber wird man folgende Abweichungen finden:

1. Im Urin wird die Ammoniakmenge vermehrt sein. Ebenso wird das Verhältnis des Ammoniakstickstoffs zum Gesamtstickstoff zum Vorteil des Ammoniakstickstoffs verschoben sein.

2. Die Kohlensäuremenge im Blute wird vermindert sein. Im Hinblick darauf, daß die Kohlensäurespannung der Alveolarluft direkt abhängig ist von der Kohlensäurespannung des arteriellen Blutes, wird also auch die Kohlensäurespannung in der Alveolarluft vermindert sein.

3. Angesichts der Verminderung der Alkalimenge im Blute wird das Kohlensäure-Bindungsvermögen des Blutserums vermindert sein.

4. Im Urin werden die Acidose verursachenden Säuren in mehr als normaler Menge vorkommen.

5. Endlich wird man, um den Urin alkalisch zu machen, den Patienten (oder das Versuchstier) mehr Alkali einnehmen lassen müssen als unter normalen Verhältnissen notwendig ist. Diese Methode wird von SELLARDS zum klinischen Nachweis der Acidose verwandt[1].

Alle diese Abweichungen können mit geringer Mühe festgestellt werden. Man hat dadurch zur Diagnose einer Acidosis für die Klinik geeignete Methoden an die Hand bekommen.

---

[1] SELLARDS: The Principles of acidosis and clinical methods for its study. Harvard. Univ. Press. 1917.

Unter normalen Umständen beträgt die in 24 Stunden ausgeschiedene Menge Ammoniak 0,4—1,0 g, es sei denn, daß übermäßig viel Fleisch verzehrt wird. Das Verhältnis des Ammoniakstickstoffs zum Gesamtstickstoff beträgt bei Gesunden und bei gewöhnlicher Ernährung etwa 2—5%. Findet man eine starke Vermehrung des Ammoniaks in der innerhalb 24 Stunden ausgeschiedenen Urinmenge oder eine beträchtliche Vergrößerung des Verhältnisses des Ammoniakstickstoffs zum Gesamtstickstoff, so deutet dies auf Acidose hin. Während nun die Bestimmung dieser Werte vom chemischen Standpunkt aus gegenwärtig nur geringe Mühe verursacht (bezüglich der Methoden sei auf die Lehrbücher der physiologischen Chemie verwiesen), sind dennoch einige Schwierigkeiten damit verbunden. Erstens hat die Bestimmung des Urinammoniaks nur dann Wert, wenn man sicher ist, daß er von dem Stoffwechsel herstammt, daß er also nicht erst in der Blase infolge von Cystitis oder nach dem Urinlassen gebildet worden ist, was bei warmem Wetter sehr schnell eintritt. Letzteres Bedenken kann man zum größten Teile umgehen, indem man den Urin in einer Flasche mit etwas Chloroform aufbewahren läßt. Zweitens muß darauf geachtet werden, daß der Patient kein Alkali als Medikament zu sich nimmt (Natriumbicarbonat). Endlich ist es zuweilen wenig angenehm, daß man den Urin von 24 Stunden auffangen muß, bevor man die Bestimmung vornehmen, sich also nicht sofort ein Bild davon machen kann, ob Acidose besteht oder nicht. Deshalb hat man nach Methoden gesucht, welche das Bestehen einer Acidose zu einem bestimmten Zeitpunkt und beschleunigt festzustellen ermöglichen. Die Bestimmung der Kohlensäurespannung der Alveolarluft erfüllt diese Forderung. Früher waren zur Ausführung einer solchen Bestimmung sehr komplizierte, schwierige und zeitraubende Arbeiten notwendig. Dem hat das sehr handliche kleine Instrument von FRIDERICIA abgeholfen. Es setzt uns instand, mit seiner Hilfe eine solche Bestimmung in wenigen Minuten auszuführen. Das Prinzip beruht darauf, daß jemand nach einigen gewöhnlichen Atemzügen plötzlich in das Luftreservoir des Apparates tief ausatmet. Es ist dann darin Al-

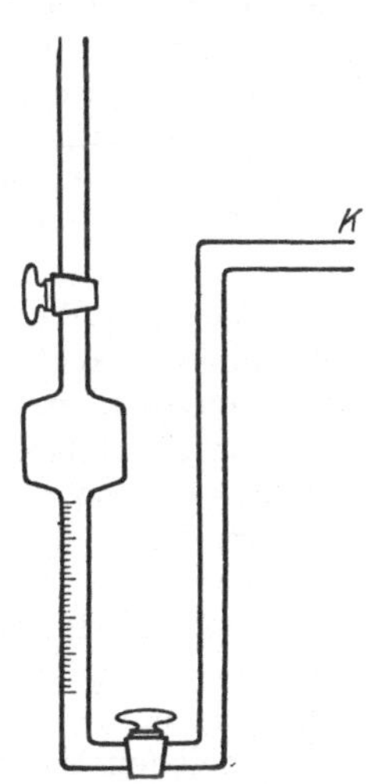

Abb. 13. Apparat von FRIDERICIA. Bei K wird die Luft eingeblasen.

veolarluft enthalten. Stammen doch die letzten Luftmengen nach einer derartigen forcierten Exspiration sicher aus den Lungenalveolen. Dann wird die Kohlensäure durch Lauge gebunden, so daß das Gasvolumen im Apparat kleiner wird. Aus der Volumenverkleinerung wird nach den erforderlichen Korrektionen die im Gasgemisch vorhanden gewesene Menge Kohlensäure berechnet. Die Einzelheiten der Ausführung, deren Beschreibung viel Platz einnimmt, die aber in Wirklichkeit sehr einfach und wenig zeitraubend ist, lese man in einem der Lehrbücher über klinische Laboratoriumsmethoden oder in der Originalabhandlung von FRIDERICIA nach[1]). Die normale Kohlensäurespannung der Alveolarluft beträgt 38—45 mm Hg oder 5,3%—6,3% des Gasgemenges der Ausatmungsluft.

Weniger einfach als die Bestimmung der Kohlensäurespannung der Alveolarluft ist die der Fähigkeit des Blutes zur Bindung von Kohlensäure. Die ge-

---

[1]) FRIDERICIA, L. S.: Eine klin. Methode zur Bestimmung der Kohlensäurespannung in der Lungenluft. Berlin. klin. Wochenschr. Hft. 51. S. 1268. 1914.

bräuchlichste Methode der Anwendung besteht in der Bestimmung der Menge Alkalireserve des Blutes. Diese Methode ist aber für den Gebrauch außerhalb der Laboratorien der Kliniken zu kompliziert. Darum sehe ich hier von ihrer Beschreibung ab.

Endlich noch einige Bemerkungen über das Auftreten der Säuren im Urin, welche Acidose verursachen. Es gibt keine einfache Methode zum qualitativen Nachweis oder zur quantitativen Messung der β-Oxybuttersäure im Urin. Die Bestimmung mittels Polarimeter, durch die Vergleichung der auf optischen Wert gefundenen Glykosewerte mit den durch Reduktion erhaltenen, gibt kein hinreichend genaues Resultat und eignet sich zudem nur für chemische Laboratorien. Die am meisten gebrauchten und auch brauchbarsten Methoden, um sich in der täglichen Praxis ein Urteil über das Bestehen einer Acidose zu bilden, sind die Reaktionen mit Nitropussid und mit Eisenchlorid. Fallen sie sehr deutlich aus, so darf man auf das Bestehen einer Acidose schließen. Dies gilt besonders für die Reaktion mit Eisenchlorid (GERHARDsche Reaktion). Denn kleinere Mengen Aceton — oder besser geringe Reaktionen mit Nitropussid — werden oft angetroffen, ohne daß klinisch Acidose zu bestehen scheint, oder ohne daß sie in der Folgezeit auftritt. Gerade dies ließ es wünschenswert erscheinen, eine Methode zur Verfügung zu haben, welche hinsichtlich des Vorhandenseins von Säuren Aufklärung geben konnte. Dieser Wunsch war die Veranlassung dazu, Methoden ausfindig zu machen, welche das Bestehen einer Säureintoxikation auf andere Weise nachweisen konnten als die soeben beschriebenen Aceton- oder Diacetsäure anzeigenden Methoden. Übrigens ist es auch möglich, die Ketonsäuren getrennt oder insgesamt quantitativ im Urin zu bestimmen (ebenso auch im Blut). Diese Methoden sind aber nur für ein chemisches Laboratorium geeignet.

Schon hier möge darauf hingewiesen werden, daß die Erscheinungen, welche man beim diabetischen Koma antrifft, wenigstens zum Teil durch die Acidose als solche erklärt werden können.

In der Tat gleichen die Erscheinungen des diabetischen Koma sehr denen, welche bei einer Säurevergiftung im Tierexperiment zu sehen sind. Es sind aber Anzeichen dafür vorhanden, daß überdies auch die Art der Säuren (gemeint sind also auch die Säuren, welche an Alkali gebunden im Körper zirkulieren) mehr oder weniger die Vergiftungserscheinungen bedingt.

Obschon es eigentlich außerhalb des Rahmens unserer Abhandlung liegt, mag doch hier beiläufig bemerkt werden, daß auch bei anderen Krankheiten als Diabetes Acidose bestehen kann, z. B. bei Nephritis. In diesem Falle entsteht aber die Acidose auf ganz andere Weise. Während unter normalen Verhältnissen die Nieren durch die Ausscheidung von Säurephosphaten zum großen Teil zur Erhaltung einer neutralen Blutreaktion beitragen, scheinen sie in einigen Fällen von Nephritis, besonders im Spätstadium der Glomerulonephritis, dazu nicht mehr imstande zu sein. Eine Anhäufung von Säurephosphaten im Blut, und damit Acidose, ist die Folge. Dagegen findet man eine mit der Acidose der Zuckerkrankheit zu vergleichende Säureintoxikation bei jedem schweren Hungerzustand des Körpers, wie z. B. nach langem heftigen Erbrechen oder lang anhaltender heftiger Diarrhöe. Insbesondere finden wir diesen Zustand bei dem periodischen Erbrechen der Kinder und bei der Hyperemesis gravidarum.

4. Der Eiweißstoffwechsel.

Eine ausführliche Besprechung des Eiweißstoffwechsels bei Zuckerkrankheit erscheint mir hier nicht notwendig. Wie wir später hin sehen werden, beweisen viele neuere Untersuchungen, was auch früher von scharfsinnigen Klinikern schon vermutet wurde, daß eine reichliche Eiweißnahrung die Zentren, welche bei der Zuckerkrankheit geschädigt sind, überbelastet. Bei leichten und mittelschweren Diabetesfällen scheint der Stoffwechsel des Körpereiweißes keinerlei Abweichungen vom normalen Zustande aufzuweisen. In sehr schweren Fällen, besonders bei komatösen Patienten, enthält der Urin zuweilen viel größere Stickstoffmengen als durch die Zerlegung des Nahrungseiweißes bedingt ist.

Der französische Kliniker M. LABBÉ unterscheidet sogar scharf zwei Formen von Diabetes: eine mit normaler Stickstoffausscheidung und eine andere mit stark vermehrtem Eiweißzerfall. Diese letztere Form, vergleichbar mit der „schweren" Form VON NOORDENS und mit der Form, welche früher „Pankreas-Diabetes" genannt wurde, bezeichnet LABBÉ als „diabète avec dénutrition".

Es ist die Frage, ob es wünschenswert ist, eine so scharfe und grundsätzliche Unterscheidung wie LABBÉ zu machen. Wahrscheinlich findet in späten Stadien der Krankheit, besonders bei dem Bestehen von Acidose, gewöhnlich ein toxischer Eiweißzerfall statt. Man findet das bei vielen mit Kachexie einhergehenden Krankheiten. Dennoch ist es nach den Beobachtungen von LABBÉ nötig, in größerem Maße als es bisher geschah, bei der Zuckerkrankheit den Stickstoff-Stoffwechsel zu studieren.

Nachdem wir in Vorstehendem kurz den Kohlehydrat-, Fett- und Eiweißstoffwechsel bei Zuckerkrankheit skizziert haben, müssen wir uns noch mit dem Energiewechsel im allgemeinen bei Diabetes befassen. Wir werden uns auf eine flüchtige Besprechung des Atmungsquotienten und des Grundstoffwechsels (basal metabolism, B. M. der Amerikaner) beschränken.

5. Der respiratorische Quotient.

Unter dem respiratorischem Quotient (oft abgekürzt R. Q.) versteht man das Verhältnis zwischen der ausgeschiedenen Kohlensäuremenge und dem eingeatmeten Sauerstoff: R. Q. $= \dfrac{CO_2}{O_2}$ Eine sehr einfache Überlegung läßt erkennen, wie dieser Koeffizient uns in gewisser Weise Aufschluß über die Art der Verbrennungsprozesse geben kann, welche sich im Organismus abspielen, besonders ob hauptsächlich eine Oxydation von Kohlehydraten, Fetten oder Eiweiß stattfindet. Man braucht sich dazu nur hintereinander aufzuschreiben die empirische Formel eines Vertreters von jeder dieser drei Körpergruppen und die des bei seiner Oxydation sich abspielenden Prozesses. Schon LAVOISIER fand, daß das bei seinen Experimenten eingeatmete Volumen Sauerstoff größer war als das Volumen der ausgeatmeten Kohlensäure. Er schloß daraus, daß ein Teil des eingeatmeten Sauerstoffes zur Oxydation von Wasserstoff unter Bildung von Wasser gedient haben müsse. So kann also der Begriff respiratorischer Quotient auf die Beobachtung des genialen Forschers zurückgeführt werden, welcher das Wesen der Verbrennung und Atmung entdeckte. REGNAULT und REISET fanden ihrerseits schon im Jahre 1849, daß der respiratorische Quotient von der Art der zugeführten Nahrung abhinge[1]).

1. Kohlehydrate:

$$C_6H_{12}O_6 + 6\,O_2 = 6\,CO_2 + 6\,H_2O,$$

d. h. bei vollständiger Verbrennung eines Kohlehydratmoleküls wird ebensoviel Sauerstoff aufgenommen wie Kohlensäure gebildet wird.

---

[1]) LUSK: Science of nutrition. 1923. S. 57. — MAC LEOD: Physiology and biochemistry in modern medicine. 4. Aufl. 1922. S. 582. — GEELMUYDEN: Ergebn. d. Physiol. 1923.

In der Formel $\dfrac{CO_2}{O_2}$ sind Zähler und Nenner gleich, also R. Q. $= 1$.

2. Fett: (Olein):

$$C_3H_5\,(C_{18}H_{33}O_2)_3 + 80\,O_2 = 57\,CO_2 + 52\,H_2O$$

also zur Oxydation eines Fettmoleküls sind 80 Moleküle Sauerstoff erforderlich, während sich dabei 57 Moleküle Kohlensäure entwickeln.

In der Formel $\dfrac{CO_2}{O_2}$ ist der Nenner kleiner als der Zähler, der Quotient somit kleiner als 1:

$$R.\ Q. = \frac{CO_2}{O_2} = \frac{57}{80} = 0{,}71.$$

3. Eiweiß:

$$C_{72}H_{112}N_{18}O_{22}S + 77\,O_2 = 63\,CO_2 + 38\,H_2O + 9\,CO(NH_2)_2 + SO_2.$$

Daraus folgt, daß zur Oxydation dieses Moleküls 77 Moleküle Sauerstoff nötig sind, und daß dabei 63 Moleküle Kohlensäure entstehen. Der Nenner ist also wiederum größer als der Zähler und der Quotient ist daher kleiner als 1:

$$R.\ Q. = \frac{CO_2}{O_2} = \frac{63}{77} = 0{,}82.$$

Mißt man bei einer Person die Menge der mit der Ausatmungsluft ausgeschiedenem Kohlensäure und gleichzeitig die Menge des eingeatmeten Sauerstoffs, mit anderen Worten: bestimmt man R. Q., so würde dieser bei alleiniger Verbrennung von Kohlehydraten $= 1$ gefunden werden. Wurden nur Fette verbrannt, so würde er etwa 0,71 betragen und bei ausschließlicher Eiweißoxydation würde man 0,82 finden müssen.

In Wirklichkeit werden aber bei gesunden Menschen alle 3 Gruppen von Nahrungsstoffen oxydiert, so daß man unter normalen Verhältnissen einen R. Q. von etwa 0,9 findet.

Daß diese Annahme mit der Wirklichkeit übereinstimmt, lehren Bestimmungen des respiratorischen Quotienten bei Tieren: ein gut gefütterter Pflanzenfresser (Kaninchen) hat einen R. Q. von etwa 1, ein Fleischfresser (Katze) einen solchen von etwa 0,7.

Läßt man ein Kaninchen einige Tage Hunger leiden, so werden keine Kohlehydrate zur Verbrennung verfügbar sein. Das Tier ist also gezwungen, sein eigenes Eiweiß und Fett zu verbrennen. Der respiratorische Quotient ist sehr niedrig.

Wird der Stoffwechsel unter besonderen Verhältnissen in anormale Bahnen geleitet, so können scheinbare Ausnahmen der soeben genannten Gesetze sich ergeben.

Wenn z. B. ein Tier sehr viel Kohlehydrate zu sich nimmt und ein Teil davon in Fett umgesetzt wird, so kann der R. Q. beträchtlich größer als 1 werden. In der Tat enthalten die Kohlehydrate im Verhältnis zu ihrem Kohlenstoff mehr Sauerstoff als dies bei Fett der Fall ist. Bei der Umwandlung der Kohlehydrate in Fett wird also Kohlensäure frei, ohne daß dazu Sauerstoff der Luft gebraucht wird. Es braucht zur Bildung dieser Menge Kohlensäure also weniger Sauerstoff mit der Atmung aufgenommen werden, als dies der Fall wäre, wenn keine Umwandlung von Kohlehydrate in Fett stattgefunden hätte. Bei dem Bruch $\dfrac{CO_2}{O_2}$ wird also der Nenner kleiner, der Quotient damit größer.

Umgekehrt kann man bei Tieren während ihres Winterschlafes einen respiratorischen Quotienten finden, der weit unterhalb des normalen Wertes liegt (bis 0,3 oder 0,4). Die Erklärung für diese merkwürdige Erscheinung steht noch nicht ganz fest[1]). Gewöhnlich schreibt man den niedrigen Quotienten dem Umstande zu, daß während des Winterschlafes eine nur sehr geringe Oxydation von Kohlehydraten stattfindet, daß aber aus Fett und Eiweiß eine große Menge Glykogen gebildet wird. Letzteres dient als Reserve, damit das Tier bei seinem Erwachen sofort über eine genügende Menge Verbrennungsmaterial verfügt. Zur Umwandlung von Fett in Kohlehydrate ist aber Sauerstoff notwendig. Die Einatmung wird also nicht nur den für die wenig intensive Verbrennung von Kohlehydraten notwendigen Sauerstoff liefern müssen, sondern auch noch den für die Umwandlung von Fett in Kohlehydraten erforderlichen. In der Formel $\dfrac{CO_2}{O_2}$ wird der Nenner größer.

Selbstverständlich sinkt der respiratorische Quotient, wenn, wie beim Diabetes, im Verhältnis zur Oxydation von Fett und Eiweiß eine geringere Menge an Kohlehydraten verbrannt werden kann, als es normal der Fall ist. Deshalb ist der Wert des respiratorischen Quotienten bis zu gewisser Höhe ein Maßstab für den Ernst der Krankheit. Ein respiratorischer Quotient von 0,7 beweist ein fast völliges Fehlen der Kohlehydratoxydation. Umgekehrt zeigt das Steigen des respiratorischen Quotienten während des Krankheitsverlaufes eine Besserung an. Natürlich müssen zur Erlangung einwandfreier Resultate die Verhältnisse richtig eingeschätzt werden. Man muß dabei mit dem eventuellen Vorhandensein von Ketonkörpern rechnen. Denn die Sauerstoffmenge, welche zur Bildung dieser Säuren nötig ist, ist viel größer als die zur Verbrennung von Fett und Eiweiß benötigte Menge. Daher veranlaßt eine bestehende Ketonurie das Sinken des respiratorischen Quotienten.

Die Methode zur Bestimmung des respiratorischen Quotienten ist bedauerlicherweise zu umständlich und zu mühsam für die allgemeine Praxis, und muß, wenigstens vorläufig noch, den größeren Kliniken mit ausreichendem Hilfspersonal vorbehalten bleiben.

Die Bestimmung ist nicht nur zeitraubend und mühsam, sondern es sind auch verschiedene Fehlerquellen damit verbunden. Dr. Siegenbeek van Heukelom hat bei seinen Untersuchungen in der Utrechter Klinik nur allzu sehr erfahren, wieviel Zeit und Anstrengung darauf verwandt werden muß, um zuverlässige Resultate zu erzielen, und wie nötig eine genaue Kenntnis der Stoffwechsellehre ist, um große Fehler zu vermeiden. Es kommt hinzu, daß einige Fehlerquellen dem Prinzip der Methode als solchem anhaften, und nur vermieden oder ausgeschaltet werden können durch Anstellen langer Versuchsreihen, wobei viele dieser Fehler einander aufheben. Zum Beispiel: man setzt stillschweigend voraus, daß die gemessene Menge sowohl des eingeatmeten Sauerstoffes wie auch der ausgeatmeten Kohlensäure dem zu einem bestimmten Zeitpunkt stattfindenden Verbrennungsprozesse entstammen. Es ist jedoch sehr wohl möglich, daß der während der Prüfung ausgeatmete Kohlenstoff nicht nur aus dem Verbrennungsprozeß während der Zeitspanne der Prüfung entstanden ist, zu welchem der gleichzeitig gemessene Sauerstoff gedient hat, sondern daß außerdem noch Kohlensäure darin enthalten ist, welche sich zuvor im Körper angesammelt hatte. Man rechne auch mit der Möglichkeit, daß Maske oder Mundstück undicht sind, daß der Patient unregelmäßig atmet, und man wird verstehen, wie nötig Vorsicht in der Beurteilung des respiratorischen Quotienten ist. Wenn ich mich bei diesem Quotienten etwas länger aufhalte, so geschieht es allerdings in erster Linie deshalb, weil es wichtig ist,

---

[1]) Geelmuyden: Ergebn. d. Physiol. 1923.

seine Bedeutung zu erkennen. Denn es wird schon verschiedentlich die Bestimmung des Faktors $\frac{CO_2}{O_2}$ als klinische Methode angewandt. Vor allem will ich damit zu kritischer Betrachtung der mitgeteilten Resultate anspornen. Meines Erachtens wird zweifellos in der Literatur allzu oberflächlich und zu verschwenderisch mit den Zahlen für den respiratorischen Quotienten umgegangen.

Das gleiche gilt für die Bestimmung des Grundstoffwechsels, dem jetzt einige Worte gewidmet werden müssen.

6. Der Grundstoffwechsel (basal metabolism, M. B.) bei der Zuckerkrankheit.

Unter Grundstoffwechsel eines Menschen verstehen wir den kleinsten zur Erhaltung des Organismus erforderlichen Stoffwechsel. Die dabei erzeugte Wärme stellt die Anzahl Calorien dar, welche bei größtmöglicher Ruhe dank der Lebensvorgänge im Organismus hervorgebracht wird. Diese Anzahl Calorien ist somit die kleinste Energiemenge, die der Organismus, unter welchen Umständen es auch sei, der Außenwelt entnehmen muß, wenn er nicht schließlich zugrunde gehen will. Man kann dies auch umschreibend als das Minimum von Energieverbrauch bezeichnen, welches mit dem Leben vereinbar ist (LUSK).

Auch im absoluten Hungerzustand fährt der menschliche Organismus fort, Wärme zu produzieren, ein Produkt oxydativer Prozesse. Wenn diese nicht stattfänden, dann würde das Leben aufhören. Der Körper des Menschen ist nicht, wie bei manchen Tieren, auf den Winterschlaf eingerichtet, wobei der Energieverbrauch auf ein äußerstes Minimum beschränkt ist. Im Gegenteil, auch während einer langen Fastenzeit erzeugt der normale menschliche Organismus fortgesetzt erhebliche Wärmemengen. Bei leichten Bewegungen (also unter etwas anderen Umständen als möglichster Ruhe des basalen Stoffwechsels) fand man bei normalen Männern (z. B. bei CETTI) 29 Cal. pro Kilo und in 24 Stunden. Physiologische Untersuchungen bei fastenden Menschen haben gelehrt, daß diese ununterbrochen Eiweiß, Kohlehydrate und ziemlich große Mengen Fett oxydieren. So wurden z. B. bei einem von BENEDIKT beobachteten Fall am zweiten Fasttag 1768 Cal. produziert (oder 29,9 Cal. pro Kilo), und es waren schätzungsweise verbrannt: 74,7 g Eiweiß, 147,5 g Fett und 23,1 g Glykose. Dies ganze Material stammt selbstverständlich aus den im Körper vorhandenen Vorräten. Ferner hat sich ergeben, daß während des Fastens die vorrätige Menge Fett auf die Menge des zur Oxydation gelangenden Eiweißes von Einfluß ist. Steht viel Fett zur Verfügung, so wird wenig Eiweiß verbraucht. Ist wenig Fett vorhanden, so wird viel Eiweiß verbrannt, und ist kein Fett verfügbar, so liefert das Eiweiß allein die zur Erhaltung des Lebens erforderliche Energie[1]). Auch bei einer normalen Person wird der alleinige Fettverbrauch natürlich nicht das Bedürfnis des Organismus decken können, weil durch Abnutzung der Zellen fortwährend Eiweiß verloren geht, das notwendigerweise erneuert werden muß. Doch verhütet das Fett unter solchen Umständen, daß Eiweiß als Verbrennungsmaterial in Anspruch genommen werden muß und deswegen bleibt der Eiweißverlust auf ein Minimum beschränkt. D. h. nur das „Abnutzungseiweiß" geht für den Organismus verloren. Wenn kein Fett mit der Nahrung aufgenommen wird, so wird, wie wir sahen, der Organismus doch Fett verbrennen. Der einzige Unterschied besteht darin, daß in solchem Falle das Fett aus den Geweben herrührt, anstatt — wie bei der Fetternährung — aus der Nahrung. Vorläufig scheint es für die Stoffwechselprozesse gleichgültig zu sein, ob Gewebe- oder Nahrungsfett oxydiert wird. Obgleich dies

---

[1]) LUSK, GRAHAM: Science of nutrition. 3. Aufl. 1923. S. 69 ff.

noch nicht ganz sicher ist, wird man doch bei Fastenkuren oder solchen mit sehr reduzierter Ernährung Vorstehendes im Auge behalten müssen.

Es bedarf kaum der Erwähnung, daß Personen, die sich nicht in größtmöglichem Ruhezustande befinden, was für die Bestimmung des Grundstoffwechsels eine notwendige Vorbedingung ist, eine größere Menge von Nahrung zu sich nehmen müssen. Diese Extramenge Calorien wird für die Muskelarbeit gebraucht. So hat man gefunden, daß bei aufrechtem Sitzen im Bett die Wärmeproduktion um $10^0/_0$ höher ist als bei Liegen auf einer Ruhebank oder im Bett mit vollkommen erschlafften Muskeln, wie dies bei der Bestimmung des Grundstoffwechsels der Fall ist. Geringe Bewegungen, wie Schreiben an einem Pult, bedingen eine Erhöhung von schätzungsweise $20^0/_0$.

Sehr beträchtlichen Einfluß auf die Wärmeproduktion übt die Nahrungsaufnahme als solche aus. Diese Steigerung der Wärmeproduktion durch die Nahrungsaufnahme wurde von Lavoisier entdeckt und besonders eingehend von Rubner erforscht, der sie als spezifisch dynamische Wirkung bezeichnete. Angenommen der Grundstoffwechsel einer Person, d. h. also der Energieverbrauch, welchen sie bei vollkommener Ruhe und vollständigem Fasten ihrem Gewebe entnimmt, betrage 1400 Calorien. Wir geben ihr nun, während im übrigen der vollkommene Ruhestand beibehalten wird, Nahrung. Wir sehen alsdann den Umsatz steigen, so daß z. B. 1700 Calorien entwickelt werden. Diese vermehrte Calorienproduktion, die auf den Einfluß der Nahrung zurückzuführen ist, nennt man also die spezifisch-dynamische Wirkung der Nahrung. Man hat die spezifisch-dynamische Wirkung der Nahrungsmittel genau erforscht. Nach Rubner steigt die Wärmeproduktion:

durch Eiweiß   um $30{,}9^0/_0$,
„   Fett   „ $12{,}7^0/_0$,
„   Kohlehydrate „ $5{,}8^0/_0$.

Die spezifisch-dynamische Wirkung ist die Folge eines Reizes zur Belebung der oxydativen Prozesse, welcher von den Nahrungsmitteln auf die Gewebszellen ausgeübt wird. Sie ist durchaus mit der Vermehrung des Stoffwechsels zu vergleichen, welche die Folge der Eingabe von Schilddrüsenpräparaten ist.

Die spezifisch-dynamische Wirkung bedeutet, daß ein Mensch auch in vollkommenstem Ruhezustande bei der Nahrungsaufnahme mehr Calorien nötig hat, als es seinem Grundstoffwechsel entspricht. Der Überschuß ist, wie vorhin erwähnt wurde, am größten bei Eiweiß, d. h. $30^0/_0$ über dem Grundstoffwechsel, er beträgt rund $12^0/_0$ bei Fett und fast $6^0/_0$ bei Kohlehydraten. Bei gewöhnlicher gemischter Kost berechnet ihn Rubner auf $10{-}15^0/_0$. Im Hinblick auf spätere Ausführungen sei nochmals wiederholt, daß ein hoher Eiweißgehalt der Nahrung den Bedarf an Calorien steigen läßt.

Angesichts der Neigung einzelner Ärzte in gegenwärtiger Zeit, die Diät eines Zuckerkranken fast ausschließlich nach seinem Calorienbedürfnis aufzustellen, ist es von größter Wichtigkeit, Faktoren wie die spezifisch-dynamische Wirkung gut zu kennen und zu berücksichtigen.

Während die Physiologen (Magnus-Levy, Eykman) sich schon jahrelang mit dem Studium des Grundstoffwechsels unter verschiedenen Verhältnissen beschäftigt haben, wurde diese Untersuchungsmethode allmählich, wenn auch zögernd, auch für die Lösung pathologischer Probleme in Anwendung gebracht.

Allgemeine Bedeutung für die Klinik erhielt die Bestimmung des Grundstoffwechsels jedoch erst, als die Amerikaner ihr Aufmerksamkeit zuwandten. Die Apparate wurden vereinfacht. Die Messung des Sauerstoffs und der Kohlensäure nach der Methode von Haldane fand erfolgreiche Anwendung. Man begann sehr sorgfältig eine große Zahl von Bestimmungen bei normalen Menschen vorzunehmen. So erhielt man Standardwerte, mit welchen die bei der Krankheit gefundenen Resultate verglichen werden konnten.

Die Beurteilung dieser Standardwerte bildet auch jetzt noch eine der größten Schwierigkeiten bei der Anwendung der Grundstoffwechselbestimmung in der Praxis. Die Energie, welche der Organismus bei seinen Oxydationsprozessen liefert, ist letzten Endes abhängig von der Protoplasma-Aktivität, wie man diese Tätigkeit mangels eines besseren Ausdrucks zu nennen pflegt. Letztere ist nicht bei jedem gesunden Menschen die gleiche, eine andere beim Manne oder der Frau, bei Kindern oder Erwachsenen, bei jungen oder alten Menschen. Selbstverständlich ist auch die Menge des aktiven Protoplasmas bei verschiedenen Menschen verschieden. Daß sie bei großen, schweren Individuen größer ist als bei zarten und leichten Personen, ist ohne weiteres klar. Es besteht aber, wie sich herausgestellt hat, kein einfach mathematischer Zusammenhang zwischen Gewicht einerseits und der Menge Energie lieferndem Protoplasma (gemessen am B. M.) andrerseits. Mit anderen Worten: wenn man zwei erwachsene Personen desselben Alters und Geschlechtes untersucht, so zeigt sich, daß die für den Grundstoffwechsel gefundenen Werte nicht durch das Gewicht bedingt sind. Eher scheint er von der Gesamtkörperoberfläche abhängig zu sein. Der Zusammenhang zwischen dieser letzten Größe und der Protoplasmaaktivität ist noch unklar. Die alte Annahme RUBNERS, daß die Menge der entwickelten Energie von der Menge der ausgestrahlten Wärme abhängig wäre, hat man allgemein fallen lassen.

Trotz all dieser Schwierigkeiten ist es gelungen, auf Grund einer großen Anzahl von Bestimmungen, Formeln aufzustellen, welche es ermöglichen, für einen vollkommen gesunden Menschen, dessen Geschlecht, Alter, Größe und Gewicht bekannt sind, vorher zu sagen, wie hoch sein Grundstoffwechsel sein muß. Zur Zeit verfügen wir über zwei solcher Tabellen oder Formeln, welche der unermüdlichen Arbeit von BENEDICT und von DUBOIS und ihrer Mitarbeiter zu verdanken sind. Die Formeln von BENEDICT fußen auf schwierigen mathematischen Berechnungen, dem Resultate einer sehr großen Anzahl von ihm ausgeführter Messungen gesunder Menschen verschiedenen Alters, Geschlechtes, Gewichts und Größe. DUBOIS stellte seinerseits ebenfalls eine große Zahl Beobachtungen an, derart, daß er nicht nur Länge und Gewicht feststellte, sondern auch Abgüsse des Körpers machte, mit deren Hilfe er die Körperoberfläche maß. Berechnungen auf Grund der dadurch gewonnenen Werte ließen ihn einen mathematischen Zusammenhang erkennen zwischen der Anzahl Quadratmeter der Körperoberfläche, der Körperlänge und dem Gewicht. Darauf untersuchte er getrennt bei Männern und Frauen, wieviel Calorien in jedem Lebensalter die Wärmeproduktion per Quadratmeter unter den Bedingungen des Grundstoffwechsels beträgt.

Untersucht man nun gesunde Männer und Frauen[1]), dann scheinen diese auch in Holland einen Grundstoffwechsel zu haben, welcher annähernd mit dem nach den Tabellen zu erwartenden übereinstimmt. Die Abweichungen, welche man tatsächlich findet, darf man nicht übersehen. Sie können bei Erwachsenen bis $15^0/_0$ betragen, bei Kindern noch viel mehr.

Außer dem Nachteile, daß Maximum und Minimum der Standardwerte gesunder Menschen ziemlich weit vom Durchschnitt abweichen, weist die Methode noch viele andere Schwierigkeiten und Fehlerquellen auf. Diese können zum Teil vermieden werden durch große Sorgfalt und vielfache Übung

---

[1]) SIEGENBEEK V. HEUKELOM: Dissert. Utrecht 1924.

des Untersuchenden. Zum Teil lassen sie sich jedoch nicht oder nur bis zu einem gewissen Grade überwinden, wie z. B. das undichte Abschließen der Maske, welche zum Auffangen der Atmungslüft nötig ist, und die Unmöglichkeit für den Patienten, sich körperlich und geistig vollkommen ruhig zu verhalten. Auf Grund seiner Untersuchungen kam Dr. SIEGENBEEK VAN HEUKELOM zu der Überzeugung: 1. Daß einer großen Zahl von Veröffentlichungen über den Grundstoffwechsel in der klinischen Literatur der letzten Jahre, vielleicht sogar der Mehrzahl, wegen unzureichender Sorgfalt bei der Arbeit kein Vertrauen geschenkt werden könne. 2. daß zur Beurteilung der bei einem Zuckerkranken anzuwendenden Behandlung die Bestimmung des Grundstoffwechsels vorläufig nur von geringer Bedeutung ist, und 3. daß für interne Kliniken, wenn nicht eine bestimmte wissenschaftliche Untersuchung beabsichtigt ist, die Bestimmungen des Grundstoffwechsels vorläufig die darauf verwandte Zeit und Mühe nicht lohnen. Auch JOSLIN ist, soweit ich ihn verstanden habe, der gleichen Ansicht.

Diese Bemerkungen über den Grundstoffwechsel im allgemeinen waren nötig, um beim Lesen der zahlreichen, sich heutzutage damit befassenden Publikationen zur Vorsicht zu raten. Andrerseits wäre es ein Fehler, die interessanten Versuche der amerikanischen Diabetesforscher, Diätformen aufzustellen, welche auf den Grundstoffwechsel des Patienten gegründet sind, nicht zu berücksichtigen. Allerdings kann man ihnen vorerst nur sehr kritisch gegenüber stehen.

Während auf die Methode der Bestimmung des Grundstoffwechsels hier nicht mehr weiter eingegangen werden soll, müssen an dieser Stelle die Ergebnisse dieser Untersuchung bei der Zuckerkrankheit angeführt werden. Kurz gesagt, man beobachtet bei einigen Kranken, besonders beim Bestehen einer Acidose, eine Erhöhung, während in vielen anderen Fällen eine mäßige Herabsetzung ($10—15^0/_0$, manchmal sogar $30^0/_0$) vorhanden ist.

BOOTHBY und SANDIFORD neigen zu der Ansicht, daß diese Herabsetzung mit der Unterernährung bei diesen Patienten zusammenhängt, sei es, daß diese absichtlich durch eine Hungerkur, oder ohne Absicht herbeigeführt wurde. Im allgemeinen findet man tatsächlich solche niedrigen Werte bei Kranken, deren Gewicht weit unterhalb des durchschnittlichen normalen Gewichtes liegt. Aber dies gilt nicht für alle Fälle, und hier sind gewiß Faktoren mit im Spiel, die wir heute noch nicht kennen[1]).

Die theoretisch richtigste Methode zum Studium des basalen Stoffwechsels ist die Messung der von dem Körper produzierten Wärme in einem großen Calorimeter. In der Klinik ist diese Methode jedoch (abgesehen von einzelnen Kliniken, welche sich ausschließlich mit derartigen wissenschaftlichen Untersuchungen befassen) nicht anzuwenden, weil die erforderlichen Apparate zu kompliziert und zu kostspielig sind, und weil dazu ein sehr geschultes und geübtes Personal erforderlich ist.

Die zweite uns zur Verfügung stehende Methode berechnet die produzierte Wärme aus der Sauerstoffmenge, welche bei den Stoffwechselprozessen verbraucht wird, und der Menge der ausgeatmeten Kohlensäure sowie des mit dem Urin ausgeschiedenen Stickstoffs. Der für diese Methode erforderliche Apparat ist wesentlich einfacher als die oben erwähnten Stoffwechselcalorimeter, wie auch die Methode an sich viel weniger kompliziert ist. Sie eignet sich sehr zur Anwendung in der Klinik, vorausgesetzt, daß diese ein Laboratorium zu diesem Zwecke einzurichten vermag. Doch unterschätze man die auch mit dieser

---

[1]) Siehe hierzu die wichtige Abhandlung von WILDER, BOOTHBY und BEELER: Journ. of biol. chem. Bd. 51, S. 311. 1922.

Methode verbundenen Schwierigkeiten nicht. Wer sich damit befassen will, muß nicht nur die Gasanalysen des Sauerstoffs und Kohlenstoffs gut beherrschen, ebenso wie die speziellen Handgriffe, welche die Apparate erfordern, sondern er muß auch zu einer richtigen Beurteilung der Resultate in der Physiologie und Pathologie des Stoffwechsels durchaus auf der Höhe sein.

Seit einigen Jahren ist man bestrebt, die für die Untersuchung des Grundstoffwechsels erforderlichen Apparate zu vereinfachen. Unter den vielen Apparaten, welche dies bezwecken, muß dem DouGLASschen Gummibehälter, der zum Auffangen der Exspirationsluft dient, eine wichtige Rolle beigemessen werden. In letzter Zeit hat auch der Apparat von KROGH große Beachtung gefunden.

Dieser auf dem Gebiete der Atmungsphysiologie bekannte Forscher hat einen Apparat konstruiert (auf Grund eines schon länger bekannten Prinzips), welcher die Bestimmung der Menge des eingeatmeten Sauerstoffs, unter Vermeidung der schwierigen Gasanalysen, auf graphischem Wege in kurzer Zeit und auf die einfachste Art ermöglicht.

Als Nachteil dieses Apparates muß angesehen werden, daß nur der Sauerstoff, nicht die ausgeatmete Kohlensäure damit bestimmt werden kann. Infolgedessen ist er zur Messung des respiratorischen Quotienten nicht brauchbar. Noch andere Nachteile hat er mit allen Apparaten mit sogenannten geschlossenem System gemeinsam, doch kann darauf in diesen Vorlesungen nicht näher eingegangen werden. Zum eingehenderen Studium dieser Probleme verweise ich auf die schon mehrmals erwähnte Dissertation von Dr. SIEGENBEEK VAN HEUKELOM. Ich erachte es jedoch als notwendig, hier vor der Auffassung zu warnen, daß man mit Hilfe dieses einfachen kleinen Apparates nun ohne große Mühe den Grundstoffwechsel seiner Patienten bestimmen kann. Ohne gründliche Vorstudien und ohne sehr genaues Arbeiten wird man keine zuverlässigen Resultate erhalten. Führt man derartige Bestimmungen ohne diese Vorsichtsmaßregeln aus, so bleibt es nichts als eine Spielerei, welche nur zu Irrtümern führen und günstigstenfalls dem Patienten die Überzeugung beibringen kann, daß er nach den modernsten Methoden und höchst wissenschaftlich behandelt wird.

7. Über die Lipämie bei der Zuckerkrankheit.

Unter Lipämie versteht man die Vermehrung des Fettes im Blute. In der Klinik spricht man gewöhnlich von Lipämie, wenn das Blut so viel Fett enthält, daß das nach der Gerinnung freiwerdende Serum sich als eine trübe, mehr oder weniger der Milch gleichende Flüssigkeit darstellt. Bisweilen ist das Serum tatsächlich so weiß wie Milch. Läßt man das Röhrchen mit Serum eine Zeitlang ruhig stehen, so kommt es vor, daß das Fett nach oben steigt und dort eine gelbweiße Schicht von Butter bildet. Es ist nicht schwer, dieses Fett durch Äther auszuziehen. Eine so starke Lipämie, daß die hier skizzierten Erscheinungen gefunden werden, trifft man jedoch nur in einigen Fällen von Diabetes an. Weniger starke Fettvermehrung des Blutes, aber doch in dem Maße, daß das Serum eine trübe Flüssigkeit bildet, findet man aber auch bei anderen Krankheiten, bei Nephritis, Anämien und einigen Vergiftungen. Gewöhnlich gelingt es dann jedoch nicht, das Fett mit Äther auszuziehen. Erst nach Zufügung einer nicht zu geringen Menge Alkali wird durch Schütteln mit Äther eine Aufhellung der Flüssigkeit erfolgen.

Untersucht man lipämisches Blut unter dem Mikroskop, so sind die Fettpartikelchen auch bei starker Vergrößerung nur eben zu sehen. Man spricht von „Blutstoff" oder Hämokonien.

Mit dem Ultramikroskop unterscheidet man die Partikelchen leicht. Das Fett befindet sich also im Blut als eine Emulsion in stark dispersem Zustand. Das ist als ein Glück anzusehen, denn sonst würde die Gefahr der Fettembolie sehr nahe sein.

Das Studium des Blutfettes ist sehr kompliziert und schwierig. In folgendem seien einige dieser Schwierigkeiten aufgezählt.

Unter Fett hat man nicht nur das echte Fett zu begreifen, d. h. die Verbindung von Glycerin mit Fettsäuren, sondern auch die Phospatiden (gewöhnlich Lecithin genannt) und das Cholesterin. Obschon diese Körper nicht nur chemisch verwandt sind, sondern auch ein biologischer Zusammenhang zwischen ihnen besteht, erfordert ihr Studium doch eine getrennte Untersuchung.

Eine zweite Schwierigkeit besteht darin, daß der Fettgehalt des Blutes nach fettreicher Kost schnell steigt. Alle Untersuchungen müssen berücksichtigen, daß die Fettmenge im Blute bei normalen Personen von Tag zu Tag nur zu einem Zeitpunkt konstant ist, der zwischen 8 bis 20 Stunden nach der letzten Mahlzeit liegt. Während nun nach BLOOR das Blutfett in nüchternem Zustand fast ausschließlich aus den Lipoiden, Lecithin und Cholesterin, bestehen soll, findet man nach den Mahlzeiten eine beträchtliche Vermehrung des „echten“ Fettes. Bei der diabetischen Lipämie ist die Vermehrung des Fettes im Blute, wenigstens zum Teil, durch echtes Fett bedingt.

Eine dritte Schwierigkeit bei der Beurteilung der bisher erhaltenen Resultate liegt in der Verschiedenartigkeit der angewandten Untersuchungsmethoden.

Alle diese und noch viele andere Schwierigkeiten sind Ursache dafür, daß unsere Kenntnisse von der Bedeutung des Blutfettes noch gering sind und für unsere Ansichten über die Pathologie der Zuckerkrankheit noch kaum Bedeutung gewonnen haben. Zweifellos wird ein eingehenderes klinisch-experimentelles Studium des Fettstoffwechsels, besonders seit den Untersuchungen BLOORS auf die Dauer wertvolle Ergebnisse liefern. Im Hinblick auf die Aufgabe, die wir uns in diesen Vorlesungen gestellt haben, halten wir es für wünschenswert, uns auf einige Bemerkungen über die diabetische Lipämie zu beschränken.

Über den äußeren Anblick des lipämischen Blutserums wurde schon gesprochen. Während das normale Blutserum gewöhnlich nicht mehr als $1^0/_0$ Fett (Ätherextrakt) enthält, und man auch beim Diabetes in der Regel keine höheren Zahlen finden wird, werden bei der diabetischen Lipämie so hohe Werte wie sonst nirgends ($4—6^0/_0$, ja sogar $15—20^0/_0$) angetroffen. Ja, man findet selbst $26^0/_0$ angegeben.

Oft gehen Lipämie und Acidose Hand in Hand, aber durchaus nicht immer, im Gegenteil fehlt Lipämie oft bei Koma. Vielleicht liegt die Ursache darin daß, obschon Koma und Lipämie Folgen ein und derselben Ursachenreihe sind, die Lipämie sich so langsam entwickelt, daß das Koma einsetzt, bevor eine stärkere Lipämie sich gebildet hat.

Die Quelle des Fettes bei der diabetischen Lipämie ist unbekannt. Viele Autoren glauben, daß das Fett aus zugrunde gegangenen Zellen herrühre, weil auch Lecithin und andere Zellprodukte in vermehrtem Maße gefunden werden. Für wahrscheinlicher aber hält man es, daß die Vermehrung des Fettes im Blute durch mobilisiertes Depotfett, das zur Verbrennung bestimmt ist, verursacht wird, das aber infolge der diabetischen Störungen nicht oxydiert werden kann.

Außer dem echten Fett findet man bei Diabetes auch eine, allerdings sehr unregelmäßige Vermehrung des Blutcholesterins. Vielleicht besteht ein gewisser, sicher aber nicht regelmäßiger Zusammenhang zwischen Blutfettgehalt und Schwere der Zuckerkrankheit.

VI. Das Wesen des Diabetes.

Nicht das Vorkommen von Glykose im Urin, sondern der zu hohe Gehalt von Zucker im Blut macht das Wesen der Zuckerkrankheit aus. Die Ursache dafür, daß der Schwellenwert für die Ausscheidung von Glykose durch die Nieren bei verschiedenen Menschen so große Verschiedenheiten aufweist, ist uns noch gänzlich unbekannt, ebenso dafür, daß er bei der „renalen" Glykosurie anormal tief, im Alter und bei Menschen mit hohem Blutdruck höher liegt als bei gesunden, jungen Personen. Vielleicht werden die von HAMBURGER begonnenen, durch seinen Tod leider unterbrochenen Untersuchungen bei Fortsetzung durch andere Forscher für die Zukunft den Weg zur Lösung dieses Problems zeigen können. HAMBURGER und seine Mitarbeiter haben umfangreiche Versuche mit der Durchspülung der Nieren mit Zuckerlösungen angestellt. Er fand, daß die Ausscheidung isomerer Zuckerarten im Urin verschieden ist je nach dem Bau dieser Zucker, und daß sie ferner auch abhängig ist von den Stoffen, Kationen, die neben dem Zucker in der Spülflüssigkeit vorhanden sind. So interessant diese Untersuchungen auch sind, für die Pathologie des Diabetes haben sie vorläufig noch keine Bedeutung erlangt.

Wir beschränken uns deshalb auf die Frage, wodurch die Hyperglykämie des Zuckerkranken verursacht ist.

Zwei Theorien machen sich seit einem halben Jahrhundert den Vorrang streitig. Die eine behauptet, daß eine zu große Zuckerproduktion die Ursache der Hyperglykämie ist. Die Gewebe verbrennen ebensoviel Zucker als unter normalen Verhältnissen, können aber den ihnen angebotenen Überschuß nicht verarbeiten.

Die zweite Theorie lehrt, daß die Gewebe nicht imstande sind, die ihnen zugeführte Glykose in genügendem Maße zu oxydieren, auch wenn die Glykosemenge nicht die normalen Grenzen überschreitet. Es würde ein Kapitel für sich erfordern, wollte man alle die Untersuchungen aufzählen, die zum Beweise der Theorien vorgenommen worden sind, und wollte man all die Argumente besprechen, die man einander entgegengehalten hat, um die diesbezüglichen Schlußfolgerungen zu widerlegen. Es ist ja sonderbar, daß auch jetzt noch keine Übereinstimmung zu erzielen ist, oder besser gesagt, man ist noch keinen Schritt weiter gekommen und steht sich immer noch so ablehnend gegenüber wie vor 50 Jahren. Die Hoffnung, daß das Insulin das erlösende Wort sprechen würde, hat sich als eitel herausgestellt. Die bei den Untersuchungen mit dem Pankreashormon erhaltenen Resultate wurden in beiden Lagern als Stütze für die von ihnen verteidigte Theorie angesehen, sie wurden sowohl pro wie kontra verwandt.

Es ist von historischem Interesse, daß CLAUDE BERNARD, der berühmte Grundleger der ersterwähnten Theorie, der Ansicht war, daß die Gewebe bei Diabetes sogar mehr Zucker verbrauchen als unter normalen Verhältnissen:

„Par suite d'un travail de désassimilation excessif, l'organisme use incessament et d'une manière exagérée le dépôt dont le foie est le siège; le sucre est versé dans le sang en quantité anormale, d'où hyperglycémie et glycosurie; mais la source hépatique n'est pas épuisée pour cela; elle continue à assimiler les matériaux propres à former le glycogène, et par suite le sucre; elle redouble pour ainsi dire d'activité pour remplacer le sucre éliminé; elle épuise l'organisme pour suffir à cette production, à cette dépense désordonnée en matière sucrée. Il paraît donc évident, ainsi que l'expérience l'a d'ailleurs prouvé, que chez le diabétique, le foie n'a pas perdu ses fonctions: il pèche au contraire par un fonctionnement trop actif, par une vitalité exubérante[1]."

---

[1] BERNARD CL.: Leçons sur le diabète et la glycogenèse animale. Paris 1877, S. 437.

Eine Zeitlang schien es, als ob die Theorie Claude Bernards unterliegen würde. Immer mehr Untersucher stellten sich auf die Seite Minkowskis, nach dessen Annahme eine unvollständige Oxydation der Kohlehydrate die Ursache der Hyperglykämie bei dem Diabetes wäre. Anfangs war auch von Noorden ein Anhänger dieser Annahme. Letzterer hat aber vor mehreren Jahren (1912) seine Ansicht geändert und verteidigt seitdem mit Wärme und großer Geschicklichkeit die These, daß die Kohlehydratoxydation bei der Zuckerkrankheit nicht geschädigt ist, sondern daß die Störungen in einer Überproduktion von Glykose gelegen sind. Gewichtige Forscher folgen ihm in dieser Annahme. In den Erwägungen der gegenwärtigen Verteidiger dieser Theorie spielt eine große Rolle die Überzeugung, daß sowohl Eiweiß wie Fett, bevor sie im Organismus katobolisiert werden, in Kohlehydrate umgesetzt werden. Im Gegensatz zu früher nehmen diese Untersucher also an, daß nicht nur aus Eiweiß, sondern auch aus Fett Kohlehydrate entstehen[1]).

Wie bereits kurz auseinandergesetzt wurde, besteht die Theorie von der Überproduktion des Zuckers darin, daß der aus der Nahrung, dem Eiweiß oder dem Fett stammende Zucker nicht in der Leber festgehalten wird, bis die Gewebe ihn benötigen, sondern infolge eine Regulierungsstörung in zu großer Menge in die Blutbahn eingeleitet und den Geweben zugeführt wird. Diese haben, immer zufolge dieser Theorie, ihr Vermögen, normale Zuckermengen zu verbrennen, bewahrt. Aber die Überproduktion an Zucker übersteigt ihr Verbrennungsvermögen. Man nimmt an, daß das Unvermögen der Leber, den Zucker in Form von Glykogen festzuhalten, bis die Gewebe es benötigen, durch eine Funktionsstörung des Pankreas bedingt ist. Diese ist nicht nur eine Ursache dafür, daß die Leber ihre Vorräte an Glykogen abstößt, sondern daß sie, wie bereits erwähnt, gleichzeitig auf Kosten des Eiweißes und Fettes in überreichlicher Menge Glykose produziert. Den Grund dieser Störung kennt man nicht. Man kann sich aber vorstellen, daß das Fehlen von Glykogen in den Leberzellen zur Zuckerbildung aus Eiweiß und Fett reizt. Die leeren Vorratskammern ziehen sozusagen Kohlehydrate an sich. Kaum ist aber das Glykogen in die Leber aufgenommen, wird es schon wieder in die Blutbahn abgegeben.

Gegen diese Theorie sind eine Menge Einwände angeführt worden. Nicht unwichtig scheint mir eine Beweisführung von Bouchard, der folgende Berechnung aufstellt: Angenommen ein Diabeteskranker von 65 kg Körpergewicht verliert bei einer kohlehydratlosen Diät 50 g Glykose im Tage. Wenn nach der Theorie das Oxydationsvermögen der Gewebe normal ist, müssen wir annehmen, daß er vor Ausscheidung dieser 50 g schon die Zuckermengen verbrannt hat, welche eine normale Person gewöhnlich zu oxydieren vermag. Diese Mengen sind sehr beträchtlich. Sie betragen im gewöhnlichen Leben sicher 300—400 g, Bouchard sah sogar eine Aufnahme von 600 g per Tag bei gesunden Menschen, ohne daß es zur Glykosurie kam. Aus alledem folgt, daß dem von uns als Beispiel gewählten Diabetiker 600 + 50 g Zucker per Tag zur Verfügung gestanden haben müssen. Im Hinblick darauf, daß er sie nicht in seiner Kost erhält, kann er sie nur dem Eiweiß und Fett entnehmen. Auf Grund weiterer Berechnungen kommt Bouchard dann zum Schluß, daß dazu die Zufuhr so großer Mengen von Eiweiß oder Fett nötig sein würden (3 kg Fleisch, oder 0,5 kg Fett per Tag), wie sie in Wirklichkeit nicht in Betracht kommen[2]).

---

[1]) Eine Übersicht über dieses Problem ist zu finden in: Geelmuyden: Ergebn. d. Physiol. 1923. S. 84 ff.

[2]) Bouchard in: Traité de Pathologie générale. III. Teil.

Indessen sind die Schätzungen in dieser Berechnung BOUCHARDS zu allgemein, um überzeugende Schlußfolgerungen daraus zu ziehen. Große Wichtigkeit hat man der Bestimmung des respiratorischen Quotienten bei der Zuckerkrankheit beigemessen, um das Unzureichende der Überproduktionstheorie damit zu beweisen. In der Tat findet man diesen Quotienten bei schwereren Fällen von Diabetes niedrig, was sicher darauf hinweist, daß im Verhältnis weniger Kohlehydrate verbrannt werden als im normalen Zustande. Während der respiratorische Quotient bei gesunden Menschen und normaler Kost 0,81 bis 0,83 beträgt, findet man bei Zuckerkranken oft Werte von 0,74—0,78, ausnahmsweise sogar einen Quotienten von 0,6. So fand SIEGENBEEK VAN HEUKELOM wiederholt Werte von 0,70—0,73, einmal sogar einen Wert von 0,66[1]).

Geht man auf die Frage des respiratorischen Quotienten näher ein, so stellt sich seine Bedeutung für die Entscheidung des fundamentalen Problems, das uns hier beschäftigt, als viel weniger groß heraus, als man anfänglich annehmen sollte. Wir führten schon an, daß sich auf die Kohlensäureproduktion und den Sauerstoffverbrauch Einflüsse geltend machen, die mit dem Verhältnis, in welchem die verschiedenen Nahrungsstoffe (Eiweiß, Fett und Kohlehydrate) verbrannt werden, nicht in direktem Zusammenhang stehen. Auch kann nicht genug auf grobe Fehlerquellen aufmerksam gemacht werden.

Der Hinweis erscheint nicht überflüssig, daß es im Hinblick auf den respiratorischen Quotienten das gleiche ist, ob im Organismus Fett direkt verbrannt wird, oder ob erst im Augenblicke der Verbrennung aus dem Fett Glykose entstanden ist. Denn wenn Glykose oxydiert wird, die gerade aus Fett entstanden ist, so wird der respiratorische Quotient natürlich dem vor der Verbrennung des Fettes gleich sein. Wird doch der hohe Quotient der Kohlehydratverbrennung $\left(\dfrac{CO_2}{O_2} = 1\right)$ gesenkt durch den Sauerstoff, der erforderlich ist, um aus dem Fettmolekül erst Kohlehydrat zu bilden.

Derartige Überlegungen machen es verständlich, daß die Untersuchungen des respiratorischen Quotienten weniger Aufklärung bringen mußten, als man ursprünglich hoffen durfte. Die Voraussetzung der Kohlehydratbildung aus Fett macht manche Beweisführung bei den uns hier beschäftigenden Problemen weniger stichhaltig. Indessen mag es den Tatsachen entsprechen, daß Untersucher wie VON NOORDEN und seine Mitarbeiter, ebenso wie GEELMUYDEN von der Möglichkeit der Glykosebildung aus Fett fest überzeugt sind. Dem steht aber entgegen, daß nicht wenige Untersucher die Möglichkeit der Kohlehydratbildung aus Fett energisch bestreiten. „One by one the bulwarks of the doctrine of the conversion of fat into glucose have been shattered, and it may now be relegated to the realm of scientific superstition" schreibt LUSK, einer der Großen auf diesem Untersuchungsfeld[2]). Sicher ist, daß Fett in der Diät des Diabeteskranken die Glykosurie niemals steigen läßt, und daß beim Hunde mit einem experimentellen Diabetes die mit der Nahrung gegebene Glykose (oder Kohlehydrate) quantitativ im Urin erscheint. Auch das Entstehen der Ketonkörper bei schwerem Diabetes wird am einfachsten aus dem Fehlen der Kohlehydratverbrennung erklärt.

Es ist kaum notwendig zu sagen, daß die Anhänger der Überproduktion ihrerseits die Argumente ihrer Gegner durch gewichtige Einwürfe zu entkräftigen suchen. Es will mir jedoch scheinen, daß sie die folgende Beweisführung, die auch den eigentlichen Kern der oben erwähnten Berechnung BOUCHARDS darstellt, nicht zu widerlegen vermögen: .

---

[1]) SIEGENBEEK VAN HEUKELOM: Dissert. S. 199.
[2]) LUSK G.: Science of nutrition. S. 473.

Zahlreiche Untersuchungen der letzten Jahre haben uns gelehrt, daß die Assimilation der Glykose durch den gesunden Menschen unendlich ist, wenn auch die Toleranz ihre Grenzen hat (ALLEN). D. h. je mehr Glykose man zuführt, desto mehr wird vom Organismus verbraucht, wenn auch ein sehr kleiner Teil im Urin erscheint. Jedenfalls verbrennt der Organismus sehr große Mengen Glykose, die in den Blutstrom gebracht werden, vorausgesetzt, daß die Injektion nicht allzu schnell vorgenommen wird. Man ernähre nun einen schwer zuckerkranken Patienten ohne Kohlehydrate. Angenommen, er wird weiterhin Zucker ausscheiden z. B. 50 g per Tag. Warum soll er nicht imstande sein, diese sehr geringe Menge Glykose zu oxydieren, wenn seine Fähigkeit zur Ausnutzung der Kohlehydrate nicht gestört wäre, während eine gesunde Person so gut wie jede Menge Kohlehydrate verbrennt?

Dies alles hindert nicht, daß auch die Theorie über eine verminderte oxydative Wirksamkeit der Gewebe nicht alle Tatsachen erklärt, und daß sie noch nicht experimentell bewiesen werden konnte. Eine Verminderung des Oxydationsvermögens der Gewebe des diabetischen Organismus konnte bisher noch nicht nachgewiesen werden. Die bekannten Untersuchungen von KNOWLTON und STARLING, welche anfänglich sehr beweisend erschienen, mußten bald eine andere Deutung erfahren (PATTERSON und STARLING): nebensächliche Veränderungen hatten auf einen Irrweg geführt, und an Stelle der ursprünglichen Vermutung ergab sich, daß der Herzmuskel des pankreasdiabetischen Hundes der Spülflüssigkeit nicht weniger Zucker entnahm als der normale Herzmuskel. Ganz kürzlich sind Untersuchungen veröffentlicht worden, die bei Diabetes doch ein vermindertes Oxydationsvermögen der Gewebe nachweisen würden, welches durch Zufügen von Insulin zum normalen Wert zurückgeführt würde, vorausgesetzt, daß man Insulin in optimaler Menge (vor allem nicht zuviel) zufügte[1]). Es würde aber zweifellos verfrüht sein, diesen Untersuchungen eine entscheidende Bedeutung beizulegen, bevor sie keine Bestätigung gefunden haben. Die verschiedenen damit zusammenhängenden Probleme sind noch zu sehr in Gärung, als daß es angebracht wäre, in diesen Vorlesungen weiter darauf einzugehen. Ich muß aber auf das eben Gesagte zurückkommen: daß die Theorie der verminderten oxydativen Wirksamkeit der Gewebe nicht alle Tatsachen zu erklären vermag. Durch ein herabgesetztes Oxydationsvermögen der Gewebe wird die Verminderung des Leberglykogens bei Diabetes nicht erklärt. Schon ältere Untersucher haben die Glykogenarmut der Leber bei Diabetes festgestellt, ein Zustand, den LÉPINE als Azoamylie, NAUNYN als Dyszoamylie bezeichnete. HÉDON sah am 5. Tage nach der Entfernung des Pankreas beim Hunde nur noch Spuren von Glykogen in der Leber, am 8. Tage fand er nichts mehr. Auch in dem Muskeln fand MINKOWSKI den Glykogengehalt vermindert, jedoch nicht in dem Maße wie in der Leber, zuweilen war das Glykogen der Muskeln sogar in normaler Menge vorhanden. Ähnliche Resultate erhielt v. NOORDEN bei sehr kurz nach dem Tode vorgenommenen Autopsien von Zuckerkranken. Man kann sich die Frage vorlegen, ob in diesen Fällen das Glykogen nicht nach dem Tode verschwunden war. Die berühmten von P. EHRLICH in der FRERICHSschen Klinik vorgenommenen Versuche entkräften dies Bedenken in gewisser Weise: bei 3 Personen, einem gesunden, dem Trunke ergebenen Mann und zwei Diabeteskranken entnahm er durch Punktion zu Lebzeiten etwas Lebergewebe. In dem erhaltenen Leberbrei fand er bei dem einen Diabetiker kein Glykogen und bei dem anderen viel weniger als bei dem gesunden Manne.

---

[1]) AHLGREN: Klin. Wochenschr. 1924, Nr. 26, S. 1158.

Die Azoamylie kann durch die Theorie der verminderten Zuckerverbrennnung nicht erklärt werden. Es bleibt bei dem jetzigen Stande unseres Wissens nur die Annahme übrig, daß der Zuckerkranke und das pankreaslose Tier der Fähigkeit entbehren, sowohl die Glykose als Glykogen in der Leber aufzustapeln, als auch die Kohlehydrate in den Gewerbszellen zu verbrennen. Die Glykose durchläuft sozusagen die Leber und die anderen Zellen, ohne daß diese sie festzuhalten vermögen. Vermutlich ist es die Aufgabe des Pankreashormons, das Glykosemolekül, sei es mit oder ohne Mitwirkung anderer Hormone, dergestalt zu verändern, daß es von den Körperzellen festgehalten werden kann, und zwar von den Gewebszellen zur Oxydation, von den Leberzellen zur Aufstapelung nach Kondensierung zu Glykogen. Welche Veränderungen im Glykosemolekül vor sich gehen müssen, um eine Oxydation zu ermöglichen, wissen wir nicht, und auch die zahlreichen Untersuchungen, zu denen die Entdeckung des Insulins Veranlassung gaben, haben das Geheimnis nicht aufhellen können. Als wahrscheinlich kann nur angenommen werden, daß der diabetische Organismus wohl das Glykosemolekül zu spalten vermag, z. B. zu Produkten wie Pyrotraubenzucker, aber daß er nicht zur Oxydation des letzteren imstande ist (s. S. 40). Vielleicht beruht diese Funktionsstörung letzten Endes auf dem Unvermögen der Zellen, die Moleküle festzubinden: „Non agunt corpora nisi ficata“, sagte P. Ehrlich!

Wo im Vorhergehenden von einem Unvermögen des diabetischen Organismus zur Bildung von Glykogen die Rede war, sind damit nur die Leberzellen gemeint. Beim Zuckerkranken findet man die Menge Glykogen in den Muskeln, wie oben gesagt wurde, gewöhnlich normal oder nur wenig verringert, während es bekanntlich bei ihnen in den Nierenkanälchen in vermehrter Menge vorgefunden wird.

VII. Ätiologie.

Anscheinend kommt Diabetes in allen Ländern vor. Nach DE LANGEN und LICHTENSTEIN[1]) ist die Krankheit unter der einheimischen Bevölkerung Niederländisch-Indiens selten. Dagegen wird sie sehr häufig unter den reichen Chinesen gefunden. Auffallend erscheint ferner die sehr große Zahl harmloser Glykosurien, die man in Indien unter den Europäern, Chinesen und Arabern antrifft. Zweifellos beweisen diese Tatsachen, daß es nicht richtig ist, das Vorkommen der Zuckerkrankheit dem Gebrauch einer ausschließlich oder überwiegend vegetarischen Kost zuzuschreiben. Zur selben Schlußfolgerung kommt WATERS[2]).

Man ist der Ansicht, daß die Zuckerkrankheit in den meisten Ländern zunimmt[3]). Zu einem Teil ist diese Zunahme sicher durch eine bessere und frühzeitigere Diagnose zu erklären. JOSLIN berichtet, daß in den Krankengeschichten des General-Hospital in Massachusetts über das Jahr 1866 die Worte „der Urin schmeckt süß“ gelesen werden können. Sie sind geschrieben von einem damals im Hospital wohnenden Famulus (a house pupil), der später Professor an der Harvard Medical School war. Es besteht Grund zur Annahme, daß nicht alle einwohnenden Famuli in diesen Jahren ebenso genau untersuchten und gewöhnlich nicht den Urin eines jeden ihrer Patienten auf seinen süßen Geschmack

---

[1]) DE LANGEN en LICHTENSTEIN: Leerboek der tropische Geneeskunde, S. 494.

[2]) WATERS E. E.: Diabetes, its Causation and Treatment with special reference to India. Calcutta 1917.

[3]) Siehe den Aufsatz von C. PIRQUET: Über die Diabetessterblichkeit in England. Wien. klin Wochenschr. 1924. Nr. 50, S. 1277.

(Es erscheint mir unbegreiflich, daß PIRQUET bei der Vermehrung der Sterblichkeit an Zuckerkrankheit in der Statistik der besseren Diagnostik so wenig Bedeutung zuerkennt.)

hin probierten. Es ist mehr als wahrscheinlich, daß viele Fälle von Diabetes, vielleicht die Mehrzahl, der Aufmerksamkeit entgingen, und daß die Zahl der diagnostizierten Fälle zunahm, je nachdem mehr und genauer auf Zucker untersucht wurde. Zu unserer Zeit wird von den jüngeren Ärzten zweifellos der Urin jedes Patienten wenigstens einmal oder mehrmals im Laufe der Behandlung untersucht. Ist es da verwunderlich, daß der Diabetes also scheinbar an Häufigkeit zunimmt?

Eine andere Ursache der Zunahme kann die längere Lebensdauer sein. Die Menschen werden durchschnittlich älter als früher. Es leben also jetzt mehr ältere Menschen als zu einem Zeitpunkt, der einige Jahrzehnte hinter uns liegt. Im Hinblick darauf, daß der Diabetes gerade im reiferen Lebensalter häufiger auftritt, ergibt sich daraus von selbst, daß es mehr Diabeteskranke als früher geben muß.

Übrigens sei man vorsichtig mit statistischen Angaben. Zu viele Faktoren, die nur zum Teil überblickt werden können, vermögen auf die Zahlen von Einfluß zu sein. Jahrelang waren Patienten mit Zuckerkrankheit ziemlich seltene Erscheinungen in den allgemeinen Krankenhäusern. Kaum erschienen die Veröffentlichungen über die modernen Behandlungsmethoden, als ihre Zahl in die Höhe stieg. In diesem Falle war die Ursache der Frequenzerhöhung klar. Aber welcher Ansicht würde man gewesen sein, wenn man nichts von dem damals plötzlich aufflammenden Interesse für die Zuckerkrankheit gewußt hätte? Zweifellos würde man von einem epidemischen Auftreten der Krankheit gesprochen haben.

Jedoch muß ich zugeben, daß ich jedesmal wieder darüber erstaunt bin, wie sehr die Zahl der Zuckerkranken, die zu meiner Kenntnis kommen, in den letzten Jahren im Vergleich zu früher zunimmt.

Man nimmt allgemein an, daß die Zuckerkrankheit unter den begüterten Klassen viel häufiger als in den niederen Schichten der menschlichen Gesellschaft auftritt, besonders mehr bei solchen, die reichlich essen, sich wenig bewegen und angestrengt mit dem Kopfe zu arbeiten haben, als bei der körperlich schwerarbeitenden und mäßig lebenden Bevölkerung. Auch über diese scheinbar so einfache Frage ist nicht so leicht Gewißheit zu erhalten. Ich bin von der Richtigkeit dieser allgemein angenommenen Meinung noch nicht so vollkommen überzeugt. Seit der Diabetes im Mittelpunkt des ärztlichen Interesses steht, tauchen die Kranken aus allen Klassen und Ständen auf. Spielt die Diagnostik nicht auch hier wieder eine große Rolle? Oder sollte die Krankheit doch tatsächlich zunehmen?

Daß die Juden eine gewisse Prädisposition für Zuckerkrankheit besitzen, wird allgemein angenommen. Man hält sie für angeboren: funktionelle Minderwertigkeit oder größere Vulnerabilität der Leber oder des Pankreas. Die Ursache des häufigeren Vorkommens der Krankheit einem größeren Verzehr von Süßigkeiten zuzuschreiben, dünkt mir nicht richtig, höchstens würde diese Gewohnheit bei bestehender Prädisposition das Manifestwerden der Erscheinungen beschleunigen können. Wie ist es denn sonst zu erklären, daß unter den Eingeborenen in Niederländisch-Indien, die eine so einseitige Kohlehydratkost zu sich nehmen, wenig Diabetes vorkommt? (DE LANGEN und LICHTENSTEIN). Oder sollte der Zucker als solcher die Funktion des Pankreas soviel mehr überbelasten als Stärkemehl?

Daß Männer häufiger an Diabetes erkranken als Frauen scheint außer Zweifel zu stehen, wenigstens wenn man die Kinder unberücksichtigt läßt. Jungen und Mädchen werden in gleicher Weise von der Krankheit ergriffen. Am häufigsten trifft man die Zuckerkrankheit in reiferem Alter an, nach dem

50. Lebensjahre. Vor dem 10. Jahre ist die Krankheit recht selten. Bei Säuglingen findet man sie nur ganz ausnahmsweise.

Nach einer Statistik Lépines[1]) waren von 100 Zuckerkranken alt:

1—10	Jahre	2
10—20	„	4
20—30	„	7
30—40	„	14
40—50	„	28
50—60	„	32
60—70	„	11
über 70	„	2
		100

Kein einigermaßen erfahrener Arzt wird den Einfluß der Heredität auf das Entstehen der Zuckerkrankheit leugnen. In jeder Praxis sind solche Beobachtungen einwandfrei zu machen. So viele, daß ein Aufzählen von Beispielen überflüssig ist.

Über eine Ansteckung gesunder Menschen durch Zuckerkranke ist wenig Sicheres zu sagen. Bei genügend strenger Kritik scheint von dem von Schmitz geäußerten Gedanken wenig übrig zu bleiben, ebensowenig wie von dem Bestehen eines konjugalen Diabetes. Die Schwierigkeit, in diesen Fragen zuverlässige Ergebnisse zu erhalten, ist folgende. Einerseits ist die Anzahl Fälle, die der Arzt beobachtet, und über welche er ganz zuverlässige Angaben machen könnte, zu klein, um irgendwelche Schlußfolgerungen zu erlauben. Andrerseits gilt für die Bearbeitung einer größeren Reihe von Beobachtungen, welche von verschiedenen Ärzten herrühren, daß der Bearbeiter fremder Beobachtungen nicht weiß, welche Umstände dabei von Geltung gewesen sind.

Je mehr man darnach forscht, um so häufiger stellt sich heraus, daß dem Ausbruch der Zuckerkrankheit eine Infektionskrankheit vorausgegangen ist. Besonders Infektionen wie Angina, Erythema exsudativum multiforme, Purpura scheinen eine Rolle zu spielen. Viele Diabeteskranke werden nichts über derartige vorausgegangene Krankheiten anzugeben wissen. Das beweist aber noch nicht, daß sie nicht in der Tat bestanden haben. Wie es häufig der Fall ist, werden es leichte Erkrankungen gewesen sein. Deshalb wurden sie vielleicht vom Patienten nicht beachtet, oder er erwähnte sie nicht, weil er den Zusammenhang nicht einsah. Oder sie waren zur Zeit, als die Diagnose der Zuckerkrankheit gestellt wurde, wieder vergessen. Man berücksichtige stets, daß die Diagnose der Zuckerkrankheit in weitaus den meisten Fällen erst lange, nachdem sie zur Entwicklung gekommen ist, gestellt wird. Erst wenn die Hyperglykämie stärker geworden ist und zu besonderen Erscheinungen Veranlassung gegeben hat, welche dem Patienten auffallen oder Beschwerden verursachen, wird der Urin auf Zucker untersucht. Fragt man dann den Patienten genau aus, so wird man nicht selten hören, daß er schon seit Jahren Beschwerden hatte, die aber so gering waren, daß er ihrer nicht achtete und seine Empfindungen nicht als pathologisch betrachtete. Vieles kann man in dieser Beziehung von Ärzten lernen, die selber an Diabetes erkrankt sind. Einer meiner Patienten litt mehrmals an Erythema exsudativum polymorphum. Darnach entwickelte sich eine Purpura simplex. Etwa 3 Jahre später wurde mehr oder weniger zufällig Zucker im Urin gefunden. Bei eingehenderem Befragen stellte es sich heraus, daß der Patient schon seit ein oder zwei Jahren hin und wieder über Zahnschmerzen geklagt hatte, für welche der Zahnarzt keinen besonderen

---

[1]) Lépine: Le diabète sucré, S. 390.

Grund nachweisen konnte. Gleichzeitig waren ab und zu des Nachts auch wenig schmerzende Wadenkrämpfe aufgetreten.

Umgekehrt darf man nicht aus dem Auge verlieren, daß das Auffinden von Glykose im Urin während oder nach Ablauf einer Infektionskrankheit noch keinen ursächlichen Zusammenhang zwischen dieser und der Zuckerkrankheit beweist. Nicht selten wird es vorkommen, daß jemand, welcher an einem leichten bis dahin noch nicht erkannten Diabetes leidet, an der einen oder anderen Infektion erkrankt. Der Arzt untersucht auf Zucker, sei es, weil er es für seine Pflicht hält bei jedem seiner Patienten eine Urinuntersuchung vorzunehmen, sei es, weil der Patient nach Ablauf der Infektionskrankheit immer weiter klagt. Die Untersuchung fällt nun positiv aus. Man sei also mit allzu schnellen Schlußfolgerungen auf seiner Hut.

Immerhin sind aber die Erfahrungen über das Entstehen des Diabetes nach Infektionskrankheiten genügend zahlreich und richtig beobachtet, um den Schluß zuzulassen, daß zwischen beiden Krankheiten nicht selten ein Zusammenhang bezüglich der Ursache und Folge besteht. Diese Schlußfolgerung wird man um so sicherer ziehen dürfen, als nach allgemeiner Erfahrung eine diabetische Glykosurie sich fast immer unter dem Einfluß von Infektionskrankheiten verschlimmert, und letztere also jedenfalls einen ungünstigen Einfluß auf die Centra des Zuckerstoffwechsels (Pankreas) auszuüben scheinen. Besonders die schon erwähnte Angina, ferner allerlei Staphylokokken- und Streptokokken-infektionen (Furunkel, Phlegmonen) kommen in erster Linie in Betracht. Die Verschlimmerung der diabetischen Glykosurie als Folge derartiger Infektionen geht nach deren Genesung zuweilen zurück, sodaß der frühere Zustand des Patienten sich wieder einstellt. Bisweilen bleibt sie auch bestehen, und der Patient hat eine nachhaltende Verschlimmerung erlitten.

Auch bei bis dahin gesunden Menschen findet man bei verschiedenen Infektionskrankheiten eine nicht unbeträchtliche Hyperglykämie, welche manchmal zur Glykosurie führt, manchmal unter dem gewöhnlichen Schwellenwert des Blutzuckers bleibt und folglich keine Glykosurie verursacht. Manchmal wiederum fehlt die Glykosurie bei einem die normale Schwelle überschreitendem Blutzuckerwert (also über $1,8^0/_{00}$). Bei nicht wenigen Infektionskrankheiten scheint der normale Schwellenwert nach oben verschoben.

Unter den Infektionskrankheiten befindet sich eine, die schon lange als Ursache der Zuckerkrankheit besondere Beachtung gefunden hat, nämlich die Syphilis. Schon im Jahre 1857 beschrieb LEUDET einen Fall von Diabetes, welcher infolge eines Gumma in der Nähe des 4. Ventrikels entstanden sein sollte. Nach FRERICHS schafft die Syphilis oft die Vorbedingungen für Diabetes. Andere Untersucher leugnen den Zusammenhang. Es ist merkwürdig, wie auch hier, wie in so vielen medizinischen Fragen, die Meinungen auseinanderlaufen. Ein Kenner der Krankheit von dem Range eines MAGNUS-LEVY schreibt in dem Handbuch von KRAUS und BRUGSCH im Jahre 1919[1]): „Ein Zusammenhang des Diabetes mit Lues wird von allen Forschern abgelehnt." Beinahe zu gleicher Zeit schrieb MOURIQUAND in Sergents' Traité[2]): „(Le practicien) doit en présence de tout diabète avoir présent à l'esprit la notion qu'il existe un diabète d'origine syphilitique, qui peut être guéri, parfois définitivement, par le traitement spécifique. L'existence d'un diabète de cette origine ne fait plus de doute."

---

[1]) KRAUS und BRUGSCH: Spezielle Pathol. und Therapie innerer Krankheiten. Teil 1, S. 35.
[2]) Traité de Pathologie médicale et de Thérapeutique appliquée. Teil 23. S. 281.

Es bedarf kaum der Erwähnung, von welcher Wichtigkeit die Antwort auf die gestellte Frage sein muß, wenn man mit MOURIQUAND annimmt, daß durch eine kräftige antiluetische Behandlung Genesung erzielt werden kann. Theoretisch kann man sich das Entstehen des Diabetes durch syphilitische Veränderungen der Gefäße des Pankreas sehr gut vorstellen, und eigentlich muß man das Vorkommen von luetischen Pankreaserkrankungen a priori als wahrscheinlich ansehen. Zu einem anderen Urteil kommt man jedoch, wenn man die Erfahrung zu Rate zieht. So geht es wenigstens mir. Freilich treffe ich zuweilen einen Diabeteskranken an, welcher an Syphilis leidet oder gelitten hat. Daraus folgt aber noch nicht, wenn man die große Häufigkeit letztgenannter Krankheit in Betracht zieht, daß sie die Ursache der Zuckerstoffwechselstörung bei ihm gewesen sein muß. Eine antiluetische Behandlung hatte in meinen Fällen keinen Erfolg, — was natürlich noch nicht beweist, daß die Lues bei diesen Patienten doch nicht die Ursache der Zuckerkrankheit gewesen ist. Wir wissen ja, daß längst nicht alle Folgen der Syphilis einer spezifischen Behandlung weichen.

Nach meiner persönlichen Ansicht kann die Möglichkeit eines Zusammenhangs zwischen Syphilis und Diabetes nicht von der Hand gewiesen werden. Und deswegen halte ich es auch für notwendig, bei einem Zuckerkranken, bei welchem Anzeichen einer luetischen Infektion vorhanden sind, vorsichtig eine antiluetische Behandlung einzuleiten. Aber ich glaube, daß die französischen Forscher, welche die Syphilis als eine der häufigsten Ursachen des Diabetes hinstellen, übertreiben. Übrigens scheint es mir, als ob die Pariser Kliniker die Spirochäte allzu verschwenderisch als Ursache aller möglichen Erkrankungen anführen. Das ist begreiflich für eine Weltstadt, in welcher diese Infektionskrankheit häufig vorkommt, und der Arzt fortwährend mit ihr zu tun hat. Andrerseits beweist selbstverständlich die Verbindung einer Krankheit mit einer anderen um so weniger einen ursächlichen Zusammenhang, je häufiger die eine von ihnen angetroffen wird.

Die Anzahl Zuckerkranker, bei welchen ich Anzeichen von Syphilis vorfand, verschwindet gegenüber der Gesamtzahl. In der übergroßen Mehrzahl meiner Fälle war weder etwas von angeborener noch erworbener Lues festzustellen. Ich bin also der Ansicht, daß der Syphilis als Ursache des Diabetes, unter Berücksichtigung der Häufigkeit dieser Krankheit, nur geringe Bedeutung zuerkannt werden muß.

Zusammenfassend dürfen wir also annehmen, daß das Entstehen einer gewissen Anzahl Fälle von Zuckerkrankheit auf eine Infektion zurückgeführt werden kann. Dies gilt aber nur für eine Minderzahl. Eine viel größere Gruppe Zuckerkranker weist sklerotische Gefäßveränderungen auf. Der Gedanke liegt auf der Hand, daß diese die Funktionsstörungen im diabetogenen Organ (Pankreas) verschuldet haben. Vieles spricht für die Vermutung, daß häufig Gefäßerkrankungen, welche die alte Bezeichnung Arteriocapillary fibrosis (GULL und SUTTON) verdienen, die Schädigung des Pankreas hervorrufen, die zum Entstehen der Zuckerkrankheit führt.

Bei dieser Gruppe von Diabeteskranken, fast alles Menschen im reiferen Lebensalter, würde also die Krankheit auf eine Erkrankung des Pankreas zurückzuführen sein, welche mit der chronischen Schrumpfniere oder mit der Sklerose der kleinen Hirngefäße zu vergleichen ist.

Auch damit ist das Entstehen der großen Mehrzahl der Diabetesfälle noch nicht aufgeklärt. Für weitaus die meisten ist keine Ursache, die das Entstehen der Krankheit erklären kann, zu finden. Wir vermuten anatomische Veränderungen im Pankreas, wir können sie aber nicht immer nachweisen, und wo wir sie nach dem Tode mit bloßem Auge oder mit Hilfe des Mikroskops finden, kennen wir ihre Entstehungsursache nicht. Man spricht dann von atrophischen Zuständen, von Degeneration, weiter kommt man damit aber auch nicht. Vielleicht werden bisweilen nur funktionelle Störungen im Spiel sein.

Organische Veränderungen im Zentralnervensystem verursachen wohl vorübergehende Glykosurie, aber selten oder niemals echten Diabetes. Wohl findet man Diabetes bei der Erkrankung des vorderen Hypophysenlappens, die zur Akromegalie führt. Über Diabetes bei Morbus Basedow wurde schon gesprochen. Die Zeit scheint mir noch nicht gekommen, um auf den Zusammenhang zwischen Glykosurie und den anderen Drüsen mit innerer Sekretion einzugehen. Über die Wechselwirkung dieser Drüsen ist viel veröffentlicht worden. Es will mir aber scheinen, als ob die Tatsachen, über welche wir bisher verfügen, noch nicht die Schlußfolgerungen gestatten, die manche daraus gezogen haben. Mit Lusk bin ich der Ansicht, daß „the subject of the correlation between the various glands of internal secretion is evidently one as replete with opportunities for the play of the imagination as it is for enlightening experimental research[1].“

Psychischer Schock, Gemütserregungen verschlimmern fast immer einen bestehenden Diabetes, wenigstens zeitweise. Ob sie auch dessen Ursache sind, ist äußerst schwierig zu sagen, weil man fast nie weiß, ob die Zuckerkrankheit nicht schon zuvor bestanden hat. Wer will ferner, um ein Beispiel der Schwierigkeiten anzuführen, denen man beim Nachforschen der Ätiologie ausgesetzt ist, sagen, daß der Diabetes, welcher, wie behauptet wird, bei Maschinisten auf Lokomotiven häufiger als bei anderen angetroffen wird, der geistig anstrengenden Arbeit zugeschrieben werden muß und nicht den vielen Stößen und Erschütterungen, welchen ihr Körper ausgesetzt ist?

Allgemein nimmt man an, daß ein üppiges Leben mit reichlichem und schwerem Essen, oder besser gesagt Diners, mit überwiegend geistiger Arbeit bei geringer körperlicher Bewegung und wenig sportlicher Betätigung, das Entstehen eines Diabetes fördert.

Sicher ist, daß Gicht, Fettsucht und Diabetes miteinander in Zusammenhang stehen. Diese drei Krankheitszustände kommen nicht nur bei ein und demselben Patienten vor, man findet sie auch nicht selten unter den Mitgliedern einer Familie verbreitet. Das Wesen dieses Zusammenhanges ist uns aber noch unbekannt.

Gewöhnlich geht die Gicht der Zuckerkrankheit voraus, letztere pflegt dann leicht zu verlaufen. Nach meiner Erfahrung kommt Gicht in Holland nicht häufig vor, die Kombination von Gicht und Diabetes trifft man daher nicht oft an.

Anders verhält es sich mit der Kombination von Diabetes und Fettsucht, wenn man unter letzterer Bezeichnung wenigstens auch die geringeren Grade von Adipositas mitgezählt wissen will. Fast immer geht die Fettsucht der Glykosurie jahrelang voraus, die Erscheinungen kommen meist, obgleich nicht immer, erst im reiferen Lebensalter zum Vorschein. Die Fälle einer Verbindung von Fettsucht und Diabetes sind zu zahlreich, als daß man dies mit reinem Zufall erklären könnte. Man kennt den „diabète gras“, seitdem man sich zum ersten Male mit dem Studium der Zuckerkrankheit befaßte. Und ebensolange weiß man auch schon, daß der Diabetes bei älteren fettleibigen Patienten eine viel bessere Prognose als bei mageren Menschen gibt. Ersterwähnte Form gleicht in manchem Falle beinahe einer sehr harmlosen Erkrankung, die bei zweckmäßiger Behandlung den Körper kaum in Mitleidenschaft zieht.

---

[1] Lusk: Science of nutrition, S. 461.

Bei diesen Menschen verschwindet der Zucker im Urin unter einer entsprechenden Diät, er tritt wieder auf, wenn sie übermäßig viel Nahrung zu sich nehmen, besonders nach reichlicher Kohlehydratzufuhr. Selbstverständlich kann diese Form des Diabetes trotz seiner relativen Gutartigkeit auch eine Wendung zum Schlimmen nehmen, besonders dann, wenn keine oder eine verkehrte Behandlung eingeleitet wird.

Eine absolut ungünstige Prognose liefert die Kombination von Fettsucht und Diabetes, wenn beide sich schon in jugendlichem Alter entwickeln. Bei solchen Menschen tritt die letztgenannte Krankheit nicht selten in sehr schwerer Form auf.

Wie man sich den Zusammenhang zwischen Fettsucht und Diabetes zu denken hat, ist noch nicht klar. Zweifellos besteht aber ein derartiger Zusammenhang. Die These von HANSEMANNS, daß in einigen Fällen eine Fettwucherung im Pankreas auf das Inselsystem einen ungünstigen Einfluß ausüben kann, klingt nicht unwahrscheinlich. Unwillkürlich denkt man an den analogen Einfluß, welchen die Fettsucht auf das Herz ausübt. Vielleicht wirkt in anderen Fällen eine Erhöhung des Blutdruckes schädlich auf die LANGERHANSSchen Zellkomplexe, bei vielen Kranken mit Fettsucht findet man ja Hypertension. Endlich bildet vielleicht das überflüssige Fettgewebe für den Patienten eine ähnliche Belastung für die Funktion seines Stoffwechsels wie für die Arbeit seines Herzens.

Eine eigenartige Theorie findet man bei BOUCHARD und v. NOORDEN: es soll der Fall sein können, daß die Fettleibigen schon eine diabetische Kohlehydratstoffwechselstörung besaßen, ohne daß einstweilen Glykose ausgeschieden wurde, einen latenten Diabetes also, wenn man ihn so nennen will. Der Zucker, welcher nicht verbrannt oder als Glykogen festgehalten werden kann, würde sozusagen in Form von Fett deponiert. Mit dieser Hypothese geht es wie mit so vielen anderen, die Möglichkeit kann zugegeben werden, Beweise dafür sind bisher jedoch noch nicht geliefert.

Am nachdrücklichsten betont JOSLIN den Zusammenhang zwischen Fettsucht und Diabetes. Muß man ihm Glauben schenken, so würde in der übergroßen Mehrzahl der Fälle die Zuckerkrankheit die direkte Folge der Korpulenz, die indirekte der zu reichlichen Mahlzeiten, der Ursache der Fettsucht, sein[1]). „Diabetes, therefore, is largely a penalty of obesity, and the greater the obesity, the more likely is Nature to enforce it. The sooner this is realized by physicians and the laity, the sooner will the advancing frequenzy of diabetes be checqued." Während JOSLIN dann die Korpulenz mit Alkoholmißbrauch vergleicht und den Korpulenten mit einem Trinker, fügt er hinzu: „in the next generation one may be almost ashamed to have diabetes." Welche Übertreibung! Es mag wahr sein, wenn es auch noch nicht bewiesen ist, daß Fettsucht zu Diabetes Veranlassung geben kann, das Umgekehrte ist aber sicher nicht richtig, wenigstens nicht in Holland. Die in meine Klinik wegen Diabetes aufgenommenen Patienten, sei es, daß sie vor oder nach dem fünfzigsten Lebensjahre erkrankten, sind nur ausnahmsweise korpulente Menschen. Das tut der Erfahrung keinen Abbruch, daß auch in Holland in den materiell besser gestellten Kreisen recht viel dicke Menschen vorkommen, bei welchen im Laufe der Jahre Glykosurie entsteht. Es schadet nichts, sondern kann nur von Nutzen sein, wenn man sie darauf aufmerksam macht, daß eine mehr als notwendige Nahrungszufuhr möglicherweise zur Entwicklung von Diabetes führen kann. Für manche wird dies gleichzeitig ein Ansporn zu einer vernünftigen Lebensweise sein.

---

[1]) JOSLIN: Treatment of diabetes mellitus, S. 140.

Für mein Empfinden ist JOSLINS Ansicht etwas oberflächlich. Korpulenz hängt nicht vom Willen ab, auch nicht bei reichlicher Kost. Um bei einer nicht übermäßigen Ernährung korpulent zu werden, muß eine gewisse endogene Veranlagung bestehen. Manche Menschen werden sogar dann nicht fett, wenn man sie absichtlich mästen will. Zwischen der endogenen Prädisposition zu Korpulenz und der zu Diabetes muß ein noch nicht geklärter Zusammenhang bestehen.

Bei Apoplexie sieht man nicht selten Glykosurie, ebenso bei Hirntumoren. Auch unterliegt es keinem Zweifel, daß ein Schädeltrauma (Gehirntrauma) die Ursache der Zuckerausscheidung im Urin sein kann. Wahrscheinlich ist es auch, daß Traumata, die nicht den Schädel direkt getroffen haben, und sogar heftige psychische Erregungen vereinzelt Hyperglykämie und Glykosurie hervorrufen können. Eine andere Frage aber ist es, ob Traumata, selbst solche des Schädels, einen bleibenden, echten Diabetes verursachen können. Über diesen Punkt laufen die Ansichten noch immer auseinander.

Wegen seiner großen praktischen Bedeutung verdient der Zusammenhang zwischen Unfall und Diabetes eine besondere Besprechung. Allgemein bekannt ist, daß sowohl Gemütserregungen wie körperliche Traumata die Glykosurie bei schon bestehendem Diabetes beträchtlich steigen lassen. Dies gilt nicht allein für den Schädel treffende Traumata, und in dieser Hinsicht besonders die im Vordergrund stehende Gehirnerschütterung, sondern auch, obgleich wahrscheinlich in geringerem Grade, für Verletzungen vom Schädel weit entfernt liegender Teile. Bei einer jungen Frau, die sehr konstant 5—6$^0/_0$ Zucker im Urin ausschied, sah ich vor einigen Jahren den Zuckergehalt auf 9$^0/_0$ steigen, als sie infolge eines Falles beim Schlittschuhlaufen sich das Schenkelbein brach. Aber auch bei bis dahin gesunden Menschen, oder solchen, die dafür gehalten werden, geben allerlei Traumata wiederholt Veranlassung zur Glykosurie. Nicht ohne Interesse ist folgende Beobachtung:

Beobachtung: Frl. H. v. R... 74 Jahre alt, wurde am 3. Oktober 1924 in die Klinik aufgenommen. Vor 1$^1/_2$ Jahren ist wahrscheinlich infolge einer Hirnblutung eine Schwäche des Beines zurückgeblieben, wodurch sie im Gehen behindert war und oft zu Fall kam. Am 30. September fiel sie die Kellertreppe herunter. Sie war bewußtlos und erlitt scheinbar eine ziemlich tiefe Kopfwunde. Schon am Tage nach dem Fall klagte Patientin über heftigen Durst, worüber sie zuvor niemals zu klagen gehabt hatte. Bei Aufnahme in die Klinik, also 2 Tage nach dem Fall, fand man am Hinterkopf eine kleine offene Hautwunde etwa von der Größe eines Pfennigstückes. Die Umgebung ist geschwollen, die Wunde sondert etwas Eiter ab. Außerdem besteht ein großes Hämatom an den Extremitäten. Der Blutdruck ist erhöht (200/110). Der Urin enthält eine Spur Eiweiß, vereinzelte weiße Blutkörperchen und ganz vereinzelte hyaline Zylinder, ferner 5$^1/_2$$^0/_0$ Zucker, viel Aceton, Diacetsäure in mäßiger Menge. Der Blutzuckergehalt beträgt (nüchtern) 3,5$^0/_{00}$.

Was diese Beobachtung von einiger Wichtigkeit erscheinen läßt, ist, daß, als Patientin anderthalb Jahre zuvor während geraumer Zeit in der städtischen Abteilung des Krankenhauses verpflegt wurde, niemals Zucker im Urin gefunden worden war. Dies im Zusammenhang mit dem plötzlich aufgetretenen Durst macht es wahrscheinlich, daß die Glykosurie nach und vermutlich infolge des Traumas zur Entwicklung gekommen ist.

Man ist also darüber einig, daß Traumata die Ursache einer Glykosurie sein können. Meinungsverschiedenheiten bestehen aber noch über die Frage, ob auch ein bleibender progressiver Diabetes als Folge eines Traumas auftreten kann. Diese Frage ist in den letzten Jahren von so großer Bedeutung geworden, seitdem die soziale Gesetzgebung (Unfallsversicherung) wiederholt ein sachverständiges Urteil verlangte. Für die Annahme eines Zusammenhangs zwischen Trauma und Diabetes beruft man sich auf physiologische Untersuchungen (Piqûre von C. BERNARD, mancherlei Operationen am Nerven-

system, welche zu Glykosurie führen, z. B. Exstirpation des Ganglion cervicale
des Sympathicus, des Ganglion coeliacum u. dgl. mehr). Auch nicht wenige
klinische Erfahrungen sprechen im selben Sinne. Die Beurteilung wird aber
dadurch erschwert, daß man fast niemals weiß, ob nicht jemand schon vor dem
Unfall an Diabetes gelitten hat, ohne Erscheinungen aufzuweisen, und ohne
daß er oder andere es wußten. Welch großer Zufall würde es sein, wenn gerade
vor dem Unfall der Urin untersucht worden wäre! Ein derartiger Zufall spielte
in dem merkwürdigen Fall, welchen Dr. KOOPMANN kürzlich veröffentlichte,
eine Rolle[1]):

Im Jahre 1921 wurde eine Anzahl Jungen im Alter von 13—15 Jahren ärztlich darauf-
hin untersucht, ob sie an dem einen oder anderen Sportkursus teilnehmen könnten. Einer
dieser Jungen war vorher niemals krank gewesen und wurde als geeignet befunden. Der
Urin wurde untersucht, enthielt keinen Zucker und kein Aceton. In der Familie waren keine
Fälle von Stoffwechselerkrankungen vorgekommen. Die Untersuchung geschah an einem
Montag. Dienstags erhielt der Junge beim Spiel mit Kameraden einen Schlag mit einem
Stück Holz auf den Hinterkopf. Er fühlt sich sofort hinterher schlecht, hat Kopfschmerzen,
aber kein Erbrechen, bleibt bei Bewußtsein und geht nach Hause. Dienstag abend beginnt
er viel zu trinken, so daß noch am gleichen Abend der Arzt gerufen wurde. Dieser findet
nirgendwo am Schädel Druckschmerzhaftigkeit und keine Veränderungen an den Hirn-
nerven. Im Urin wird reichlich Zucker, kein Aceton nachgewiesen. Nachts schläft Patient
gut. Am folgenden Morgen macht er einen taumeligen Eindruck. Der vor der Nahrungsaufnahme gelassene Urin enthält 8,6% Zucker, Aceton, Diacetsäure, Oxybuttersäure,
Blutzucker (BANG) 6,1%₀₀. Am selben Abend stirbt der Junge in tiefem Koma. Im Urin
wurden dann auch eine Menge KÜLZscher Zylinder vorgefunden.

Bei diesem Fehlen jeglicher Sicherheit ist es also nicht zu verwunderen,
daß die Ansichten beinahe in jedem Fall, der den Sachverständigen vorgelegt
wird, voneinander abweichen, und daß nach einem Prozeß die abgewiesene
Partei sich bitter ins Unrecht gesetzt fühlt, und, wenn es in ihrer Art liegt,
weiter prozessiert.

Es kommt vor, daß, selbst wenn der Patient nach einem Unfall über allerlei vage Beschwerden klagt, der Urin nicht oder nicht mit der nötigen Sorgfalt
(am selben Tage, nach der Nahrungsaufnahme gelassener Urin) auf Zucker untersucht wird. Oft wird dann die Diagnose auf traumatische Neurose oder Neurasthenie oder auch Simulation gestellt. Ein Hin- und Herschicken des Patienten zu den verschiedensten Sachverständigen, vermutlich auch sich widerspre-
chende Berichte, sind die Folge davon. Eines Tages wird Zucker im Urin entdeckt, inzwischen ist aber so viel Zeit verstrichen, daß der jetzt festgestellte
Diabetes sicher nicht ohne weiteres auf Rechnung des Traumas gestellt werden
darf. Der eine schließt auf traumatische Neurose oder Rentenjägerei (Simulation) nach dem Unfall, wobei er dann annimmt, daß der Diabetes sich vollkommen zufällig im Laufe der darauffolgenden Zeit entwickelt hat, ohne mit
dem Unfall in einem Zusammenhang zu stehen. Denn es ist zwischen Unfall
und Entdeckung der Glykosurie viel Zeit vergangen. Ist alsdann keine Sicherheit darüber zu erhalten. ob der Urin zuvor untersucht war, oder wenigstens
mit der nötigen Sorgfalt und unter den zweckentsprechendsten Umständen,
dann kann natürlich kein positiver Schluß gezogen werden. Man kann nicht
beweisen, daß die Glykose früher entdeckt worden wäre, wenn man kürzere
Zeit nach dem Unfall darauf gefahndet hätte. Auch ist es nur sehr ausnahmsweise möglich auszuschließen, daß der Patient schon vor dem Unfall an Diabetes
erkrankt war.

Es ist geboten, mit der Diagnose „Neurasthenie" vorsichtig zu sein, wenn
bei jemandem mit sog. „nervösen" Klagen einige Zeit später Glykosurie nachzuweisen ist. Gewöhnlich liegt dann kein zufälliges Zusammentreffen vor. In

---

[1]) Geneeskundig Tijdschrift der Ryksverzekeringsbank. 9. Jg., S. 411. 1924.

der großen Mehrzahl aller Fälle ist die sogenannte Neurasthenie, wie ich schon wiederholt bemerkte, nichts anderes als ein Symptom des einen oder anderen bestimmt umschriebenen Leidens: einer chronischen Nephritis, einer Hypertension oder eines Diabetes. Eine Neurasthenie, der kurze Zeit hinterher eine bleibende Glykosurie folgt, bedeutet nichts anderes als Diabetes, der später als notwendig diagnostiziert wurde. Dafür ist der beste Beweis, daß unter einer zweckentsprechenden Behandlung die Erscheinungen dieser Neurasthenie schnell zu verschwinden pflegen.

In solchen Fällen braucht der Diabetes durchaus keine schwere Form angenommen zu haben. Auch bei den latenten Formen, in denen nur Hyperglykämie besteht ohne Glykosurie oder mit Ausscheidung von Zucker nur nach kohlehydratreichen Mahlzeiten, kommen diese neurasthenischen Klagen vielfach vor. Man sei also vorsichtig in seinem Urteil, wenn sich nach einem Unfall neurasthenische Klagen einstellen, während zu gleicher Zeit oder kurz nachher Glykose im Urin gefunden wird. Man streite nicht mit Bestimmtheit die Möglichkeit eines Zusammenhangs zwischen Trauma und Diabetes ab, ohne aber auch andrerseits in jedem Fall kritiklos den Zusammenhang als wahrscheinlich hinzustellen.

Man forsche mit größtmöglicher Sorgfalt nach, ob der Patient vor dem Unfall klinisch gesund war. War der Urin kurz zuvor untersucht, so beweist dies noch nicht alles, weil man nicht weiß, ob der Urin, der untersucht wurde, kurz nach der Mahlzeit gelassen war. Wohl wird natürlich eine positive Reaktion auf Zucker mit sehr großer Wahrscheinlichkeit beweisen, daß schon zuvor Diabetes bestanden hat. Praktisch unmöglich ist natürlich, wenn ein Sachverständiger, bevor er den Zusammenhang zwischen Trauma und Unfall als wahrscheinlich erklärt, verlangt, daß der Urien kurz vor dem Unfall untersucht und zuckerfrei gefunden worden sei. Mit Rücksicht auf die Praxis ist man daher gezwungen, sich damit zu begnügen, daß der Patient nach seinem eigenen Urteil, seinem Äußeren und Befinden und nach dem Zeugnis seiner Umgebung vorher gesund gewesen ist. Haben sich dann im Auschluß an das Trauma Neurasthenie ähnliche Erscheinungen eingestellt, zu denen sich im Laufe der Zeit starker Durst, Abmagerung bei gutem Appetit und andere Symptome des Diabetes gesellten, bis daß schließlich Zucker im Urin nachgewiesen wurde, so würde ich die Wahrscheinlichkeit eines traumatischen Diabetes als vorliegend annehmen, auch wenn die zu einem positiven Resultat führende Untersuchung erst spät stattgefunden hat.

Die gleiche Auffassung wurde und wird von einer Reihe berufener Beurteiler geteilt. Bis zum Jahre 1912 gehörte auch v. NOORDEN zu ihnen. Nach dieser Zeit ist er jedoch anderer Ansicht geworden und hat viel strengere Bedingungen gestellt. Vermutlich ist an dieser Änderung der Auffassung nicht unbeteiligt seine seit diesem Jahre stets stärker werdende Überzeugung von der Theorie des Diabetes, d. h. die Lehre, daß der Diabetes die Folge von Veränderungen im Pankreas sei. Im Hinblick darauf aber, daß die Funktion des Pankreas sehr stark unter dem Einfluß anderer Systeme steht (endokrine Drüsen, Zentralnervensystem, Sympathicus), worauf wir schon wiederholt hinwiesen, braucht darin kein Gegensatz zur Annahme der Möglichkeit eines Zusammenhangs zwischen Unfall und Zuckerkrankheit gelegen zu sein. Von großer Bedeutung ist sicher der Hinweis v. NOORDENS, daß während des Krieges verhältnismäßig wenige der Kämpfer, welche doch den schwersten körperlichen und seelischen Einwirkungen und Schädigungen ausgesetzt waren, an Diabetes erkrankten. Nach HURST[1] kam unter den englischen Soldaten

---

[1] HURST: Medical diseases of the war. S. 40, London 1918.

noch weniger Diabetes vor als unter den deutschen. Dem steht entgegen, daß LENNÉ, der in Neuenahr ungefähr 250 diabetische Soldaten behandelte, nicht daran zweifelt, daß in einer Anzahl dieser Fälle die übermäßige Anspannung von Körper und Geist die Krankheit hervorgerufen hatte[1]).

Inwiefern zuvor schon eine Prädisposition bestand, wenn ein Unfall Diaabetes nach sich zieht, kann für die Frage, die uns hier beschäftigt, vom sozialen Standpunkt aus gleichgültig sein, so sehr sie auch von wissenschaftlichem Interesse sein mag.

Ich kenne kein klareres und richtigeres Urteil über das Thema des traumatischen Diabetes als das, welches DIEULAFOY in seinem meisterhaften Lehrbuch gibt: „Voyons quelles relations peuvent exister entre le traumatisme et le diabète sucré. Ici encore, à la suite de choc, de coup sur la tête ou sur une autre partie du corps, le diabète sucré peut apparaître brusquement chez des gens qui étaient antérieurement de parfaite santé. En voici plusieurs exemples." Hierauf führt DIEULAFOY verschiedene Beispiele an, die sowohl der eigenen Erfahrung als auch der Literatur entnommen sind. Er weist darauf hin, daß der traumatische Diabetes entstehen kann, sowohl nach einer Verletzung des Schädels als auch, wenn auch weniger häufig, nach Unfällen, die irgendeinen anderen Körperteil betroffen hatten.

Die Erscheinungen können zu Tage treten, sowohl sehr früh, als auch erst geraume Zeit nach dem Trauma. Sie unterscheiden sich in keinem Teile von denen anderer Formen der Krankheit. Nicht weniger als alle anderen fühlt DIEULAFEY die Schwierigkeit, *mit Sicherheit* behaupten zu können, ob ein Unfall die Ursache des Entstehens einer Zuckerkrankheit ist, weil man fast nie über einen vollkommen zuverlässigen Untersuchungsbefund des Urins kurz vor dem Unfall verfügen wird. Und er schildert, wie in einigen Fällen, wo der Diabetes erst spät erkannt wurde „pour des raisons que je n'ai pas à apprécier ici", es nicht möglich ist mit Sicherheit anzugeben, daß die Zuckerkrankheit traumatischen Ursprungs ist. „Comment affirmer en pareille circonstance", ruft er aus, „que le traumatisme a été l'origine de ce diabète qui est resté méconnu pendant un an ou deux? Je crois, en pareil cas que le plaignard perdra son procès." Aus dem Zusammenhange des ganzen Abschnittes geht deutlich hervor, daß er meint: *zu Unrecht* verliert der Kläger seinen Prozeß.

Diese Schwierigkeiten werden um so weniger auftreten, je mehr die Erscheinungen der Zuckerkrankheit auch in ihrem Beginn und in ihren leichteren Fällen bekannt werden, und der Arzt es sich zur Pflicht machen wird, bei seinen Patienten, besonders, wenn Symptome bestehen, die an Neurasthenie denken lassen, den Urin in regelmäßigen Abständen zu untersuchen.

Ich habe es für wünschenswert gehalten, bei der Frage des traumatischen Diabetes länger zu verweilen, wegen der großen sozialen Bedeutung und der Ungerechtigkeit, die man einem von einem Unfall betroffenen Patienten antut, wenn infolge ungenügender Angaben oder auf Grund vergänglicher Theorien, die Wahrscheinlichkeit eines Zusammenhanges zwischen Trauma und Diabetes übersehen wird, wo dieser in Wirklichkeit bestehen kann.

---

[1]) LENNÉ: Traumatischer Diabetes. Dtsch. med. Wochenschr. 1917, Nr. 10. — STRAUSS H. in: Handb. d. ärztl. Erfahrungen im Weltkriege, S. 597 ff. Leipzig 1921, schreibt: „Nach Vorstehendem kann also nicht bezweifelt werden, daß die Einwirkungen des Krieges geeignet sind, einen bestehenden Diabetes erheblich zu verschlimmern und auch bei vorher nichtdiabetischen Personen einen Diabetes in die Erscheinung treten zu lassen. Die Wege, auf welchen das letztere geschah, waren vor allem Schädeltraumen sowie die Nebenwirkung von Infektionskrankheiten, von Verwundungen und von schweren Nervenerschütterungen."

Zu den Zuständen, die zu Diabetes Veranlassung geben können, muß endlich auch die Schwangerschaft gerechnet werden. Man muß jedoch wissen, daß nicht jede Glykosurie, die während der Schwangerschaft angetroffen wird, ein durch sie verursachter Diabetes ist. Zunächst kann eine Diabetica schwanger werden, obschon dies verhältnismäßig selten vorkommt. Überdies ist es jetzt bekannt, daß die meisten durch Schwangerschaft verursachten Glykosurien als renale Glykosurie aufgefaßt werden müssen (siehe S. 39). Daneben kommt sicher auch ein echter Schwangerschaftsdiabetes vor, der bestehen bleiben und fortschreiten oder auch nach der Geburt verschwinden kann, um bei einer folgenden Gravidität wieder aufzutreten. Es ist aber über diese Zustände noch zu wenig bekannt, um länger dabei zu verweilen.

Geben Krankheiten der Leber Veranlassung zum Entstehen von Diabetes ? Bedenkt man, daß die Leber zweifellos in der Bildung und Aufspeicherung von Glykogen eine große Rolle spielt, und daß bei allerlei Lebererkrankungen eine alimentäre Ausscheidung von Kohlehydraten oft wahrgenommen werden kann, insbesondere alimentäre Lävulosurie, so wird man geneigt sein, diese Frage bejahend zu beantworten. Jedoch lehrt die klinische Erfahrung etwas anderes. Freilich findet man bei Gallensteinkoliken vereinzelt eine vorübergehende Glykosurie, im übrigen ist aber eine Verbindung von Leberkrankheit und Diabetes sehr selten, außer daß man bei letztgenannter Krankheit die Leber hin und wieder vergrößert und etwas derb findet, wobei ich auch noch zuweilen Urobilinurie antraf. Dagegen besteht eine Form der Lebercirrhose, die von einem schweren Diabetes begleitet wird, der „diabète bronzé.“ Es ist kaum zweifelhaft, daß bei dieser Krankheit, die zuerst von HANOT und CHAUFFARD im Jahre 1882 beschrieben wurde, die Glykosurie durch Läsionen des Pankreas verursacht wird, die neben den Läsionen der Leber vorkommen. Eine ausführlichere Beschreibung dieser merkwürdigen Krankheit scheint mir eher zum Studium der Leberkrankheiten als des Diabetes zu gehören, so daß ich in diesen Vorlesungen nicht darauf eingehe[1]).

Man war sich nicht darüber einig, ob der Diabetes als eine einzige, unteilbare Krankheit angesehen werden müsse, oder ob es verschiedene Formen von Diabetes gebe. Die zahlreichen verschiedenen Krankheitsursachen, welche die Zuckerkrankheit hervorrufen, stützen letztere Auffassung. Wer vor allem auf die Verschiedenheiten in Verlauf, Beginn, Dauer, Lebensalter usw. achtet, wird darin Gründe finden, diese Ansicht zu teilen. Die hereditäre Disposition für die Krankheit zwang andere, sie als eine Einheit anzusehen (NAUNYN). In unserer Zeit scheint mir der Streit zwischen beiden Auffassungen ein Streit um Namen zu sein. Wir müssen im Diabetes eine Zerstörung des Gleichgewichts in der Stoffwechselregulierung, in erster Linie in der der Kohlehydrate sehen. Ihr Zentrum müssen wir augenblicklich in den LANGERHANSschen Inseln suchen, die durch Ausscheidung ihres Hormons diese Regulierung beherrschen. Alles, was diese Regulierung zerstört, indem es einen Mangel an diesem Hormon hervorruft, mögen es Gifte sein oder Infektionen oder Krankheiten des Zentralnervensystems, erzeugt Diabetes. In seinem Wesen ist er eine Einheit, in seinen Ursachen, seinem Zustandekommen, seiner Intensität und seinem Verlauf eine Vielheit.

---

[1]) MOLL VAN CHARANTE: Nederlandsch tijdschr. v. geneesk. Bd. 2, S. 1727. 1905. — INDEMANS: ibid. Bd. 1, S. 682. 1906. — ROLLESTON: Diseases of the liver, gall-bladder and bile-ducts. S. 302. London 1912.

VIII. Pathologische Anatomie des Diabetes mellitus.

Von

R. dE Josselin dE Jong in Utrecht.

Es hat sehr lange gedauert, ehe man bei Zuckerkranken in einem bestimmten
Organe regelmäßig wiederkehrende anatomisch-histologische Abweichungen
fand, welche man als pathologisch-anatomischen Ausdruck des Krankheitsprozesses betrachten konnte.

Auf Grund der berühmten Entdeckung von Claude Bernard (1848), daß
ein Stich in den vierten Ventrikel bei Versuchstieren Glykosurie hervorrufen
kann, hat man anfänglich bei Diabetikern das Zentralnervensystem mikroskopisch untersucht, doch ohne Ergebnis.

Es ist wohl bekannt, daß bei einigen krankhaften Zuständen des Zentralnervensystems Glykosurie auftreten kann. U. a. wurde diese bei einigen Ge-
hirngeschwülsten, bei Gehirnblutung, bei Cysticercus im Boden des vierten
Ventrikels, bei einigen Vergiftungszuständen (z. B. bei Morphiumvergiftung)
festgestellt, aber es handelte sich dabei um Fälle von *sekundärer Glykosurie,*
die äußerst selten auftreten.

Auch ist solche „sekundäre Glykosurie" nicht gleichbedeutend mit Diabetes
mellitus. Sie ist nur eine Begleiterscheinung, manchmal sogar nur eine vorübergehende Erscheinung, kann jedoch nicht als der vollständige Komplex der in den
Stoffwechsel eingreifenden Störungen gelten, welche zusammen das Wesen des
Diabetes mellitus ausmachen.

Wie wichtig das durch Claude Bernard entdeckte Gebiet in der vierten
Gehirnkammer auch als ein den Zuckerstoffwechsel regulierendes Zentrum sein
möge, *dort* werden keine feststehenden histologischen Abweichungen gefunden,
welche als Ausdruck der krankhaften Störung bei Diabetes gelten können.

Es soll hiermit nicht gesagt sein, daß das Zentralnervensystem keinen Einfluß auf das Entstehen und den Verlauf des Diabetes mellitus ausüben könnte,
sondern nur, daß es bisher nicht geglückt ist, darin histologische Veränderungen
nachzuweisen, welche als das feststehende morphologische Substrat der Diabetes
hervorrufenden Funktionsstörung angesehen werden können.

Das gleiche gilt für andere Organe, von denen mit mehr oder weniger
Berechtigung angenommen wird, daß sie im Zuckerstoffwechsel eine Rolle
spielen, nämlich die Leber, die Schilddrüse, die Nebennieren, die Hypophyse.
Auch diese wurden mikroskopisch untersucht, doch ergaben auch diese Untersuchungen keine Antwort auf die Frage: in welchem Organ oder Organsystem
hat man die krankhaften Strukturveränderungen zu suchen, die als feststehen-
des histologisches Substrat der Diabetes hervorrufenden Funktionsstörung
gelten können?

Es sind wohl Veränderungen dieser Organe bekannt (z. B. chronische Ent-
zündungen, Geschwülste oder Wucherungen) welche mit Glykosurie vergesellschaftet sein können und einen bestimmten Einfluß darauf ausüben. Aber
zwischen diesen Veränderungen und der Glykosurie ist kein feststehender Kausal
verband. Man trifft dabei die Glykosurie nur als eine nicht beständige Neben-
erscheinung an. Auch hier kann wieder gesagt werden, daß solche sekundäre
Glykosurie noch kein vollständiger Diabetes mellitus ist.

Überdies findet man die Veränderungen in den angeführten Organen bei
Diabetes nur ausnahmsweise. Das spricht nicht dafür, daß sie von großer
Bedeutung für das Entstehen dieser Stoffwechselkrankheit sind. Wir kommen
später darauf noch kurz zurück.

Allmählich richtete sich bei den zahlreichen Untersuchungen, welche sich mit der Pathogenese des Diabetes mellitus befaßten, die Aufmerksamkeit immer mehr auf das Pankreas. Schon um die Mitte des vergangenen Jahrhunderts wurde von Klinikern ein Zusammenhang zwischen Pankreasveränderungen und Diabetes vermutet. BOUCHARDAT und LANCEREAU sprachen schon zu der Zeit von einer besonderen Form der Zuckerkrankheit als von „Diabète pancréatique", aber von einem feststehenden Zusammenhang war damals noch keine Rede. Noch viel weniger waren Strukturveränderungen des Pankreas, als histologisches Substrat für seine krankhafte Funktion, bekannt. So blieb man jahrelang im Dunkeln, bis durch die berühmten Versuche von MERING und MINKOWSKI (1889), welche durch Entfernung des Pankreas bei Versuchstieren regelmäßig Diabetes mellitus hervorrufen konnten, eine feste Grundlage für weitere Untersuchungen gewonnen wurde. Auch die Richtung, in der man zu suchen haben würde, war dadurch gegeben.

LAGUESSE äußerte (1893) dann zuerst auf Grund seiner Untersuchung die Ansicht, daß die Ursache des Diabetes in krankhaften Veränderungen bestimmter Gewebselemente des Pankreas gesucht werden müsse, welche nach ihrem Entdecker die Bezeichnung: LANGERHANSsche Inseln tragen.

Mit den Veröffentlichungen von MERING und MINKOWSKI (1889—1893) und den bald danach erschienenen Berichten von LAGUESSE an die Société de Biologie in den Jahren 1893—95 brach ein neuer Zeitraum für die Untersuchung des Diabetes an. Seitdem haben zahlreiche Pathologen auf die verschiedenste Art danach getrachtet, Klarheit in das Problem der Pathogenese des Diabetes zu bringen. Von 1893 an bis zum heutigen Tage wurde eine große Zahl von histologischen und experimentellen Untersuchungen angestellt. Durch diese ist in steigendem Maße deutlich geworden, daß, wenn auch verschiedene Organe, besonders die Leber, einzelne endokrine Drüsen (Hypophyse, Nebenniere, Schilddrüse) und das Nervensystem, durch ihren Einfluß auf den Zuckerstoffwechsel beim Entstehen und Verlauf des Diabetes eine Rolle spielen, doch in allererster Linie das Pankreas als das Organ angesehen werden muß, welches durch besondere Schädigungen in seiner Funktion von überwiegender Bedeutung für die chronische Störung des Zuckerstoffwechsels ist, die wir als Diabetes mellitus bezeichnen.

Wir haben die Funktionsstörung in den schon angeführten LANGERHANSschen Inseln zu suchen.

Anfänglich wurde nach 1893 zwischen den verschiedenen Forschern sehr über die Frage gestritten, welche krankhafte Veränderung des Pankreas als Ursache für den Diabetes anzusehen sei.

Während LAGUESSE in den LANGERHANSschen Inseln die Ursache sah, glaubte von HANSEMANN, daß in einer Verletzung, einer Atrophie des eigentlichen Pankreasparenchyms die Erklärung des Zusammenhanges zwischen Pankreaserkrankung und Diabetes gesucht werden müßte. Diese beiden Ansichten waren der Ausgangspunkt der beiden großen Strömungen, welche jahrelang die histologische Untersuchung des Diabetes beherrschten.

SAUERBECK, WEICHSELBAUM, OPIE, HEIBERG u. a. traten nachdrücklich für die Auffassung ein, daß ausschließlich eine krankhafte Veränderung der Inselchen als Ursache des Diabetes anzusehen sei. HERXHEIMER, KARAKASCHEFF und einige andere haben sich HANSEMANN angeschlossen und suchten den Schwerpunkt des Diabetes in Veränderungen des exokrinen Drüsengewebes des Pankreas. Wieder andere, unter ihnen SEYFARTH, nehmen eine Zwischenstellung ein und suchen die Erklärung in einer Störung sowohl der Inseln als auch des übrigen Drüsengewebes. Das Urteil hierüber hängt auf das engste mit der Auffassung zusammen, welche man über die Bildung, den Bau und die Funktion der erwähnten Inseln hat. Vor allem erkennen diejenigen, welche in diesen Gebilden selbständige Organe mit eigener, ausschließlich endokriner Funktion sehen, in einer krankhaften Veränderung der Inseln das histologische Substrat der Zuckerkrankheit.

Hier muß besonders WEICHSELBAUM genannt werden, der nach jahrelangen eingehenden Untersuchungen, welche 183 Fälle von Zuckerkrankheit umfaßten, zu dem Endresultate kam, daß:

1. Die krankhaften Veränderungen der Inseln *stets* dabei gefunden werden,

2. krankhafte Veränderungen des Parenchyms *nicht* immer gefunden werden,

3. daß starker Verlust von Parenchym ohne Diabetes verläuft, falls die Inseln unbeschädigt sind.

Andere Autoren, welche die Inseln entweder als vorübergehende Gebilde ansehen, oder annehmen, daß sie in das Gewebe der Pankreasacini übergehen und umgekehrt, verlegen nach Lage der Dinge den Schwerpunkt in das exokrine Gewebe des Organes oder erkennen beiden Faktoren einen wechselnden Anteil am Krankheitsprozesse zu.

Ohne ausführlich auf die Einzelheiten dieses Streites einzugehen, welcher hauptsächlich auf histologischem, teilweise auch auf experimentellem Gebiete geführt wird, will ich hier nur die zur Zeit fast allgemein geteilte Auffassung wiedergeben.

Sie vertritt die *funktionelle Selbständigkeit* der LANGERHANSschen Inseln und sieht in einer Störung ihrer Funktion die primäre Ursache des Diabetes.

Nächst diesen primär-ursächlichen Veränderungen im Pankreas kennen wir auch histologische Veränderungen an anderen Organen, welche teils sekundärer Art sind, teils eine Rolle im Krankheitsprozesse spielen. Als solche führe ich die Leber, die Nieren, die Hypophyse an. Am Schlusse wird über diese sekundären oder Begleiterscheinungen noch kurz gesprochen werden.

Zuerst ist jetzt die Frage zu stellen:

Welches sind die histologischen Veränderungen, die der Funktionsstörung der Inseln zugrunde liegen?

Ehe ich diese Frage beantworte, will ich die Organe kurz beschreiben. Sie wurden von LANGERHANS entdeckt und zuerst von ihm in seiner Dissertation (1869) beschrieben und tragen seither seinen Namen. Weiterhin werde ich der Kürze wegen sie nur immer „Inseln" nennen. Diese Gebilde bestehen aus Zellgruppen, welche als kleine Stränge, Balken oder Zellhaufen um ein Netzwerk von sehr dünnwandigen Gefäßschlingen angeordnet sind.

Die Zellen sind etwas kleiner als die Kanälchen der Pankreasläppchen, sie färben sich auch etwas anders und fallen daher in dem mikroskopischen Präparat durch ihren Farbenunterschied und abweichenden Bau inmitten des anderen Drüsengewebes sofort auf. Sie haben eine polygonale Form, enthalten keine Zymogenkörner und sind nicht um Lumina angeordnet. Die Lage dieser Zellen, unmittelbar an den dünnwandigen Gefäßchen, ohne Ableitungskanal nach außen, stempelt diese Zellgruppen zu einem Gewebe, welches in seiner Struktur mit der anderer Organe der inneren Sekretion übereinstimmt. Bei den meisten Inseln sieht man an der Grenze zwischen ihnen und dem umgebenden Drüsengewebe eine äußerst zarte Bindegewebskapsel. Verschiedene Forscher, von denen ich besonders WEICHSELBAUM erwähne, nehmen denn auch an, daß die Inseln stets durch eine feine Bindegewebskapsel von dem übrigen Drüsengewebe getrennt sind. Auf Abb. 15 und 16, welche normales Pankreas darstellen, gewinnt man tatsächlich den Eindruck solch scharfer Abgrenzung.

Dahingegen kann ich nicht in Abrede stellen, daß man zuweilen Bilder antrifft, welche die Annahme einer geschlossenen Bindegewebskapsel der Inseln nicht zulassen. Ich habe von dem ganz normalen Pankreas eines Kindes eine mikrophotographische Aufnahme einer Insel gemacht, welche teilweise von einer feinen Bindegewebskapsel umsäumt ist, aber deren Zellen auf der anderen Seite unmittelbar den exokrinen Drüsenkanälchen anliegen, ohne daß von einer Bindegewebskapsel etwas zu sehen ist (siehe Abb. 17). Ich kann daher auch eine so scharfe Bindegewebsabgrenzung wie WEICHSELBAUM sie annimmt, nicht anerkennen. Die Untersuchungen verschiedener Histologen (u. a. DE MEYER, M. VAN HERWERDEN) lassen auch eine scharfe Begrenzung nicht annehmen.

Diese Inseln liegen inmitten des übrigen Drüsengewebes verstreut. Sie sind zumeist oval oder rund, manchmal mehr gestreckt oder etwas unregelmäßig. Im Pankreasschwanz findet man deren mehr als im Kopf. In letzterem kann man ganze Felder des mikroskopischen Präparates absuchen, ohne eine einzige zu finden. Ihr Durchschnitt wechselt zwischen 76—175 μ (HEIBERG). Ungefähr $^1/_4$ davon mißt 75 μ oder etwas weniger, ungefähr $^1/_6$ mißt 176 bis 276 μ oder etwas mehr. Nach HEIBERG besteht das Pankreas zu $3^0/_0$ aus Inselgewebe. Nach meiner Erfahrung ist der Gehalt an Inseln innerhalb der Grenzen des Normalen wechselnd. Bei Kindern findet man im allgemeinen mehr als bei Erwachsenen.

HEIBERG hat eine Methode ausgearbeitet, um die Zahl der Inseln nahezu exakt festzustellen. Er hat als Grundlage die Inselzahl angenommen, welche bei einer bestimmten, sorgfältig ausgearbeiteten und beschriebenen Technik auf 50 qmm Oberfläche eines mikroskopischen Präparates in den verschiedenen Teilen des Pankreas gefunden wird. .

Für die Beurteilung, ob in einem bestimmten Falle die Inselzahl wesentlich vermehrt ist oder nicht, ist diese Kenntnis der normalen Zahl natürlich sehr erwünscht. Man muß jedoch bedenken, daß die Anzahl der Inseln in verschiedenen normalen Bauchspeicheldrüsen differieren kann, und daß somit nur große Unterschiede von Bedeutung sind. Bei Nichtdiabetikern fand HEIBERG folgende Zahlen:

Die Zahl der Inseln betrug bei 50 Personen im Schwanze des Pankreas auf 50 qmm:

51— 75	in 5 Fällen	
76— 150	„ 32	„
mehr als 150	„ 13	„

Bei 18 Personen betrug die Anzahl der Inseln in der Mitte des Pankreas auf 50 qmm:

26— 50	in 2 Fällen	
51— 75	„ 5	„
76—150	„ 9	„
über 150	„ 2	„

Bei 31 Personen betrug die Anzahl der Inseln im Kopfe des Pankreas auf 50 qmm:

26— 50	in 12 Fällen	
51— 75	„ 6	„
76—150	„ 11	„
über 150	„ 2	„

Es ergibt sich hieraus, daß die Anzahl der Inseln im Schwanze wesentlich größer ist als in der Mitte, und in der Mitte wieder größer als im Kopfe. Jedoch geben diese Zahlen nur das Verhältnis der Inseln in den einzelnen Teilen des Organs wieder, während kein festes Maß besteht für die absolute Zahl von

Inseln, welche stets in jedem Unterteil eines normalen Pankreas gefunden werden muß.

Nun sind es nicht nur, und nicht einmal in erster Linie, quantitative Veränderungen der Inseln, welche man in dem Pankreas des Diabetikers antrifft. Die Veränderungen sind in der Hauptsache qualitativer und erst in zweiter Linie quantitativer Art.

Die qualitativen Veränderungen, welche besonders von WEICHSELBAUM eingehend untersucht und beschrieben werden, sind:

1. Hydropische Degeneration,
2. Sklerose (Bindegewebswucherung),
3. Hyaline Degeneration.

Die quantitativen Veränderungen sind:

1. Verminderung der Zahl,
2. Verkleinerung der Inseln (Atrophie).

Qualitative Veränderungen.

1. Hydropische Degeneration.

Hierbei haben die Epithelzellen der Inseln ihre normale Struktur verloren. Sie sind durchsichtig geworden. Viele sind verflüssigt und zugrunde gegangen, andere sind sehr klein und haben gleichzeitig kleine Kerne, so daß sie mehr Lymphocyten ähneln als Epithelzellen.

Diese Veränderung wird im allgemeinen mehr bei jüngeren Menschen, unter 40 Jahren, und besonders bei der schweren Form des Diabetes gefunden. Regeneration zum Ersatz der untergegangenen wird nur in sehr geringem Maße angetroffen.

2. Sklerose.

Die Inseln sind dabei von einer Bindegewebslage umgeben, welche von sehr verschiedener Abmessung sein kann. Ferner findet man Bindegewebe in den Inseln selbst, im Verlauf der Gefäßchen. Die Epithelzellen sind dadurch auseinandergedrängt, oft wie zersplittert. Die Zellen sind klein, liegen dicht an einander gedrängt, viele gehen durch Atrophie zugrunde (siehe Abb. 22 und 23).

Diese Form findet sich besonders bei älteren Menschen. Sie ist hauptsächlich die Folge einer chronischen interstitiellen Pankreatitis mit Wucherung des Bindegewebes. Sie geht oft auch Hand in Hand mit Sklerose der Pankreasschlagadern und mit allgemeiner Arteriosklerose. Aber auch ohne diese kann chronische Pankreatitis auftreten als Folge eines Abschlusses des Ausfuhrweges der Drüse durch eine Geschwulst, einen Stein oder anderes. WEICHSELBAUM fand die Sklerose manchmal bei Trinkern, wobei dann schließlich chronische interstitielle Pankreatitis zugleich mit chronischer interstitieller Hepatitis, d. h. Cirrhose, angetroffen wird.

Oft tritt bei diesen Zuständen im Pankreas eine starke Entwicklung von Fettgewebe, Lipomatosis, auf (siehe Abb. 19). Diese Sklerose mit Lipomatose des Pankreas ist manchmal auch eine Erscheinung der allgemeinen Fettsucht. In anderen Fällen führt dieser Prozeß zu Schrumpfung des Organes (Granularatrophie nach v. HANSEMANN). Es wird fest, höckerig, schmal und kann manchmal in einen dünnen Strang verwandelt sein. So fand ich einmal bei der Leichenöffnung einer 24jährigen Frau, welche an einer schnell verlaufenden, keiner Behandlung oder Besserung zugänglichen Form von Diabetes gestorben war, ein hartes, festes Pankreas von der Dicke eines Bleistiftes. Es war fast ganz in faseriges Bindegewebe übergegangen. Nur noch ein ganz kleiner Teil von Pankreasgewebe mit sehr wenigen degenerierten Inseln war übriggeblieben. In Abb. 14 habe ich das geschrumpftes klerotische Pankreas eines

58jährigen Diabetikers abgebildet neben dem normalen Pankreas eines ungefähr gleichaltrigen Patienten. Der Unterschied in Abmessung und Aussehen ist deutlich. Besonders der Körper und der Schwanz des kranken Pankreas sind viel kleiner als der des gesunden.

Längst nicht in allen Fällen ist die Sklerose mit dem bloßen Auge so deutlich zu erkennen. Daher ist eine mikroskopische Untersuchung erforderlich, um ein Urteil über den Zustand des Organes zu gewinnen.

Neben dem Untergang von Inseln durch Sklerose findet man weiterhin deutlich eine Regeneration und Hypertrophie anderer Inseln, wodurch der Verlust an Inselgewebe teilweise oder ganz (jedenfalls zeitweilig) ausgeglichen werden kann. Man findet diese Art der Inseldegeneration auch im allgemeinen bei solchen Fällen von Diabetes, welche einen langsamen und verhältnismäßig günstigen Verlauf haben.

3. Hyaline Degeneration.

Hierbei sieht man häufig, daß nach voraufgehender Bindegewebswucherung in den Inseln Hyalin auftritt. Man findet schließlich große Hyalinschollen, welche die Epithelzellen zusammendrücken und verdrängen. Viele Epithelzellen gehen denn auch zugrunde (siehe Abb. 20 u. 21). Diese Degeneration wird ebenfalls bei älteren Menschen angetroffen, vor allem bei solchen, die an Arteriosklerose leiden, so daß sie auch vielleicht als Teilerscheinung der Sklerose angesehen werden muß. Jedoch ist hyaline Degeneration nicht dasselbe wie Sklerose. U. a. unterscheidet sich das hyaline von dem sklerotischen Bindegewebe durch sein abweichendes Verhalten gegenüber einzelnen Farbstoffen. Auch diese Form soll nach WEICHSELBAUM manchmal bei Trinkern vorkommen.

Man findet dabei auch Regeneration und Hypertrophie von Inseln als einen mehr oder weniger gut geglückten Versuch zur Kompensierung der zerstörten. Aber im allgemeinen führt hyaline Degeneration der Inseln zu einer etwas schwereren Form von Diabetes als Sklerose.

Schließlich will ich noch erwähnen, daß bei hydropischer Degeneration und Sklerose der Inseln manchmal auch Blutungen darin auftreten.

Auch kann es zur Verkalkung von Inseln kommen, jedoch habe ich diese nur selten gesehen.

Quantitative Veränderungen.

Unter den quantitativen Veränderungen trifft man sowohl eine *Verminderung* der Inseln *an Zahl wie auch an Größe* (Atrophie) *oder beides zusammen* an. Die Verkleinerung, Atrophie, kann wie wir es bei der hydropischen Degeneration und der Sklerose sahen, *erworben* oder auch *angeboren* sein. Das gleiche ist der Fall bei einer Verringerung der Zahl.

Beide finden sich, als angeborene Entwickelungsstörung, bei Jugendlichen, besonders bei Kindern. In Fällen von schwerem Diabetes bei Kindern, wo man weder Degeneration noch Sklerose der Inseln fand, sah man auffallenderweise in dem mikroskopischen Präparat wenig Inseln. Durch Zählung ergab sich, daß tatsächlich bei jugendlichen Diabetikern eine starke Abnahme der Inseln zu beobachten war. Statt 150 wurden im Schwanzteile z. B. 50, im Kopf statt 50 nur 10 Inseln auf 50 qmm gefunden.

Ein sehr großer Gegensatz kann auch bestehen zwischen dem Reichtum an gut entwickelten großen Inseln im normalen Pankreas gesunder Kinder und den außerordentlich geringen und oft noch kleinen mißbildeten Inseln im Pankreas solcher Kinder, die an Diabetes starben (siehe Abb. 18 und 24).

Überblicken wir die angeführten pathologisch-anatomischen Veränderungen des Pankreas, welche als das histologische Substrat des Diabetes mellitus gelten können, dann fällt sofort auf, daß diese Veränderungen nicht einen bestimmten Charakter aufweisen, daß also von einem feststehenden Befund einer spezifischen Veränderung keine Rede sein kann. *Nicht die Art der krankhaften Abweichung* der Inseln ist der entscheidende Faktor für das Auftreten oder Nichtauftreten des Diabetes, sondern nur der Grad und die *Ausbreitung* im Zusammenhang mit ausreichender oder nicht ausreichender Kompensierung durch Wiederaufbau (Regeneration) oder Vergrößerung (Hypertrophie) der Inseln. Die Zahl der kranken oder zerstörten Inseln im Verhältnis zu den noch gesunden oder regenerierten entscheidet darüber, ob Diabetes auftritt oder nicht. Hiermit stimmt die Tatsache überein, daß andere, seltener vorkommende Pankreaserkrankungen ebenfalls mit Glykosurie verbunden sein können, falls eine ausreichende Zahl von Inseln zerstört wurde. So kann man denn auch bei Patienten, welche an Glykosurie litten, post mortem als erklärende Ursache eine *carcinomatöse Entartung* mit ausgebreiteter Pankreaszerstörung finden, oder auch eine *große Cyste* oder **Pseudocyste** mit einer Menge untergegangenen Pankreasgewebes, oder eine Zerstörung des Organes durch *Blutung, Entzündung oder Wucherung* einer infiltrierenden Geschwulst aus der Umgebung u. dgl. mehr.

Als Beweis für die Bedeutung, welche die krankhaften Veränderungen der Inseln für die Entstehung des Diabetes haben, will ich ferner darauf hinweisen, daß die stärksten Veränderungen grade und vor allem bei den Formen der Zuckerkrankheit gefunden werden, welche den schnellsten, d. h. ungünstigsten Verlauf nehmen.

Ich kann jedoch nicht verschweigen, daß auch solche Fälle von Diabetes beschrieben wurden, in welchen keine der genannten krankhaften Veränderungen der Inseln vorlag. Ja, es sind sogar solche Fälle bekannt, bei denen eine Vermehrung der Inseln im Pankreas gefunden wurde. Aus diesen Mitteilungen kann man jedoch nicht ohne weiteres schließen, daß in solchen Fällen das Pankreas mit seinem endokrinen Gewebe nicht am Krankheitsprozesse beteiligt wäre. Es ist jedenfalls nicht möglich, sich ein richtiges Urteil über den Zustand des endokrinen Pankreasgewebes und seinen Einfluß auf Entstehung und Verlauf des Diabetes zu bilden, wenn man nicht eine sorgfältige und eingehende Untersuchung vieler Pankreasteile vorgenommen hat, so daß es ausgeschlossen ist, daß sich in dem Organ an anderen Stellen kranke Inseln befanden, oder wenn nicht durch eine Zählung der Inseln die Anzahl dieser Organe festgestellt worden ist. Unzweifelhaft ist die Fortsetzung sorgfältiger Untersuchungen an zahlreichem Material noch erforderlich, ehe man in diesen besonderen Fällen zu einem Resultate kommt.

Es kann sich möglicherweise ergeben, daß nicht alle Arten des Diabetes mellitus in den angeführten krankhaften Veränderungen des Pankreas ihre Erklärung finden, d. h. daß es auch nicht pankreatogene Arten dieser Stoffwechselkrankheit gibt.

Aber vorläufig sind die pathologisch-histologischen Abweichungen, welche ihnen zugrunde liegen, nicht ausreichend bekannt, und wir müssen daher in dieser Hinsicht die Resultate in Zukunft fortzusetzender Untersuchungen abwarten.

Ich habe schon vorher darauf hingewiesen, daß außer im Pankreas, auch in anderen Organen Veränderungen gefunden wurden, welche ebenfalls mit der Entwicklung und dem Verlaufe des Diabetes in Zusammenhang gebracht werden: in der Leber und in der Hypophyse.

Tatsächlich findet man zuweilen bei Diabetikern ein Leberleiden, die Cirrhose. Es ist nicht zweifelhaft, daß chronische Hepatitis und chronische Pankreatitis zusammen vorkommen. Doch darf dies nicht dazu führen, der Pankreaserkrankung eine geringere Bedeutung für das Entstehen des Diabetes beizumessen. Dafür ist das gemeinsame Auftreten von Diabetes und Lebercirrhose viel zu selten. WEICHSELBAUM fand bei 183 Diabetikern nur 11 mal Erkrankungen an Lebercirrhose. Umgekehrt fand er bei 135 Patienten mit Lebercirrhose nur zweimal Diabetes. Wenn man dabei bedenkt, welche weitgehenden Veränderungen in der Leber durch Cirrhose, durch Carcinom, durch Vergiftungen auftreten können ohne Glykosurie, dann folgt daraus, daß, wenn bei einem Diabetiker Leber und Pankreas krank sind, die Erklärung für die Zuckerkrankheit im Pankreas und nicht in der Leber gesucht werden muß. Dieses gilt auch für jene besondere Form von Diabetes, welche man „Diabète bronzé" genannt hat, weil die Haut und viele innere Organe (Leber, Pankreas, Milz, Nieren, Lymphdrüsen, Schilddrüse usw.) dabei durch Pigment dunkel verfärbt werden, welches aus dem Blutfarbstoffe stammt infolge weitgehender Zerstörungen der roten Blutkörperchen.

Bei diesem Prozesse findet man außer einer Lebercirrhose meist eine Sklerose des Pankreas. Wahrscheinlich sind beide Organe durch das gleiche Agens, welches die Blutzerstörung verursachte, krank geworden. Der dabei auftretende Diabetes ist dann durch die Pankreaserkrankung hervorgerufen.

Wie man sich auch den Zusammenhang zwischen der Blutdestruktion und der dadurch hervorgerufenen allgemeinen Hämochromatose der Haut und der inneren Organe einerseits und den krankhaften Veränderungen in Leber und Pankreas andrerseits, vorstellt, so kann doch das Leberleiden nicht als bedeutungsvoll für das Entstehen des Diabetes angesehen werden. Außer obigen Ausführungen kann ich aus eigener Erfahrung noch mitteilen, daß ich unter 135 Lebercirrhosen zweimal eine Pigmentcirrhose ohne Diabetes antraf.

Was die Hypophysis anbetrifft, so sind Fälle beschrieben, in denen außer Veränderungen im Pankreas, eine Schwellung dieses Organes mit Akromegalie gefunden wurde. Man ging sogar so weit, von *hypophysärem Diabetes* zu sprechen, als ob die Erkrankung der Hypophyse die Ursache des Diabetes sei. Dies ist jedoch falsch. Die Erkrankung des Pankreas muß auch in diesen Fällen für den Diabetes verantwortlich gemacht werden. Zunächst steht eine Verbindung von Hypophysentumor und Diabetes nicht fest. Ferner sieht man, wenn Diabetes und Hypophysentumor zusammen gefunden werden, außerdem Veränderungen im Pankreas, welche, wie sich aus dem oben Gesagten ergibt, als histologische Grundlage des Diabetes anzusehen sind.

Ich habe selbst einmal eine Sektion bei einem 38 jährigen Mann vorgenommen, der unter schweren Diabeteserscheinungen (9$^0/_0$ Zucker im Urin) gestorben war und außerdem Akromegalie hatte. Tatsächlich wurde bei ihm ein Hypophysentumor, aber außerdem eine so vorgeschrittene Sklerose, mit teilweiser Nekrose im Pankreas gefunden, daß hierin und nicht in dem Tumor der Hypophysis die Ursache des Diabetes gesucht werden muß[1]). Andere Veröffentlichungen bewegen sich in der gleichen Richtung. Wenn es auch möglich und sogar wahrscheinlich ist, daß in der Pathogenese des Diabetes, außer dem Pankreas auch andere Organe der inneren Sekretion (u. a. die Hypophyse) eine fördernde oder hemmende Rolle spielen können, so ist doch nicht bewiesen, daß es einen reinen hypophysären, nicht pankreatogenen Diabetes gibt.

Schließlich muß ich noch auf *sekundäre* Veränderungen hinweisen, welche in anderen Organen als Folge von Diabetes auftreten können.

---

[1]) Dieser Fall wurde ausführlich durch Dr. STRICKER beschrieben in der Nederlandsch tijdschr. v. geneesk. 1909, 2. Teil, S. 1420.

Zunächst findet man sehr häufig bei Diabetikern, wenn der Krankheitsprozeß lange Zeit dauerte, große Nieren. Die Glomeruli sind nicht vermehrt, aber es fällt besonders eine Vergrößerung des Nierenparenchyms auf.

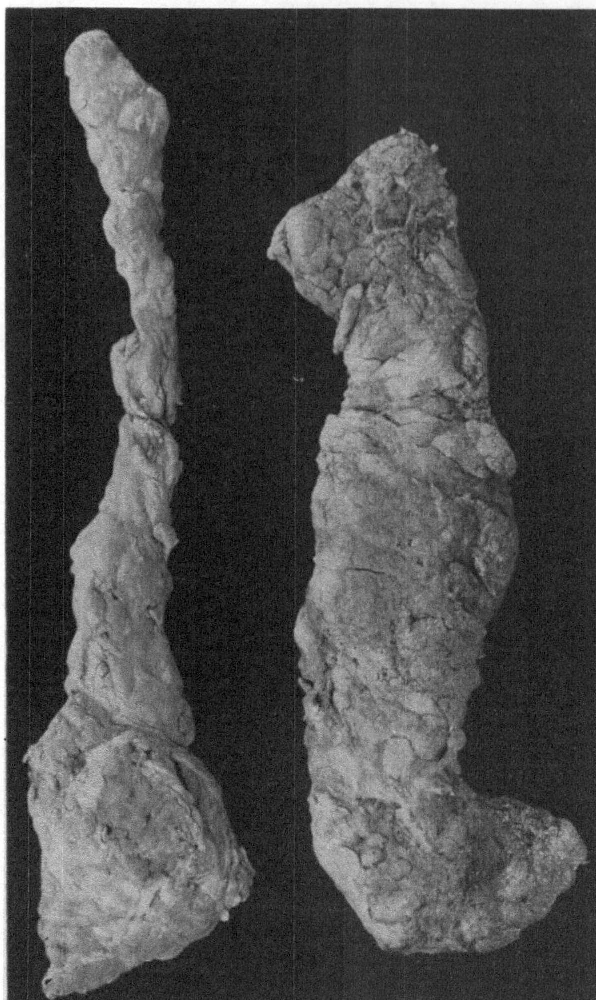

An zweiter Stelle wird in vielen Organen eine Anhäufung von Glykogen in den Zellen gefunden. Diese pathologische Glykogeninfiltration tritt vor allem in den Nieren und in der Leber auf. In den Nieren findet man sie besonders in den HENLEschen Schleifen und in den Verbindungsstücken. Sie ist nicht nur im Protoplasma der Zellen aufgehäuft, sondern man kann sie auch in den Zellkernen nachweisen, in denen sie unter normalen Umständen fehlt. Nach VON GIERKE ist Glykogeninfiltration der Nierenepithelien der sicherste morphologische Ausdruck des Diabetes mellitus.

In der Leber wird Glykogen bei Diabetikern in wechselndem Maße gefunden. Bei günstigem Material (d. h. in Organen, welche sehr bald nach dem Tode untersucht werden können) findet man es fast immer, oft sogar in großen Mengen. In letzterem Falle ist das Glykogen gleichmäßig über die Zellen der Leberläppchen verteilt. Bei geringerer Infiltration sieht man es hauptsächlich in der Umgebung der Läppchen.

Abb. 14. *Links:* Normales Pankreas eines 52jährigen Mannes. *Rechts:* Stark geschrumpftes, atrophisches Pankreas eines 58jährigen an Diabetes leidenden Mannes. Chronische Pankreatitis mit Schrumpfung (Granular-Atrophie).

In der Leber von Patienten, welche an Coma diabeticum starben, findet man in der Regel kein Glykogen mehr in den Zellen.

Schließlich kann auch noch in anderen Organen, u. a. im Zentralnervensystem und in der Retina, Glykogeninfiltration bei Diabetes auftreten.

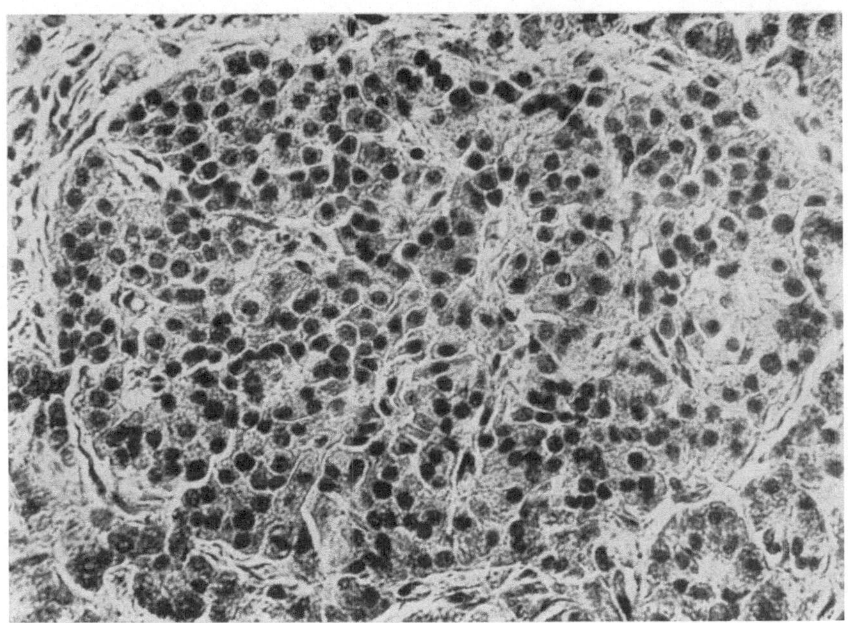

Abb. 15. Normale LANGERHANSsche Insel. 400fache Vergrößerung. 21jährige Frau.
Deutliche Bindgewebskapsel um die Insel.

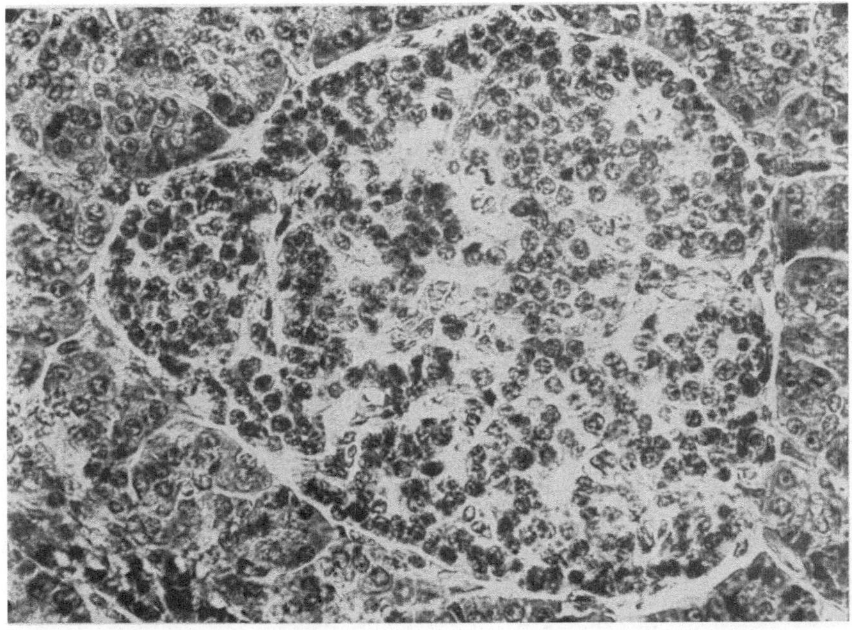

Abb. 16. Normale LANGERHANSsche Insel. 400fache Vergrößerung. 2jähriges Kind.
Eine feine Bindegewebskapsel bildet eine deutliche Begrenzung der Insel.

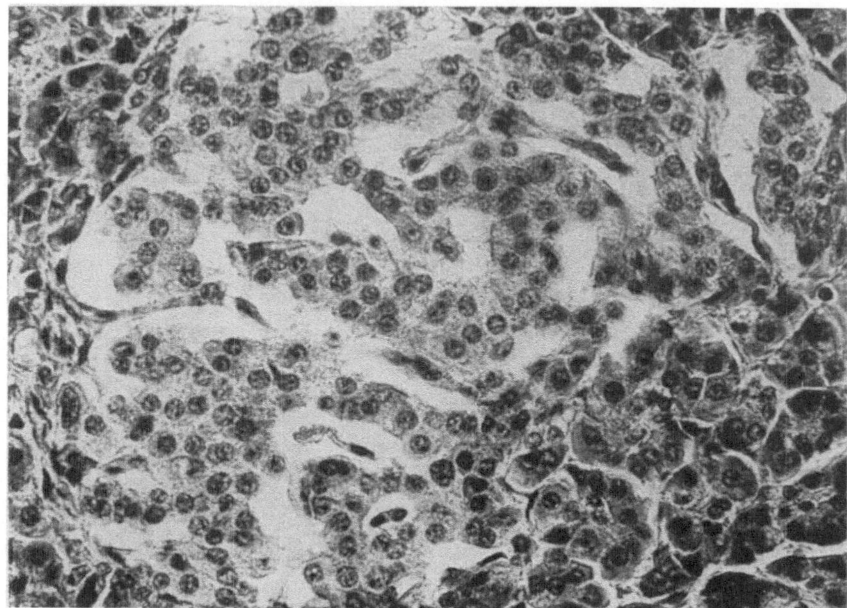

Abb. 17. Normale LANGERHANSsche Insel. Dünnwandige Gefäßschlingen in der Insel, gegen welche die Zellen unmittelbar anliegen. *Links:* Deutliche Begrenzung durch eine feine Bindegewebskapsel. *Rechts:* Die Zellen der Inseln liegen ohne jede Trennungsschicht gegen die Drüsenzellen der Pankreasläppchen an.

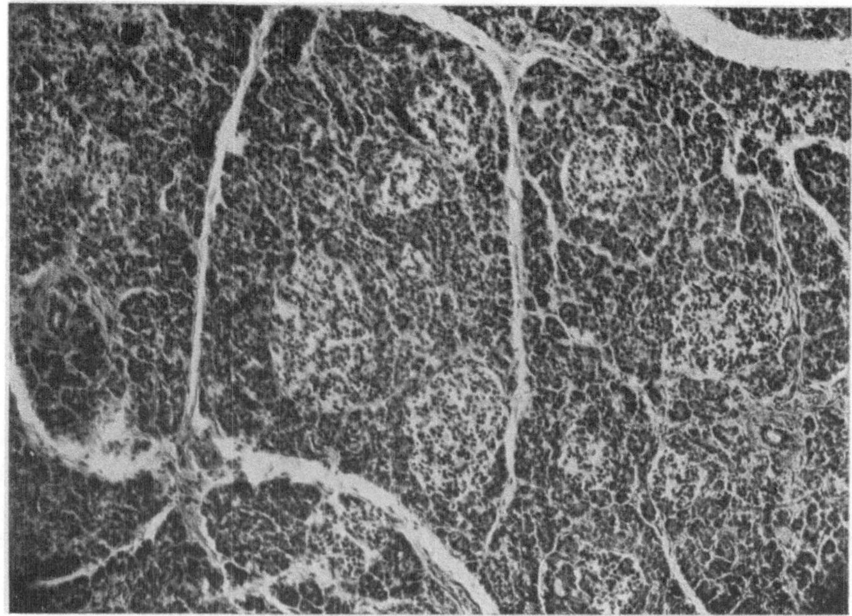

Abb. 18. Pankreas mit zahlreichen normalen LANGERHANSschen Inseln (im Schwanzteile). 2jähriges Kind.

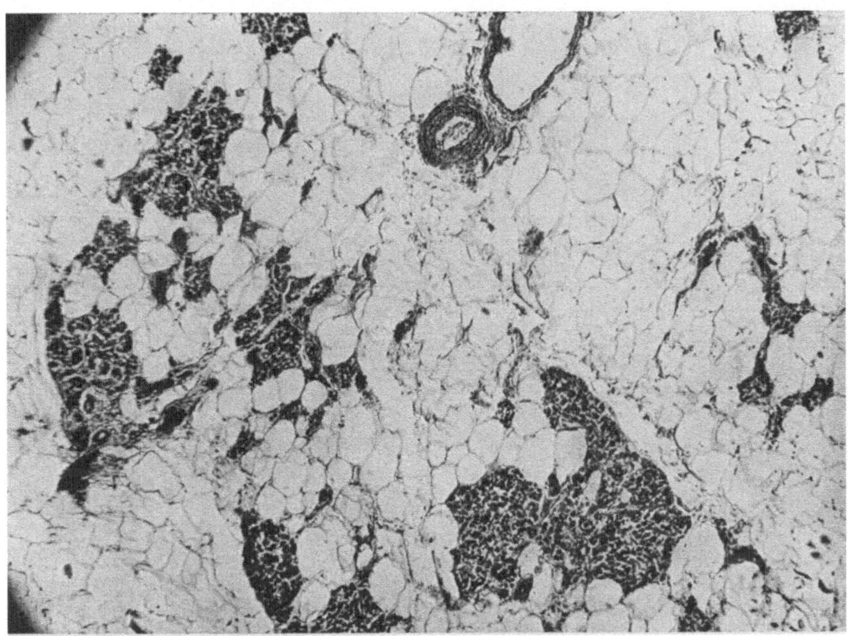

Abb. 19. Sklerose und Lipomatose des Pankreas. Sehr viel Fettgewebe, darin nur kleine Inseln Pankreasgewebe, in welchen kaum eine LANGERHANSsche Insel zu sehen ist. Schwache Vergrößerung. 73jährige Frau. Diabetes.

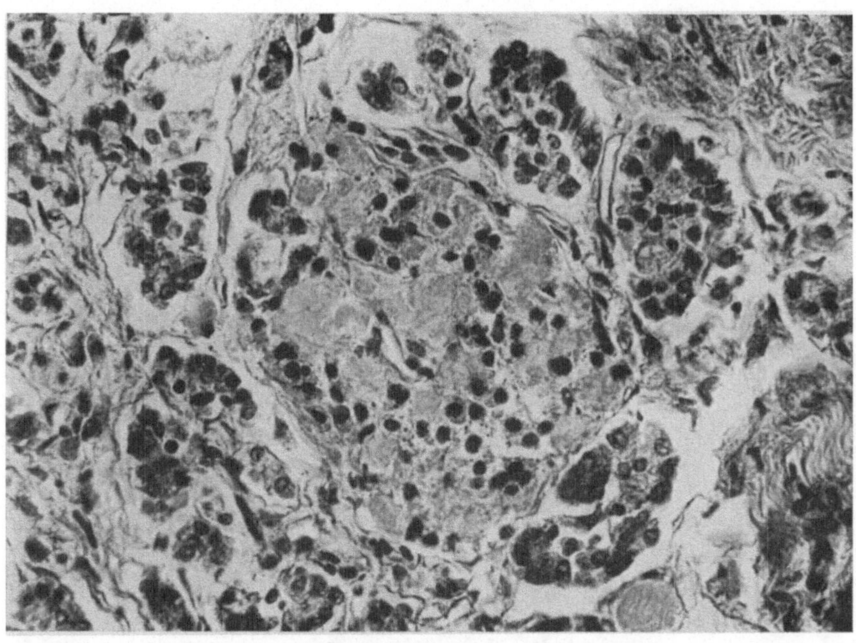

Abb. 20. LANGERHANSsche Insel, großenteils hyalin degeneriert. Die Insel ist klein. Die Zellen enthalten noch wenig Protoplasma, haben Ähnlichkeit mit Lymphocyten. Deutliche Bindegewebskapsel. Pankreas eines Diabetikers unbekannten Alters.

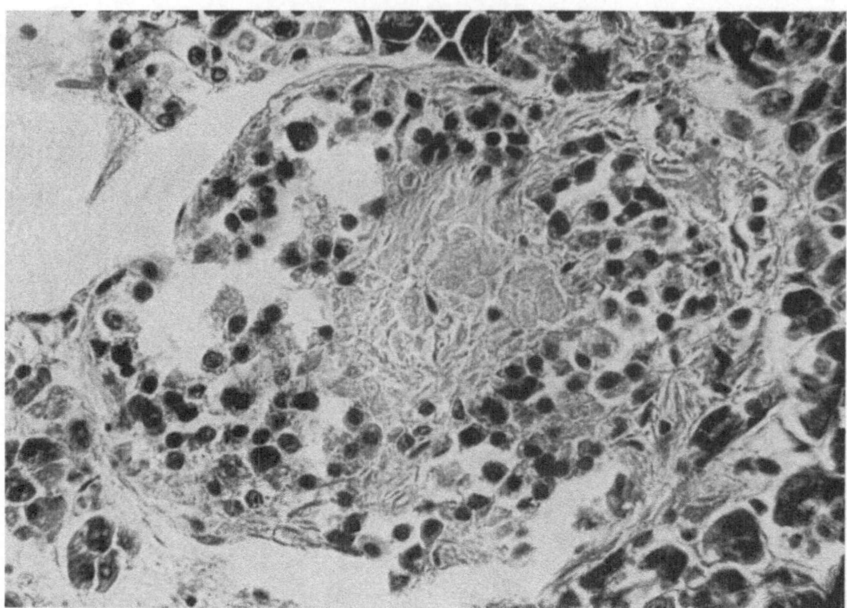

Abb. 21. LANGERHANSSche Insel mit starker hyaliner Degeneration und Untergang
von Zellen. Am Rande entlang noch erhaltene Zellen, jedoch viele mit geringem
Protoplasma, Lymphocyten ähnelnd. Bindegewebskapsel deutlich sichtbar.
72jährige Frau. Diabetes.

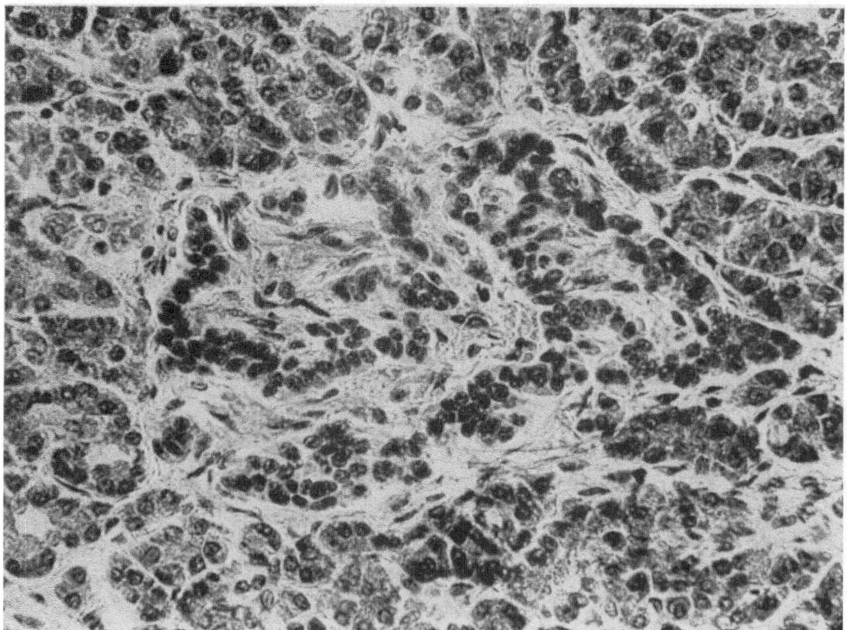

Abb. 22.   Kleine mißbildete und sklerosierte Insel, aus dem Pankreas eines
4jährigen, an schwerem Diabetes leidenden Kindes.

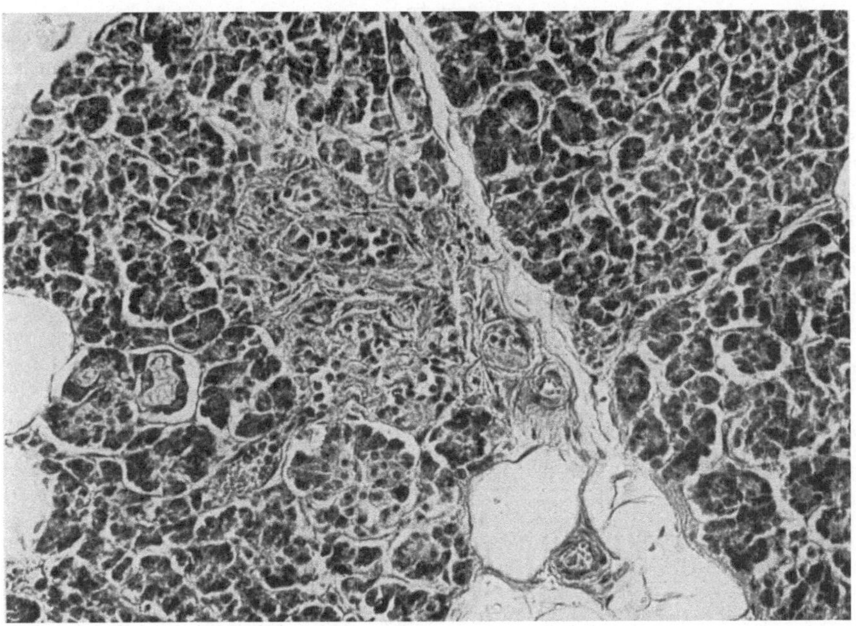

Abb. 23. LANGERHANSsche Insel mit starker Sklerose. (Bindegewebswucherung.)
71jährige Frau. Diabetes.

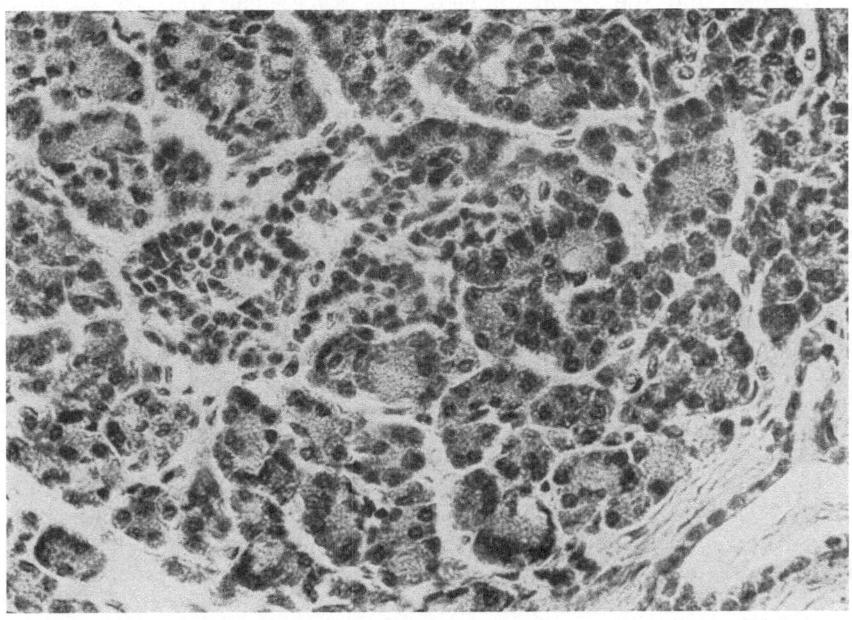

Abb. 24. Sehr kleine mißbildete Insel aus dem Pankreas eines 4jährigen Kindes,
an schwerem Diabetes leidend. 400fache Vergrößerung.

Literatur.

LAGUESSE: Cpt. rend. des séances de la soc. de biol. 1893 Juillet. — Derselbe: Cpt. rend. des séances de la soc. de biol. Octobre 1894. — Derselbe: Cpt. rend. des séances de la soc. de biol. Octobre 1895. — Derselbe: Journ. de l'anatomie et de la physiol. 1895/96. — Derselbe: Echo médical du Nord. 1902. — Derselbe: Zentralbl. f. allg. Pathol. u. pathol. Anat. Bd. 15, Nr. 21. 1904. — Derselbe: La Presse médicale. Juin 1910. — WEICHSELBAUM und STANGL: Wien. klin. Wochenschr. 1901, Nr. 41. — Dieselben: Wien. klin. Wochenschr. 1902, Nr. 38. — WEICHSELBAUM: Sitz.-Ber. d. Kais. Akademie d. Wissenschaft. Wien 1908. CXVII. Abt. 3. — Derselbe: Sitz.-Ber. d. Kais. Akademie der Wissenschaft. Wien 1910. CXIX. Abt. 3. — SAUERBECK: Deutsche Path. Ges. Berlin 1914, S. 217. — Derselbe: Virchows Arch. f. pathol. Anat. u. Physiol. Bd. 177. 1904. — SAUERBECK: LUBARSCH-OSTERTAG: Ergebn. d. allg. Pathol. u. pathol. Anat. 1902. — v. HANSEMANN: Deutsche Path. Ges. 1901. — Derselbe: Berlin. klin. Wochenschr. 1912. — v. HERWERDEN: Anat. Anz. Bd. 42. 1912. — Derselbe: Geneesk. Bladen 16de Reeks. 1912. — DE MEYER: Arch. internat.; de physiol. Tome XI. 1911. — HERXHEIMER: Virchows Arch. f. pathol. Anat. u. Physiol. Bd. 183. 1906. — SSOBOLEW: Virchows Arch. f. pathol. Anat. u. Physiol. Bd. 177. 1904. Supplement. — GUTMANN: Virchows Arch. f. pathol. Anat. u. Physiol. Bd. 177. 1904. Supplement. — KARAKASCHEFF: Deutsche Path. Ges. Breslau 1904. — OPIE: The Johns Hopkins Hospital Bulletin. 1911. — SEYFARTH: Beitrag z. Kenntnis der L. Inseln usw. Jena 1920. — HEIBERG: Die Krankheiten des Pankreas. 1914. — GROSS und GULEKE: Die Erkrankungen des Pankreas (in Enziklop. der klin. Med.). 1924. — KRAUS und REISINGER: Frankfurt. Zeitschr. f. Pathol. Bd. 30. 1924. — RICHTER: Dtsche. med. Wochenschr. 1921. Nr. 16. — RIBBERT: Dtsch. med. Wochenschr. 1915. Nr. 34. — SALTYKOW: Correspondenzblatt f. Schweizer Ärzte 1909, Nr. 18. — Für weitere Literatur siehe die genannten Werke von HEIBERG, GROSS und GULEKE, HERXHEIMER, WEICHSELBAUM und das Lehrbuch der spez. pathol. Anatomie von KAUFMANN. 8. Auflage 1922.

IX. Diagnose.

Die Schwierigkeiten der Diagnose des Diabetes mellitus können am besten an Hand der folgenden Fragen besprochen werden.

1. Welches sind die Erscheinungen, die, abgesehen von der Urinuntersuchung, den Verdacht des Arztes auf Diabetes hinlenken?

2. Handelt es sich stets um Diabetes, wenn Zucker oder reduzierende Stoffe im Urin gefunden werden? Wenn nein, wie unterscheidet man dann die echte Zuckerkrankheit von den anderen Glykosurien?

3. Wann kann man mit Recht bei Patienten mit Glykosurie die Diagnose auf echten Diabetes stellen?

Welche Erscheinungen, abgesehen von dem Ergebnis der Urinuntersuchung, lenken den Verdacht des Arztes auf Diabetes hin?

Vor Besprechung dieser Frage muß ich darauf hinweisen, daß vielen falschen Diagnosen und mancher unzweckmäßigen Behandlung vorgebeugt würde, wenn jeder Arzt es sich zur Regel machte, bei der ersten Konsultation jedes Patienten den Urin zu untersuchen, und dieses von Zeit zu Zeit zu wiederholen, solange der Patient in Behandlung bleibt.

Die Urinuntersuchung allein ist nicht ausreichend. Es ist erforderlich, daß bestimmte Vorsichtsmaßregeln angewandt werden.

Man muß besonders beachten, daß man zur Untersuchung nicht den Morgenurin verwendet, sondern solchen Urin, der im Laufe des Tages nach einer kohlehydratreichen Mahlzeit ausgeschieden wird. Der vor dem Frühstück entleerte Urin entspricht dem nüchternen Zustand des Patienten. Und da jeder leichte Diabetes und vermutlich jeder Diabetes im Anfangsstadium ein alimentärer ist, wird der Morgenurin zuckerfrei sein: in dieser Phase liegt jedoch der Blutzuckergehalt unter den genannten Umständen unterhalb des Schwellenwertes 1,8⁰/₀₀. Hierauf muß ausdrücklich hingewiesen werden, weil bei den Laien und vielfach auch noch beim Pflegepersonal, die Ansicht herrscht, daß für die ärztliche Untersuchung der „Nacht"—

oder „Morgen“urin erforderlich sei. Vor einiger Zeit konsultierte mich eine Dame, welche wußte, daß sie an leichtem Diabetes litte. Sie brachte ihren Urin mit. Auf meine Frage, ob dieser Urin vom Morgen oder von einer anderen Tageszeit stamme, antwortete sie: Er ist vor dem Frühstück gelassen. Der Hausarzt hatte ihr gesagt, sie solle Morgenurin mitnehmen. Dieser Urin war zuckerfrei.

Es ist vorgekommen, daß ich infolge dieses falschen Vorgehens, die Diagnose Zuckerkrankheit erst später stellen konnte, als es hätte geschehen müssen. Eine Dame mittleren Lebensalters suchte mich in der Sprechstunde auf und klagte über Schmerzen im Munde. Eine deutliche Pyorrhoea alveolaris wies auf Diabetes hin. Die Patientin menstruierte gerade, so daß eine Urinuntersuchung zu dem Zeitpunkt schwierig war. Sie teilte mir außerdem mit, ihr Hausarzt habe erst kürzlich den Urin untersucht und keinen Zucker darin gefunden. Um die Patientin, welche von außerhalb kam, nicht aus dem Auge zu verlieren, nahm ich sie in die Klinik auf und beauftragte die Schwester, mir den mit Katheter entnommenen Urin zuzusenden. Ich fand keine Glykose darin. Einige Zeit später kam die Patientin wieder, und da enthielt der Urin reichlich Zucker. Es unterliegt keinem Zweifel, daß schon beim ersten Besuche Diabetes vorhanden gewesen sein mußte. Wie kam es aber dann, daß ich keinen Zucker im Urin fand? Auf meine Nachfrage bei der Schwester, welche damals katheterisiert hatte, erfuhr ich, daß sie dies morgens vor dem Frühstück getan habe, weil stets der Morgenurin gewünscht würde. In diesem Falle hatte ich einen Fehler gemacht. Ich hätte mich nicht mit der einmaligen Urinuntersuchung begnügen dürfen, da der Diabetesverdacht so nahe lag. Außerdem hätte ich gleich um Urin ersuchen müssen, welcher nach einer Mahlzeit entnommen war.

Um diese Fehlerquelle zu vermeiden, haben viele Ärzte es sich zur Regel gemacht, eine Probe von dem innerhalb 24 Stunden angesammelten Urin zu entnehmen.

Doch auch dies ist nicht immer ausreichend. Nicht so sehr wegen der Gefahr, daß bei warmem Wetter Zersetzung einträte, wodurch wesentliche Glykosemengen verschwinden könnten, — denn dem ist durch Zusatz von etwas Thymol oder Chloroform vorzubeugen —, als vielmehr aus anderen naheliegenden Gründen. Nehmen wir als Beispiel einen leichten Diabetesfall, der sich zunächst nur als alimentäre Glykosurie äußert. Wir wollen annehmen, daß er nach einer der drei Mahlzeiten, die am meisten Kohlehydrate enthält, z. B. der Mittagsmahlzeit, eine Spur Glykose ausscheidet, sagen wir 2 g. Wenn der Patient innerhalb 24 Stunden 2000 ccm Urin läßt, dann würde die gesamte Urinmenge somit nur $1^0/_{00}$ Zucker enthalten, ein Quantum, welches mit den üblichen Laboratoriumsmethoden kaum nachgewiesen werden kann. Bei Verdacht auf Diabetes tut man daher am besten, wenn man sich von dem Patienten solchen Urin bringen läßt, der 3—4 Stunden nach der Mahlzeit entleert wurde. Am besten läßt man ihn eine an Kohlehydraten reiche Kost genießen, jedoch keine Glykose. Diese Probe wird fast immer darüber Aufschluß geben, ob Diabetes vorhanden ist oder nicht. Bei gesunden Menschen kommt Glykosurie nach dem Genuße von Stärkemehl selten oder nie vor. Sie ist der Ausdruck einer Störung in der Aufspeicherung der Glykose in der Leber oder der Oxydation in den Geweben. Daß ein Leberleiden nach einer gewöhnlichen, Stärkemehl enthaltenden Mahlzeit Glykosurie hervorrufen sollte, ist sehr unwahrscheinlich. Es wäre etwas anderes, wenn man größere Mengen Lävulose nehmen ließe. Die zuvor genannte Probe ist somit in den meisten Fällen ein zuverlässiges Diagnostikum für Diabetes. Die Belastungsprobe mit Glykose wird in dem Kapitel über alimentäre Glykosurie besprochen.

Bei einer bestimmten Art von Fällen kann diese Probe im Stiche lassen, nämlich bei solchen, wo der Schwellenwert des Blutzuckers für die Ausscheidung durch den Urin erhöht ist (siehe S. 40). Um nicht Gefahr zu laufen, den Diabetes in solchen Fällen zu verkennen, ist eine Bestimmung des Blutzuckergehaltes nüchtern und nach der Einnahme von Kohlehydraten erforderlich.

Wenn der Verdacht auf Diabetes besteht, und kein Zucker im Urin nach der Belastungsprobe auftritt, versäume man also nicht, eine Blutzuckerkurve anzulegen, besonders wenn Grund zu der Annahme einer Erhöhung des Schwellenwertes vorhanden ist. In der großen Mehrzahl der Fälle, wird jedoch eine Untersuchung |des Urins auf Zucker, auch ohne Belastungsprobe, ausreichen zur Stellung der Diagnose auf Diabetes, zumal dann, wenn die gewöhnlichen Erscheinungen der Krankheit vorhanden sind.

Obgleich uns somit die systematische Urinuntersuchung fast immer die Diagnosestellung auf Diabetes bei unseren Patienten ermöglicht, müssen wir nichtsdestoweniger sorgfältig acht geben, um ihre Klagen, auch von der Urinuntersuchung abgesehen, zu verstehen. Wenn ein Patient über heftigen Durst, übermäßigen Appetit oder Hungergefühl klagt, begleitet von Abmagerung, wird die Krankheit keinem Arzt entgehen und selbst Laien werden diese Anzeichen richtig deuten. Auch Gangrän der Zehen, Cystitis, Hautjucken, Katarakt sind so allgemein bekannte Erscheinungen, daß sie ohne Ausnahme den Verdacht auf Diabetes erwecken. Es kommt jedoch häufig vor, daß eine Pyorrhoea alveolaris, Zahnkaries, Schwund des Zahnfleisches, lange Zeit lokal behandelt werden, ehe die Glykosurie entdeckt wird. Dies ist sogar bei Furunkeln und Phlegmonen der Fall. Deshalb rate ich, *jede Furunkelbehandlung mit einer Urinuntersuchung zu beginnen*. Das Leben des Patienten kann von einer rechtzeitigen richtigen Diagnose abhängen. Ob die Hyperglykämie Ursache oder Folge des Infektionsprozesses ist, wird sich dann im Laufe der Behandlung ergeben.

Am gefährlichsten, weil am ehesten zu Irrtümern führend, sind solche vagen Klagen, welche bei verschiedenen Krankheiten auftreten, ohne daß ein Symptom genannt wird, welches den Verdacht sogleich in die richtige Bahn lenkt, wie: Müdigkeit, Abspannung, diffuse Schmerzen, Rückenschmerzen, Neuralgien, die nur allzu häufig als rheumatische angesehen werden, Kribbeln in den Beinen, wie es bei Polyneuritis auftritt, Krämpfe in den Waden oder anderen Muskeln. Besonders auch psychische Störungen: Reizbarkeit, Unvermögen zu geistiger Arbeit, Unvermögen zur Konzentration bei der Arbeit. Über alle diese Erscheinungen, besonders auch über die Erscheinungen an den Augen, wurde schon ausführlich im ersten Kapitel (S. 1—25) gesprochen. Ich habe sie hier nochmals in Erinnerung gebracht, in der Hoffnung dadurch zu einer frühzeitigen Diagnose der Zuckerkrankheit beizutragen.

Wenn, wie es bei Diabetes häufig vorkommt, die Patellarreflexe schwach sind oder fehlen, und ein gewisser Grad von Ataxie besteht (ROMBERGsches Symptom), die Potenz herabgesetzt oder ganz verschwunden ist, kann das Krankheitsbild mehr oder weniger Tabes gleichen. Auf die Differentialdiagnose zwischen beiden Krankheiten brauche ich nicht näher einzugehen: Um Klarheit zu gewinnen, reicht es aus, an Diabetes zu denken. Man vergesse nicht, daß eine Kombination von Tabes und Diabetes durchaus nicht zu den größten Seltenheiten gehört.

Gehen wir jetzt noch über zu der zweiten Frage: Ist jeder Patient, in dessen Urin reduzierende Stoffe gefunden werden, ein Diabetiker? Und wenn nicht, wie unterscheidet man den echten Diabetes von anderen Glykosurien?

Selbstverständlich muß zuerst die Art des reduzierenden Stoffes im Urin festgestellt werden. Außer Glykose können Pentose, Lävulose, Galaktose, Maltose, in geringerem Maße Glykuronsäure und auch wohl dextrinartige Substanzen Anlaß zu Irrtümern geben.

1. Pentose im Urin.

Sobald Pentose, ein Zucker mit 5 Kohlenstoffatomen, im Blute zur Zirkulation kommt, wird sie mit dem Urin ausgeschieden. Daher kommt es, daß nach dem Genusse großer Mengen Früchte, besonders Kirschen und Pflaumen, welche diese Substanz enthalten und aus denen sie in das Blut resorbiert wird, selbst bei durchaus gesunden Menschen Pentosurie beobachtet wird. Man findet dann aber nur sehr geringe Mengen.

Selbstredend kann nach reichlichem Genuß dieser Früchte, auch bei Zuckerkranken, außer Glykose, Pentose im Urin gefunden werden.

KÜLZ und VOGEL waren der Ansicht, daß Diabetiker auch ohne eine große Menge Pentose oder Pentosanen enthaltende Nahrung zu sich zu nehmen, neben Glykose auch Pentose im Urin ausschieden. Falls dies vorkommt, muß es als eine große Ausnahme angesehen werden. Auf jeden Fall treten dann nur sehr geringe Spuren von Pentose im Urin auf. Vermutlich ist die Ansicht von KÜLZ und VOGEL sogar vollkommen unrichtig und beruht lediglich auf einem Irrtum. Klinische Bedeutung besitzt diese, von den meisten bestrittene Ausscheidung von Pentose des Diabetikers sicher nicht.

Es kommt jedoch als selbständige Abweichung — von Krankheit kann man eigentlich nicht sprechen — eine chronische Pentosurie vor. Sie wurde zuerst im Jahre 1892 von E. SALKOWSKI und JASTROWITZ beschrieben und seit dieser Zeit wiederholt und eingehend studiert. Fast immer gehört die ausgeschiedene Pentose zur Gruppe der Arabinosen, und wohl in der racemischen, also optisch inaktiven Form. Ausnahmsweise wird eine rechtsdrehende Xylose angetroffen. Die chronische Pentosurie zeigt ausgesprochen familiären Charakter, sie kommt besonders bei Juden vor. Die meisten Fälle, im ganzen gegen 50, wurden in Deutschland beobachtet, vereinzelte in Amerika und in England. Unter diesen letzteren Pentoseausscheidern waren nur 2 von Geburt und Abstammung Engländer[1]). In Holland beobachteten VAN VOORTHUYSEN und Prof. DE BRUIN je einen Fall. Ich erinnere mich, vor Jahren auch von einem von Dr. H. KLINKERT beobachteten Falle gehört zu haben. Diese Stoffwechselstörung kommt mehr bei Männern als bei Frauen vor. Der jüngste Patient, bei welchem sie gefunden wurde, war 5 Jahre alt, wenigstens 2 waren über 60 Jahre. Die während eines Tages ausgeschiedene Menge ist im allgemeinen gering, nicht mehr als $1^0/_0$. Sie war anscheinend, bis auf eine Ausnahme, vollkommen unabhängig von der eingenommenen Nahrung, selbst wenn diese Pentose enthielt. Nur Milch scheint auf die Menge der ausgeschiedenen Pentose von Einfluß zu sein.. Mit Diabetes hat sie nichts zu tun, wenn auch tatsächlich in der Familie von Pentoseausscheidern auffallend viele Diabeteskranke angetroffen werden.

Einstweilen muß man annehmen, daß die Pentosurie eine angeborene Stoffwechselstörung ist, die mit den bei ihr beschriebenen leichten Darmerkrankungen außer Zusammenhang steht. Auch nervöse Beeinflussung scheint nicht in Betracht zu kommen. Für die Praxis ist in der Krankheitsgeschichte der Pentosurie der wichtigste Punkt, daß sie nach allem, was wir bisher von ihr wissen, im Gegensatz· zum Diabetes vollkommen harmlos zu sein scheint. Eine Neigung zum Fortschreiten besteht nicht. Das Auftreten der Pentose im Blut übt nicht den geringsten schädlichen Einfluß auf den Organismus aus.

---

[1]) GARROD, A. E.: Inborn errors of metabolism, Oxford medical publications 2. Aufl., S. 175.

In dieser Eigentümlichkeit liegt die klinische Bedeutung der Pentosurie. Wer diese Stoffwechselanomalie nicht kennt, wird beinahe sicher die Anwesenheit von Glykose im Urin annehmen, während in Wirklichkeit Pentose in ihm enthalten ist. Der Patient, oder besser die untersuchte Person, wird dann vielleicht von einer Lebensversicherung oder einem Amt abgewiesen, von einer Heirat wird ihm abgeraten werden, und wahrscheinlich wird man ihn noch einer mehr oder weniger strengen Behandlung unterziehen. Zweifellos kann dadurch viel Unheil angerichtet werden. Bekannt ist die tragische Veröffentlichung von ROSENBERG: ein junger Mann, der auf Grund eines vermuteten Diabetes von einer Lebensversicherungsgesellschaft abgewiesen wurde, beging Selbstmord. Die Untersuchung des noch aufbewahrt gebliebenen Urins bewies ROSENBERG, daß keine Spur Glykose, sondern nur Pentose in ihm enthalten war.

Obschon im Augenblick der Standpunkt allgemein geteilt wird, daß die chronische Pentosurie eine Eigentümlichlichkeit des Stoffwechsels und keine Krankheit in dem Sinne ist, den man gewöhnlich mit dieser Bezeichnung verbindet, ist dennoch im Himblick auf die noch recht geringe Anzahl Beobachtungen ein weiteres Sammeln von Erfahrungen sehr erwünscht.

Wie wir schon erwähnten, besteht zwischen Diabetes und Pentosurie im Hinblick auf den Stoffwechsel nicht der geringste Zusammenhang. Das einzig Übereinstimmende der beiden Urine ist, daß sowohl der eine wie der andere die TROMMERsche (FEHLINGsche) und NYLANDERsche Lösung reduziert, wenn auch bei Pentose die Reduktion auf eine etwas eigenartige Weise vor sich geht. Zufuhr von Glykose hat, wie wir vorhin bereits mittelten, keine Vermehrung der Pentose zur Folge. Ebensowenig vermindert aber auch eine streng antidiabetische Diät die Pentoseausscheidung. Den Glykosegehalt des Blutes fanden BLUMENTHAL und BIAL in einem Fall von Pentosurie normal. Injektion von Phlorizin hat bei Pentosurie keine Vermehrung der Pentose, sondern Glykosurie zur Folge. Betrachtet man die Pentosurie jedoch von einem weniger engen klinischen Standpunkt, so besteht zwischen Pentosurie und Diabetes vielleicht doch ein gewisser Zusammenhang. Der Patient von SALKOWSKI und JASTROWITZ, der erste, bei welchem die Pentosurie entdeckt wurde, schied zeitweise auch Glykose aus. Vielleicht lag der Grund in seinem Morphinismus. Jedoch auch einige andere Patienten mit Pentosurie hatten gleichzeitig Glykose im Urin, und bei verschiedenen von ihnen waren Familienmitglieder an Diabetes erkrankt. Bei einem der von ROSENBERG beschriebenen Patienten, dessen Vater und Bruder an Diabetes litten, wurde die Pentosurie nach einem Eisenbahnunfall entdeckt. Anderthalb Jahre vorher war der Urin bei der Untersuchung zuckerfrei gefunden worden.

2. Lactose und Galactose.

Milchzucker (Lactose) ist ein Disaccharid aus Glykose und Galaktose. Sobald die in der Brustdrüse gebildete Milch nicht genügend nach außen ausgeschieden wird, tritt Zucker im Urin auf. Man findet dies, wenn in der ersten Zeit nach der Geburt oder auch später das Kind nicht oder zu wenig trinkt, und in höchstem Grade dann, wenn das Kind plötzlich abgesetzt wird. Gewöhnlich geht die Lactosurie schnell vorüber, weil die Milchdrüsen, wenn sie nicht regelmäßig entleert werden, bald ihre Tätigkeit einstellen. Auch während der Schwangerschaft findet man hin und wieder Lactosurie; gewöhnlich erst einige Tage vor der Niederkunft, ausnahmsweise auch früher, jedoch sehr selten vor dem letzten Monat. Die ausgeschiedene Milchzuckermenge ist beinahe nie höher als $1\text{—}2^0/_0$ oder 20 g pro Tag. Reichlicher Glykosegenuß kann die Lactosurie zum Ansteigen bringen. Die Lactosurie ist eine physiologische

Erscheinung. Ihre klinische Bedeutung besteht nur darin, daß man sie mit Glykosurie verwechseln und daraus unrichtige und ungünstige prognostische und schädliche therapeutische Schlußfolgerungen ziehen kann. Es ist ein in Kliniken üblicher Scherz, wenn eine Frau in der letzten Zeit der Schwangerschaft oder kurz nach der Niederkunft mit vagen Klagen in die Poliklinik kommt und eine Lactosurie bei ihr festgestellt wird, sie während des Kollegs noch einmal durch den Praktikanten untersuchen zu lassen. Ist er nicht vorher durch Kameraden gewarnt worden, dann ist 10 gegen eins zu wetten, daß er sicher darauf „hereinfällt" und die Diagnose auf Diabetes stellt.

Schlimmer wäre es noch, einen echten Diabetes zu unrecht als Lactosurie anzusehen.

Manchmal wird bei Säuglingen mit Verdauungsstörungen Lactosurie oder Galactosurie gefunden. Die Milchzuckerausscheidung (Lactosurie) beruht dann auf unzureichender Spaltung in der Darmwand, die Galactosurie auf Störungen in der Galactose oxydierenden Wirkung des Organismus, vermutlich besonders auf gestörter Leberfunktion.

3. Lävulose (Fructose).

Fruchtzucker ist eine Hexose mit Ketoncharakter.

Man unterscheidet verschiedene Arten von Lävulosurie. Es gibt eine reine Lävulosurie, welche auf gleicher Stufe mit dem echten Diabetes steht. Diese Krankheit ist äußerst selten. Die Verwendung von Lävulose übt hierbei großen Einfluß auf die Ausscheidung der Fruchtzucker aus. Schon die Zuführung kleiner Quantitäten Fruchtzucker führt bei solchen Patienten zur Lävulosurie. Inwieweit eine Verwandtschaft zwischen dieser Lävulosurie und dem gewöhnlichen Diabetes besteht, ist noch nicht bekannt. In manchen Fällen wird bei diesen Patienten eine herabgesetzte Toleranz nicht nur für Lävulose, sondern auch für andere Zuckerarten festgestellt, in anderen ist dies jedoch nicht der Fall. Diese Lävulosurie scheint jedenfalls von viel harmloserer Art zu sein als der Diabetes. Meist besteht keine Neigung zur Progression. Es wird jedoch davor gewarnt, die Bedeutung der Lävulosurie allzu sehr zu unterschätzen und die Behandlung zu vernachlässigen. Ebensogut wie bei Diabetes muß man auch bei dieser Krankheit den Genuß der nicht assimilierbaren Zuckerarten—hier also der Lävulose — einschränken. Besonders Früchte, Honig, Zucker, Topinambur und ähnliches sind aus der Liste der zulässigen Nahrungsmittel ganz oder doch größtenteils zu streichen.

Abgesehen von der essentiellen Lävulosurie findet man bei dem echten Diabetes hin und wieder neben Glykose auch kleine Mengen Lävulose. Diejenigen Autoren, welche sich mit diesem Problem beschäftigt haben, unterscheiden verschiedene Formen dieser Art der Lävulosurie. Aus dem Studium ihrer Abhandlungen gewann ich einen sehr verwirrenden Eindruck, und in Anbetracht dessen, daß ich mich mit diesem Problem nicht selbst beschäftigt habe, lasse ich es hier auf sich beruhen. Nur zwei Bemerkungen möchte ich mir gestatten: Beruht alles, was über Lävulosurie geschrieben wurde, wohl auf Richtigkeit, wenn man sich, wie es gewöhnlich der Fall ist, um die Art dieses Zuckers festzustellen, darauf beschränkt, dem Unterschiede in Reduktion und Polarisation nachzuforschen, und die Reaktion von SELIWANOFF vorzunehmen? Ist es nicht möglich, daß reduzierende Stoffe im Urin auftreten, welche sich in gleicher Weise verhalten, jedoch keine Lävulose sind? Es ist weiterhin selbstverständlich, daß bei gestörter Leberfunktion ebensogut wie bei anderen Menschen auch bei dem Diabetiker Lävulosurie vorkommen kann, obschon es zutrifft, daß Lävulose im allgemeinen von dem diabetischen Organismus besser vertragen wird als Glykose. Auch ist zu beachten, daß die Lävulose, welche der Diabetiker nicht verträgt, zum größten Teil als Glykose zur Ausscheidung kommt, und daß nur sehr wenig als Lävulose ausgeschieden wird.

Endlich kann jetzt die Frage erörtert werden, welche Anforderungen erfüllt sein müssen, um berechtigterweise bei Patienten mit Glykosurie die Diagnose auf echten Diabetes zu stellen?

In der übergroßen Mehrzahl der Fälle ist die Diagnose nicht schwierig. Patienten, welche Glykose in größerer Menge mit dem Urin ausscheiden und Symptome aufweisen, welche wir als charakteristisch für die Zuckerkrankheit kennen lernten, leiden an Diabetes.

Aber manchmal ist man doch im Zweifel. Hin und wieder hat man Patienten zu untersuchen mit unbestimmten Klagen oder auch ohne irgendwelche Beschwerden, (z. B. bei einer Begutachtung), deren Urin zuweilen eine kleine Menge Zuckers aufweist. Manchmal besteht auch dauernd eine geringe Glykosurie. Dann erhebt sich die Frage: Diabetes oder harmlose Glykosurie? In den letzten Jahren ist es vielen Ärzten zur Gewohnheit geworden, der Bestimmung des Blutzuckergehaltes eine entscheidende Bedeutung für die Beantwortung dieser Frage zuzuweisen. Wir machten bereits darauf aufmerksam, daß bei manchen Patienten der Mechanismus des Zuckerstoffwechsels ungestört zu sein scheint, während bei ihnen der Schwellenwert für die Glykoseausscheidung durch die Nieren unterhalb der normalen Grenze (ungefähr $1,8^0/_{00}$) liegt. Dieser Zustand stimmt überein mit der experimentellen Phlorizinglykosurie und trägt zu unrecht den Namen „renaler Diabetes". Es wäre richtiger ihn „renale Glykosurie" zu nennen. Ebenso wie bei Phlorizinvergiftung schreibt man auch hier die Glykosurie dem Umstande zu, daß die Nierenepithelien gieriger als beim normalen Zustand Blutzucker dem Plasma entziehen. 1896 wurde von LÉPINE und ungefähr gleichzeitig von KLEMPERER die Vermutung ausgesprochen, daß manche Glykosurien in ihrem Wesen mit dem experimentellen Phlorizindiabetes übereinstimmen. NAUNYN und LÜTHJE waren der Ansicht, daß diese eigenartige, übermäßig Glykose ausscheidende Funktion des Nierenepithels die Folge einer Nephritis sei. Bis vor kurzer Zeit war erst eine kleine Zahl von renalen Diabetesfällen beschrieben worden, und diese Abweichung wurde allgemein als eine große Seltenheit angesehen. Ich selbst beobachtete sie nur wenige Male. Einen typischen Fall, der sorgfältig untersucht wurde, beschrieb Dr. DE LANGEN, damals in Groningen. MC LEAN, welcher den renalen Diabetes, oder besser die renale Glykosurie, in London häufig sieht, vertritt eine ganz andere Ansicht. Er schreibt: „This condition, which is sometimes referred to as „leakey" kindney, is certainly much more common than is usually believed, and many cases of long-standing glycosuria will, on examination, be found to be of this nature."

Nach MC LEAN ist die Kurve der Blutzuckertoleranz typisch für diese „durchlässige" Niere. Der höchste Punkt, nach Zufuhr von 50 g Glykose, soll niemals die normale Schwelle überschreiten, und der Anstieg soll oft viel geringer sein als der normale. Dies wird dadurch verursacht, daß der Nahrungszucker, der sich unter normalen Umständen während einiger Zeit nach der Mahlzeit im Blute anhäuft, und auf diese Weise die Konzentration des Blutzuckers steigert, in den Urin abgeleitet wird. In allen anderen Beziehungen sollen die Kurven sich genau so verhalten wie die normalen. Der Blutzucker kehrt in $1^1/_2$—2 Stunden oder vielleicht schon früher auf die normale Linie zurück.

MC LEAN war einer der ersten, welcher auf das häufige Auftreten dieesr Glykosurien mit niedrigem Blutzuckergehalt nach der Mahlzeit hinwies. Seitdem wurden seine Beobachtungen durch verschiedene Untersucher bestätigt. Andere halten die Abweichung für selten. THOMSON nennt den renalen Diabetes „excessively rare". Er sah erst einen Fall[1]). Im Jahre 1916 schreibt JOSLIN in seinem Buche[2]): „Renal diabetes seldom occurs." Im Jahre 1924 spricht er viel ausführlicher[3]) über dieses Problem, und wenn er es auch nicht ausdrücklich äußert, so gewinnt man doch den Eindruck, daß er von dem häufigen Vorkommen der renalen Glykosurie überzeugt ist. Ohne Kommentar werden die Worte von FOLIN und BERGLUND angeführt: „Renal glycosuria is by no means uncommon; most observations on alimentary glycosuria represent nothing else. From a class of 100 students one can usually find at least 1, and often 2 or more, who find sugar in their own urine, when learning to make the tests for sugar."

Der Zufall will es, daß die ersten Patienten bei denen diese Form der Glykosurie beobachtet wurde, an Nephritis litten. Man glaubte darum anfangs, das kranke Nierenepithel würde durch die große Avidität zur Zuckerausscheidung gekennzeichnet (KLEMPERER). Bei den späteren Fällen bestand keine Nierenerkrankung.

Um die Diagnose auf renalen Diabetes stellen zu können, sind einige Bedingungen erforderlich:

a) Der Glykosegehalt des Urins muß gering sein, höchstens $1^0/_0$ bei einer normalen Urinmenge in 24 Stunden. Die Gesamtmenge des in 24 Stunden ausgeschiedenen Zuckers darf dann auch nur einige Gramm betragen, und zwar weniger als 5 g, sicher nicht mehr als 10—12 g.

b) Die ausgeschiedene Zuckermenge dürfte nicht von der zugeführten Kohlehydratmenge abhängen.

c) Der Blutzuckergehalt müßte normal sein, oder niedriger als normal.

d) Es dürften keine subjektiven Klagen oder andere Erscheinungen vorhanden sein, die bei echtem Diabetes zu beobachten sind.

Fast immer waren es junge Menschen, bei denen diese Form von Glykosurie angetroffen wurde. Man hat bald eingesehen, daß an der unter b) genannten Bedingung nicht festgehalten werden konnte.

Bei Fällen, die sich in jeder anderen Hinsicht als typische renale Glykosurie erwiesen, schien die ausgeschiedene Zuckermenge doch in gewissem Grade von dem Kohlehydratgenuß abhängig zu sein.

Aber auch die erste Bedingung, nach der die totale Zuckerausscheidung in 24 Stunden sehr gering sein muß, wenn die Diagnose der renalen Glykosurie berechtigt scheinen soll, ist verschiedener Auslegung zugänglich. Nach GRAHAM beträgt sie weniger als 5 g, oft nur 1—2 g innerhalb 24 Stunden[4]). Ich selbst nannte 10—12 g als Grenze. DE LANGEN und SCHUT waren mit ELZAS der Meinung, daß man höher gehen könne, bis 15, 20, 25 g pro Tag, ohne daß man den Fall aus der renalen Gruppe ausscheiden müsse. JOSLIN berichtet von einem Patienten, der 27 Jahre lang 58 g innerhalb 24 Stunden, und von einem anderen der 87 g ausschied. Es ist klar, daß solche Grenzen durchaus willkürlich sind, es sei denn, daß die Zahlen aus der statistischen Bearbeitung einer *sehr großen* Anzahl von zweifellos als renale Glykosurie festgestellten Fällen stammten. Tatsächlich verfügen wir jedoch nur über eine kleine Zahl von sorgfältigen Beobachtungen dieser Art, in denen nicht nur der Zucker-

---

[1]) THOMSON, A. P.: Brit. med. Journal 1924, S. 451.
[2]) JOSLIN: Treatment of diabetes mellitus. 2. Aufl., S. 53.
[3]) JOSLIN: Treatment of diabetes mellitus. 3. Aufl., S. 665.
[4]) GRAHAM, G.: The Pathology and Treatment of diabetes mellitus, Oxford medical publications.

stoffwechsel des Patienten, sondern auch sein Lebenslauf während einer ausreichend langen Zeitspanne bekannt ist. Es muß sogar zugegeben werden, daß
der renale Ursprung dieser Glykosurie durchaus nicht so fest steht, wie dies
bei der experimentellen Phlorizinvergiftung im Augenblick angenommen wird.

So kam man dazu, das Adjektiv „renal" fallen zu lassen und suchte für
leichte Glykosurien von zweifellos gleicher Art andere Namen. Am bekanntesten
wurde die Bezeichnung „Diabetes innocens" (SALOMON) oder „innocuus".
Mit dieser Umschreibung wollte man vor allem die Gutartigkeit dieser Abweichung hervorheben. Tatsächlich ist für die Praxis der harmlose Charakter
dieser Zuckerausscheidung das wichtigste. MC LEAN sagt: „That the condition is harmless seems to be proved by the fact that several patients have been
examined who are known to have had glycosuria for many years." Auch viele
andere legen den Nachdruck darauf, daß diese Krankheitsform niemals progressiv ist. Daraus ergibt sich die große Bedeutung der Unterscheidung zwischen
der sogenannten renalen, harmlosen und der echten diabetischen Glykosurie
mit ihrem progressiven Charakter. Wieviel hängt für den Patienten von einer
richtigen Diagnose ab! Wird ein echter Diabetes für einen renalen gehalten,
dann unterbleibt eine zweckentsprechende Behandlung, und der Patient wird
bei Begutachtungen unter die Gesunden gerechnet. Im umgekehrten Falle
wird der Patient mit einer Diät gequält, die für ihn unnötig ist, und er läuft
Gefahr in seiner Laufbahn ernstlich behindert zu werden.

Besäßen wir nur ein sicheres Kriterium, um die renale Glykosurie von den
leichten Formen des echten Diabetes zu unterscheiden! Wir sahen, daß die
zuvor besprochenen Merkmale durchaus nicht absolut sind. Gibt der Verlauf
der Blutzuckerkurve nach Zufuhr von Kohlehydraten uns diese Möglichkeit?
In der Regel trifft das wohl zu. Jedoch begegnet man hin und wieder Fällen,
in denen Zweifel bestehen bleiben. Man weiß schon lange, daß in Fällen be-
ginnender Zuckerkrankheit der nüchterne Blutzuckerwert oft nicht höher ist
als normal, und in denen auch das Ansteigen nach dem Probefrühstück gering
sein kann. Oft bleibt dann allerdings die Trägheit der Kurve bestehen, die
längerer Zeit als bei gesunden Menschen bedarf, um den ursprünglichen Spiegel
wieder zu erreichen. Überall dort, wo die Kurve nach Einnahme von 50 g
Glykose verlangsamt scheint, sei man daher auf der Hut und betrachte den
Patienten als einen potentiellen Diabetiker.

Aber es kommen auch Fälle vor, vielleicht sind es Ausnahmen, in denen
die Blutzuckerkurve nach Einnahme von 50 g Glykose sich weder in den absoluten Werten noch in der Form von derjenigen der renalen Glykosurie unterscheidet, und die sich hernach doch als echter Diabetes erweisen. Über die
Unsicherheit, die noch über MC LEANS „lag"-curve herrscht, sprachen wir
schon früher (S. 35). Endlich sieht man bisweilen Patienten mit echtem
Diabetes, welche Zucker im Urin ausscheiden bei einem Blutzuckergehalt
unterhalb der gewöhnlichen Schwelle von $1,8^0/_{00}$. Mit anderen Worten: Bei
dem echten Diabetes kann gleichzeitig renale Glykosurie bestehen!

Aus alle dem ergibt sich, daß die Diagnose der renalen, nicht diabetischen
Glykosurie in manchen Fällen außerordentlich schwierig, um nicht zu sagen
unmöglich, genannt werden muß. Wohl kann man sagen, daß bei jüngeren
Menschen, viel häufiger als man früher annahm, Glykosurien sehr gutartiger
Natur vorkommen können. Bei diesen Fällen ist die innerhalb 24 Stunden
ausgeschiedene Zuckermenge fast immer gering, der Prozentgehalt niedrig.
Es sind keine Diabeteserscheinungen vorhanden, und die Menge des ausge-
schiedenen Zuckers wird wenig durch die Diät beeinflußt. Endlich ist der
Blutzuckergehalt niedrig, und die Kurve unterscheidet sich nach Einnahme

von 50 g Glykose nicht von der normalen. Diese Glykosurie besteht gewöhnlich jahrelang ohne fortzuschreiten und ohne zu irgendeiner Krankheitserscheinung zu führen. Aber es gibt auch Fälle der geschilderten Art, welche sich plötzlich verschlimmern und als echter Diabetes verlaufen. Man kann dann annehmen, daß entweder die renale Glykosurie in Diabetes übergegangen ist, oder daß von Anfang an ein echter Diabetes bestand, der zu Beginn die Maske der renalen Glykosurie trug. Das ist ein Spiel mit Worten. Worauf es ankommt, ist, daß niemand mit Sicherheit vorhersagen kann, ob solch eine scheinbare renale Glykosurie ihren Charakter behalten oder sich später als echter Diabetes entpuppen wird. Wie sehr dies der Fall ist, zeigt, um ein Beispiel aus der Literatur anzuführen, die wichtige Veröffentlichung von UMBER und ROSENFELD, in welcher über eine Anzahl Patienten mit Glykosurie berichtet wird, bei denen die Feststellung der Art der Zuckerausscheidung unmöglich ist[1]).

In dieser Arbeit wird auch mit besonderem Nachdruck die Schwierigkeit der Unterscheidung zwischen diabetischer Glykosurie und Schwangerschaftsdiabetes hervorgehoben. Und doch ist diese Unterscheidung von größter Wichtigkeit. Denn es wird vielfach angenommen, daß der echte Diabetes in der Schwangerschaft oft eine starke Neigung zur Progression aufweist und so ungünstig verlaufen kann, daß er zu einer frühzeitigen Unterbrechung der Schwangerschaft Anlaß gibt. Wenn man jedoch auch selbst Ausnahmen von dieser Regel beobachtet hat bei einem so verhältnismäßig selten vorkommenden Zustand, ist es doch klug, der eigenen nach Lage der Sache kleinen Erfahrung kein übermäßiges Gewicht beizulegen gegenüber der viel größeren allgemeinen Erfahrung. (Abb. 25.)

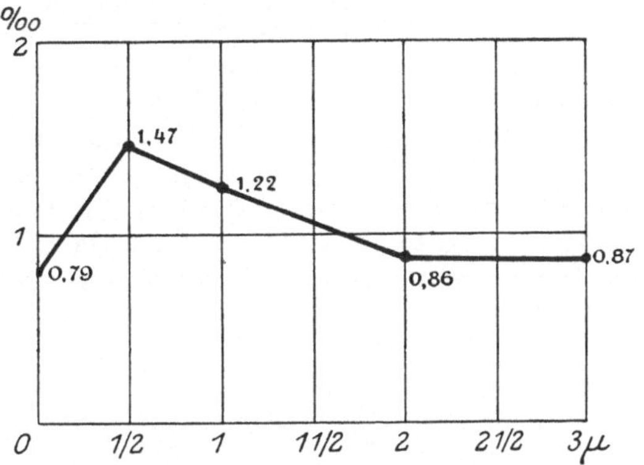

Abb. 25. Beispiel einer typischen Schwangerschaftsglykosurie. „Renaler“ Typus. Frl. de J. S. 8. Schwangerschaftsmonat. In jeder Urinportion $^1/_2$—1% Glykose. 4 Monate nach der Geburt ist der Urin zuckerfrei.

Soviel steht jedenfalls fest, daß die Unterscheidung zwischen echtem Diabetes während der Schwangerschaft und der sogenannten diabetischen Glykosurie, ob man sie nun als renale Glykosurie bezeichnen will oder nicht, von größter Bedeutung sein muß. Aber diese Unterscheidung erscheint schwierig, oder besser gesagt, durchaus unsicher. Selbstverständlich muß man für diese harmlose Glykosurie als Merkmale die gleichen Eigenschaften gelten lassen, welche wir zur Erkennung der Glykosuria innocens ganz allgemein anführten: Zuckerausscheidung bei geringem oder gar nicht erhöhtem Blutzuckergehalt, geringer Einfluß der zugeführten Kohlehydratmenge auf die Zuckerausscheidung innerhalb 24 Stunden, die Art der Blutzuckerkurve nach Zufuhr von 50 g Glykose, Fehlen von Aceton und Diacetsäure im Urin. Aber UMBER und ROSENBERG weisen darauf hin, daß Erscheinungen von Acidose während der Schwangerschaft durchaus kein Beweis für das Bestehen eines echten Diabetes zu sein brauchen, sondern daß sie auch mit einer sehr harmlosen Schwangerschaftsglykosurie zusammenhängen können. Die gleichen Forscher teilen

---

[1]) UMBER, F. und M. ROSENBERG: Zeitschr. f. klin. Med. Bd. 100, S. 655. 1924.

auch die ernstere Beobachtung mit, daß sich aus einer harmlosen Glykosurie während der Schwangerschaft echter Diabetes bei weiteren Schwangerschaften entwickelte. Folgender Auszug aus einer Krankengeschichte hat fast etwas Erschreckendes:

Eine schwangere Frau hatte 6 Tage vor ihrem Tode einen normalen Blutzuckergehalt und schied bei einer Zufuhr von 380—476 g Kohlehydraten nicht mehr als 2—10 g Zucker aus. Sie starb trotz sachkundiger Behandlung in einer bekannten Stoffwechselklinik nach einer Woche an typisch diabetischem Koma.

Die Diagnose der renalen Glykosurie ist somit, abgesehen davon, ob die Bezeichnung „renal" gerechtfertigt ist, schwierig und gefährlich. Auf die Blutzuckerkurve allein darf man sich heute noch nicht stützen, wenn man nicht Enttäuschungen erleben will. Die Blutzuckerbestimmungen, in so großer Zahl sie auch schon gemacht wurden, sind noch zu jungen Datums.

Hiermit soll nichts gegen die große Bedeutung der Blutzuckerbestimmungen bei zweifelhaften Fällen gesagt sein. Eine normale Kurve wird sicher dazu beitragen, einen Fall mit geringerer Sorge anzusehen, während man umgekehrt einen Verdacht sicher nicht unterdrücken kann bei einem Werte über $1{,}6^0/_{00}$ eine Stunde nach Einnahme von 50 g Glykose oder von $1{,}2^0/_{00}$ nach zwei Stunden. Ich wiederhole nochmals: *Man verlasse sich vorläufig weder für die Diagnosestellung, noch für die Prognose, allein auf den Blutzuckergehalt.* Man äußere sich erst nach einer sorgfältigen Beobachtung, bei der Urin und Blut, aber vor allem auch der ganze Patient untersucht wird, und bei der alle Faktoren, unter Einschluß der Anamnese und Familiengeschichte, in Betracht gezogen werden. Auch dann bleiben noch genug Fälle übrig, für die bis heute die richtige Bezeichnung noch nicht gefunden werden kann.

Zweiter Teil

Die Behandlung der Zuckerkrankheit.

I. Die Behandlung der Zuckerkrankheit mit Arzneimitteln. Kurorte. Körperübungen.

Der ungleichmäßige Verlauf und die wechselnde Prognose müssen natürlich bei einer chronischen Krankheit wie Diabetes die Beurteilung der Güte eines gewissen Heilmittels oder einer bestimmten Behandlungsmethode sehr erschweren. Infolgesessen hat mancher Diabeteskranke mehr Vertrauen zu einem sogenannten Medikament, das ihm einer seiner Freunde anrät, als zu der ihm von seinem Arzte vorgeschriebenen etwas weniger angenehmen Diät. Setzen wir den Fall, es litte jemand an leichtem Diabetes, er würde mit dem einen oder anderen Medikament behandelt und es ginge ihm lange Zeit gut. Er hört von anderen nicht mit diesem Mittel behandelten Leidensgenossen, daß sie kränker werden oder unter allerlei Komplikationen zu leiden haben. Was Wunder, daß er den günstigen Verlauf seines Leidens der von ihm befolgten Behandlungsweise zuschreibt! Und daß er auch die gleiche Methode seinem unglücklicheren Leidensgefährten anraten oder sogar aufdrängen wird! Je unvoreingenommener ein Patient ist, um so weniger kann man von ihm als einem Laien erwarten, daß er den Unterschied im Verlauf der beiden Krankheitsformen darauf zurückführen wird, daß er selbst an einer leichten Form der Zuckerkrankheit, sein Freund aber an einer progressiven schweren Form erkrankt ist.

Die gleichen Gründe haben eine außerordentlich große Zahl von Mitteln gegen die Zuckerkrankheit auf den Markt gebracht. Und ebenso ist es dadurch auch für einen in jeder Hinsicht auf der Höhe befindlichen Arzt so schwer, den Unterschied zwischen wirklicher und scheinbarer Wirksamkeit der Therapie festzustellen. Man würde fehlgehen mit der Ansicht, in der Menge des ohne und mit Behandlung ausgeschiedenen Zuckers einen Maßstab zur Beurteilung des Erfolgs einer Behandlung zu haben. Abgesehen davon, daß die Intensität der Glykosurie und der Zustand des Krankheitsprozesses nicht immer parallel zu gehen brauchen, erhält man bei einer derartigen Urteilsweise auch deshalb fast immer ein falsches Bild, weil sie nur bei einer lange Zeit fortgesetzten Zuführung einer konstanten Diät von Wert sein würde. Die meisten Empfehlungen von spezifischen Diabetesmitteln sind begleitet von Diätvorschriften, welche den Gebrauch der Kohlehydrate einschränken und schon dadurch die Zuckermenge im Urin vermindern. Wie sollte man wohl unter solchen Umständen bestimmen, welchen Einfluß die Diät und welchen das Heilmittel ausübt?

Bei jeder Krankheit ist der Beweis schwer zu erbringen, daß ein Heilmittel tatsächlich hilft. Noch viel schwieriger ist aber der Nachweis, daß ein Mittel *nicht* helfen *kann*. Kann man vom Arzt verlangen, daß er ein Heilmittel verschreiben soll, weil seine Unwirksamkeit nicht genau bewiesen ist?

Und doch sieht sich der Arzt in der Praxis nicht selten vor diese Frage gestellt. Mancher seiner Diabeteskranken wird ihm eines Tags mitteilen, daß er von Freunden auf ein spezifisch wirkendes Medikament aufmerksam gemacht worden sei. Dann folgt die Frage, ob sein Arzt ihm wohl einen Versuch damit gestattet. Natürlich wird unser Verhalten von den besonderen Umständen eines jeden Falles abhängen.

In Anbetracht dessen, daß die Beurteilung eines Antidiabetikums eine sorgfältige Prüfung unter den strengen Bedingungen des Stoffwechselexperimentes erfordert, werden wir uns nach den Erfahrungen zweifelsfrei befugter Untersucher richten müssen, wenn wir nicht selber derartige Untersuchungen in exakter Weise vorzunehmen vermögen. Kein anderer Name verbürgt in so hohem Grade ein begründetes und unparteiisches Urteil wie der NAUNYNS, dessen Buch über Diabetes als Fortsetzung des bewundernswerten Werkes von BOUCHARDAT angesehen werden kann. NAUNYN schreibt:

„Ich bin, wie schon gesagt, nach ernster Prüfung, der ich die meisten dieser Mittel unterzogen habe, und nach dem, was in der Literatur über sie vorliegt, genötigt, die gegen Diabetes empfohlenen inneren Mittel außer dem Opium als in ihrer Wirkung unsicher, unzuverlässig oder wirkungslos zu bezeichnen, und vor zu eifrigen Versuchen mit ihnen zu warnen. Denn solche Versuche führen gar zu leicht dahin, daß gerade das verabsäumt oder mit zu geringer Energie gehandhabt wird, was allein ernstlich Aussicht verspricht, das ist eine energische diätetische Behandlung.“

Diese Worte sind heute noch ebenso richtig wie zu der Zeit, als NAUNYN sie schrieb. Und der Arzt, der von seinem Patienten um Rat gefragt wird, ob er nicht an Stelle der ihm beschwerlichen Diät das eine oder andere spezifische oder Geheimmittel gegen Diabetes anwenden könne, kann nichts Besseres tun, als mit NAUNYNS Ausspruch zu antworten.

Nach NAUNYN hat v. NOORDEN durch seine Schüler eine große Anzahl von Diabetesmitteln untersuchen lassen. Er kam zu genau dem gleichen Resultate. Somit ist die Erklärung berechtigt, daß wir bis jetzt nicht ein einziges Heilmittel gegen Diabetes besitzen, vielleicht abgesehen von Quecksilber, Salvarsan oder Jodkali in solchen Fällen, die auf Lues beruhen. Auch da spanne man seine Erwartungen nicht zu hoch. Ein Diabetes, dem Syphilis voraufging, braucht darum doch noch nicht durch Spirochäten verursacht zu sein. Und selbst dort, wo dies wohl der Fall ist, werden fast immer sklerosierende, zu Atrophie führende pathologisch-anatomische Abweichungen die Störung in den Zentren des Zuckerstoffwechsels verursacht haben, besonders im Pankreas. Vielleicht auch Gefäßerkrankungen, welche die schlechte Ernährung und damit die Atrophie der Inseln herbeiführten. Wir wissen, daß gerade die pathologischen Veränderungen sich am wenigsten für eine antiluetische Behandlung eignen. Man denke an die geringen Erfolge der spezifischen Behandlung bei luetischen Gefäßerkrankungen! Es besteht sogar alle Ursache zur Vorsicht mit einer spezifischen Behandlung bei Diabetes. Der Diabetiker ist gegen allerhand äußere Schädigungen besonders empfindlich. Infektionen, von denen ein Gesunder nichts merkt, werden bei ihm zu einer Quelle von Gefahren. Vergiftungserscheinungen, eine Nebenwirkung der antiluetischen Medikamente, die nicht immer zu vermeiden oder vorauszusehen sind, können bei der Zuckerkrankheit zu ernsten Komplikationen führen.

Wenn es auch kein Mittel gibt, welches die Zuckerkrankheit zu heilen vermöchte, so gibt es doch einige, welche anscheinend bei vorsichtiger gleichmäßiger Diät, die Zuckerausscheidung in etwa herabsetzen. Das sind das Opium und seine Derivate und die Salicylpräparate.

Das Opium scheint zum ersten Male im Jahre 1812 durch WARREN gegen Diabetes angewendet worden zu sein. NAUNYN ist in Übereinstimmung mit verschiedenen zuverlässigen Untersuchern und auf Grund eigener Erfahrung davon überzeugt, daß das Opium und seine Derivate die Glykosurie vermindern, auch bei unveränderter Ernährung und ohne daß die Nahrungsresorption in den Därmen herabgesetzt wird[1]). Sogar die Diuretinglykosurie des Kaninchens soll dadurch verringert werden. Somit ist es sehr erklärlich, daß dieses Heilmittel in früheren Jahren durch die berühmtesten Diabeteskenner in manchen Fällen angewandt wurde. ROLLO, später PAVY, FRERICHS und von MERING brachten es zur Anwendung. Und auch in unserer Zeit wird es noch durch Ärzte wie VON NOORDEN und KOLISCH empfohlen. Dahingegen wird es in den Veröffentlichungen von ALLEN und JOSLIN mit keinem Worte erwähnt. Tatsächlich lernten wir in der neueren Diätbehandlung und im Insulin so mächtige Hilfsmittel im Kampfe gegen die Zuckerkrankheit kennen, daß es vernünftig erscheint, ein so wenig wirksames und unsicheres Medikament, welches zudem noch viele Beschwerden und Gefahren mit sich bringt, zu vermeiden. Nur in sehr seltenen Fällen, bei Patienten deren Glykosurie durch psychische Erregungen, durch Unruhe oder Schlaflosigkeit sehr gesteigert wurde, kann ich die Verordnung einer mäßigen Opiummenge sehr anraten. Jedoch natürlich nur neben den Diätvorschriften oder etwa erforderlichen Insulininjektionen.

Was vom Opium gesagt wurde, gilt bis zu einem gewissen Grade auch für die Salicylpräparate, welche in vielen Geheimmitteln anzutreffen sind.

VON NOORDEN ist der Ansicht, daß Salicylpräparate — und als solches wendet er fast ausschließlich Aspirin in Dosen von 1—3 g pro Tag an — eine Wirkung ausüben, welche mit der des Opiums zu vergleichen ist.

Eine Zeitlang erfreute sich das Syzygium jambulanum eines großen Rufes. VON NOORDEN meint, daß es vielleicht in manchen Fällen die Zuckerausscheidung ein wenig herabsetzen könne. Es hat jedoch die großen Erwartungen, welche man einmal daran knüpfte, nicht erfüllen können.

Kürzlich wurde die Aufmerksamkeit neuerdings auf den Vogelknöterich oder die Schweinsgruse, Polygonum aviculare, als Volksmittel gegen die Zuckerkrankheit gelenkt. Schon im Jahre 1913[2]) hat VAN LEERSUM über diese Pflanze geschrieben. Er kommt zu dem Resultate, daß in den von ihm untersuchten Fällen keinerlei Wirkung festzustellen war. Wir selbst sahen von diesem Mittel, welches wir in einigen Fällen mit der nötigen Vorsicht bezüglich des Stoffwechselexperimentes anwandten, nicht den mindesten Erfolg.

Ich sehe keinen Nutzen darin, eine Aufzählung der zahllosen Diabetesheilmittel zu geben. Auch das vollständigste Verzeichnis würde noch unvollständig sein, denn täglich erscheinen wieder neue Geheimmittel. Wir können unsere Zeit besser anwenden, als sie alle zu beschreiben.

Wenn man weiß, wie manche Menschen darauf ausgehen, aus der Krankheit ihrer Mitmenschen Nutzen zu ziehen, und wenn man die Geschicklichkeit kennt, mit der sie die Leichtgläubigkeit des Kranken und sein Verlangen nach Besserung auszunutzen wissen, so wird man mich verstehen.

Über die Badeorte ist im Hinblick auf die Zuckerkrankheit nicht mehr zu sagen als über die Medikamente. In früherer Zeit spielten sie eine größere Rolle in der Therapie der Krankheit als heute. Je mehr man erkannte, daß die Regelung der Diät zweifellos die Stoffwechselvorgänge stark beeinflußt, desto weniger Bedeutung maß man dem Einflusse der Heilquellen zu. Auch hierbei muß wiederholt werden, wie schwierig der Nachweis ist, daß etwas nicht günstig wirken *könne*. So kann man die Möglichkeit auch nicht in Abrede stellen,

---

[1]) NAUNYN: Lehrbuch, S. 435.
[2]) VAN LEERSUM: Nederlandsch tijdschr. van geneesk. 2. Teil, S. 173.

daß eines Tages in dem Wasser der Karlsbader Quellen oder in dem anderer Badeorte geheimnisvolle Stoffe oder Kräfte entdeckt werden könnten, von denen wir heute noch nichts ahnen. Solche entfernten Möglichkeiten können wir jedoch nicht in Rechnung stellen, um unseren Patienten nicht zu schaden, sondern wir müssen uns an unsere Erkenntnis von heute halten, ohne darüber die Möglichkeiten des morgen aus dem Auge zu verlieren. Bis heute können wir aber in den Mineralwässern nur eine Wasserlösung derjenigen Salze und Substanzen sehen, welche die chemische Untersuchung darin nachgewiesen hat. Und wir können uns die Wirkung solcher Wässer nicht anders vorstellen, als diejenige künstlicher alkalischer Wässer, die man auch zu Hause anwenden kann. Neben diesen theoretischen Erwägungen muß vor allen Dingen die Erfahrung zu Rate gezogen werden. Und diese lehrt das gleiche. Sie konnte einen spezifischen Einfluß der Heilquellen auf die diabetische Stoffwechselstörung nicht nachweisen. Hiermit soll durchaus nicht gesagt sein, daß bei der Behandlung von Zuckerkranken einem Badeaufenthalt keine Bedeutung zuzumessen wäre. Diese liegt jedoch nicht in einem spezifischen Einfluß der Quellen, sondern in den Imponderabilien der veränderten Umgebung. Jeder Gesunde, der nach einem Jahr angestrengter Tätigkeit seine Ferien auf Reisen verlebt, empfindet die Wirkung dieser wohltuenden Abwechslung. Die neuen Eindrücke, welche die Sinnesorgane dem Geist übermitteln, beleben ihn aufs neue. Die fremde Landschaft, ihre Farben und Formen, die neuen Menschen und ihre Sprache, die andere Lebensweise, alles trägt dazu bei, vielleicht mehr noch als die klimatische Veränderung. Die Fragen, die einen zu Hause den ganzen Tag und vielleicht sogar auch in der Nacht beschäftigen, die Sorgen und der Ärger des täglichen Lebens, alles wird vergessen. Man entflieht der Stadt mit ihrem Hetzen und ihren das Ohr ermüdenden Geräuschen, man wandert und genießt die freie Natur, während man zu Hause kaum körperliche Bewegung hat.

Naturgemäß wirken diese Faktoren, die schon der Gesunde empfindet, besonders stark auf den Kranken, dessen Leiden so sehr durch die Psyche beeinflußt wird. Es kommt noch anderes hinzu. Zu Hause wird der Patient sich nicht immer an die ihm gegebenen Vorschriften halten können. Der Jurist, der Kaufmann, der Arzt werden in ihrem täglichen Berufe den geistigen Anstrengungen und den Aufregungen nicht entgehen können, deren Vermeidung man ihnen anempfohlen hatte. Auch die Diät macht nicht selten Schwierigkeiten. Sie ist eben ausreichend, solange wenig Tätigkeit zu leisten ist, wenn jedoch der Patient sich geistig oder körperlich stark anstrengen muß, kann er die Diätvorschriften nicht streng befolgen. Wenn seine Berufspflichten ihn zwingen, häufiger außerhalb seines Hauses zu essen, so wird es oft schwierig sein, sich an die Diätvorschriften zu halten. Einmal, weil Fremde oft kein Verständnis dafür besitzen, was für ihn erforderlich ist, oder weil es ihm unangenehm ist, über seine Krankheit zu sprechen, oder auch, weil er keine Mühe machen will. Alle diese Schwierigkeiten fallen in einem gut eingerichteten Badeorte fort. Der Patient kann dort ganz so leben, wie es für seine Gesundheit am zuträglichsten ist. Um diesen Vorteil zu erzielen, muß allen neuen Schwierigkeiten vorgebeugt werden. Übermüdung muß vermieden werden. Bei den Vorschriften über körperliche Bewegungen muß mit den Kräften, dem Alter, den Gewohnheiten des Patienten gerechnet werden. Wenn jemand zu Hause an wenig Bewegung gewöhnt ist, dann darf man ihm keine stundenlangen Spaziergänge vorschreiben. Man darf ihn nicht schädigen durch zu häufiges oder zu langes Baden oder durch Baden bei zu hoher Wasserwärme. Den Vergnügungen, welche die Badeorte bieten zu müssen glauben, um das Publikum anzuziehen, die jedoch die geistige Ruhe des Patienten stören, bleibe er fern. Diese Dinge sind angreifend für schwache Menschen, und der Diabetiker ist von schwacher Körperbeschaffenheit. Nur zu leicht kann man ihm schaden.

Auch im Badeorte ist die Diät, wie überall, für den Zuckerkranken von größter Wichtigkeit. Wer nicht sicher weiß, daß sein Patient dort in die Hände eines Arztes kommt, welcher die Diättherapie des Diabetes vollkommen beherrscht, und daß diese Diät gewissenhaft befolgt wird, der schicke ihn nicht hin. Persönliche Bekanntschaft mit dem Arzt und dem Badeort, vor allem in bezug auf die Möglichkeit der Diätdurchführung, ist wünschenswert, und die vorherige Überlegung dieser Punkte ist notwendig. Ebenso ist es erforderlich, den Patienten darüber zu unterrichten, was von einer Badekur zu erwarten ist. Die meisten Menschen finden es angenehmer, einmal im Jahre, oder alle zwei Jahre eine Kur in einem Badeorte zu machen und in der übrigen Zeit so zu leben als ob sie gesund wären, als sich regelmäßig und fortgesetzt an eine eintönige und zumeist knappe Diät zu halten. Wer seinen Patienten in dem Wahn läßt, daß eine vierwöchige Badekur ihm ermögliche, die übrigen elf Monate des Jahres nach Wilkür zu leben, der führt ihn in die Irre.

Jedem, der dazu berufen ist, einen Rat zu erteilen über das Aufsuchen eines Badeortes, möchte ich dringend ans Herz legen, keine Schwerkranken aus ihrem Wohnorte fortzuschicken. Dies gilt für jede Krankheit. Schwerkranke gehören entweder in ihr eigenes Zuhause oder in ein Krankenhaus, möglichst in der Nähe ihrer Familie. Eine anstrengende Reise muß ihnen erspart werden. Das Fernsein von ihrem Daheim drückt die meisten Kranken, die sich über den Ernst ihres Zustandes klar sind, sehr nieder. Man denke auch an die Angehörigen, die von einem der lieben Ihrigen, gerade wenn er ihrer am meisten bedarf, ferngehalten oder zu langen und kostspieligen Reisen gezwungen werden.

Ich wiederhole nochmals: Patienten, welche an einer ernsten Form von Diabetes erkrankt sind oder bei denen schlimmere Komplikationen auftreten, müssen in ihrem Zuhause oder in einem nahegelegenen Krankenhaus gepflegt und behandelt werden. In Badeorte sende man nur solche, die nicht schwerkrank sind, und für welche eine Veränderung der Umgebung aus psychischen Gründen wünschenswert erscheint.

Eine wichtige Frage, die der Patient oftmals an den Arzt richtet, ist die, ob Bewegung gut oder schlecht für ihn sei. Diese Frage ist nicht allgemein zu beantworten. In der Physiologie des Stoffwechsels findet man keine ausreichenden Unterlagen, um daraus Folgerungen für die Praxis abzuleiten. Man würde die Geschichte der Medizin schlecht kennen, wenn man glaubte, daß die Ärzte sich aus diesem Grunde der Äußerung einer Ansicht enthalten würden. Übrigens wäre es auch unbillig, dies zu erwarten. Der Kranke muß wissen, woran er sich zu halten hat. Er kann nicht darauf warten, bis die Wissenschaft imstande ist, Vorschriften zu geben, die in jeder Hinsicht gut begründet sind.

Man hat danach getrachtet auf experimentellem Wege zu erforschen, ob körperliche Bewegung die Tätigkeit des Organismus zum Verbrennen der Kohlehydrate vermehrt, indem man den respiratorischen Quotienten vor und während der Körperübungen feststellte. Es wurden nur wenige Experimente dieser Art an Zuckerkranken und bei einem diabetischen Hunde vorgenommen. Die Versuche sind so gering an Zahl, und die erhaltenen Resultate besagen so wenig, daß es nicht angängig ist, daraus sichere Schlüsse zu ziehen. Im übrigen könnte, wenn eine Vergrößerung des respiratorischen Quotienten gefunden würde, diese ebensogut auf vermehrter Kohlensäureausscheidung infolge besserer Lungenventilation oder auf stärkerer Ausscheidung der Kohlensäure durch erhöhte Säurebildung (Acidose) beruhen, als auf der besseren Oxydation der Kohlehydrate. Selbst dann wäre also bei dem Diabetiker eine bessere Verbrennung der Kohlehydrate nicht bewiesen, wenn man seinen respiratorischen Quotienten während der Bewegung erhöht fände. Endlich würde auch eine bessere Verbrennung von Kohlehydraten während der kurzen Zeitdauer des Experimentes mit geringer Muskeltätigkeit im Calorimeter, oder im Laboratorium unter der Maske, nichts beweisen in bezug auf die günstige oder schädliche Wirkung von Spaziergängen oder Sport auf die Zuckerkrankheit. Selbst dann, wenn wir über viel zahlreichere Experimente verfügten, als es tatsächlich der Fall ist, würde uns dies doch in der Beantwortung unserer Frage nicht viel fördern.

Unsere Enttäuschung wird noch größer, wenn wir uns an das erinnern, was wir früher über das Wesen des Diabetes mitgeteilt haben (S. 86).

Solange man glaubte, die Zuckerstoffwechselstörung als eine mangelhafte Oxydation ansehen zu sollen, konnte man — da man wußte, daß die Muskeln der Hauptsitz der Kohlehydratoxydation sind — in Körperbewegung, also in Muskelkonzentration, eine Heilmethode für den Diabetes erblicken.

Viel schwieriger ist es, den Nutzen der Körperbewegungen mit der Theorie zu vereinen, nach der vermehrtes Angebot von Zucker als die Ursache des Leidens angesehen wird. Zuvor schon sahen wir, daß nach meiner persönlichen Ansicht die Zuckerkrankheit nicht zu verstehen ist, wenn man nicht eine verminderte Tätigkeit zur Ausnutzung des Zuckers voraussetzt. Zugleich jedoch mußten wir eingestehen, daß der Mechanismus, der zur Hyperglykämie führt, durchaus noch nicht in seinem ganzen Umfange bekannt ist. Wir sind somit, wenn wir uns auf Laboratoriumversuche stützen wollen, vollkommen im Zweifel, wie unser Rat über die Zweckmäßigkeit der körperlichen Bewegung, in der Praxis lauten soll. Mehr als Laboratiumsexperimente können vielleicht solche Untersuchungen lehren, bei denen unter möglichst gleichen Umständen die Zuckerausscheidung vor und nach der Körperübung geprüft wird. Eine gewisse Berühmtheit haben die alten Beobachtungen von KÜLZ, welcher feststellen konnte, daß nach Märschen von 1—2 Stunden die Zuckerausscheidung von 20—40 g auf 10—20 g sank. Hiermit stimmen die hin und wieder in der Literatur aufgeführten Mitteilungen überein, daß Patienten ihren Vormittagsurin frei von Zucker fanden, wenn sie nach dem Frühstück einen tüchtigen Spaziergang machten, während sie ohne diesen Spaziergang Zucker ausschieden. Niemand hat mit größerer Wärme die Vorteile der körperlichen Bewegung in frischer Luft für den Zuckerkranken verteidigt, als schon vor $^3/_4$ Jahrhundert BOUCHARDAT[1]). Der Ausgangspunkt seiner Auffassung war die Beobachtung eines armen Mannes, der auf dem Lande wohnte und sich abwechselnd mit Landarbeit und mit Tätigkeit innerhalb des Hauses beschäftigte. Er war nämlich Schuhmacher von Beruf, bearbeitete jedoch zu gleicher Zeit ein Stück Land. Es zeigte sich nun jedesmal, daß der Mann bei der gleichen Diät seinen Zucker aus dem Urin verlor, wenn er sich mit der schweren Landarbeit beschäftigte. Sobald er die Arbeit im Freien aufgab und zu seinem Leisten zurückkehrte, war der Zucker wieder da! Seither beobachtete BOUCHARDAT das gleiche bei vielen anderen Patienten. Er kommt zu dem Schlusse, daß angestrengte körperliche Arbeit im Freien die Kohlehydratverbrennung bei dem Zuckerkranken befördert.

Einige Beispiele führt auch JOSLIN an. Einer seiner Patienten, ein Harvardprofessor sagte ihm: ,,Mental work makes sugar, manual work burns it up.''

---

[1]) BOUCHARDAT: Du diabète sucré ou glykosurie. Son traitement hygiénique. Mémoires de l'académie de médicine. Bd. 16, S. 83. 1852.

Ein anderer Patient von ihm, ein Arzt, beobachtete, daß die von ihm ausgeschiedene Zuckermenge stets abnahm, wenn er große Ausflüge nach außerhalb unternahm, obwohl die Diät dann sicher nicht weniger Kohlehydrate enthielt als zu Hause. Wieder ein anderer hatte Zucker, wenn er in der Stadt tätig war, aber sobald er draußen sich mehr körperliche Bewegung verschaffte, bei gleichen Lebensumständen und bei gleicher Diät, war sein Urin zuckerfrei. Man kann dem entgegenhalten, daß diese Beobachtungen nicht sorgfältig genug seien und die Beweiskraft von Zahlenmaterial nicht besäßen. In meinen Augen ist es jedoch von großer zu berücksichtigender Bedeutung, daß klinische Beobachter wie TROUSSEAU, DIEULAFOY, KÜLZ, VON MERING, VON NOORDEN, JOSLIN, körperliche Bewegungen anempfehlen. Aber auch bei Erteilung dieses Rates generalisiere man nicht. Ein Spaziergang in der freien Natur, bei gutem Wetter, ist sicher nicht das gleiche, wie das Hasten in der großen Stadt von Hause zum Büro, vom Büro zur Börse, und von dort zum Bahnhof, stets beschäftigt mit Gedanken über verwickelte Geschäfte.

Unzweifelhaft ist es auch richtig, was VON NOORDEN mitteilt, daß bei einigen Patienten die Toleranz für Kohlehydrate zunimmt bei körperlicher Bewegung, während bei anderen die Muskelarbeit mehr Böses als Gutes anrichtet. Das ist auch sehr gut zu verstehen: Jeder will bei dem Zuckerkranken die Stoffwechselorgane soviel wie möglich schonen. Selbstverständlich erfordert vermehrte körperliche Bewegung auch eine stärkere Nahrungszufuhr. Ohne besondere Untersuchung in jedem einzelnen Falle ist es nicht möglich zu wissen, ob bei einer umfangreicheren Diät auch mehr Kohlehydrate vertragen werden. Es sind somit zwei entgegengesetzte Einflüsse an der Arbeit, und es ist von vornherein unmöglich zu sagen, welcher von diesen beiden im besonderen Falle überwiegen wird.

Man sei somit vorsichtig. Man lasse den Patienten sich niemals so sehr anstrengen, daß es zu einer erheblichen Ermüdung kommt. Man unterscheide zwischen einem kräftigen Menschen mit geringer Glykosurie und einem Diabetiker, der schon sichtbar geschwächt ist. Wenn das Herz gelitten hat, der Blutdruck erhöht ist, dann muß man selbstverständlich den Patienten schonen. Sport würde ich auch dem noch kräftigen Zuckerkranken nicht anraten. Und noch einmal sei hier darauf hingewiesen, daß ein Spaziergang, im Sommer, bei gutem Wetter, in den Ferien, draußen in der schönen Natur, etwas vollkommen anderes ist als die täglich wiederkehrenden gleichzeitig körperlichen und geistigen Ermüdungen, die so mancher Beruf, vor allem in der Stadt, mit sich bringt.

II. Behandlung der Zuckerkrankheit mit Diätvorschriften.

1. Diätbehandlung bis zur Zeit ALLENS.

Die Geschichte der Behandlung der Zuckerkrankheit zu studieren, ist ebenso lehrreich wie lohnend. Wir sehen, wie häufig dafür neue Methoden empfohlen werden, die zum großen Teile auf theoretischen Überlegungen beruhen. Wer eine neue Methode anpreist, versäumt es niemals, den Irrtum der früheren Behandlungsmethoden grell zu beleuchten und zu erklären, daß die Ergebnisse sich auffallend gebessert hätten, seit die neue Behandlungsart angewandt würde. Wenn man aufmerksam liest, dann findet man noch etwas Befremdendes. Man erlebt immer wieder, daß eine Methode, welche als „neu" dargestellt wird, schon lange vorher durch ältere Forscher angegeben worden war, wenn auch vielleicht auf anderem Boden und ohne daß sie allgemein anerkannt wurde.

Die Geschichte der Medizin muß uns dazu führen bei der Beurteilung dessen, was wir zu unserer Zeit glauben als richtig ansehen zu können, Bescheidenheit und Vorsicht walten zu lassen. Oder glaubt man, daß *unser* Wissen ein Vollkommenes sei? Ist es nicht wahrscheinlich oder sogar sicher, daß ein späteres Geschlecht auch unsere Theorien als Irrtümer ansieht und neue an deren Stelle setzt?

Innerhalb der diesen Vorlesungen gezogenen Grenzen kann keine ausführliche Geschichte der Diabetesbehandlung gegeben werden. Jedoch halte ich es für nötig, einige Ansichten früherer Forscher anzuführen, zum besseren Verständnis der augenblicklichen Behandlungsmethoden und zur Erkenntnis ihrer Bedeutung. Jede dieser Methoden war sowohl das Ergebnis der theoretischen Vorstellung, die man sich zu der Zeit über das Wesen der Zuckerkrankheit machte, wie auch der Beobachtungen am Krankenbett. Je größer der Einfluß war, den die Theorie auf die Diätvorschriften ausübte, desto geringer war der Widerstand der Kritik, die sie im Laufe der Jahre auslöste.

Schon JOHN ROLLO, ein Militärarzt im englischen Heere, schrieb um 1796 eine Diät vor gegen Zuckerkrankheit[1]), welche wenig Kohlehydrate gestattete und außer Fleisch nur Milch und wenig Brot, jedoch sehr viel Fett erlaubte. Er empfahl mäßige Nahrungszufuhr. Obschon ROLLO das Wesen des Diabetes als eine Magenerkrankung auffaßte, bei welcher die Funktion des Magens erhöht und ein anormaler Magensaft abgesondert würde, war seine Behandlungsmethode für die damalige Zeit unzweifelhaft ein großer Fortschritt. Auch BOUCHARDAT, dessen hervorragende Arbeit auf klinischem Gebiete in gleiche Reihe gestellt werden kann mit dem, was CLAUDE BERNARD für die Physiologie der Zuckerkrankheit leistete, hielt den Diabetes für eine Verdauungskrankheit. Er begann seine Untersuchungen über die Zuckerkrankheit im Jahre 1838. Sein klassisches Buch erschien 1875[2]), und vor allem veröffentlichte er zwischen 1840—50 eine große Zahl wichtiger Beiträge zur Kenntnis der Zuckerkrankheit. So interessant es auch wäre, seine Theorien näher auseinanderzusetzen, so muß ich doch, um nicht zu ausführlich zu werden, hier davon absehen. Überraschend ist es, welch klare Erkenntnis BOUCHARDAT schon über die Pathologie der Zuckerkrankheit hatte.

So fand er bei der Autopsie von Diabetikern Pankreasatrophie und schloß daraus, daß dieses Organ mit dem Entstehen der Glykosurie etwas zu tun haben müsse. Er versuchte den experimentellen Beweis für diese Ansicht dadurch zu erbringen, daß er bei Hunden das Pankreas entfernte. Die Chirurgie war jedoch für solch eingreifende Operationen noch nicht weit genug. Die Hunde überlebten die Operation nicht, und die Wissenschaft mußte noch Jahre auf den endgültigen Beweis seiner Theorie warten.

Obwohl auch BOUCHARDAT die unrichtige Vorstellung hatte, daß der Diabetes durch eine Störung der Magenverdauung entstände, konnte er doch, dank seines außerordentlich scharfen klinischen Beobachtungsvermögens, Grundsätze für die Behandlung des Diabetes aufstellen, welche sich bis heute behauptet haben und deren Wert nicht hoch genug anzuschlagen ist. Besonders überrascht es, wie sehr er darauf besteht, bei der Behandlung jedes Patienten zu individualisieren. Seine Mahnung, daß der Patient so wenig wie möglich essen solle, (manger le moins possible!)[3]) kann als goldene Regel gelten. Möglicherweise

---

[1]) ROLLO, J.: An account of two cases of the Diabetes mellitus, with Remarks etc. London 1797. — Cases of the Diabetes mellitus, London, 2nd edition, 1789. (Beide zitiert nach ALLEN.)

[2]) BOUCHARDTAT, A.: Mémoires de l'Académie Roy de Médicine, 1852, und: De la glycosurie, ou diabète sucré, Paris 1875. (Es stand mir nur die 2. Ausgabe dieses Werkes aus dem Jahre 1883 zur Verfügung.)

[3]) BOUCHARDAT, A.: De la glycosurie etc. (Ausgabe von 1883) S. 205.

kam er zu dieser Erkenntnis durch die während der Belagerung von Paris gemachte Beobachtung, daß der quälende Mangel an Nahrungsmitteln bei vielen Kranken die Glykosurie zum Verschwinden brachte oder verminderte. Ebenso wie ROLLO bestand BOUCHARDAT darauf, die Kohlehydrate zu beschränken und statt ihrer Fett und Alkohol zu verabreichen. Milch wurde wegen ihres Reichtums an Kohlehydraten verboten. Er riet grüne Gemüse an, weil diese wenig Anlaß zur Zuckerausscheidung geben, und zwar in abgekochtem Zustande, um durch das Abkochen den Stärkemehlgehalt möglichst zu verringern. Aus dem gleichen Grunde ließ er das Brot rösten und erfand das Kleberbrot. Von ihm stammt auch die Behandlung mit periodischen Hungertagen zur Bekämpfung der Glykosurie. Ich wies schon darauf hin, daß BOUCHARDAT der erste war, der körperliche Bewegung bei der Behandlung der Zuckerkrankheit anriet. Nachdem er beobachtet hatte, daß nach dem Genusse von Rohrzucker bei Diabetikern nur Glykose und keine Lävulose im Urin auftrat, kam er auf den Gedanken, den Patienten Lävulose als Süßstoff zu verordnen. Als Nahrungsmittel führte er das Inulin ein. Schließlich wies er auf die große Bedeutung der täglichen Urinuntersuchung hin, um vorzubeugen, daß unbemerkt Zucker im Urin auftreten könne. Obwohl ich nach Lage der Dinge nur einzelnes aus der Arbeit BOUCHARDATS anführen konnte, wird man doch daraus die Überzeugung gewonnen haben, daß, wenngleich auch er Vorläufer hatte, man doch BOUCHARDAT den Schöpfer der rationellen Behandlung des Diabetes nennen kann. Einen einflußreichen Verteidiger seiner Lehre fand er in dem berühmten Kliniker des Hôtel de Dieu in Paris, TROUSSEAU. Dieser verurteilte die Diät von ROLLO, welche fast ausschließlich tierische Nahrung vorsah. Allerdings ist er mit ihm der Ansicht, daß tierische Nahrung im allgemeinen für den Zuckerkranken besser sei als Pflanzenkost, besonders wenn diese viel Stärkemehl enthält. Er erkennt, daß die von ROLLO gegebene Vorschrift, den Zuckerkranken eine möglichst stickstoffreiche Nahrung zu geben, theoretisch mit der physiologischen Erkenntnis übereinstimmt. Aber sein gesunder klinischer Verstand bewahrt ihn davor, aus einer Theorie Schlüsse zu ziehen, welche mit der am Krankenbette gemachten Erfahrung nicht übereinstimmte, und die, wie so viele andere Theorien, sich später als falsch herausstellen sollte. Darum warnt TROUSSEAU vor Übertreibung. Er bestreitet, daß der Diabetes ausschließliche tierische Nahrung erfordere, und daß der Kranke sorgfältig jede andere Art von Nahrung vermeiden müsse. Und er wiederholt: ,,Wenn auch vorwiegend tierische Nahrung dem Zuckerkranken am zuträglichsten ist, so muß man dennoch ein gewisses Quantum von Blattgemüsen, die viel leichter verdaulich sind als andere Stärkemehl enthaltende Stoffe, zusetzen. Den Genuß roter Früchte gestatte ich nicht nur, sondern ich rate sogar dazu. Wenn keine roten Früchte vorhanden sind, dann gestatte ich auch andere Früchte, Birnen, Äpfel und sogar Trauben, obgleich diese eine große Menge Glykose enthalten. Ich kann somit meine Stimme nicht laut genug erheben gegen die ausschließliche Verwendung tierischer Nahrung bei der Behandlung der Zuckerkrankheit, ebenso kann ich nicht genug den Mißbrauch von Alkali bekämpfen, welches man, vor allem in letzter Zeit als das besondere Spezificum gegen Glykosurie verordnen wollte. Wenn auch die ausschließlich tierische Nahrung den Durst und die übertriebene Diurese sofort herabsetzt, so wird sie doch sehr bald bei dem Kranken einen heftigen Widerwillen hervorrufen, und seine Gesundheit, die sich einen Augenblick zu bessern schien, verschlechtert sich wieder, und zwar in ernsterem Grade als zuvor[1].''

---

[1] TROUSSEAU: Clinique médicale de l'Hôtel Dieu de Paris. 2. Teil, S. 762.

Aus diesem etwas langen Zitate sieht man, daß TROUSSEAU, so wenig auch von seiner Theorie übriggeblieben ist, die klinischen Tatsachen doch gut beobachtet hat. Selbstverständlich war die Verschlimmerung der Krankheit bei ausschließlich tierischer Nahrung, von der er spricht, nicht die Folge der verlorenen Eßlust des Patienten, sondern beides waren Symptome des sich entwickelnden Koma. Zu beachten ist, daß TROUSSEAU keine Bedenken hatte, etwas Brot zu gestatten, und daß er dem Geschmack des Patienten weitgehende Zugeständnisse machte. „Ich hüte mich davor, solchen Personen — und es gibt deren viele —, die beim Essen ihr Brot nicht entbehren können, dieses zu verbieten." Er rät Weizen- und Roggenbrot an und kein Kleberbrot, welches einen unangenehmen Geschmack hat, und, vorgeschrieben auf Grund einer chemischen Theorie, tatsächlich keinerlei Vorzüge aufweist.

Mit Absicht führe ich hier die Anschauungen einzelner großer Forscher der vergangenen Zeit an, weil sie als Warnung gegen etwaige Fehler unserer Zeit dienen können. Wir sehen, daß vieles, was wir jetzt als neu und richtig ansehen, auch schon bei den klassischen Forschern zu finden ist. Ebenso sehen wir, daß die klinische Beobachtung und der klinische gesunde Menschenverstand bessere Führer waren als die Theorien, die eine nach der anderen als unrichtig wieder aufgegeben werden mußten. Wenn man nicht will, daß der Patient das Opfer theoretischer Spekulationen werde, dann wende man keine Behandlung an, die auf Hypothesen beruht, wenn sie sich nicht auf vorurteilslose reife klinische Beobachtungen stützen kann. „Grau, teurer Freund, ist alle Theorie."

Gegen diese Regel hat wohl niemand schwerer gesündigt als PIORRY. Dieser Mann, der eigentümliche Quacksalbermanieren anwandte (oder ist es keine Quaksalberei, wenn man die Patienten ihren eigenen Urin trinken läßt?), der allerhand wunderlich und gelehrt klingende Namen einführte, und es darauf ablegte, alles auf den Kopf zu stellen, kam im Jahre 1857 auf einen Ratschlag zurück, der schon 28 Jahre zuvor gegeben worden war. In Anbetracht dessen, daß bei Diabetes Zucker mit dem Urin ausgeschieden wurde, schlug er vor, diesen Verlust dadurch zu decken, daß Zucker eingenommen würde. PIORRY scheint auf diese Weise nur einen Patienten behandelt zu haben. Er ließ ihn fast ohne Flüssigkeit und gab ihm 125 g Kandiszucker und 2 Portionen Fleisch. Leider sind einige andere Ärzte seinem Rate gefolgt, soweit es sich feststellen ließ mit sehr unglücklichem Resultat.

Zwanzig Jahre später verordnete CANTANIE eine vollkommen entgegengesetzte Diät, die so absolut frei von Kohlehydraten war, wie sie zuvor noch von niemand gefordert wurde. CANTANIE gab seinen Schwerkranken nur mageres Fleisch und verschiedene Fette, in leichteren Fällen wurden noch Eier, Leber und Schellfisch gestattet. Die Flüssigkeitsmenge wechselte zwischen $1—2^1/_2$ l pro Tag und bestand aus Wasser, während Patienten, die daran gewöhnt waren, auch Alkohol genießen durften. Auch die Fleischmenge wurde genau bestimmt. 500 g gekochtes Fleisch täglich wurde in allen Fällen als ausreichend angesehen, und er glaubte, daß 300—400 g genügten, um den Patienten bei Kräften zu halten. CANTANIE betonte nachdrücklich den günstigen Einfluß körperlicher Bewegung. Er ordnete Hungertage an, wenn nötig jede Woche einen, falls es auf andere Weise nicht gelang, den Urin zuckerfrei zu machen. An den Fasttagen durfte nur Wasser genossen werden, manchmal auch 3mal täglich eine Tasse Bouillon. Erst nachdem diese Behandlung durchschnittlich 3 Monate lang, manchmal auch 6—9 Monate, durchgeführt war, gestattete er eine Erweiterung der Diät. Blattgemüse durfte erst dann gegeben werden, wenn der Urin 2 Monate hindurch zuckerfrei geblieben war. Später wurden

Wein, Käse, Nüsse, Früchte und schließlich kleine Mengen stärkemehlhaltiger Kost gestattet. Die Urinuntersuchung wurde häufig wiederholt, zuerst täglich, später jede Woche oder alle zwei Wochen. Wenn die geringste Spur von Zucker gefunden wurde, dann setzte sofort eine reine Eiweiß- und Fettdiät ein.

Soviel in Vorstehendem auch schon von der Methode der neueren Diabetestherapie zu finden ist, wir vermissen dabei noch die Bestimmung der Toleranz des Patienten und einen sorgfältig ausgearbeiteten Diätplan nach dem individuellen Bedarf an Calorien jedes einzelnen Kranken. KÜLZ brachte diesen Fortschritt. Es gibt wohl keinen anderen Forscher, der so viele Tatsachen über die Pathologie der Zuckerkrankheit zutage förderte, wie KÜLZ. Seine Beobachtungen stellte er mit so großer Sorgfalt und Sicherheit an, daß an ihrer Richtigkeit kein Zweifel bestehen kann. Seine ganze Arbeit wird von dem Gedanken beherrscht, daß die Zuckerkrankheit ein rätselhafter Vorgang ist, und daß kein Theoretisieren, sondern nur das Zusammentragen möglichst zahlreicher, sorgfältig festgestellter Tatsachen zu ihrer Erklärung beitragen kann. Die Geduld und Sorgfalt, mit der er während einer Zeitspanne von 25 Jahren eine große Anzahl von Diabetesfällen beobachtete, sowohl am Krankenbett als auch im Laboratorium, ist bewundernswert. Wie schon früher gesagt, verdanken wir vor allem KÜLZ die systematische Toleranzbestimmung bei den Patienten und die Einführung sorgsam ausgearbeiteter Diätpläne, mit Angabe der Menge jeder zu verabreichenden Speise. Bis dahin pflegte man nur allgemeine Anweisungen über „erlaubte" und „nicht erlaubte" Speisen zu geben.

Es ist merkwürdig, wie lange es gedauert hat, ehe dieses Prinzip überall und für immer eingeführt wurde. Noch bis vor kurzer Zeit bestanden die Vorschriften der meisten Ärzte, worauf ALLEN mit Recht aufmerksam macht, in der Anweisung „erlaubter" und „verbotener" Speisen. Selbst in den Lehrbüchern war dies bis zu den letzten Jahren der Fall. Bei Laien findet man diese Auffassung noch heute.

Nicht minder sorgfältig und gleichzeitig noch wichtiger ist die Arbeit von NAUNYN. Anfangs war er ein eifriger Verfechter der strengen Behandlung nach CANTANIE. Es wurde bei Patienten daran festgehalten, selbst monatelang, bis der Urin zuckerfrei war. Allmählich jedoch erkannte auch er die Wichtigkeit des Individualisierens. Die Diät der Patienten wurde bestimmt je nach ihrer Toleranz und ihrem Calorienbedarf. Er verteidigte nachdrücklich die These, die Diät bei Diabetes müsse darauf eingestellt werden, die schwache Funktion des Stoffwechselzentrums in einem möglichst frühen Stadium der Krankheit zu schonen.

Bei der Zusammenstellung der Diät werden die Kohlehydrate erst allmählich entzogen. Wenn nötig wird Alkali gegeben zur Bekämpfung der Acidose. (Diese Bezeichnung wurde erst durch NAUNYN eingeführt.) Nach Überwindung der Glykosurie geht man soviel wie möglich zu einer Diät über, welche durchschnittlich 35—40 Cal. per Kilo Körpergewicht in 24 Stunden ergibt, und die 125 g Eiweiß enthält. Man steigt mit den Kohlehydraten bis zu einem Punkte, der mit Sicherheit unterhalb der Toleranz liegt. Wenn es nicht gelingt, den Urin durch Entziehung der Kohlehydrate zuckerfrei zu machen, dann wird die Eiweißmenge bis auf 40—50 g pro Tag eingeschränkt, auch die Calorienmenge wird herabgesetzt, manchmal bis auf 25—30 Cal. pro Kilo Körpergewicht. Endlich kann man, wenn es auf andere Weise nicht gelingt, zeitweise Unterernährung versuchen, jedoch muß eine längere Unterernährung oder ein Verlust von mehr als 2 kg Körpergewicht vermieden werden. Setzt sich die Gewichtsabnahme länger als drei Wochen fort, dann muß man Kohlehydrate geben und von den Versuchen, den Urin zuckerfrei zu machen, absehen. Hin und wieder werden, wenn nötig, Hungertage angeraten, auch in sehr schweren Fällen.

NAUNYN weist darauf hin, daß Fett die Glykosurie bei der Zuckerkrankheit kaum oder gar nicht vermehrt. Er ist der Ansicht, daß Fett das wichtigste Nahrungsmittel für den Diabetiker ist. Auch in sehr ernsten Fällen wird bei einer kohlehydratfreien Diät und bei strenger Eiweißeinschränkung viel Fett gegeben.

Der Gedanke der mäßigen Eiweißnahrung wurde neben anderen besonders durch die ausgezeichneten Diabetesspezialisten, Dr. LENNÉ in Neuenahr und den verstorbenen Dr. KOLISCH in Karlsbad vertreten. Dr. LENNÉ rät an, soviel Eiweiß zu geben, bis der ausgeschiedene Urinstickstoff beinahe normal ist, also bei einem Ureumgehalte des Urins von 0,37 g per Kilo Körpergewicht. Dieses Ziel wird in der Regel bei einer Nahrungseiweißmenge von ungefähr 1,3 g per Kilo erreicht. Fett kann in jeder nicht übertrieben großen Menge gegeben werden.

Allmählich nähern wir uns unserer eigenen Zeit, die bis vor wenigen Jahren, ungefähr bis 1918, in Europa so gut wie ausschließlich durch die Schule von NOORDENS beherrscht wurde.

Die überragende Bedeutung VON NOORDENS ist seiner ausgezeichneten Arbeit auf dem ganzen ausgedehnten Gebiete der Pathologie des Stoffwechsels zu danken, insbesondere den zahlreichen Untersuchungen auf dem Gebiete der Zuckerkrankheit, die sowohl er selbst wie seine Schüler ausführten. Sie umfassen sowohl exakte klinische Beobachtungen als auch Laboratoriumsuntersuchungen. Ein Teil seines Einflusses ist sicher auch seiner systematischen Arbeitsweise und der klaren überzeugenden Form zuzuschreiben, in der er seine Ansicht in zahllosen Veröffentlichungen vortrug. Sein Buch über die Zuckerkrankheit, das im Jahre 1917 schon die siebente Ausgabe serlebte, seine Mitteilungen auf den Kongressen für innere Medizin, seine Vorträge in Amerika, seine zahlreichen Veröffentlichungen in wissenschaftlichen Zeitschriften, fanden ein weites Echo und führten ihm in der ganzen Welt eine große Schar von Anhängern zu. Im Laufe der Zeit wandelten sich VON NOORDENS Ansichten mehrfach, sowohl in bezug auf seine Theorien als auch auf die Behandlung des Diabetes. Es ist daher auch schwierig, seine Anschauungen in Kürze wiederzugeben. Die nachfolgende Darlegung gibt vielleicht einigermaßen die Gedankengänge wieder, wie sie bis vor kurzem von ihm gelehrt wurden. Diese Darlegung ist unvollständig. Sie beschränkt sich auf einige Hauptpunkte.

Nach VON NOORDEN ist der Diabetes als eine Insuffizienz des Stoffwechselzentrums anzusehen, welches unter dem Einflusse des Nervensystems und der Drüsen mit innerer Sekretion steht. Es ist nicht nur eine symptomatische Behandlung, wenn man die Glykosurie des Diabetikers durch eine geeignete Diät herabsetzt, sondern man schont dadurch auch den Stoffwechselapparat, damit er neue Kräfte sammeln kann. Durch eine zweckmäßige diätetische Behandlung gewinnt der Kranke manchmal eine erhöhte Toleranz für Kohlehydrate, so daß nicht nur eine scheinbare, sondern eine tatsächliche Besserung eintritt. Die Therapie muß danach streben, daß der Patient möglichst zu Beginn der Krankheit in ärztliche Behandlung kommt, weil durch ungeeignete Ernährung unberechenbarer Schaden angerichtet werden kann.

Bei der Diätregelung müssen die Kohlehydrate derartig eingeschränkt werden, daß keine Zuckerausscheidung im Urin stattfindet. Für jeden Patienten muß festgestellt werden, wieviel Kohlehydrate er verträgt ohne Glykosurie zu zeigen. Das ist die Feststellung der Toleranz. Sie erfolgte anfangs in der Weise, daß der Patient zunächst kohlehydratfreie Diät erhielt, der dann so lange stufenweise Kohlehydrate beigefügt wurden, bis Zucker im Urin auftrat. Wenn man so die Toleranz feststellte, dann machte man nicht selten traurige

Erfahrungen. Es kam vor, daß ein Patient, wenn er plötzlich auf kohlehydratfreie Kost gesetzt wurde, Koma bekam und starb. Deshalb muß man den umgekehrten Weg einschlagen. Man beginnt mit der Diät, an die der Patient gewöhnt ist, und entzieht allmählich die Kohlehydrate, bis der Urin zuckerfrei
ist. Nebenbei mag gesagt sein, daß die beiden solcherart erhaltenen Toleranz-
werte tatsächlich durchaus nicht die gleichen zu sein brauchen. Die Komagefahr
zwingt uns jedoch in jedem Falle nur den letztgenannten Weg zu beschreiten.
Wenn man die Toleranz bestimmt hat, die bei einem echten Diabetes stets
eingeschränkt ist, dann wird eine Diät verordnet, bei welcher die fehlenden
Kohlehydrate durch Eiweiß und Fett in solchem Umfange ersetzt werden,
daß der Patient wenigstens ebensoviel Calorien erhält wie ein Gesunder von
gleichem Körpergewicht. Das wichtigste Nahrungsmittel des Diabetikers ist
und bleibt Fett. Es ist nun die große Kunst, die Diät so zusammenzusetzen,
daß der Patient sie schmackhaft findet. Große Anforderungen müssen daher,
nach von Noorden, an die Küche gestellt werden. Indessen gelingt es nicht
immer, den Urin zuckerfrei zu machen. Es gibt Fälle, in denen man sich damit
beruhigen muß, daß der Patient eine gewisse Zuckermenge mit dem Urin ausscheidet. Während es in dem einen Falle leicht fällt, mit geringen Einschränkungen eine Diät zusammenzustellen, die ein Verschwinden der Glykosurie
gewährleistet, ist in anderen Fällen eine erhebliche Einschränkung der Kohlehydrate erforderlich. von Noorden wie auch seine Vorgänger weisen darauf
hin, daß man zuweilen mit der Verabreichung von Eiweiß sparsam sein muß.

Für verschiedene Patienten sind unterschiedlich strenge Vorschriften notwendig. Außer der gewohnten nach der erforderlichen Calorienzahl berech-
neten Eiweiß-Fett-Diät, unterscheidet von Noorden denn auch eine „strenge
Diät" und eine „verschärfte strenge Diät". Unter letzterer versteht er eine Diät,
in der außer der Einschränkung der Kohlehydrate auch die Eiweißmenge sehr
niedrig gehalten ist. Wie groß die Menge Eiweiß sein muß, gibt er nicht an.
„Wie tief das Höchstmaß der Eiweißzufuhr einzustellen ist, richtet sich nach
den besonderen Verhältnissen[1])."

Eine besondere Form der „verschärften Diät" wendet von Noorden an,
wenn er kurze Zeit hindurch (1—3 Tage) die Eiweißzufuhr dahin bringen
will, was er im Jahre 1917 als das tiefste Minimum bezeichnet. Er geht so vor,
um bei der mittelschweren und schweren Form des Diabetes die letzten Spuren
Zucker aus dem Urin verschwinden zu machen. Bei der allerstrengsten Diät,
die er als „Gemüsetage" bezeichnet, beträgt die Eiweißportion 60 g und noch
weniger, berechnet aus dem Stickstoff des Urins. Die „Gemüsetage" von Noordens gleichen einander aber nicht alle. An den „gewöhnlichen Gemüsetagen"
werden noch ziemlich viel Eier, Öl, Speck, Knochenmark und Kaviar verabreicht. Außerdem unterscheidet v. Noorden noch „verschärfte Gemüsetage",
während er in den letzten Jahren auch nicht selten Hungertage einlegt, wie
solche von Cantanie und Naunyn schon vor vielen Jahren eingeführt worden
waren.

von Noorden bereicherte die Diabetestherapie noch mit einer ganz anderen
Diätform: der Hafermehlkur. Ein Zufall brachte ihn darauf, daß bei der Zuckerkrankheit bei ausschließlicher Zufuhr von Hafermehl viel weniger Zucker ausgeschieden wird als bei einer gemischten aber kohlehydratarmen Diät. Einige
Patienten der von Noordenschen Klinik litten unter schweren Magendarmstö-
rungen. Dies veranlaßte ihn, die Nahrungszufuhr während 1—2 Tagen auf
ein Minimum zu beschränken. An den darauffolgenden Tagen ließ von Noorden
nur Hafersuppen verabreichen. Merkwürdigerweise stieg die Glykosurie nicht

---

[1]) von Noorden: Lehrbuch, S. 454.

an, sondern nahm im Gegenteil viel mehr als vorher bei der strengsten Diät ab. Erst nach 2 jährigen sorgfältigen Untersuchungen veröffentlichte VON NOOR-DEN im Jahre 1902 diese paradoxe Tatsache. Aus dieser Entdeckung ging die „Hafermehlkur" hervor. Ursprünglich bestand eine derartige Kur aus einem Cyklus von gewöhnlich 3—4 „Hafertagen", denen entweder 1—2 „Gemüse-tage" oder auch ein „Hungertag" voraufging, denen wiederum 1—2 „Gemüse-tage" oder ein „Hungertag" und ein „Gemüsetag" folgten. Meist ist nach einem solchen Cyklus schon die beabsichtigte Wirkung, das Aufhören der Glykosurie, erreicht. Ist dies nicht der Fall, so wird der Cyklus noch 1—2 mal wiederholt. Oft sinkt nicht nur der Zuckergehalt des Urins oder verschwindet vollkommen, sondern gleichzeitig nehmen — gewöhnlich in noch verstärktem Maße — die Ketonkörper ab. Die „Hafertage" selbst bestanden in der Verab-reichung von 250 g Hafermehl (enthaltend 155—165 g Kohlehydrate), das als Brei oder Grütze gegeben wurde. Es wurden 200—300 g Butter und 100 g Pflanzeneiweiß oder 5—8 Eier hinzugefügt. *Ein wichtiger Punkt ist das Verbot jeglichen Fleischgenusses während der Haferperiode.* Man muß bei Verordnung dieser Hafertage auf einige unangenehme Nebenwirkungen gefaßt sein. Bei manchen Patienten tritt Diarrhöe auf, die man zwar leicht mit Opium bekämpfen kann, sie beweist jedoch, daß die Darmschleim-haut durch die Nahrung in anormaler Weise gereizt wird. Bei anderen Patien-ten zeigen sich Ödeme, sog. Haferödeme. VON NOORDEN rät dabei Theocin an.

VON NOORDENS Haferkur gab zu vielen Untersuchungen und Veröffent-lichungen Anlaß. Die von ihm festgestellten Tatsachen fanden häufig ihre Bestätigung, jedoch wußte man sich die Art der Wirkung dieser Haferkur nicht zu erklären. Erst glaubte man, der günstige Einfluß sei ausschließlich dem Hafermehl zu verdanken. Man nahm also eine Art spezifischer Wirkung des Hafers auf den diabetischen Prozeß an. Obwohl diese Ansicht längst auf-gegeben wurde, lebt sie doch immer noch weiter. Viele Laien und vermutlich nicht wenige Ärzte sind auch jetzt noch der Überzeugung, daß der Diabetes das Stärkemehl des Hafers besser auszunutzen und umzusetzen vermag als das anderer Mehlsorten. Daher kommt es, daß Diabetespatienten, sei es aus sich, sei es auf Rat ihres Arztes, häufig Haferflocken in solchen Quantitäten ver-wenden, die weit über ihrer Toleranz liegen, vermutlich sehr zu ihrem Schaden.

Verschiedene Untersuchungen, besonders die von BLUM, haben nachgewiesen, daß das Hafermehl durchaus keinen besonderen Rang unter den Nahrungs-mitteln einnimmt, und daß die Hafermehlkur mit gleich gutem Resultate durch eine solche Kur mit irgendeiner anderen Mehlart ersetzt werden kann. Nach diesem Ergebnis glaubte man, daß die Verwendung einer einzigen Mehl-art in der Nahrung, unter Vermeidung aller anderen Mehlarten, die Ursache der günstigen Wirkung sei. Aber auch diese Ansicht erschien unrichtig. FALTA glaubt sogar noch günstigere Resultate erreicht zu haben mit seiner „Mehl-früchtekur", bei der er die verschiedensten Mehlarten verwendet.

Zur Zeit ist man wohl allgemein der Ansicht, daß der Erfolg der „Mehlkur" zum großen Teil oder vielleicht ganz der Herabsetzung der Gesamtnahrungs-menge, die der Patient zu sich nimmt, zugeschrieben werden muß, und zwar besonders der *niedrigen Eiweißration.* Diese Nahrungs- und Eiweißherab-setzung wird um so stärker wirken, wenn den Mehltagen Hunger- oder Gemüse-tage voraufgingen oder folgten.

Wer sich mit VON NOORDENS Behandlungssystem bekannt macht, wird ein-sehen, daß es keineswegs einfach ist. Gewöhnliche Diät, strenge Diät, Gemüse-tage, verschärfte Gemüsetage, Hungertage, Hafermehltage werden angewandt, ohne daß eine strenge Indikation für jede dieser verschiedenen Diätformen gegeben werden kann. In letzter Zeit weist VON NOORDEN noch auf den großen Nutzen einer Unterbrechung der Dauerdiät hin durch Perioden mehr oder weniger streng durchgeführter knapperer Ernährung, was er mit „Wechseldiät" bezeichnet[1]).

Kuren, welche an die Hafermehlkur erinnern, waren schon viel früher von verschiedenen Ärzten anempfohlen worden. Sie verwandten alle ziemlich große Mengen von Kohlehydraten. Vermutlich sind die dabei erreichten günstigen Resultate auf die gleiche Art zu erklären wie bei der Hafermehlkur, also mit der mehr oder weniger relativen Eiweißarmut und dem außerordentlich geringen Calorienwert.

Die älteste dieser Kuren ist wohl die VON DÜRINGS in Hamburg. Im Jahre 1868 schilderte er seine „Reiskur", bei der jedoch außer Reis (80—120 g), Griesmehl oder Buchweizengrütze, auch noch bis zu 250 g Fleisch, Kompott von Äpfeln, Pflaumen oder Kirschen (keine Birnen) gestattet waren. Wenn die Patienten es vertrugen, dann erhielten sie auch noch Eier, Milch mit Kaffee und altes Weißbrot. Uns erscheint diese Diabetesdiät alles andere als mäßig! Aber es ist möglich, daß sie im Jahre 1868 als solche galt. Wahrscheinlich hielt damals ein Patient mit einem mäßigen Grade der Zuckerkrankheit überhaupt keine Diät. Sein Hungergrfühl veranlaßte ihn dazu, sehr viel Nahrung zu sich zu nehmen. Wir Älteren wissen noch, welche Mengen von Fleisch und Eiern Diabetespatienten in früherer Zeit manchmal zu essen pflegten. Daher ist es immerhin möglich, daß VON DÜRINGS Vorschriften für solche Patienten schon einige Herabsetzung ihrer Ernährung bedeuteten. Eine andere Erklärung für verschiedene gute Resultate, die mit dieser sogenannten Reiskur erreicht wurden, wüßte ich wenigstens nicht zu geben.

Das gleiche, jedoch in viel stärkerem Grade ist über die Milchkur zu sagen, die zuerst von MORTON, später von DONKIN angeraten wurde. Anfangs gab man abgerahmte Milch, später (z. B. KÜLZ) riet man, die Milch in unabgerahmtem Zustande zu geben.

Endlich wäre noch über die Kartoffelkur zu sprechen, die im Jahre 1902, also zugleich mit der „Haferkur", durch MOSSÉ in der Therapie eingeführt wurde. MOSSÉ stellt bei seinen Diätvorschriften die Kartoffeln in den Vordergrund, aber er gibt daneben auch noch andere Kohlehydrate, sowie etwas Fett und wenig Eiweiß.

Wir wollen noch einmal zusammenfassen, wie es bis vor etwa 10 Jahren, trotz der warnenden Stimmen und der besseren Einsicht einiger Kliniker, unter denen an erster Stelle KOLISCH[2]) genannt werden muß, um die Behandlung der Zuckerkrankheit stand. Als das wichtigste galt es, die Nahrung des Patienten so zusammenzustellen, daß seine Kräfte erhalten und sogar möglichst erhöht würden. Deshalb mußte in erster Linie danach gestrebt werden, den Eiweißvorrat des Körpers intakt zu halten oder zu vermehren. Man nahm an, daß ein Patient, der nur wenig Arbeit leistet, ungefähr 35 Calorien pro Kilo Körpergewicht innerhalb 24 Stunden benötige. Bei schwererer Arbeit entsprechend mehr. In Anbetracht dessen, daß die Toleranz für Kohlehydrate gelitten hatte, mußte die Eiweiß- und Fettmenge in Übereinstimmung mit RUBNERS Gesetz von der isodynamischen Wirkung der Nahrungsmittel entsprechend erhöht werden. Fast ohne Ausnahme wurde reichliche Ernährung angeraten. Die Anzahl Eier, häufig 10—12 pro Tag, und die Menge an Fleisch, Fett, Sahne, Speck, welche die Patienten zu sich nahmen, sind erschütternd für unsere

---

¹) VON NOORDEN, C.: Über den jetzigen Stand der Diabetestherapie. 1921.
²) S. z. B. KOLISCH: Kohlehydratkuren bei Diabetes. Med. Klinik. 1911, Nr. 10.

heutige Anschauung. Dies alles sollte dazu dienen, den Urin möglichst zuckerfrei zu halten und gleichzeitig eine Zunahme des Körpergewichts bewirken.
In leichten Fällen von Diabetes war dies für eine Zeitlang nicht schwierig.
Die Toleranz für Kohlehydrate war noch groß genug, um ziemlich große Mengen
von ihnen bewilligen zu können, so daß die nebenher zugeführten großen Quantitäten Fett und Eiweiß ohne Hervorrufung einer Acidose vertragen werden
konnten. Teilweise nahmen die Patienten die Diätvorschriften nicht zu genau,
teils glaubten sie, die ärztlichen Ratschläge schon dann getreulich zu befolgen,
wenn sie sich des Zuckers und der Süßigkeiten (Schokolade und dgl.) enthielten,
oder nur ab und zu, oder in nicht zu großer Menge zu sich nahmen. Trauben
wurden nicht gegessen, den Genuß von Mehlspeisen werden die meisten wohl
in mehr oder weniger starkem Grade eingeschränkt haben. Vielfach wurden an
Stelle von Brot Surrogate gebraucht (Kleber-, Mandel- oder Luftbrot oder das
ein oder andere sog. Diabetikerbrot), ohne daß man daran dachte, die Menge
Kohlehydrate oder Eiweiß, die man auf diese Weise zuführte, in Rechnung
zu stellen oder zu beschränken. Auch Surrogate für Kuchen oder Schokolade
wurden von wohlhabenden Patienten, die sich diesen Luxus leisten konnten,
gebraucht. Einige tranken auch zuckerfreie Milch. Als Ersatz für Zucker
wurde Saccharin oder Krystallose verwandt. Patienten, die dazu in der Lage
waren, gingen jährlich oder wenigstens einmal im Laufe der Jahre in ein Bad
wie Karlsbad, Neuenahr oder Vichy und glaubten im Trinken alkalischer
Wässer ein Heilmittel für ihr Leiden zu finden. Sie lebten dort gewöhnlich
mit einer relativ mäßigen Diät. Nach dem Gebrauch einer Badekur glaubten
sie das Recht zu haben, sich zu Hause wieder allerlei Freiheiten erlauben zu
können.

Die Erfolge einer solchen Behandlung festzustellen ist nicht möglich. Die
Statistik läßt uns aus Mangel an Zahlenmaterial im Stich. Sterblichkeitszahlen
lehren uns nichts, weil die Zahl der leichten Fälle unbekannt ist. Wahrscheinlich
würden die Archive der großen Lebensversicherungsgesellschaften uns interessante Aufschlüsse geben können. Man würde alle diejenigen Fälle zusammen-
stellen müssen, bei welchen zur Zeit der Aufnahmeuntersuchung Zucker im
Urin gefunden worden war, und dann nachforschen, wie lange Jahre sie noch
gelebt haben. Dabei dürfte man übrigens nicht unberücksichtigt lassen, daß
das Material der Lebensversicherungsgesellschaften einseitig ist. Die Antrag-
steller einer Lebensversicherung sind in überwiegender Mehrzahl Männer in
ziemlich jungem Alter und aus bestimmten Berufen.

Bei dem Mangel an Zahlenmaterial bleibt nichts anderes übrig, als den Eindruck wiederzugeben, welchen man sich aus der kleinen Zahl von Patienten
mit Zuckerkrankheit gebildet hat, die man selber behandelte oder auf andere
Weise in Erfahrung brachte. Selbstverständlich ist ein solcher Eindruck nur
von relativem Wert, er ist unsicher und subjektiv. Nach meiner persönlichen
Erfahrung glaube ich, daß es weitaus den meisten leichten Fällen, fast ausschließlich Personen, deren Glykosurie in reiferen Jahren entdeckt wurde,
eine Reihe von Jahren bei einer Diät, die ihnen einige aber nicht sehr unangenehme Entbehrungen auferlegte, gut ging. Sie lebten nach Feststellung ihres
Diabetes noch eine ganze Anzahl von Jahren und waren während dieser Zeit
durchaus imstande, ihren Beruf auszuüben. Sie fühlten sich auch nicht un-
glücklich, es sei denn, daß die eine oder andere lästige oder gefährliche Komplikation auftrat.

Sicher erreichten eine ganze Anzahl solch leicht Diabeteskranker ein normales Lebensalter. Sie starben schließlich an der einen oder anderen Krankheit, die mit der Zuckerkrankheit nichts zu tun hatte oder nur in losem Zusammen-

hang mit ihr stand. Aber es ist unbekannt, wie hoch eine derartige Prozentzahl war. Bei der Mehrzahl änderte sich wahrscheinlich langsam der Charakter der Krankheit, sie schritt fort und ging in eine schwere Form über.

So leicht nun die Behandlung der leichten Fälle war, so schwierig und hoffnungslos war die der schweren Fälle der Zuckerkrankheit. Die Kohlehydrattoleranz war gering. Um eine genügende Menge Calorien zu gewährleisten, mußte die Eiweiß- und Fettmenge groß sein. Bei einer solchen Diät sah man sehr häufig das Auftreten von Acidose und Koma, ohne daß man sich einen klareren Begriff über ihre Ursache bildete. Auch stellte es sich gewöhnlich als schwierig heraus, eine Diät zusammenzusetzen, die bei einer, so geringen Menge von Kohlehydraten schmackhaft genug war, um den Patienten zu einer länger dauernden Anwendung bewegen zu können. Daher wurde in den Kliniken, die sich besonders mit der Behandlung der Zuckerkrankheit befaßten, auf die Vorschrift der Speisen und ihre Zubereitung, nicht nur bezüglich ihrer Zusammenstellung, sondern auch ihrer Schmackhaftigkeit große Mühe verwandt. Aus dieser Zeit stammen die „Diätküchen", welche in einzelnen Kliniken eingerichtet wurden, und in denen man die älteren Studenten mit der Zubereitung der Speisen für den Zuckerkranken vertraut machen wollte.

Eine Urinuntersuchung wurde nur hin und wieder vorgenommen. Jeden Tag, oder jede Woche, oder wenigstens regelmäßig mit ziemlich kurzen Zwischenpausen zu untersuchen, daran dachte beinahe niemand.

In der gewöhnlichen Praxis, d. h. also in der großen Mehrzahl aller Fälle, war von genauen auf Grund des Calorienbedarfs und der Kohlehydrattoleranz aufgestellten Diätvorschriften kaum die Rede. Meist beschränkte sich der Arzt auf die Angabe von „verbotenen" oder „erlaubten", außerdem vielleicht noch von „relativ erlaubten" Speisen. Einige Patienten unterzogen sich zeitweise einer strengeren Behandlung in einem Krankenhaus oder bei einem Arzt, der auf dem Gebiet der Stoffwechselerkrankungen einen großen Namen hatte. Während dieser Zeit wurde dem Zuckerkranken dann gewöhnlich eine strenge Diät vorgeschrieben entsprechend den oben ausgeführten Grundsätzen, viel Eiweiß, viel Fett und eine unterhalb der Toleranz liegende Menge Kohlehydrate. Gewöhnlich, aber nicht immer, gelang es auf diese Weise, den Urin zuckerfrei zu machen. Jedoch geschah dies allzu oft auf Kosten des Auftretens von Aceton und Diacetsäure im Urin. Je nach der Intensität der Acidose und auch wohl je nach den Anschauungen des behandelnden Arztes wurde dann die strenge Diät beibehalten oder notgedrungen davon Abstand genommen, den Urin zuckerfrei zu machen. Die praktischen Ärzte waren im allgemeinen der Ansicht, daß die schwerer Zuckerkranken sich bei einer weniger strengen Diät und mit etwas Zucker im Urin besser fühlten als ohne Glykosurie, aber bei strenger Diät. Diese Anschauung kam zuweilen in Kollision mit der Auffassung der Spezialisten, von denen einzelne sich mehr durch die Theorie als durch selbsterlebte klinische Erfahrung leiten ließen. Hatte der Patient das Krankenhaus verlassen, ausgerüstet mit genauen Vorschriften hinsichtlich der weiterhin zu befolgenden Diät, so konnte man es als eine Ausnahme ansehen, wenn er sich in jeder Beziehung danach richtete. Die Stimme der Natur sprach zu laut. Einzelne Patienten bekannten ihren Mangel an Gehorsam gegenüber ihrem ärztlichen Berater. Weitaus die Mehrzahl aber behauptete aus Furcht vor seinen Vorwürfen, nie von der vorgeschriebenen Diät abgewichen zu sein. Erkundigte man sich jedoch eingehender und untersuchte man genauer, so stellte sich etwas ganz anderes heraus. Jeder Arzt wußte, daß einem Zuckerkranken bezüglich seiner Angaben über seine Diät nicht zu trauen war, wenn er auch in seinem Beruf und in jeder anderen Hinsicht als äußerst gewissenhaft

und zuverlässig gelten konnte. Auch der Ehrlichste schwindelte. Mögen einzelne Ausnahmen vorkommen, so tut dies der Richtigkeit der Regel keinen
Abbruch. Nicht nur nach seiner Rückkehr nach Hause, sondern auch schon
während seines Krankenhausaufenthaltes nahm der Diabetiker die ihm empfohlenen Diätvorschriften gewöhnlich etwas leicht. Schwankte er noch, so
wußten Saalgenossen, Familienmitglieder oder auch andere Besucher seine Bedenken bald aus dem Wege zu räumen und ihm den Genuß von allerlei verbotenen Nahrungsmitteln zu erleichtern. Mancher chemisch paradoxe Befund
— viel Zucker im Urin bei einer kohlehydratarmen Diät — fand seine Erklärung nach einer Durchsuchung der Nachttischschublade oder einem Kreuz-
verhör eines Bettnachbarn. Bei solchen Gelegenheiten war der Patient nieder-
geschlagen und voller Reue, die Krankenschwester entsetzt, der Arzt voller
Befriedigung über seinen Scharfsinn, der ihn den Betrug entdecken ließ. Ich
bin davon überzeugt, daß viele Patienten aus dieser Zeit nur einem derartigen
„Betrug" ihr Leben zu verdanken haben. Hätten sie sich aufs genaueste an
die strenge Diät gehalten, so würden sie noch früher dem Koma zum Opfer gefallen sein, das jetzt für kürzere oder längere Zeit vermieden werden konnte.

Ich zweifle nicht daran, daß mein Eindruck vom Stande der Diabetestherapie um das Jahr 1918 herum, so wie ich ihn eben schilderte, der Erfahrung
eines jeden Arztes entspricht, welcher sich zu der Zeit mit der Behandlung von
Zuckerkranken befaßt hat. JOSLIN ist derselben Auffassung, er drückt sich
folgendermaßen aus:

„Formerly, and by that I mean scarcely a decade ago, when carbohydrate
was the only food element carefully regulated for the diabetic, this was alone
curtailed, and to make up for its loss the patient was urged to devour, not
merely eat, protein and fat *ad libitum*. Thereby the ketogenic-antiketogenic
balance was upset, acidosis appeared, the patient was then set down as a severe
case, the carbohydrate in consequence still more curtailed and as a result the
really severe case either died suddenly soon after entrance to the hospital or
just barely escaped with his life. The moderately severe diabetics automati-
cally were transformed into severe and many even of the mild type progressed
into the moderate group. The doctor, who treated his diabetics the most, had
the severest cases for patients, and thought his practice unique. I was then
almost afraid to send a patient into the hospital, believing it safer to allow the
patient to eat his accustomed diet at home, gradually reducing the carbohydrate
to a moderate degree. In this way the severe cases escaped immediate death
and the moderately severe and the mild lived with comparative comfort.
Considering all the fat and protein the patients were urged to eat, it is a wonder
so many survived. There were so many cases of „acute diabetes" (der Autor
meint: scheinbar akute, in der Tat chronische, infolge der Behandlung rasch
fortschreitend gewordene) that the average duration of life for all diabetics was
about three years."

Die schlechten Resultate, welche die damalige Behandlung mit starker
Kohlehydrateinschränkung und reichlicher Eiweiß- und Fettkost ergab, waren
Ursache dafür, daß in diese „rationelle" Behandlung bestimmte Diätformen ein-
gefügt wurden, die nicht so sehr auf theoretischen Überlegungen als vielmehr auf
klinischer Erfahrung beruhten, wie die Gemüsetage und die verschärften Gemüsetage VON NOORDENS (im Wesen nichts anderes als die Hungertage CAN-
TANIS und NAUNYNS), die Hafermehlkur und dgl. mehr. Auch die Mehlfrüchte-
kur FALTAS' hat dem sicher seine Entstehung zu verdanken.

Derartige Kuren übten einen günstigen, manchmal direkt verblüffenden
Einfluß aus, ohne daß man eine eigentliche Erklärung dafür fand. Trotzdem

blieb die Behandlung der schwereren Fälle, sehr milde ausgedrückt, unsicher, tastend, und trotz manchen zeitweisen Erfolges auf die Dauer unbefriedigend, um nicht zu sagen für manchen Arzt sehr niederdrückend. So stand es ungefähr um das Jahr 1915 oder 1916. Damals begann die Arbeit F. ALLENs bekannt zu werden, erst in Amerika, dann auch in Europa.

2. Diätbehandlung nach ALLEN.

Wahrscheinlich ist in den Veröffentlichungen ALLENs nichts zu finden, was grundsätzlich neu war, wenigstens, wenn man unter neu das versteht, was noch von keinem je vermutet oder ausgesprochen wurde. Doch war es vollkommen richtig, von der von ihm angegebenen Behandlung als von „the new treatment" zu sprechen. Auf Grund eigener wichtiger Untersuchungen fand er Regeln, die freilich von den klassischen Diabeteskennern schon verkündet, die aber, vielleicht mit einigen Ausnahmen, in der Praxis unberücksichtigt geblieben waren. Aus diesen Regeln leitete er ein Behandlungssystem ab, das ziemlich einfach war und bei allen Formen von Diabetes Anwendung finden konnte, so daß es für jeden Diabeteskranken zu brauchen war, im Gegensatz zu den bis dahin zahlreichen mehr oder weniger komplizierten Kuren. Er vereinheitlichte und vereinfachte also die Behandlung und wußte auch seinen Grundsätzen Eingang in die Praxis zu verschaffen. Daß auch die Auffassungen ALLENs durchaus nicht unwidersprochen geblieben sind, mindert seine Verdienste keineswegs. Wir müssen es im Gegenteil als unsere Pflicht ansehen, sein Eingreifen in die Therapie als einen Wendepunkt in der Behandlung der Zuckerkrankheit zu betrachten.

ALLENs Behandlungsmethode ging aus von Tierexperimenten. Zur Zeit des Beginnes seiner Untersuchungen hatte die Theorie, daß eine Erkrankung des Pankreas die Ursache des Diabetes sei, je länger desto mehr an Boden gewonnen. Trotzdem wiederholte er die berühmten Versuche v. MERINGs und MINKOWSKIS noch einmal auf breitester Grundlage. Er kam zum Schluß, daß für den normalen Kohlehydratstoffwechsel ein normales Pankreas notwendig ist, und daß auf jede beträchtliche Verminderung des Pankreasgewebes eine damit übereinstimmenden Verminderung der Toleranz für Zucker folgt. Je mehr Pankreasgewebe zugrunde gegangen ist, desto mehr nähert sich der Zustand dem diabetischen Prozeß, um schließlich zum echten Diabetes sich zu entwickeln, erst vorübergehende oder leichte, darauf schwerere Formen. Totale Pankreasexstirpation ist zur Erlangung fester positiver Ergebnisse nicht notwendig, die erreichten krankhaften Zustände geben ein vollkommen ausreichendes Bild der Krankheit beim Menschen.

Er exstirpierte nun weiterhin bei Hunden Pankreasstücke von verschiedener Größe und erzeugte dadurch bei den Tieren mehr oder weniger schwere Formen des Diabetes. Er fand, daß bei Hunden mit schwerem, aber nicht zu weit fortgeschrittenem experimentellen Diabetes die Glykosuire aufhört, und die Zuckerkrankheit mehr oder weniger sich bessert durch Fasten oder durch Fasten mit gleichzeitiger Unterbindung des Ductus pankreaticus. Er glaubte ferner aus seinen Untersuchungen den Schluß ziehen zu dürfen, daß der Diabetes eine Störung des Gesamtstoffwechsels und nicht nur desjenigen der Kohlehydrate ist. Er nahm an, daß volle Kost und Erhaltung der ganzen Körpermasse die interne Funktion des Pankreas belastet, und daß deshalb bei der Behandlung der Zuckerkrankheit eine Vermehrung der Kost und des Körpergewichts eine· Überlastung dieser Funktion bedeutet, während eine Verminderung der Kost und des Körpergewichts diese Überlastung zweckmäßiger und dauernder beseitige als die Beschränkung der Kohlehydrate allein. Diese

Erwägungen, welche ihre Stütze in den schon erwähnten Tierexperimenten fanden, wurden dann bei der Behandlung von Patienten in die Praxis übertragen. Das von ihm ausgearbeitete Behandlungssystem mußte in folgendem bestehen:

A. Erst durch Vorenthalten jeglicher Nahrung — nicht der Kohlehydrate allein — die Glykosurie zum Verschwinden zu bringen und die Pankreasfunktion zu entlasten.

„If diabetes is deficiency of the function of food assimilation, logically the most effective method of relieving strain upon this function should consist in withholding food. The benefit of such relief should apply not only to glycosuria but also to acidosis, irrespective of whether the latter is wholly secondary to glycosuria or is partly a specific diabetic phenomenon; and the slight ketonuria developed by normal persons on fasting should not serve to confuse this expectation."

Nach Erreichung dieses Zieles mußte

B. allmählich eine Diät aufgestellt werden, die nicht zur Glykosurie führte.

Die definitive Diät mußte eine Unterernährung ins Auge fassen in Übereinstimmung mit der Theorie, daß eine Entlastung der Pankreasfunktion notwendig ist durch Entziehung *aller* Nahrungsstoffe und nicht nur durch Beschränkung der Kohlehydrate, ebenso wie eine Verminderung des Körpergewichts wünschenswert ist.

Auf welche Weise eine derartige Unterernährung erreicht werden soll, ist eigentlich in gewissem Sinne von nebensächlicher Bedeutung. Der einzuschlagende Weg wurde durch Zweckmäßigkeitsgründe vorgeschrieben[1]).

Die Behandlung begann — wenigstens nach ALLENs Beschreibung in seinem Buche vom Jahre 1919 — mit einer *initialen Fastperiode*. Die vollkommene Nahrungsenthaltung wurde fortgesetzt, bis der Urin zuckerfrei war. Hierzu können einige Tage, oft auch sogar eine Woche oder etwa zehn Tage erforderlich sein. Auf diese Weise ergab sich, daß selbst in den schwersten Fällen von menschlicher Zuckerkrankheit der Urin fast immer zuckerfrei wurde, und daß sich in der Regel auch die Acidosis deutlich besserte. In seltenen Fällen jedoch entwickelt sich, berichtet ALLEN, durch das Fasten eine letale Acidose. Während des Fastens erhält der Patient eine beträchtliche Menge Wasser in Gestalt von Suppe, Kaffee und dgl. Alkohol erhalten nur solche Patienten, die daran gewöhnt sind. Ist nun der Urin zuckerfrei geworden, so geht man zur Bestimmung der Toleranz für Kohlehydrate über. Ausgenommen die leichten Fälle, in denen man sofort dazu übergehen kann, läßt man den Patienten, nachdem der Urin zuckerfrei geworden ist, noch einen Tag länger fasten. Dann gibt man erst 10 g Kohlehydrate täglich und steigert täglich um 10 g bis die Toleranzgrenze erreicht ist. Diese Grenze ist nicht immer erreicht, wenn eine geringe Spur Zucker im Urin erscheint. Es kommt nämlich oft vor, daß die Reaktion wieder negativ wird, wenn man am folgenden Tage noch einmal die gleiche Menge gibt. Ist dies der Fall, so fährt man mit der täglichen Vermehrung der Kohlehydratportion um 10 g fort. Dergestalt ergibt sich, daß die wahre Grenze oft viel höher liegt, als man auf Grund des Erscheinens der ersten Spur Zucker im Urin annehmen zu müssen glaubte. Nicht selten ist die wahre Toleranz ein vielfaches dieser scheinbaren. Wenn an zwei aufeinanderfolgenden Tagen bei Zufuhr einer bestimmten Menge Kohlehydrate Zucker im Urin bestehen bleibt, so wird die Toleranz 10 g geringer angenommen

---

[1]) ALLEN, FREDERICK M.: Studies concerning glycosuria and diabetes, Harvard Univers. Press. 1913. — Total dietary Regulation in the treatment of Diabetes, the Rockefeller Instiute for Medic. Research, Monogr. Nr. 11, 1919.

als diese. Selbstverständlich wird in Fällen sehr hoher Toleranz mit größeren Gaben als einer täglichen Vermehrung von 10 g vorgegangen, weil es sonst viel zu lange dauern würde, bis man die Grenze erreicht hätte.

Nach Auffinden der Toleranz geht man dazu über, die *definitive Diät* festzustellen. Vor Verabreichung dieser Diät läßt man einen Tag fasten, um die bei der Toleranzprüfung zur Entwicklung gekommene Glykosurie wieder zum Verschwinden zu bringen. Die *definitive Diät* wird den Bedingungen jedes individuellen Falles angepaßt. Besteht Acidose, so werden soviel Kohlehydrate wie möglich gegeben. Bei Schwächezuständen steigt man mit den Eiweißgaben schnell auf $1^1/_2$ g oder wenigstens 1 g pro Kilo Körpergewicht. Fett wird zuletzt verabreicht. Man geht damit langsam in die Höhe, und die definitiv zugestandene Menge wird so weit innerhalb der Toleranz gehalten, wie sich dies als möglich herausstellt. Die Fettmenge bestimmt nach ALLEN in der Hauptsache das Körpergewicht. Letzteres aber läßt man abnehmen, bis eine definitive Diät ohne Erscheinungen von Diabetes gegeben werden kann.

Immer wieder empfiehlt ALLEN Verminderung des Körpergewichts, in Übereinstimmung nämlich mit dem schon wiederholt erwähnten Grundsatz, daß die Zuckerkrankheit eine Einschränkung der *totalen* Diät erforderlich macht. Jeder Patient muß einige Pfund, am besten 10—15 Pfund seines bisherigen Gewichts abnehmen, ein Korpulenter mehr, gleichgültig wie leicht seine Krankheit ist. Je schwerer die Zuckerkrankheit ist, um so mehr müssen sowohl Körpergewicht wie Nahrungszufuhr vermindert werden.

Dies ist in kurzen Zügen die Behandlungsmethode ALLENS, wie er sie in seinem Buche aus dem Jahre 1919 beschreibt. Die Grundsätze, auf denen sie beruht, sind also: 1. Einleitung der Behandlung mit Fasten, 2. eine bleibende Diät, weit unterhalb der durchschnittlich erforderlichen Calorienzahl (Unterernährung), die eine beträchtliche Verminderung des Körpergewichtes zum Ziel hat, 3. Verminderung aller Nahrungsmittel und 4. besondere Vorsicht mit Fett wegen der Gefahr der Acidose.

Die Behandlung nach ALLEN fand bald Nachfolger und warme Zustimmung, vor allem erst in Amerika und England. Man machte die Erfahrung, daß bei Patienten, welche vorher nicht zuckerfrei gemacht werden konnten, durch Fasten die Glykose schnell aus dem Urin verschwand, und zugleich ihr Zustand in kurzer Zeit sich überraschend besserte. Ein Beispiel für den Einfluß des Fastens möge hier erwähnt werden (s. Tabelle S. 148).

Aus diesem Beispiel geht hervor, wie unter dem Einfluß des Fastens nicht nur der Zucker aus dem Urin verschwinden kann, sondern ebenso auch die Acetylessigsäure und auf die Dauer auch das Aceton. Ferner, daß der Zucker bei diesem Patienten auch später nicht wieder auftrat, nachdem schon wieder zu einer Diät mit recht viel Kohlehydraten übergegangen war.

Am meisten hat zweifellos JOSLIN zur raschen Verbreitung von ALLENS Methode beigetragen. Durch seine wissenschaftliche Arbeit hat er sich mit Recht großen Ruf erworben, in seinem Standardwerk hat er einen Schatz klinischer Beobachtungen gesammelt, der stets eine kostbare Quelle für unsere Kenntnis von der Zuckerkrankheit bleiben wird. Obwohl ein begeisterter Verteidiger der Grundsätze ALLENS war JOSLIN keineswegs blind gegenüber den mit ihrer Durchführung verbundenen Bedenken, welche bald zutage traten. Schon bald sah er sich zu Änderungen in der Methode genötigt. Es hatte sich herausgestellt, daß die plötzliche Nahrungsentziehung bei manchen Kranken zur Acidose führte, wenn auch gewöhnlich zu einer geringen und belanglosen, so doch in anderen Fällen zu einer intensiven, wodurch sich ein drohender Zustand entwickelte. In Ausnahmefällen folgte sogar ein tödliches

A. Br., 18 Jahre alt, Gärtner. Aufnahme in die Utrechter Klinik am 10. März 1919. — Seit ungefähr 3 Wochen machten sich bei dem Patienten schwere Erscheinungen von Diabetes bemerkbar.

Datum	Nahrung				Urin			Blutzucker
	Eiweiß	Fett	Kohle-hydrate	Ca-lorien	Menge Glykose in 24 Stunden	Aceton	Acetyl-essigsäure	
11. März	100	100	150	1900	163	+ + +	+ + +	Vor dem Probe-
12. ,,	,,	,,	,,	,,	134	+ + +	+ + +	frühstück (nach
13. ,,	,,	,,	,,	,,	145	+ + +	+ + +	ELZAS) 2,55⁰/₀₀,
14. ,,	,,	,,	,,	,,	160	+ +	+ +	$1^1/_2$ Stunden nach
15. ,,	,,	,,	,,	,,	155	+	+	demselben 3,55⁰/₀₀
16. ,,	100	140	100	2060	Fehler	+	+	(nach BANG).
17. ,,	,,	,,	,,	,,	149	+	+	
18. ,,	,,	,,	,,	,,	135	+	+	
19. ,,	,,	,,	,,	,,	140	+	+	
20. ,,	,,	,,	,,	,,	140	+	+	
21. ,,	,,	,,	,,	,,	124	+	+	
22. ,,	100	100	150	1900	?	+	+ +	
23. ,,	,,	,,	,,	,,	120	+ +	+ +	
24. ,,	,,	,,	,,	,,	120	+ +	+ +	
25. ,,	,,	,,	,,	,,	122	+ +	+	
26. ,,	,,	,,	,,	,,	183	+	+	
27. ,,	,,	,,	,,	,,	130	+	+	
28. ,,	,,	,,	,,	,,	145	+	+	
29. ,,	,,	,,	,,	,,	160	+	+	
30. ,,	Fasten				143	+	+	
31. ,,		,,			10	+	—	Blutzucker 2,4⁰/₀₀ nüchtern (BANG).
1. April		,,			0	+	—	
2. ,,		,,			0	+	—	
3. ,,		,,			0	+	—	
4. ,,	2	2,7	5	52	0	+	—	Körpergewicht
5. ,,	4	5,4	10	104	0	+	—	konstant 4,55 kg.
6. ,,	23	19	15	327	0	+	—	
7. ,,	35	20	21	404	0	+	—	
8. ,,	38	23	21	443	0	+	—	
9. ,,	49	29	26	565	0	+	—	
10. ,,	Fasten				0	+	—	
11. ,,	49	40	26	660	0	+	—	
12. ,,	51	60	32	872	0	+	—	
13. ,,	51	85	32	1093	0	+	—	
14. ,,	52	120	36	1432	0	+	—	
15. ,,	52	145	41	1677	0	+	—	
16. ,,	52	181	—	1837	0	+	—	

Der Patient bleibt bis zum 23. Mai in der Klinik. Der Urin ist stets frei von Zucker, bei einer Kohlehydratzufuhr von 65—75 g. Auch das Aceton verschwand aus dem Urin, während die Acetylessigsäure seit dem 30. März nicht mehr nachgewiesen wurde.

Koma. Zur Vermeidung dieser Gefahr beginnt JOSLIN damit, gemischte Kost an ein bis zwei Tagen zu geben, dann entzieht er erst das Fett und vermindert darauf langsam das Eiweiß. In weiterer Folge verringert er die Kohlehydrate, um erst dann zum Fasten überzugehen. Dies wird bis zum Verschwinden der Glykosurie fortgesetzt, es sei denn, daß diese auch schon ohne Fasten ein Ende genommen hat. Übrigens hielt JOSLIN anfangs. wenn auch in etwas weniger strenger Weise an den von ALLEN festgesetzten Regeln fest: wenn nötig Fasten, bis der Urin zuckerfrei geworden ist, und jedesmal wieder Fasten, wenn Glykose im Urin auftritt, insbesondere vorsichtig sein mit Fett wegen der Gefahr der Acidosis, in stärkerem oder geringerem Grade Unterernährung um einer Überbelastung des Stoffwechselzentrums vorzubeugen.

Mit steigender Erfahrung vermehrten sich die Bedenken gegen die Behandlung mit langem und häufigem Fasten und starker Unterernährung. ALLEN selber machte kein Geheimnis daraus. Er beobachtete schon Fälle, „which develop fatal acidosis on fasting", und spricht von „the occasional patients, who whether in good or poor health lose flesh, feel weak, uncomfortable and depressed whenever they fast. More or less decline in strength is the rule."

Auch das theoretische Prinzip ALLENS ist nicht ohne Widerspruch geblieben. ALLEN nimmt an, daß er die Organe, welche dem Stoffwechsel dienen, durch Entziehung der Nahrung und damit der Arbeit entlastete. Verschiedene Autoren, und besonders WOODYATT, haben aber darauf aufmerksam gemacht, daß selbst während einer vollkommenen Fastenperiode die Stoffwechselprozesse nicht ruhen. Zur Stütze dieser Annahme erinnert WOODYATT an die Untersuchungen LUSKS und anderer bei Hungerexperimenten. Diese haben nachgewiesen, daß während einer Hungerperiode noch beträchtliche Mengen Fett oxydiert werden, solange der Körper noch über einigen Reservevorrat verfügt. Nun ist es nach WOODYATT durchaus das gleiche, ob das Fett abgebaut wird, das von außen mit der Nahrung aufgenommen wird, oder das Fett, welches im Körper in Vorrat vorhanden war.

Es können noch andere, nicht weniger gewichtige Bedenken gegen ALLENS Grundsätze ins Feld geführt werden. Die Annahme ist nicht von der Hand zu weisen, daß bei einer starken Unterernährung auch die Organe des Stoffwechsels selbst unterernährt werden. Während man sie also auf der einen Seite bei dieser Behandlungsweise entlasten wird, indem man ihnen eine geringere Arbeit zumutet, läuft man Gefahr, sie durch eine ungenügende Ernährung, die Folge der Behandlung, zu schädigen. Wer könnte in einem gegebenen Fall voraussagen, was schwerer wiegt: der Vorteil der Arbeitsentlastung oder der Nachteil ungenügender Ernährung? Man weiß z. B., daß die Leberzellen sehr empfindlich sind gegenüber einer schlechten Ernährung. Die glykogenfreien Leberzellen sind nicht imstande, ihre giftbindende und andere Funktionen zu erfüllen.

Vielleicht machen derartige Erwägungen die Erfahrungen einigermaßen verständlich, welche ALLEN folgendermaßen beschreibt:

„Exceptionally, however, in cases inherently *either mild or severe*, blind persistence in fasting may result in dangerous or fatal acidosis, as happened in one case (Nr. 30) in the present series." Und weiterhin:

„This atypical behaviour may sometimes be expected in middle-aged or elderly patients, who have carried their diabetes for possible 5 to 15 years with little or no apparent harm, whose glycosuria may be heavy or moderate, whose acidisos may be chronic but slight and whose bodily state may be that of good nutrition or slight obesity. Such a case may appear very promising for quick and gratifying results. During the fast, glycosuria may persist or diminish; ketonuria is generally qualitatively heavy, but quantitatively may not be great, especially if alkali is not given. What is seen clinically is first a vague malaise, often with headache or pains elsewhere, dizziness and increasing prostration. Nausea seems to be invariable and the gravest stage is when vomiting is established. Though the condition is acidosis the appearance is not that of typical coma. Dyspnea may not be prominent and the consciousness may be clear up to the last hours or minutes of life. The end comes with uncontrollable vomiting and profound and rapidly progressive weakness. Treatment in this final stage offers little hope."

Einerseits ist Entlastung des Stoffwechselorgans durch Fasten notwendig zur Behandlung der Krankheit, andrerseits schädigt Entziehung der Nahrung, also Fasten, das Stoffwechselorgan — dies Dilemma gibt vielleicht den Schlüssel zu ALLENS Seufzer, daß es nicht möglich ist, vorauszusagen, in welchen Fällen infolge des Fastens Acidose auftritt und in welchen nicht, und wohl auch zu seinen Worten: „The essential treatment for fasting-acidosis is food; and the only known rule of procedure up to present is, if a patient develops acidosis on feeding to fast him, and if he develops acidosis on fasting to feed him."

Nicht nur ein langdauerndes Fasten gibt zu Bedenken Anlaß. Auch die starke Unterernährung mit Erreichung eines weit unter der Norm liegenden Körpergewichts als Zweck und Folge muß jedem Arzt, der die Behandlung seiner Kranken nicht nur als ein physiologisches Experiment auffaßt, bedenklich erscheinen. Es handelt sich für uns doch nicht um den Nachweis, daß es möglich ist, Menschen mit einer so geringen Nahrungsmenge am Leben zu erhalten, wie es früher unmöglich erschien, sondern darum, dem Kranken eine ärztliche Behandlung zuteil werden zu lassen, die auch mit dem gesunden Menschenverstand in Einklang steht. Eine langdauernde starke Unterernährung, die zu einem Untergewicht von mehreren Kilogramm unter dem Durchschnitt führt, geht notwendigerweise Hand in Hand mit einem Schwächegefühl und Arbeitsunvermögen. Solange der Patient sich im Krankenhaus befindet, wo nur ein Stoffwechselminimum oberhalb des Grundwertes verlangt wird, geht alles gut. Jedoch nach Hause zurückgekehrt, wird die mehr oder weniger angespannte körperliche oder geistige Arbeit, die doch die meisten Menschen leisten müssen, fast unmöglich. So kam man dazu, die ursprünglich gestellten Bedingungen etwas weniger streng anzuwenden. Für die sehr leichten Fälle wurde eine initiale Fastperiode nicht mehr für notwendig erachtet, ebensowenig wie eine beträchtliche Unterernährung mit erheblicher Verringerung des Körpergewichts. Mit Recht sagt JOSLIN: „Früher war eine Verminderung der Kohlehydrate auf 100 g oft ausreichend, um die Glykosurie zum Verschwinden zu bringen. In unserer Begeisterung für neue Methoden darf man nicht vergessen, daß man auch in vergangener Zeit gute Behandlungsresultate bei der Mehrzahl der Zuckerkranken erhielt, und daß eine allmähliche Verminderung der Kohlehydrate das Mittel war, welches hierzu angewandt wurde[1]."

Ich halte eine etwas ausführlichere Beschreibung der Behandlungsweise von mittelschweren und schweren Fällen der Zuckerkrankheit, wie sie vor kurzer Zeit in Amerika und England fast allgemein angewandt und auch anderwärts befolgt wurde, für wünschenswert. Freilich sind seit dieser Zeit wieder neue Ideen aufgetaucht, vor allem das Insulin hat große Veränderungen in der Behandlungsart hervorgerufen. Doch macht das Insulin eine genaue Regelung der Diät durchaus nicht unnötig. Die Behandlung von zuckerkranken Patienten mit moderner Diät, welche es auch sein möge, ist nicht gut verständlich, wenn man nicht genau über die Methoden unterrichtet ist, die noch vor kurzer Zeit üblich waren, zumal sie auch jetzt noch nicht vollständig verlassen sind.

In schweren Fällen wurde die Behandlung nach JOSLIN[2] gewöhnlich nach folgendem Schema durchgeführt[3]:

1. *Vorbereitungsperiode.* In sehr schweren, lang bestehenden oder komplizierten Fällen, ferner bei korpulenten und älteren Menschen und bei Acidosis läßt man dem Patienten die beiden ersten Tage seine gewöhnliche Kost verabreichen, nur wird das Fett entzogen. Nach zwei Tagen wird das

---

[1]) JOSLIN: Treatment of diabetes mellitus. 2. Aufl., S. 262.
[2]) JOSLIN: ibidem S. 243 ff.
[3]) Über die Methode von ALLEN lese man außer in der englischen und amerikanischen Literatur auch nach in: DOYER, Dissert. Groningen 1924.

Eiweiß fortgelassen. Dann werden die Kohlehydrate täglich um die Hälfte vermindert, bis der Patient nur noch 10 g Kohlehydrate erhält. Dann Fasten. In anderen Fällen beginnt man sofort mit dem Fasten.

2. *Initiale Fastperiode.* Vier Tage Fasten, es sei denn, daß der Urin eher zuckerfrei ist. Wasser, Tee, Kaffee, dünne Bouillon dürfen in jeder gewünschten Menge genommen werden.

3. *Intermittierendes Fasten.* Wenn nach Ablauf von vier Tagen die Glykosurie noch besteht, gebe man zwei Tage lang pro Kilo Körpergewicht 1 g Eiweiß und 1,5 g Kohlehydrate. Dann lasse man wieder drei Tage fasten, vorausgesetzt, daß der Urin nicht früher zuckerfrei ist. Wenn die Glykosurie während dreier Tage anhält, gebe man Eiweiß wie vorher, aber ohne Kohlehydrate. Dann ein oder zwei Tage Fasten je nach Bedarf. Besteht dann noch immer eine Zuckerausscheidung, so gebe man vier Tage Eiweiß wie oben, dann lasse man einen Tag fasten und dann langsam die Perioden der Nahrungsverabreichung verlängern, jedesmal um einen Tag, bis jede Woche ein Fasttag vorhanden ist. JOSLIN sah keinen unkomplizierten Fall, der auf diese Weise nicht zuckerfrei wurde. Ist der Urin dann zuckerfrei, so wird die Toleranz für Kohlehydrate, dann die für Eiweiß, zuletzt die für Fett bestimmt. Dies geschieht in folgender Weise:

Bestimmung der Kohlehydrattoleranz. Wenn der innerhalb 24 Stunden gelassene Urin zuckerfrei ist, füge man der Nahrung eine 5 g Kohlehydraten entsprechende Menge Gemüse hinzu, und vermehre dieses Quantum täglich um 5 g bis zur Höhe von 20 g. Dann gibt man ein über den anderen Tag 5 g in jeder gewünschten Form hinzu, bis Glykosurie auftritt.

Bestimmung der Eiweißtoleranz. Ist der Urin zwei Tage zuckerfrei geblieben, so gibt man ungefähr 20 g Eiweiß pro Tag (das sind 3 Eier), und vermehre dann die Eiweißmenge täglich um 15 g in Form von Fleisch, bis der Patient wenigstens 1 g Eiweiß pro Kilo Körpergewicht erhält, oder, wenn die Kohlehydrattoleranz 0 ist, nur $3/4$ g pro kg Körpergewicht.

Bestimmung der Fettoleranz. Während man die Eiweißtoleranz bestimmt, wird nur die geringe Menge Fett gegeben, welche in den Eiern und dem Fleisch enthalten ist. Man vermehrt diese Fettmenge nicht, bis die Eiweißportion 1 g pro Kilo Körpergewicht erreicht hat (es sei denn, daß die Eiweißtoleranz unterhalb dieser Zahl liegt). Dann steigert man die Fettmenge um 5 g bis auf 25 g täglich, dabei eine eventuelle frühere Acidose berücksichtigend, bis der Patient nicht mehr an Gewicht abnimmt oder ungefähr 30 bis 40 Calorien pro Kilo Körpergewicht erhält.

Wiederauftreten der Glykosurie. Sobald wiederum Zucker im Urin auftritt, erfordert dies ein vierundzwanzigstündiges Fasten, oder ein so lange währendes, bis der Urin zuckerfrei ist. Dann wird die vorige Diät wiederholt, jedoch in dem Sinne, daß die Kohlehydrate bis auf die Hälfte vermindert werden. Das behalte man bei, bis der Urin einen Monat lang zuckerfrei geblieben ist. Dann dürfen die Kohlehydrate um nicht mehr als 5 g pro Monat vermehrt werden.

Wöchentliche Fasttage. Ist die Toleranz geringer als 20 g Kohlehydrate, so muß innerhalb von sieben Tagen ein Tag gefastet werden. Beträgt die Toleranz zwischen 20 und 50 g, so dürfen an den wöchentlichen Fasttagen $5^0/_0$ Gemüse und die Hälfte der gewohnten Menge an Fett und Eiweiß verabfolgt werden. Liegt die Toleranz zwischen 50 und 100 g Kohlehydraten, so dürfen auch 10 bis $15^0/_0$ Gemüse gegeben werden. Wenn die Toleranz 100 g Kohlehydrate übersteigt, wird am wöchentlichen Fasttag die Hälfte der gewohnten Menge Kohlehydrate verabreicht.

Diese Grundsätze müssen nun in Diätvorschriften in die Praxis übertragen werden.

Praktische Speisezettel, die mit dem oben dargestellten Schema übereinstimmen, findet man in einer Anzahl amerikanischer und englischer Diabetesmonographien (JOSLIN, MAC LEAN, LEYTON, GRAHAM). Ich übergehe sie hier, weil ich diese schematischen Diätregelungen nicht mehr anwende.

Will man über die Methode der Diabetesbehandlung nach ALLEN ein Urteil aussprechen, so dünkt es mich zweckmäßig, folgende vier Punkte getrennt ins Auge zu fassen:

1. die allgemeine theoretische und experimentelle Grundlage,
2. das langdauernde und wiederholte Fasten,
3. die Unterernährung, die in schweren Fällen gleichzeitig eine beträchtliche Verminderung des Körpergewichts beabsichtigt,
4. die Besorgnis vor Fettgaben.

a) Die allgemeine theoretische und experimentelle Grundlage.

Die Auffassung ALLENS, daß die Stoffwechselstörungen bei Diabetes nicht nur die Kohlehydrate betreffen, sondern auch alle anderen Nahrungsbestandteile, ist für die schweren Fälle und die Spätstadien dieser Krankheit sicher richtig. Es ist aber fraglich, ob die Störungen im Katabolismus des Eiweißes und Fettes auf die gleiche Linie mit denen der Kohlehydrate gestellt werden müssen, ob sie wie diese primär sind, oder die Folge der Veränderungen in den chemischen Prozessen der Gewebe oder in der anatomischen Struktur, welche der gestörte Kohlehydratstoffwechsel verursacht hat. Deshalb ist es zweifelhaft, ob es gerechtfertigt ist, beginnende oder leichte Fälle von Diabetes auf dieselbe Weise zu behandeln wie schwere und vorgeschrittene Formen.

Auch wurde schon auf die Kritik von WOODYATT und anderen amerikanischen Autoren hingewiesen, die daran erinnern, daß auch bei vollkommener Nahrungsentziehung der Stoffwechsel durchaus nicht still steht, sondern daß unter diesen Umständen ein Abbau von Eiweiß und Fett stattfindet, der als endogen bezeichnet werden kann.

Ebenso können die Tierexperimente, von denen ALLEN ursprünglich ausging, nicht ohne weiteres auf den klinischen Diabetes übertragen werden. Ich will dabei nicht von den Verschiedenheiten zwischen Mensch und Hund sprechen. Deutlich ist aber, daß zwischen der Zuckerkrankheit und dem Zustand, welcher auf die Exstirpation eines kleineren oder größeren Stückes Pankreas folgt, ein himmelweiter Unterschied besteht. In letzterem Falle wird nicht nur die interne, sondern auch die externe Sekretion der Bauchspeicheldrüse ausgeschaltet.

Noch ein Unterschied zwischen Krankheit und Experiment macht es offenkundig, warum auch die Behandlung nach ALLEN nicht immer fähig ist, einen Stillstand des Diabetes zu bewirken. MAC LEAN verleiht diesem Gedanken in klarer Weise Ausdruck.

„Es besteht ein großer Unterschied zwischen dem experimentellen Diabetes der Hunde und dem menschlichen Diabetes", so führt er aus. „In ersterem Falle ist ein Teil des Pankreas entfernt. Nachdem aber das Tier die Operation überstanden hat, ist ein stabiler Zustand erreicht. Wenn der übriggebliebene Teil der Bauchspeicheldrüse nicht durch übermäßige Fütterung erschöpft wird, ist kein Grund dafür vorhanden, weshalb der Zustand fortschreiten soll. Ganz anders ist es dagegen beim menschlichen Diabetes. Selbst wenn es als bewiesen angesehen werden mag, daß in letzter Instanz die Stoffwechselstörungen ihren anatomischen Sitz in den LANGERHANSschen Inseln haben, so unterliegt es doch keinem Zweifel, daß unter der Bezeichnung Diabetes verschiedene Zustände begriffen werden, die zum wenigsten quantitativ von einander verschieden sind. Bei dem einen ist die Schädigung gering, bei dem andern ist sie ernster Natur. Hier beruht sie auf einem unbekannten krankhaften Prozeß, dort ist sie die Folge ungenügender Blutzufuhr infolge von Gefäßsklerose. Und was das wichtigste ist: bei vielen Patienten ist der Prozeß, der den Diabetes verursachte, zum Stillstand gekommen oder schreitet so langsam fort, daß man praktisch von einem stationären Zustand sprechen kann. Bei anderen ist hinwiederum die Erkrankung von Natur progressiv und kann, wenigstens heutzutage, durch keine Behandlung aufgehalten werden. Es mag seine Richtigkeit haben, daß diese Neigung zum Fortschreiten durch eine unzweckmäßige Diät verstärkt werden kann, das hindert jedoch nicht, daß beim menschlichen Diabetes zwei Faktoren im Spiel sind:

1. eine in sich selbst progressive Schädigung und 2. der schädliche Einfluß einer unzweckmäßigen Diät. Gegen letztgenannten Faktor können wir angehen. Aber wir dürfen nicht immer auf das günstige Resultat hoffen, das bei Hunden erreicht wird, gerade wegen der Anwesenheit des ersten Faktors[1]."

Solche Erwägungen machen es begreiflich, warum ALLENS Diätbehandlung manchmal enttäuschen muß, selbst angenommen, daß sie ein unfehlbares Mittel im Kampf gegen den zweiten Faktor wäre, und wenn keine unangenehmen Folgen damit verbunden wären.

b) Das Fasten.

Welches auch die theoretischen Überlegungen sein mögen, zu denen eine Betrachtung über das Fasten führen kann, die praktische Erfahrung am Krankenbett lehrt ohne allen Zweifel:

daß das Fasten während ein oder zwei Tagen von den Patienten *in der Regel* viel besser vertragen wird, als man es sich früher vorstellen konnte. Wenn man sie dazu veranlassen kann, sich dieser Probe zu unterziehen (und gegenwärtig gelingt dies gewöhnlich), so sind die Patienten fast immer angenehm überrascht, und weiterhin,

daß bei den meisten Patienten der Zucker im Urin nach einer kurzen Fastenzeit beträchtlich geringer wird, oft verschwindet, während dagegen die Acidose, wenn sie zuvor bestanden hat, nicht immer verschwindet. Bestand keine Acidose, so entsteht sie durchaus nicht immer. In einigen Fällen tritt allerdings Aceton im Urin auf, ohne daß dies jedoch eine Gefahr zu bedeuten braucht. In anderen Fällen dagegen entsteht bei zu lange fortgesetztem Fasten schwere, sogar letale Acidose. Es ist nicht immer vorauszusagen, wie im gegebenen Fall die Dinge sich entwickeln werden.

Während dies nur bei einem Fasten von einigen Tagen gilt, muß ein längere Zeit hindurch fortgesetztes Fasten als ein viel schwererer Eingriff angesehen werden. Auch dieses vertragen viele Patienten über Erwarten gut. Andere entziehen sich ihm, offen oder insgeheim. Bei vielen verursacht es einen bedenklichen Schwächezustand. Diätregeln der allerletzten Jahre und das Insulin haben eine länger dauernde Fastenzeit zum großen Teil wieder aufgeben lassen. Es ist deshalb unnötig, hier ausführlicher darauf einzugehen.

Eintägiges Fasten oder starke Unterernährung während einiger Tage scheint mir auch jetzt noch eine hin und wieder empfehlenswerte Behandlungsmethode, z. B. wenn man aus dem einen oder anderen Grunde mit der Insulininjektion warten muß oder will. Die Erklärung für die günstige Wirkung eines kurz-

---

[1]) HUGH, MACLEAN: Modern Methods in the diagnosis and treatment of glycosuria and diabetes, London 1922, S. 110ff.

dauernden Fastens ist nicht schwierig. Fast nie, auch nicht in den schweren Formen, ist bei dem Diabetiker die Fähigkeit zur Verbrennung der Kohlehydrate vollkommen aufgehoben. Zur Oxydation einer bestimmten Menge Glykose — sei es auch nur eines Teils der Glykose, welche aus dem Körpereiweiß abgespalten wird — ist sein Organismus wohl immer befähigt. Gewöhnlich war er vor Eintritt in die Behandlung unzweckmäßig ernährt, fast immer überfüttert. Ein mehrtägiges Fasten entlastet zweifellos im Sinne ALLENS den Stoffwechsel zum großen Teil und verschafft dem Organismus Gelegenheit, sich von den schädlichen Zwischenprodukten des Stoffwechsels zu befreien.

c) Die langdauernde und beträchtliche Unterernährung.

Hierüber wurde im Vorhergehenden schon wiederholt das eine oder andere ausgeführt. Es kann nicht das Ziel ärztlicher Behandlung sein, Patienten am Leben zu erhalten mit einer derartigen Unterernährung und Verminderung des Körpergewichts, daß sie wegen ihrer Magerkeit von ihrer Umgebung mit Verwunderung und Mitleid angestarrt und beklagt werden, und bei der sie überdies dauernd hungrig sind, sich schwach und elend fühlen.

d) Die Furcht vor Fett als Quelle der Acidose.

Auch an diesem Lehrsatz ALLENS sind Zweifel aufgestiegen. Seine Besprechung erfordert aber ein eigenes Kapitel.

Aus meinen Ausführungen über die Behandlungsmethode ALLENS geht schon hervor, daß seine Lehrsätze nicht ganz und in all ihren Folgerungen aufrecht erhalten blieben. Die Bedenken, welche ich anführte, werden von vielen Seiten geteilt. In Deutschland hat seine Methode keinen Eingang finden können. Insbesondere hat sich VON NOORDEN von Anfang an dagegen ausgesprochen. In der Utrechter Klinik wurde sie nach einigen Versuchen verlassen. Wir waren der Meinung, daß eine Zuckerfreiheit des Urins mit einer so starken Unterernährung und ihren Folgen zu teuer erkauft wäre.

In der dritten Auflage seines mit Recht so berühmten Buches hat JOSLIN die Diätbehandlung, die er noch wenige Jahre zuvor (in der zweiten Auflage) mit soviel Wärme anpries, fast gänzlich fallen lassen.

Trotzdem bleibt die Arbeit ALLENS ein Wendepunkt in der Behandlung der Zuckerkrankheit. Durch den Ernst, die Genauigkeit und die breite literarische und experimentelle Grundlage seiner Untersuchungen hat er als ein Katalysator gewirkt, der vor allem in Amerika den Anstoß zu einer gewaltigen Menge vortrefflicher Arbeiten gab. Es ist kein Zufall, daß das Insulin in einem der englisch sprechenden Länder entdeckt wurde. ALLEN zwang uns, mehr und strenger als zuvor sozusagen quantitativ in der Diabetestherapie zu denken. Er bewies uns nochmals wieder die Notwendigkeit einer, wenn auch nicht gerade starken, vielleicht übertriebenen Unterernährung, so doch einer mäßigen oder sogar kargen Diät. Er widerlegte für immer die Ansicht, daß das Mästen des Patienten jemals das Ziel der Diabetesbehandlung sein darf. Wir hoben bereits hervor, daß die Grundsätze, die ALLEN aufgestellt hat, an sich schon früher ausgesprochen waren. Seine Tierexperimente waren eine Nachahmung der berühmten Untersuchungen von VON MERING und MINKOWSKI, sie waren schon von vielen wiederholt worden. Das Fasten war schon vor Jahren von CANTANI in die Behandlung eingeführt worden, es wurde von NAUNYN sehr anempfohlen und bildete einen integrierenden Bestandteil in VON NOORDENS Therapie. Die These, daß vor allem das Fett die Quelle der Acidose wäre, hatte vor längerer Zeit schon MAGNUS-LEVY aufgestellt und damit allgemeine Zustimmung gefunden. Schließlich war die Kur durch Unterernährung mit vorhergehendem Fasten ohne experimentelle Beweisführung, ausschließlich auf Grund klinischer Erfahrung und a prioristischer Überlegung von dem genialen GUELPA ausfindig gemacht, beschrieben und jahrelang angewandt worden. Diesem in Paris praktizierenden Arzt gebührt mehr Ehre als ihm vielfach zuteil geworden ist.

Nichtsdestoweniger muß ALLEN wegen der Qualität seiner Arbeit, der wissenschaftlichen Weise, auf welche er seine Untersuchungen vornahm und sein System aufbaute, als einer der hervorragendsten Untersucher der Zuckerkrankheit unserer Zeit gerühmt werden.

Die großen Bedenken gegen das Behandlungssystem von ALLEN waren die Veranlassung, daß verschiedene Untersucher, trotz der von JOSLIN vorgenommenen Änderungen und Milderungen, weiter nach neuen Wegen zur Regelung der Diät suchten. Vor allem sind es NEWBURGH und MARSH in Amerika und PETRÉN in Schweden, welche auf neue Gesichtspunkte hingewiesen haben.

3. Die Diät mit niedrigem Eiweiß- und hohem Fettgehalt.

Auf dem Kongreß in Straßburg im Jahre 1921 hielt PETRÉN[1]) einen Vortrag über die Bedeutung der Eiweißmenge für das Entstehen von Ketose bei Fettnahrung. Er hat sich seit 1911 oder 1912 fortwährend mit diesem Problem beschäftigt und ist später wiederholt darauf zurückgekommen. PETRÉN entdeckte, daß Diabeteskranke, denen man eine äußerst geringe Menge Eiweiß verabreichen läßt, große Mengen Fett vertragen ohne Ketosis zu bekommen.

Die Eiweißmengen, mit welchen PETRÉN auskommt, ohne bei seinen Patienten eine negative Stickstoffbilanz hervorzurufen, sind unglaublich klein und finden nur eine Analogie in den Mengen, mit welchen HINHEDE seine gesunde Versuchsperson im Stickstoffgleichgewicht hielt. Hielt man früher 125 g Eiweiß für einen gesunden Erwachsenen für notwendig, und kam man später zu Werten von 100 g oder sogar zu der damals sehr niedrig geschätzten Zahl von 1 g pro Kilo Körpergewicht, so gelang es PETRÉN bisweilen seine Diabeteskranken mit 20 g Eiweiß täglich (vereinzelt mit 0,14 g pro kg Körpergewicht, nicht selten mit 0,25 g pro Kilo!) im Stickstoffgleichgewicht zu halten.

Schon vor PETRÉN hatte MAIGNON[2]), Physiologe an der Tierärztlichen Hochschule in Lyon, gefunden, daß bei einem diabetischen Hunde, welcher mit äußerst geringen Mengen Eiweiß gefüttert wurde, nach Weglassen aller Kohlehydrate, die Ketonkörper aus dem Urin verschwanden. In Zusammenarbeit mit TEISSIER, später mit ARLOING hat er dies Prinzip bei Zuckerkranken im Hotel Dieu in Lyon angewandt und auch bei ihnen vortreffliche Resultate erhalten. Der Unterschied zwischen MAIGNON und seinen Mitarbeitern und den später anzuführenden amerikanischen Ärzten beruht darauf, daß MAIGNON die Notwendigkeit hervorhebt, den Patienten bei der fettreichen Diät ein bestimmtes Quantum doppelkohlensaures Natron zu verordnen, um der Acidose vorzubeugen. MAIGNON ist nämlich der Ansicht, daß die schädliche Wirkung der Fette, ihre Koma hervorrufende Tätigkeit, ausschließlich auf der Säurebildung beruht. PETRÉN betont dahingegen, daß es die große Eiweißmenge sei, welche dem Zuckerkranken schade, und daß eine äußerste Eiweißeinschränkung für das Stoffwechselzentrum eine Schonung bedeute. Es ist merkwürdig, daß MAIGNONS sehr eigenartiges Werk so wenig Interesse begegnete und vom Jahre 1908 bis vor kurzem ganz unbekannt blieb. PETRÉN kannte es nicht und fand ganz unabhängig davon den großen Wert der eiweißarmen Diät.

Ebenfalls unabhängig von MAIGNON und PETRÉN empfahlen NEWBURGH

---

[1]) PETRÉN: Neurotherapie 1921, Nr. 3 u. 4. Acta medica Scandinavica 1923, und in einer Reihe anderer Schriften. Sein großes Werk ist in schwedischer Sprache geschrieben.
[2]) MAIGNON: Presse médicale 1922, Nr. 25 — Vallérix Thèse de Lyon, 1911.

und MARSH[1]) auf Grund ganz ähnlicher Überlegungen eine fettreiche, jedoch eiweißarme und ebenso kohlehydratarme Diät für Zuckerkranke. Ihre Erfahrung gründete sich auf die Beobachtung einer großen Zahl von Diabetikern (190) in der Universitätsklinik in Michigan. Auch NEWBURGH und MARSH machten die Erfahrung, daß die Patienten sogar bei einer sehr kohlehydratarmen Diät viel Fett vertragen, ohne daß Ketosis entsteht, wenn nur das Eiweiß erheblich eingeschränkt wird. Merkwürdigerweise konnten sie dabei feststellen, daß trotz der fettreichen Diät mit dem Verschwinden der Ketonurie auch die Lipämie zurückging oder verschwand. NEWBURGH und MARSH gaben genaue Diätvorschriften an. Sobald die Patienten in der Klinik aufgenommen sind, erhalten sie, ohne irgendwelche Vorbereitung, also auch ohne voraufgegangenes Fasten, eine Diät, welche für Erwachsene lautet:

Eiweiß . . . . 15—20 g
Fett . . . . 85—95 g
Kohlehydrate . . . . . 10—12 g

Sobald der Urin des Patienten zuckerfrei ist, wird seine Diät Schritt für Schritt erhöht bis zu:

0,67 g *Eiweiß* pro Kilo Körpergewicht und

soviel *Kohlehydrate* wie er nach der voraufgegangenen Toleranzbestimmung verträgt, jedoch niemals mehr als 35 g täglich.

Fett erhält er soviel wie erforderlich ist, um die Diät auf eine Calorienmenge von 30—40 Cal. pro Kilo Körpergewicht innerhalb 24 Stunden zu bringen, manchmal auch noch etwas mehr.

Scheint der Patient während seines Aufenthaltes in der Klinik diese Diät zu vertragen, und scheint sie ausreichend für ihn zu sein, dann wird er mit der Mahnung entlassen, sich streng an diese Diät zu halten.

Man wird bemerkt haben, daß die Eiweißbeschränkung bei der Diät von NEWBURGH und MARSH weit geringer ist als die von PETRÉN den Patienten vorgeschriebene.

Die Arbeiten PETRÉNs und die von NEWBURGH und MARSH haben in Amerika viel Aufsehen erregt, weniger jedoch in Europa[2]). JOSLINS übermäßige Furcht vor Fett in der Diätetik der Zuckerkrankheit wurde dadurch überwunden. „Their work has made me feel justified in allowing more fat to my patients[3])." Es ist sehr hoch anzuerkennen, daß dieser berühmte Diabetesforscher den Arbeiten von PETRÉN, NEWBURGH und MARSH durchaus Gerechtigkeit widerfahren läßt.

Nicht nur von dem praktischen Gesichtspunkte für die Behandlung der Zuckerkranken aus gesehen, sondern auch theoretisch betrachtet, sind die angeführten Untersuchungen von größter Bedeutung. Sie weisen auf den ungeheuren, in diesem Umfange zuvor nicht vermuteten, spezifisch-dynamischen Einfluß des Eiweißes bei der Zuckerkrankheit hin. Sie zeigen ferner, daß trotz der ausgezeichneten Untersuchungen von WOODYATT und SHAFFER, unser Wissen über das Entstehen der Acidose noch sehr gering ist. Denn, wenn bei einer Diät mit 20 g Kohlehydraten und 28 g Eiweiß 140 g Fett (und mehr) vertragen werden kann, ohne daß Aceton im Urin auftritt, so spottet das der ketogenen-antiketogenen Bilanz der vorgenannten Autoren oder ergibt für die durch sie bezweckte „ratio" (siehe S. 95 u. f.) einen so hohen Wert, daß die ganze Theorie dadurch ins Wanken zu kommem droht.

Wichtiger als die Theorie ist im Augenblicke die Wohltat, welche die Pionierarbeit von PETRÉN, NEWBURGH und MARSH (sowie von dem nur selten genann-

---

[1]) NEWBURGH and MARSH: Arch. of internal med. 1920, 1921, 1923.
[2]) Dies wurde in den Sommerferien 1924 geschrieben.
[3]) JOSLIN: Treatment of Diabetes. 3. Aufl., S. 526.

ten MAIGNON) zu sein verspricht und zum Teil auch schon war (siehe den oben angeführten Ausspruch JOSLINS). Dem Zuckerkranken kann, abgesehen von Ausnahmen, ohne Besorgnis wieder eine größere Fettmenge, und damit sein wertvollster Nahrungsstoff, zugestanden werden. Wenn auch nach wie vor Mäßigkeit für ihn geboten ist, so brauchen wir ihn, auch ohne die Mithilfe von Insulin, nicht mehr mit vielen Fasttagen und mit einer Diät zu quälen, welche weder seinen Hunger stillt, noch seinen Calorienbedarf deckt. In vielen Fällen können wir erreichen, daß sein Urin zuckerfrei wird mit Hilfe einer Diät, die sehr erträglich ist und doch allen für ihn nötigen Anforderungen entspricht. Es scheint mir eine Pflicht, hier die großen Verdienste von MAIGNON, PETRÉN, NEWBURGH und MARSH nachdrücklich zu betonen. Zwar hatte schon NAUNYN mit seinem scharfen Blick eine niedrige Eiweißmenge für manche Diabetespatienten vorgeschlagen, und PETRÉN, der unter ihm arbeitete, hatte darauf weiter aufgebaut. Ferner mag es zutreffen, daß ebenso KOLISCH und LENNÉ für die Eiweißbeschränkung in der Diät des Diabetikers eintraten, und daß der Erfolg mancher „Mehl"-kur auf der geringen Eiweißmenge der Nahrung beruhte. Es kann uns mit Bewunderung erfüllen, daß BOUCHARDAT schon Mäßigkeit bei der Verwendung von „Fleisch und anderen stickstoffhaltigen Nahrungsmitteln" anbefohlen hat. Jedoch erst die Untersucher aus Lund, Ann Arbor und Lyon haben uns eine unanzweifelbare feste wissenschaftliche Grundlage für die eiweißarme und ziemlich fettreiche Diät gegeben, auf der weiter aufgebaut werden kann.

An der Richtigkeit der von PETRÉN, NEWBURGH und MARSH erhaltenen Resultate kann ich nicht zweifeln. Die Zuverlässigkeit ihrer Arbeit steht über allem Zweifel und ihre Zahlen sind sprechend.

Die in der Utrechter Klinik gewonnenen Resultate stimmen vollkommen mit denen der genannten Forscher überein.

Einige Beispiele:

Fall I. 54 jähriger Mann. Als er vor $^1/_2$ Jahr wegen Sehstörungen in der ophtalmologischen Poliklinik untersucht wurde, entdeckte man bei ihm Diabetes. Er hatte eine Retinitis, von der nicht mit Sicherheit gesagt werden konnte, ob sie diabetisch oder nephritisch sei. Bei der Aufnahme in die medizinische Klinik enthielt sein Urin eine Spur Eiweiß, keine Zylinder, 8% Glykose, kein Aceton.

Während 4 Tagen bekam der Patient die gewöhnliche Krankenkost. Dabei enthielt der Urin durchschnittlich 7% Glykose und in 24 Stunden 200 g, spezif. Gewicht 1040, kein Aceton.

Danach eine Diät mit Eiweiß, durchschnittlich 32 g, Fett 124 g, Kohlehydrate 66 g. Der Urin wird zuckerfrei, jedoch erscheint Aceton.

Nun wurde, bei gleicher Eiweiß- und Kohlehydratmenge, das Fett auf 82 g herabgesetzt. Das Aceton bleibt.

Nach einigen Tagen: Herabsetzung des Eiweißes auf 22 g. Erhöhung des Fettes auf 102 g, Kohlehydrate wie zuvor. Der Urin bleibt zuckerfrei, das Aceton verschwindet. Das Körpergewicht, bei der Aufnahme 69,3 kg, bleibt mit einigen Schwankungen ziemlich das gleiche. Allmählich leichte Vermehrung der Diät (Eiweiß 31, Fett 160, Kohlehydrate 81 g), wobei der Urin zuckerfrei bleibt und kein Aceton auftritt. Entlassung aus der Klinik. Zu Hause erhält der Patient (wenigstens lautet so die Vorschrift) 45 g Eiweiß, 150 g Fett, 100 g Kohlehydrate. Hierbei enthält der innerhalb eines halben Jahres 10 mal kontrollierte Urin niemals Zucker oder Aceton. Das Allgemeinbefinden bleibt gut, jedoch besteht die Retinitis unverändert weiter.

Dieser Mann, der in schlechtem Allgemeinzustand mit 8% Zucker im Urin aufgenommen wurde, verträgt somit die fettreiche Diät sehr gut. Bei der eiweißarmen Kost verträgt er 100 g Kohlehydrate. Zu Anfang zeigt sich, daß bei 32 g Eiweiß und Fettverminderung das Aceton nicht aus dem Urin verschwindet, während die Eiweiß*herabsetzung* (von 32 auf 22 g) bei *Vermehrung* des Fettes (bis 102 g) das Aceton verschwinden macht. Es glückt schließlich, eine ziemlich umfangreiche Diät zu gestatten (mit 45 g Eiweiß).

Fall II. 18 jähriges Mädchen. Aufgenommen am 10. November 1922. Schon seit 1 Jahre bestanden Klagen wie bei Diabetes, jedoch ging die Patientin erst

1 Jahr später zum Arzte, der Zucker im Urin nachwies und sie in die Klinik schickte. Bei ihrer Aufnahme enthielt der Urin 8% Zucker, eine Spur Eiweiß, viel Aceton. (Der Atem der Patientin riecht nach Aceton).

Unter dem Einfluß einer Kur nach JOSLIN verschwindet die Glykose schnell aus dem Urin. Die Acetonkörper nehmen jedoch zu, so daß z. B. bei einer 25 g Eiweiß, 20 g Fett und 20 g Kohlehydrate enthaltenden Diät eine sehr starke Acetonreaktion und GERHARDT-sche Reaktion auftritt. Darauf wiederum Fasten. Bei langsamer Erweiterung der Diät blieb der Zucker aus dem Urin fort und verschwanden die Ketonkörper. Obwohl der Befund des Urins nichts zu wünschen übrig ließ, sah die Patientin äußerst schwach aus. Das Gewicht betrug am Tage der Aufnahme 48,8 kg bei einer Körpergröße von 1,62 m. Nach einiger Zeit war es auf 45,5 kg heruntergegangen.

Es wurde beschlossen, sehr allmählich zu einer eiweißarmen und fettreichen Diät überzugehen. Zum Schlusse (Mai 1923) bestand die Diät aus 41 g Eiweiß, 155 g Fett, 106 g Kohlehydraten. Dabei war der Urin zuckerfrei und enthielt keine Ketonkörper. Das Allgemeinbefinden war ausgezeichnet. Das Körpergewicht betrug 55,3 kg.

Die Patientin, welche vom 10. November 1922 bis zum 9. Mai 1923 in der Klinik war, stellt sich noch hin und wieder vor und erklärt, daß sie sich seit langer Zeit nicht mehr so wohl befunden habe.

Fall III. 35 jähriger Mann. Der Urin enthält bei seiner Aufnahme in die Klinik 232 g Glykose innerhalb 24 Stunden, viel Aceton und Diacetsäure. Blutzucker in nüchternem Zustande $2{,}44\%_0$, nach einem Probefrühstück $3{,}88\%_0$. Bei einer Diät von 29 g Eiweiß, 128 g Fett, 90 g Kohlehydraten bleibt noch etwas Zucker und reichlich Aceton. Bei einer Diät von 22 g Eiweiß, 171 g Fett, 57 g Kohlehydrate verschwindet der Zucker ganz und verbleibt nur noch eine Spur von Aceton im Urin. Allmählich steigt die Toleranz für Kohlehydrate, so daß zum Schlusse bei 25 g Eiweiß, 173 g Fett und 82 g Kohlehydrate der Urin zuckerfrei und zumeist auch ohne Aceton ist. An einzelnen Tagen weist der Urin eine Spur Aceton auf.

Diese drei Fälle sind begreiflicherweise nur Beispiele. Seit wir diese Diät einführten, wurden alle Zuckerkranken in unserer Klinik soweit wie möglich nach dem gleichen Prinzip behandelt.

Seit wir die Behandlung mit Eiweißreduktion anwenden, natürlich wenn nötig unterstützt durch Insulin, hat der Diabetes in unserer Klinik einen anderen Verlauf genommen als in früheren Jahren. In den weitaus meisten Fällen gelingt es, das Allgemeinbefinden zu bessern, die Zuckerausscheidung zu verringern und häufig die Toleranz wesentlich zu erhöhen.

Wenn man bei der Behandlung eines Patienten eine niedrige Eiweißration anwendet, vor allem, wenn dies eine längere Zeit hindurch fortgesetzt wird, muß man den Urin auf seinen Stickstoffgehalt untersuchen. (Wenn keine Diarrhöe besteht, so kann die Stickstoffausscheidung durchschnittlich und ziemlich gleichmäßig auf 1 g pro Tag geschätzt werden.) Es muß darauf geachtet werden, daß auf die Dauer nicht mehr Stickstoff im Urin und Stuhlgang ausgeschieden wird, als der Körper mit dem Eiweiß der Nahrung aufnimmt. Mit anderen Worten: Die Stickstoffbilanz darf nicht negativ werden. Es darf kein Körpereiweiß verloren gehen.

Die guten Resultate der Diät mit niedrigem Eiweiß- und hohem Fettgehalt dürfen weder zu Übertreibungen verleiten, noch dazu führen, einer solchen Diät blindlings zu folgen. In einem späteren Kapitel werden wir sehen, daß die individuelle Behandlung der Zuckerkranken jetzt nicht weniger wichtig ist als früher. Übertreibungen schaden stets.

Solche geringen Eiweißmengen wie PETRÉN sie häufig angibt, können einige Tage erforderlich sein, um den Urin bei ausreichendem Caloriengehalt frei von Zucker und Ketonkörpern zu machen. Auf die Dauer ist es jedoch nicht nötig, die Eiweißmenge dermaßen einzuschränken. Es schien uns auch nicht möglich, eine Diät zu schaffen, die lange Zeit hindurch dem Patienten zusagt, ohne daß Eiweiß in ausreichender Menge dazu verwandt wird. Zudem würde dies wahrscheinlich auf die Dauer bei den meisten Patienten einen schädigenden Einfluß ausüben, weil die Gefahr besteht, daß es zu einer negativen Stickstoff-

bilanz kommt. Die Eiweißmenge, welche NEWBURGH und MARSH für eine
Dauerdiät angeben, beträgt 0,67 g per Kilo Körpergewicht, und meist ist sogar
eine Erhöhung auf 1 g pro Kilo möglich. Es ist ebensowenig wünschenswert
die Fettmenge unnötig zu erhöhen. In dieser Hinsicht hat PETRÉN sicher übertrieben. Man gebe nur soviel Fett wie erforderlich ist um, zusammen mit dem
Eiweiß und den Kohlehydraten der Nahrung, eine Calorienmenge zu erreichen,
welche den Bedarf *knapp* deckt. Alle Bedenken die man gegen eine übermäßige Fettration vorbringen könnte, sind damit hinfällig, denn bei Anwendung
dieser Regel sind übermäßige Fettmengen unnötig.

Bei den Anordnungen von NEWBURGH und MARSH ist es nicht gut zu verstehen, daß für alle Diabetiker ohne Ausnahme, die gleiche Diät vorgeschrieben
wird. Wir wiesen schon häufig auf die Notwendigkeit hin zu individualisieren.
Warum soll man einen Patienten, der an einer leichten Form des Diabetes erkrankt ist und der bei mäßiger Kohlehydratbeschränkung und im übrigen
normaler Diät zuckerfrei wird, quälen durch Entziehung von Eiweiß und Kohlehydraten in unnötig starkem Maße und durch Zuführung von großen Fettmengen ?

Warum soll man in der Diät die Kohlehydrate auf höchstens 35 g begrenzen,
anstatt die Toleranz in Rechnung zu stellen? Wer Speisezettel mit einem so
begrenzten Kohlehydratmaximum ausarbeitet, wird sich leicht davon überzeugen, wieviel Entbehrungen solche Vorschrift auferlegt.

Ferner kann man unter Patienten, welche ziemlich große Fettmengen erhalten,
hin und wieder Ausnahmefälle finden, welche dies nicht vertragen, oder anders
darauf reagieren als es, an der Regel gemessen, zu erwarten wäre. Bei der Behandlung von Zuckerkranken, welcher Art sie auch sei, begegnet man immer
wieder unerwarteten Reaktionen, die kaum zu erklären sind.

Patienten, welche ohnedies schon ein starkes Fettpolster haben, vertragen
eine fettreiche Kost schlecht. Somit entspricht es dem gesunden Menschen-
verstande solchen Kranken keine großen Fettmengen zu verordnen. Bekanntlich reagieren diese Patienten auf Fasten zumeist durch Bildung zahlreicher
Ketonkörper und Acidose. Glücklicherweise sind es fast immer leichte Formen mit
geringer Glykosurie, welche verschwindet, sobald man die Kohlehydrate einigermaßen beschränkt und die Gesamtmenge der Calorien auf einen mäßigen Wert
zurückführt, so daß das Körpergewicht langsam abnimmt.

Ein schwer verständlicher Fall war für uns die 51jährige Frau van Br. Für ihre Größe
(1,48 m) war ihr Gewicht zu hoch (69 kg). Sie wurde mit 6⁰/₀ Zucker und 80 g innerhalb
von 24 Stunden in einer anderen Klinik aufgenommen. Eine Reduktion der Kohlehydrate,
anfangs bis auf 44 g, brachte die Glykosurie leicht zum Verschwinden. Es gelang, die Toleranz bis auf 70 g Kohlehydrate zu erhöhen. Eigenartig, wie so häufig, war das Verhalten
der Acetonurie. Anfangs trat diese bei 44 g Eiweiß, 110 g Fett und 44 g Kohlehydraten auf.
Auch bei 25 g Eiweiß, 90 g Fett und 50 g Kohlehydraten war sie noch vorhanden. Sie
verschwand jedoch, nachdem das Eiweiß auf 25 g, das Fett auf 75 g und die Kohlehydrate
auf 50 g reduziert worden waren. Merkwürdig war jedoch das folgende: Das Eiweiß wurde
auf 40 g erhöht, das Fett und die Kohlehydrate auf je 60 g herabgesetzt. Dabei trat wieder
eine Spur Aceton auf, welches sehr zunahm, als bei der gleichen Eiweiß- und Kohlehydratmenge das Fett auf 44 g herabgesetzt wurde. Ketonkörper und Zucker blieben jedoch fort,
nachdem eine Diät mit 36 g Eiweiß, 44 g Fett und 57 g Kohlehydrate gegeben wurde.
Der Urin blieb bei 21 g Eiweiß, 97 g Fett und 68 g Kohlehydrate normal. Die Patientin
wurde am 17. Mai in ausgezeichnetem Gesundheitszustand entlassen.

In wieweit spielt unter solchen Umständen der Katabolismus des endogenen
Fettes eine Rolle ?

Es ist auch merkwürdig, daß für diese Patienten eine Diät vollkommen
ausreichend war, die zwischen 900—1000 Calorien enthielt. Selbst wenn man
hin und wieder versuchte sie reichlicher zu ernähren, verwahrte sie sich da-

gegen aus Mangel an Eßlust. Trotz dieser calorienarmen Diät und trotz körperlicher Bewegung verringerte sich im Laufe mehrerer Monate das Gewicht dieser Patienten nur auf 64 kg.

Es ist klar, daß solche mit endogener Fettsucht in Verbindung stehende Formen der Glykosurie, von ganz anderer Beschaffenheit sein müssen als der progressive Diabetes, und daß man in ersteren Fällen nicht die gleiche Behandlung zu erzwingen braucht, die bei dem progressiven Diabetes erforderlich ist.

Frau van Br., 51 Jahre alt, Größe 1,48 m, Gewicht 71,5 kg

Datum	Nahrung				Urin				
	Ei-weiß	Fett	Kohle-hydrate	Ca-lorien	Gly-kose $\%$	Glykose innerhalb 24 Std. g	Ace-ton	Diacet-säure	Ge-wicht kg
2. Januar	?	?	?		$6\frac{1}{4}$	75	Spur	—	71,5
24. „	?	?	?		$5\frac{1}{4}$	80	—	—	
29. „	44	110	44	1391		6	+ +	+ +	
16. Februar	25	91	49	1161		0	+ +	—	
26. „	25	74	54	1027		0	—	—	
12. März	40	61	60	998		0	Spur	—	
22. „	40	44	62	862		0	+	—	
12. April	36	44	57	822		0	—	—	
22. Mai	21	97	69	1208		0	—	—	64

4. Die Formeln für „optimal diets" der modernen amerikanischen Autoren.

Die Untersuchungen von NEWBURGH, MARSH und PETRÉN, welche erwiesen, daß bei einer niedrigen Eiweißration nicht unbeträchtliche Fettmengen dem Zuckerkranken gegeben werden können, ohne daß Acidose auftritt, sowie die Beobachtungen von WOODYATT, SHAFFER und WILDER über die ketogene-antiketogene Bilanz veranlaßten die meisten amerikanischen Forscher die ursprüngliche Diätbehandlung nach ALLEN, JOSLIN und ihren Schülern zu ändern. Fasten hielten sie nicht mehr für nötig. Aus den uns nunmehr zu Gebote stehenden Tatsachen muß es nach ihrer Ansicht möglich sein, auf Grund von Berechnungen eine geeignete Diät zu bestimmen.

In großen Zügen ist ihr Gedankengang ungefähr der folgende:

Das Problem der Ernährung des Zuckerkranken besteht darin:

A. Er muß eine Nahrung erhalten, welche seinen Calorienbedarf vollkommen deckt.

B. Die Nahrung soll möglichst wenig Kohlehydrate enthalten, um das Zuckerstoffwechselzentrum nach Möglichkeit zu schonen.

C. In der Nahrung muß so viel Gesamt-*Glykose* enthalten sein (s. S. 70), als zur Vorbeugung der Acidose erforderlich ist.

Der Wert des unter A genannten Gesamt-Calorienbedarfes kann geschätzt werden. Er wird die Calorienzahl des Grundstoffwechsels des Patienten (s. S. 80 u. f.) betragen, vermehrt um soviel Calorien als die besonderen Umstände: Alter (Wachstum!), Temperament, Ruhe, Bewegung usw. erforderlich machen. Während des Aufenthaltes im Krankenhause wird man für einen Erwachsenen z. B. 20% über den Grundstoffwechsel rechnen.

Der Grundstoffwechsel würde für einen bestimmten Fall ganz genau feststellbar sein. Die Methode ist jedoch so mühsam und zeitraubend, daß sie in der Praxis nur in Ausnahmefällen und zu wissenschaftlichen Zwecken anzuraten ist. Man wird also die durchschnittlichen Werte von HARRIS und BENEDICT oder von DUBOIS und DUBOIS anwenden, und von dem vielleicht niedrigeren Werte bei dem Zuckerkranken absehen oder ihn nach ungefährer Schätzung in Anrechnung bringen.

C. Die *Gesamtglykosemenge*, welche die Nahrung enthalten muß, um die Acidose zu vermeiden, muß entsprechend der früher angegebenen Art und Weise berechnet werden. Sie ist abhängig von der Menge des metabolisierten a) Eiweißes, b) Fettes und c) der metabolisierten Kohlehydrate.

a) Die Eiweißmenge muß so hoch sein, daß kein Körpereiweiß verloren geht, im übrigen aber auch so gering wie möglich wegen der spezifisch-dynamischen Wirkung, in Übereinstimmung mit den Untersuchungen von NEW-BURGH, MARSH und PETRÉN. Zur Feststellung dieser Eiweißmenge auf dem Versuchswege wird man verringerte (oder vermehrte) Eiweißportionen geben. Man muß dann beachten, bei welch *kleinster* Menge Stickstoffzufuhr und -Ausscheidung sich das Gleichgewicht halten. Diese Methode erfordert jedoch zuviel Zeit, um in jedem Falle ausgeführt zu werden. Man geht deshalb gewöhnlich von einer willkürlich angenommenen Menge, d. h. 0,66 g pro Kilo Körpergewicht aus, wobei man hin und wieder kontrolliert, ob Stickstoffgleichgewicht vorhanden ist.

Zieht man nun den Calorienwert des Eiweißes von dem Gesamtwert (A) ab, so erhält man die calorimerischen Werte für Fett und Kohlehydrate, die gegeben werden dürfen.

Wir erinnern an eine der Formeln bezüglich der ketogenen-antiketogenen Bilanz, nämlich der von SHAFFER (S. 71) aufgestellten: $F = 2\,KH + {}^{1}/_{2}\,E$. Wir wissen ferner, daß E und daß die Summe von F und KH bekannt ist. Die Auflösung von F und KH wird also nicht schwer sein.

Man wird begreifen, daß es am angenehmsten ist, diese ganzen Überlegungen auf eine Formel zu bringen. Die bekannteste Formel dieser Art ist die SHAF-FERSche. Er bestimmt die Gesamtzahl der erforderlichen Calorien in der oben besprochenen Weise. Die Menge des metabolisierten Eiweißes leitet er aus dem Stickstoff des Urins ab. Auf Grund sorgfältiger Literaturstudien, eigener Beobachtungen und Überlegungen nimmt er ferner bestimmte Werte für die ketogene-antiketogene Ratio der Glykose und Acetylessigsäure, für die Glykosefraktionierung des Eiweißmoleküls usw. an und kommt dann nach Vereinfachung zu folgender Formel:

$$\frac{\text{Erforderliche Calorien} + 20^0/_0 - (\text{Urin N} \times 100)}{50} = \text{kleinste Kohlehydratmenge i. d. Nahrung.}$$

Das auf diese Weise berechnete Kohlehydratminimum der Nahrung entspricht der Anzahl Gramme von Kohlehydraten, welche dem Patienten als solche wenigstens in seiner Diät zur Vermeidung von Ketose vorgeschrieben werden müssen. Am besten gibt man, um vor einer eventuellen Acidose gesichert zu sein, die doppelte Menge.

In verschiedenen amerikanischen Kliniken werden jetzt diese und ähnliche Formeln angewandt. Man ist noch weiter gegangen und hat zur Vereinfachung der Anwendung Tabellen zusammengestellt (monographic charts), die eine Ablesung der gesuchten Werte ohne vorherige Berechnung ermöglichen. Aus einer Reihe von Tabellen liest man den Grundstoffwechsel ab, welcher der Größe und dem Gewicht des Patienten entspricht und sein Lebensalter berücksichtigt (getrennte Tabellen für Männer und Frauen). Aus einer zweiten Reihe dieser Tabellen geht dann direkt das für diesen Stoffwechsel notwendige Minimum an Kohlehydraten und die dem Patienten zu verabfolgende Eiweißmenge hervor[1]).

---

[1]) Siehe SHAFFER, P. A.: Antiketogenesis, americ. Journ. of biol. chem. 1922, Bd. 54, S. 390. — WOODYATT, R. T.: Arch. of internal med. Bd. 28, S. 125. 1921. — WILDER, R. M.: Journ. of the Americ. med. assoc. Bd. 78. 1922. — JOSLIN: Lehrbuch, 3. Aufl., S. 460.

Die Diätregelung nach Formeln wie den oben angeführten wird sich meines Erachtens für die Zukunft nicht einbürgern. Sie widerspricht dem Gesetz des Individualisierens bei der Therapie, das noch kein Arzt straflos hat übertreten können. Sie erweckt die Illusion, als ob wir die komplizierten Prozesse im Organismus des Zuckerkranken schon so genau kennen, daß sie in wissenschaftliche Formeln gebracht werden können. Dies ist aber durchaus nicht der Fall. Wer sich ihrer bedient, läuft Gefahr sich selbst zu betrügen. Die wissenschaftliche Auswirkung bestimmter Grundsätze oder Voraussetzungen wird als wichtig und wesentlich dargestellt, während über die Frage der Richtigkeit dieser Lehren und Annahmen sozusagen hinweggegangen wird. Um meine Auffassung noch klarer wiederzugeben, will ich nochmals die in der SHAFFERschen Formel vorkommenden Werte durchsprechen:

α) **Der Gesamtcalorienwert der Nahrung.** Er wird auf einen gewissen Prozentsatz über den Grundstoffwechsel geschätzt. Aber um wieviel soll dieser den Grundstoffwechsel übertreffen? Wer die Formel anwendet, kann dabei leicht übersehen, daß sich hierin eigentlich die größte Schwierigkeit verbirgt. Ist einmal festgestellt, wieviel Calorien pro Kilo Körpergewicht der Patient zu sich nehmen muß und darf, so steht — bei Berücksichtigung unserer jetzigen Kenntnisse — damit schon zu einem sehr großen Teile auch fest, wie die Diät weiterhin zusammengestellt werden muß.

β) **Die Eiweißmenge der Nahrung.** Hierfür gelten die gleichen Erwägungen. Wieviel Eiweiß soll man geben? Zur Beantwortung dieser Fragen tragen die Formeln nicht das geringste bei. Hat man den Gesamtcalorienwert der Nahrung und die Eiweißmenge ermittelt, so ist — nach unserem jetzigen Wissen — die weitere Zusammenstellung der Diät wiederum enger umgrenzt.

Stehen also Gesamtcalorienwert und Eiweißmenge fest, so bedarf es unter Berücksichtigung der Toleranz eigentlich keiner weiteren Formeln mehr.

γ) Bei den Formeln ist eine bestimmte ketogene-antiketogene „Ratio" als Basis für die Berechnungen angenommen. Sie ist darin sozusagen „diskontiert."

Wir sahen jedoch zuvor, daß die Berechnung dieser „Ratio" zum Teil auf willkürlichen, durchaus noch nicht bewiesenen Voraussetzungen beruht (S. 71). Die Folge ist denn auch, daß für das Verhältnis der *Gesamtglykose zur Fettsäure* sehr verschiedene Werte genannt werden. SHAFFER nahm zuerst einen Koeffizienten von 1, später von 2 an. WOODYATT nimmt 1 an, ebenso HUBBARD und WRIGHT. WILDER stellt den Koeffizienten auf 2.

Schon aus diesen Verschiedenheiten ergibt sich, daß es nicht angängig ist, eine Diät auf Grund eines Koeffizienten zusammenzustellen, welcher mehr oder weniger willkürlich und einseitig aus diesen verschiedenen Werten ausgewählt wurde. So kommt es auch, daß SHAFFER, nachdem er das „Kohlehydratminimum" in der Diät berechnet hatte, diese Zahl ganz willkürlich mit 2 multiplizierte, zur größeren Sicherheit!

Es wird ein grundsätzlicher Fehler gemacht: Man nimmt stillschweigend an, daß die ketogene-antiketogene Ratio eine Konstante ist. Tatsächlich unterscheidet sie sich jedoch bei den verschiedenen Menschen und sogar manchmal bei ein und derselben Person zu verschiedenen Zeitpunkten. Das Auftreten von Ketonkörpern im Urin kann, nach unserer Ansicht, zurzeit noch nicht mit genügender Sicherheit aus Formeln vorhergesagt werden, welche auf Grund noch sehr wenig zahlreicher Angaben aufgestellt wurden. Man geht nur sicher, wenn man bei dem Patienten wiederholt den Urin auf das Vorhandensein oder Fehlen von Ketonkörpern untersucht, und sich dann bei der Diätverordnung oder bei Diätänderungen nur nach diesem *tatsächlichen* Befunde richtet. Damit sind wir wieder zur individuellen Behandlung zurückgekehrt.

d) SHAFFER und seine Anhänger gehen von der Voraussetzung aus, daß das „Kohlehydratminimum" ausschließlich von der antiketogenen Wirkung des Kohlehydrates bestimmt wird. — Also: wenn man weniger gibt als das „Minimum", dann entsteht Acidose. Dieser Teil der Voraussetzung ist richtig. Aber unrichtig ist die weitere unausgesprochene Annahme, daß das Minimum, welches als Antiketogen ausreicht, auch für alle anderen Zwecke im Organismus ausreichend sein solle. Dies ist wohl möglich, jedoch keineswegs sicher, und meiner Ansicht nach auch nicht sehr wahrscheinlich. Dir Vermutung liegt nahe, daß der Kohlehydrat-Katabolismus nicht nur dazu dient, der Ketonbildung entgegenzuwirken, sondern daß er gleichzeitig auch noch andere Bestimmungen hat. Was wissen wir eigentlich noch von der Bildung und Bedeutung des Glykogens?

Auch diese Erwägung führt dazu, bei der Diätverordnung für einen Zuckerkranken so wenig wie möglich schematischen Formeln zu folgen, sondern jeden Fall für sich zu betrachten. Natürlich muß man sich von feststehenden Ansichten leiten lassen, und man wird gut daran tun, einem bestimmten System zu folgen, und zwar so konsequent wie nur möglich. Jedoch muß man sich soweit eben angängig von den bei dem Patienten selbst gefundenen Tatsachen leiten lassen und darf sich nicht darnach richten, was man durch Generalisieren zusammengestellt hat aus Tatsachen, die bei *anderen* Patienten gefunden wurden.

5. Die Behandlung der Zuckerkranken in der Utrechter Klinik.

In den vorigen Kapiteln sind verschiedene Methoden besprochen, nach denen in den letzten Jahren die Behandlung der Zuckerkranken erfolgte. Es wurde auf manches aufmerksam gemacht, was wir bei diesen Methoden nicht richtig erachteten, und es wurde vor allem mehrfach auf einzelnes hingewiesen, was wir als Übertreibung an sich gesunder Grundsätze ansahen.

Man kann zurzeit nicht über *die* Behandlung der Zuckerkrankheit berichten. Die Ideen sind in fortwährender Entwicklung geblieben und die Untersuchung ist noch in vollem Gange, da noch viele Meinungsverschiedenheiten bestehen. Jeder Arzt kann bei dem gegenwärtigen Stande der Wissenschaft, nur *die* Methode beschreiben, welche ihm die beste zu sein scheint.

In diesem Kapitel werden wir in Kürze die Behandlung angeben, zu der wir in der Utrechter Universitätsklinik schließlich gekommen sind. Zuvor die Anmerkung, daß darin keinerlei neue Grundsätze liegen. Wir wenden nur die Regeln an, welche von anderen aufgestellt wurden, jedoch unter Fortlassung alles dessen, was uns als Übertreibung erschien.

Der Schilderung des von uns befolgten Weges wollen wir eine Anführung der Grundsätze voraufgehen lassen, welche uns dabei führten.

1. Es besteht viel Grund zu der Annahme, daß eine reichliche Ernährung bei Diabetes schädlich für die Organe des Stoffwechsels ist. Darum ist für jeden Zuckerkranken eine mäßige Lebensweise eine Notwendigkeit.

2. Es steht fest, daß viele Erscheinungen des Diabetes durch Hyperglykämie verursacht werden. Darum müssen wir bestrebt sin, wenn irgend möglich die Glykosurie zum Verschwinden und den Blutzuckergehalt der Norm so nahe wie möglich zu bringen.

3. Höchstwahrscheinlich verursacht in vielen Fällen die Hyperglykämie das Fortschreiten der Krankheit. Auch aus diesem Grunde muß der Blutzuckerwert zur Norm zurückgebracht werden.

4. Es ist nicht sicher, daß die vorstehenden Regeln für alle Fälle von Zuckerkrankheit ohne Ausnahme gelten.

In früherer Zeit, als Diabetes noch wesentlich anders behandelt wurde, gab es zahlreiche Menschen, welche andauernd mehr oder weniger Zucker ausschieden, und trotzdem lange Jahre in gutem Wohlbefinden lebten. Niemand vermag zu sagen, ob diese Menschen bei den augenblicklichen Behandlungsmethoden eine längere Lebensdauer haben würden, als es damals der Fall war, oder ob vielleicht eher noch eine kürzere. Sicher ist jedenfalls, daß sie sich bei einer strengen Diätvorschrift weniger glücklich gefühlt haben würden.

5. Bei Patienten mit niedriger Kohlehydrattoleranz ist, abgesehen von der Behandlung mit Insulin, nur auf Kosten großer Entbehrungen zu erreichen, daß der Urin zuckerfrei wird.

6. Bestehen in solchem Falle Diabeteserscheinungen, die ohne Zweifel als Folgen der Hyperglykämie anzusehen sind, dann kann die Entscheidung nicht schwer sein: Kein Opfer ist dann zu groß, um den Blutzuckergehalt so weit wie irgend möglich wieder zum normalen Werte zurückzubringen. Das Insulin ist dabei glücklicherweise die beste Hilfe.

7. Bestehen jedoch keine Diabeteserscheinungen, und fühlt der Patient sich durchaus wohl, dann bedenke man, daß durch strenge Diät dem Patienten große Entbehrung auferlegt und viel Lebensfreude genommen wird — um nicht noch weiter zu gehen. — Als Belohnung für seine Entsagungen verspricht man ihm eine längere Lebensdauer. Aber es ist durchaus nicht bewiesen, daß dieses Versprechen erfüllt werden kann. Und wenn es der Fall ist, dann fragt sich noch, um wieviel die Lebensdauer zu verlängern ist, und ob der dafür gezahlte Preis nicht zu hoch war.

In solchen Fällen wird jeder Arzt, je nach den Umständen, den Wünschen und der Persönlichkeit des Patienten, sein Verhalten richten. Regeln können nicht aufgestellt werden. Hier hört die Wissenschaft auf, und die Kunst des Arztes hat das Wort.

Zur Erklärung ein Beispiel:

Ein 60jähriger unverheirateter Mann, Gelehrter von Beruf, litt an einer mittelschweren Form von Diabetes. Er verweigerte andauernd eine Behandlung mit Insulin. Die Toleranz war sehr niedrig. Es wäre möglich gewesen, den Urin zuckerfrei zu machen, jedoch nur bei einer Diät, die ein unangenehmes Gefühl von Schwäche und Verlust an Arbeitsfreude zur Folge hatte. Nach reichlicher Überlegung kam der Patient zu dem Entschlusse, sich dieser Diät nicht zu unterziehen. Er wollte lieber eine kürzere Lebensdauer in Kauf nehmen und in dieser Zeit sich kräftig und leistungsfähig fühlen, als vielleicht 10 Jahre länger leben in Schwäche und unfähig zur Arbeit.

Dieses Beispiel ist eines von vielen. Mehr als einmal erhielt ich von meinen Patienten ein solche Antwort. Viele sind weniger aufrichtig. Sie erklären in scheinbarer Ehrlichkeit, daß sie sich sorgfältig an die vorgeschriebene Diät halten wollen, erweitern sie jedoch ganz willkürlich. Das eben angeführte Beispiel zeigt wie jeder Fall individuell angesehen werden muß. Bei den Patienten, von dem hier gesprochen wurde, fiel für seinen Entschluß, der Umstand sehr ins Gewicht, daß er unverheiratet war und für niemand zu sorgen hatte. Nichts anderes hatte Wert für ihn als seine Arbeit. Wäre er verheiratet gewesen und der Ernährer einer Familie, vielleicht hätte dann sein Entschluß anders gelautet.

Im Zusammenhang hiermit möchte ich anführen, was DIEULAFOY darüber sagt, den Urin auf Kosten einer allzu strengen Diät zuckerfrei zu machen:

„Il n' est pas nécessaire, il est même nuisible, à mon sens, de chercher par un régime draconien, à faire disparaître totalement la glycosurie. Tel diabétique qui était robuste et bien portant avec 60, 80, 100 grammes de sucre par jour, maigrit et s'affaiblit si on le soumet à un régime absolument sévère dont le but est de supprimer totalement et rapidement la glycosurie. Sous l'influence d'un régime intransigeant le sucre peut, en effet, disparaître très vite des urines (du moins pour un temps), mais le diabétique est exposé à des accidents parfois redoutables, à l'alluminurie, à l'amaigrissement, à la tuberculose[1]."

Allerdings befand sich damals das Wissen über die Zuckerkrankheit in einem vollkommen anderen Stadium als heute. Auf die Stimme eines Klinikers von der Bedeutung DIEULAFOYS soll man jedoch auch jetzt noch hören, wenn man auch seinem Rate nicht blindlings zu folgen braucht.

JOSLIN schreibt unter Nr. 6 seines diabetischen Glaubensbekenntnisses[2]: „That *extreme inanition* with loss of body protein is not worth while *simply to render the bloodsugar normal,* since this procedure may change a mild or a. moderate case into a severe case, usually resulting in a) abandonment of diet with resulting temporary benefit from the extra food but followed by early death, or b) fatal inanition after a somewhat longer life."

Und schließlich schreibt CAMMIDGE[3]: „. . . there is one important matter still to be discussed, and that is whether it is always necessary to keep the urine permanently free from sugar at whatever cost, as is the teaching of the modern American school . . .

. . . It is no doubt possible to arrange a diet for nearly all cases of glycosuria which will prevent the appearance of sugar in the urine, but it is questionable whether it is always wise to do so, and how far we may be missing the substance of a reasonably comfortable existence, without any added danger to life, in striving after a theoretical ideal."

8. Trotz der voraufgegangenen Erwägungen wird man bei jedem Zuckerkranken im Anfang der Behandlung bestrebt sein, den Urin zuckerfrei zu machen, selbst wenn der Fall derart zu sein scheint, daß eine Diät unmöglich dauernd diesen Zweck erfüllen kann. Die Erfahrung lehrt doch, je länger je mehr, daß bei solcher Behandlung, mit oder ohne Zuhilfenahme von Insulin, die Toleranz manchmal in unerwartetem und überraschendem Grade wachsen kann.

9. Bei der Behandlung des Zuckerkranken soll man danach streben, ihm so wenig Unannehmlichkeiten wie möglich zu bereiten. Man versuche die Diät tunlichst mit seiner gewohnten Kost in Übereinstimmung zu bringen und sie nach Möglichkeit der Ernährung seiner Umgebung anzupassen.

10. Es schien uns von besonderer Wichtigkeit, die Schemata für die Diät so einfach wie möglich, jedenfalls während der Beobachtungszeit so gleichförmig wie möglich zu gestalten. Dies hat seinen guten Grund. Da bei den Diätvorschriften nicht nur der Kohlehydratgehalt der Nahrung, sondern auch der des Eiweißes und Fettes in Rechnung gestellt werden muß, ist die Zusammensetzung der Diät eine Rechenaufgabe, die ziemliche Überlegung erfordert. Je größer die Verschiedenheit der Speisen, desto schwieriger ist es, die erforderlichen Bedingungen zu erfüllen. Die Gleichförmigkeit der Diät eine längere Zeit hindurch hat den Vorteil, daß der Stoffwechsel des Patienten und seine Zuckerausscheidung oder Verbrennung ein gleichmäßiges Bild geben. Nur dann ist es möglich, den Einfluß bestimmter Einwirkungen von außen (Diätveränderungen, Insulin) sicher zu beurteilen. Muß man einen der Nahrungsbestandteile erhöhen oder verringern (Eiweiß, Fett oder Kohlehydrate) dann gehe man so vor, daß nicht die ganze Diät geändert zu werden braucht. Z. B.: Man will die Kohlehydratmenge um 12 g erhöhen. Es wäre nicht zweckmäßig, das auf die Weise zu erreichen, daß man 100 g Erbsen mehr gäbe, weil man damit auch 6,5 g Eiweiß zuführte, die man dem Patienten durch Entziehung

---

[1] DIENLAFOY, G.: Manuel de Pathologie interne. 6. Aufl. Bd. 4, S. 757.
[2] JOSLIN: Lehrbuch. 3. Aufl., S. 489.
[3] CAMMIDGE and HOWARD: New views on diabetes mellitus, Oxford medical publications, London 1923, S. 468.

anderer Nahrung mit der gleichen Eiweißmenge wieder in Abzug bringen muß. Erhöht man dahingegen mit 60 g Kartoffeln die Kohlehydrate um 12 g, so vermehrt man damit die Eiweißmenge nur um 1,2 g, die kaum ins Gewicht fällt. Noch zweckentsprechender wäre eine Apfelsine im Gewicht von 120 g, die beinahe nur die erforderlichen 12 g Kohlehydrate der Diät zuführt.

Diese Überlegungen gelten vor allem für die Beobachtungsdiät. Wenn erst einmal festgestellt ist, wieviel Eiweiß, Fett und Kohlehydrate die bleibende Diät enthalten muß, dann ist nichts leichter als an Hand einer der zahlreichen Nahrungsmitteltabellen abwechselnde Speisezettel aufzustellen und zu errechnen.

Bei Abänderungen der Beobachtungsdiät muß man systematisch und geduldig zu Werke gehen. Man ändere nicht ohne triftige Gründe, und nicht zu schnell. Wenn sich z. B. etwas Aceton im Urin zeigen sollte, dann warte man erst einige Tage ab. Manchmal verschwindet das Aceton dann wieder. Versucht man aber hin und her, dann wird man verwirrt, und es wird dann unmöglich, richtige Schlüsse zu ziehen.

11. Auch bei der Aufstellung einer bleibenden Diät tut man gut, sich an ein einfaches Schema zu halten, welches in gewissem Grade doch Abwechslungen zuläßt. Lange Verzeichnisse von Speisen, Früchten und Getränken, die nicht einmal der Gesunde im täglichen Leben zu sich nimmt, sondern die nur bei festlichen Mahlzeiten auf der Speisekarte in Erscheinung treten, haben keinen Zweck für Zuckerkranke. Je mannigfaltiger der Speisezettel ist, desto schwieriger und unzuverlässiger wird die Berechnung und desto größer die Verführung, sich nicht sorgfältig auf die erlaubten Mengen zu beschränken. Der Zuckerkranke muß sich damit abfinden, daß seine Speisekarte fortab einigermaßen eintönig sein muß. Wie schon gesagt wurde, ist es übrigens, wenn nicht eine allzu niedrige Toleranz für Kohlehydrate vorliegt, doch möglich, an Hand einfacher mit der Ernährung übereinstimmender Schemata, die unter gewöhnlichen Umständen der Nahrung zu entsprechen pflegen, allzu große Einförmigkeit zu vermeiden.

12. Bei der Behandlung unserer Patienten gebrauchen wir so gut wie keine der sogenannten „Nährpräparate für Zuckerkranke.“ Es liegt dafür, von einzelnen Ausnahmen abgesehen, unserer Meinung nach kein Bedürfnis vor. Bei fast allen Nahrungsmitteln müssen wir vorläufig annehmen, daß ihr Einfluß auf den Zuckerstoffwechsel hauptsächlich durch ihren Gehalt an Eiweiß, Fetten und Kohlehydraten beherrscht wird. Vielleicht wird die Zukunft anderes lehren (man denke an den Unterschied des Einflusses von Zucker und Stärkemehl, von tierischem und pflanzlichem Eiweiß), aber unser heutiges Wissen reicht noch nicht aus, um dies genügend zu berücksichtigen. Die Bedeutung der Fette mit einer ungeraden Zahl von Kohlenstoffatomen (odd fats, Intarvin), des Inulins, des Karamells muß zunächst noch unter sorgfältiger klinischer Beobachtung bei der Ernährung zahlreicher Kranker untersucht werden, ehe wir uns berechtigt glauben können, bei den Vorschriften in der täglichen Praxis darauf Rücksicht zu nehmen.

In bezug auf die Brotsurrogate kann ich nur sagen, daß ich für den Patienten keinen Gewinn darin sehe, ihm statt des ihm erlaubten Brotes die gleiche Menge eines Surrogates, also eines der sogenannten Diabetesbrote zu geben, selbst vorausgesetzt, daß deren zuverlässige und sorgfältige Zusammensetzung bekannt wäre.

Wenn ich 50 g Kohlehydrate in Form von Brot geben will, so tue ich dies, indem ich 100 g gewöhnliches Weißbrot verordne. Von gewissen Arten von Kleberbrot kann man etwa 200 g gestatten. Aber damit würden auch 50 g

Eiweiß zugeführt an Stelle der 8—9 g in gewöhnlichem Weißbrod. Das ist also ein Nachteil. Überdies hat die Erfahrung seit langem gelehrt, daß das gewöhnliche Brot für die meisten Menschen ein nahezu unentbehrliches Nahrungsmittel ist, dessen sie auch niemals überdrüssig werden. Dahingegen widerstehen alle Brotsurrogate den Patienten meist schon nach kurzer Zeit. Ferner ist es von größerer Bedeutung, als man glauben sollte, daß mancher Patient, dem man ein spezielles „Diabetesnährmittel" gestattet, dieses für gänzlich unschädlich hält und deshalb viel größere Mengen davon glaubt genießen zu können, als ihm tatsächlich zuträglich ist. Über die Kosten dieser Surrogate will ich nicht sprechen.

Im Gegensatz zu den meisten Ärzten rate ich meinen Patienten auch nicht zu Saccharin und ähnlichen Mitteln. Wenn sie es verwenden wollen, so mögen sie es tun. Mir ist jedoch lieber, wenn die Speisen und Getränke ungesüßt bleiben. Es ist erstaunlich, wie schnell sich die Menschen daran gewöhnen. Wenn jemand seinen Kaffee und Tee stets sehr gezuckert zu trinken pflegte, wird er, wenn er mehrere Monate sich des Zuckers enthielt, sich nachher vor gesüßtem Kaffee oder Tee ekeln. Wenn man sich den Zucker ganz abgewöhnt hat, und auch keinen Süßstoff statt seiner gebrauchte, dann fällt auch die Versuchung ganz fort, gelegentlich, z. B. in Gesellschaft, wo kein Saccharin verfügbar ist, Zucker zu nehmen.

Aus den gleichen Gründen widerrate ich auch die Gebäcksurrogate, die manche an Stelle von Süßigkeiten oder Leckereien verwenden. Es ist äußerst schwierig, die Eiweiß-, Fett- und Kohlehydratwerte eines solchen Diabetesgebäckes genau in Anrechnung zu bringen. Gewöhnt man sich an den Genuß dieser süßen Surrogate, dann wird es oft schwer fallen, in Gesellschaft für angebotene Süßigkeiten zu danken. Wer sich dahingegen alles Süße endgültig abgewöhnt hat, dem kostet es keine Überwindung mehr, standhaft zu bleiben. Nach Lage der Dinge kann man jedenfalls keineswegs darauf bauen, daß die Zusammensetzung eines solchen Diabetesgebäckes immer gleichartig sein wird.

13. Man muß bedenken, daß unsere Diätberechnungen immer nur annähernd richtig sein können. Selbst wenn wir ganz genau wissen könnten, was ein Patient innerhalb von 24 Stunden zu sich nimmt, dann würden wir damit noch immer nicht wissen, wieviel er von seiner Nahrung resorbierte. Wahrscheinlich übt auch die Schnelligkeit der Absorption der Darmwand, wenigstens für Kohlehydrate, einen Einfluß auf die Toleranz aus, den wir nicht in Rechnung stellen können. Es folgt daraus, daß wir bei unseren Berechnungen nicht eine Genauigkeit erstreben sollen, die nicht im Verhältnis zu den tatsächlichen Angaben steht, über die wir verfügen. Man bedenke auch, daß die Angaben der Nahrungsmitteltabellen nur das Resultat der Analyse einer Nahrungsmittelprobe wiedergeben oder den Durchschnitt der Analyse einer gewissen Probenzahl. Sie können niemals die wirkliche Zusammensetzung der Speisen darstellen, die der Patient tatsächlich verwendet. Für manche Nahrungsmittel ist dies von geringer oder gar keiner Bedeutung, weil ihre Zusammensetzung überall und stets die gleiche ist: Gute Milch, Eier, viele Gemüsearten usw. Bei Brot ist dies schon in geringerem Maße der Fall. Je nach den Umständen der einen oder anderen Art, dem Geschmack des Bäckers, ob das Brot frisch oder alt ist, ob es weich oder kroß gebacken ist (Karamellierung!) differiert die prozentuale Zusammensetzung nicht unwesentlich. So gibt Lusk die Bestandteile eines gewöhnlichen Weißbrotes auf 7,1$^0/_0$ Eiweiß, 1,2$^0/_0$ Fett und 52,3$^0/_0$ Kohlehydrate an. Nach Schall-Heislers bekannten Tabellen enthält Weißbrot 7$^0/_0$ Eiweiß, 0,4$^0/_0$ Fett und 56,5$^0/_0$ Kohlehydrate. Also in bezug auf Kohlehydrate ein Unterschied von 4$^0/_0$! Schlimmer ist es noch beim Fleisch.

Wie soll man die Zusammensetzung von Fleisch angeben können, ohne Analyse einer Probe des Stückes, um das es sich handelt? Wann ist Fleisch als „fett", „ziemlich fett", oder „mager" zu bezeichnen? Da es, abgesehen von wissenschaftlichen Untersuchungen, mehr auf Vergleiche von einem Tage zum anderen, als auf absolute Werte ankommt, ist es ziemlich gleichgültig, welche Ernährungstabelle man verwendet, wenn es nur stets die gleiche ist, und wenn man ferner die Nahrungsmittel tunlichst immer vom gleichen Lieferanten bezieht.

Aus dem gleichen Grunde reicht es vollkommen aus, wenn man bei seinen Berechnungen den Calorienwert der Nahrungsbestandteile folgendermaßen abrundet:

$$1 \text{ g Kohlehydrate} \ldots \ldots 4 \text{ Cal.}$$
$$1 \text{ g Fett} \ldots \ldots \ldots 9 \text{ „}$$
$$1 \text{ g Eiweiß} \ldots \ldots \ldots 4 \text{ „}$$

14. Man führe sorgfältig Buch über den Stoffwechsel der Patienten. Alle Verordnungen sollen dem Pflegepersonal schriftlich gegeben werden. Dieses muß seinerseits genau aufschreiben, was der Patient tatsächlich zu sich genommen hat.

Der behandelnde Arzt bucht diese Daten in einem Stoffwechselformular.

Nach diesen Anmerkungen können wir uns nunmehr über die Behandlung der Patienten kurz fassen.

Wir unterscheiden 3 Kategorien von Patienten:

A. Sehr leichte Fälle von unkompliziertem Diabetes, bei welchen die Glykose schon bei einer geringen Diätbeschränkung, z. B. bei 150—200 g Kohlehydraten, aus dem Urin verschwindet.

Über die Behandlung dieser leichten Fälle braucht nach allem vorher Angeführten nicht weiter gesprochen werden. Es reicht dabei aus, die Kohlehydrate bis auf die vom Organismus vertragene Menge herabzusetzen. Am besten bleibt man noch ungefähr $10^0/_0$ unterhalb dieser Menge. Der Genuß von Zucker in Substanz, also auch Süßigkeiten, Schokolade, Süßweine, Trauben sind diesen Patienten verboten. Die Eiweißmenge wird auf höchstens 1,5 g pro Kilo Körpergewicht festgesetzt. Wenn der Blutzuckergehalt hoch ist, dann muß man strenger sein und die gleiche Behandlung eintreten lassen wie bei der folgenden Kategorie.

B. Patienten, welche größere Mengen Zucker im Urin ausscheiden, oder bei denen Komplikationen vorliegen, oder eine gewisse Menge von Ketonkörpern im Urin auftreten.

C. Patienten mit so schwerer Acidose, daß ein sofortiges Eingreifen nötig erscheint. Diese werden so schnell wie möglich einer Behandlung mit Insulin unterworfen. Darüber soll in einem späteren Abschnitt ausführlicher gesprochen werden.

Wir wollen nun unsere Behandlungsmethode der unter B erwähnten Patienten beschreiben.

Auch bei diesen Patienten machen wir wieder Unterschiede, je nachdem der Patient wenig Zeit für den Krankenhausaufenthalt hat, oder wenn andere Gründe vorliegen, die zu schnellem Handeln zwingen, oder auch ob kein Grund zu schnellem Vorgehen vorliegt. In letzterem Fall bekommt der Patient während eines oder mehrerer Tage seine gewohnte häusliche Kost, um dadurch ein vorläufiges Bild seines Allgemeinzustandes zu gewinnen. Diese Zeit wird zugleich für die allgemeine Untersuchung ausgenutzt. Dann folgt die Probediät. In dringenden Fällen wird diese sofort gegeben.

Die Probediät hat einen Calorienwert von ungefähr 20 Calorien pro Kilo Körpergewicht, und enthält somit für einen Erwachsenen, der 60 kg wiegt,

1200 Calorien. Sie ist so zusammengesetzt, daß für jedes Kilo Körpergewicht folgendes gegeben wird:

$^2/_3$ g Eiweiß . . . . 2,66 Cal.
$1^1/_2$ g Fett . . . . 13,5 „
1 g Kohlehydrat . . . . 4 „
_____
20 Cal.

Somit bei einem Körpergewicht von 60 kg:

40 g Eiweiß . . . . 160 Cal.
90 g Fett . . . . 810 „
60 g Kohlehydrate . . . . 240 „
_____
1210 Cal.

Unter dem Einflusse dieser Diät sieht man, daß gewöhnlich nach einigen Tagen Aceton und Diacetsäure, wenn sie vorhanden waren, verschwinden. Wenn dies nicht der Fall ist, dann wird die Fettmenge herabgesetzt und falls die Glykosurie bleibt oder auftritt, die Kohlehydratmenge erhöht. Wenn nur ganz wenig Aceton vorhanden ist, so braucht das nicht weiter beachtet werden.

Wenn wir annehmen, daß unter dem Einflusse dieser eiweißarmen Diät Aceton und Diacetsäure verschwinden, dann bleiben in bezug auf die Glykosurie zwei Möglichkeiten: entweder die Kohlehydratmenge von 60 g (1 g pro Kilo) wird vertragen, oder der Zucker verschwindet nicht aus dem Urin. In ersterem Falle wird bei im übrigen gleicher Diät die Kohlehydratmenge allmählich erhöht. Nicht selten sieht man, daß Patienten, die mit viel Zucker im Urin eingeliefert wurden, auf diese Weise eine Kohlehydrattoleranz bis 100 g und mehr gewinnen. Es ist nicht schwer, die maximale Toleranz zu finden, welche dann die Unterlage bildet für die definitive Diät. Nehmen wir an, daß der Patient 100 g Kohlehydrate zu vertragen scheint, dann wird die Fettmenge so weit erhöht, bis die Diät einen ausreichenden Calorienwert enthält.

Im anderen Falle, wenn die Toleranz unterhalb 60 g liegt, muß man die Kohlehydrate herabsetzen und, um die nötige Calorienmenge zu erhalten, das Fett erhöhen.

Nun wird sich jedoch manchmal ergeben, daß man die Kohlehydratmenge unter gleichzeitiger Verabreichung eines ausreichenden Fettquantums nicht verringern kann, ohne daß Acidose auftritt. Somit muß man sich entweder mit der Glykosurie abfinden oder mit der Unterernährung durch zu wenig Fett. Unter solchen Umständen erreicht man seinen Zweck häufig dadurch, daß man die Eiweißmenge noch stärker herabsetzt. Man geht auf 35 g, 30 g, 25 g, ja sogar — natürlich nur vorübergehend — bis auf 20 g Eiweiß herunter. Es ist jedoch anzuraten, hierbei die Stickstoffbilanz zu kontrollieren. In vielen Fällen wird es somit möglich erscheinen, bei wenig Kohlehydraten so viel Fett zu geben, daß bei ausreichendem Calorienwert, sowohl die Glykose aus dem Urin verschwindet, als auch die Erscheinungen der Acidose fortbleiben. Zudem steigt nicht selten bei längerer Anwendung solcher eiweiß- und kohlehydratarmen Diät, verbunden mit dem zur Erreichung der nötigen Gesamtcalorienmenge erforderlichen Fettquantum, die Toleranz für Kohlehydrate so sehr, daß deren Menge wesentlich erhöht werden kann.

Eine solche eiweißarme Diät würde für einen Mann von 60 Kilo Körpergewicht folgendermaßen beschaffen sein:

25 g Eiweiß . . . . 100 Calorien
180 g Fett . . . . 1620 „
30 g Kohlehydrate . . . . 120 „
_____
1840 Calorien

Wie man sieht, wird dabei der ketogene-antiketogene Koeffizient von WOOD-YATT, ebenso wie der von SHAFFER, sehr überschritten.

Nicht immer führt die eiweißarme Diät zur Erreichung unseres Zieles. Und wenn es auch gelingt, damit bei wenig Kohlehydraten eine ausreichende Fett-menge zu verwenden, so steigt doch die Kohlehydrattoleranz nicht immer in dem Maße, daß man nach einiger Zeit das Eiweiß wieder erhöhen kann. Es ist jedoch wahrscheinlich nicht möglich und jedenfalls nicht wünschenswert, auf die Dauer solche eiweißarme Diät fortzusetzen. Zunächst deshalb, weil es wahr-scheinlich (aber unsere Kenntnis ist darüber noch unzureichend) nach längerer Zeit zu einer negativen Stickstoffbilanz kommen wird. Ferner weil es nicht gelingt, eine Diät mit so geringem Eiweiß- und Kohlehydratgehalt zusammen-zustellen, ohne den Patienten allzu sehr damit zu quälen.

In den Fällen die ich hier im Sinne habe, also bei Patienten mit geringer Kohlehydrattoleranz, welche trotz wochenlanger niedriger Eiweißration nicht steigt, ist die Indikation für Insulin gegeben.

Hier folgen einzelne Beispiele der erwähnten Diätvorschriften.

I. Vorschrift. Probediät. 40 g Eiweiß, 90 g Fett, 60 g Kohlehydrate.
Insgesamt 1210 Calorien.

		Gramm
1. Frühstück:	Brot	30
	Butter	20
	1 Ei	50
	Tee	2 × 125
	Milch	30
11 Uhr 2. Frühstück:	Bouillon	200
	Brot	20
	Butter	20
	Käse	50
	Kaffee	2 × 125
	Milch	40
4 Uhr:	Tee	2 × 125
	Milch	30
Mittagsmahlzeit:	Ein Teller Suppe (mit Gemüsen)	25
	Fettes Fleisch oder Schinken	50
	Gemüse mit wenig Kohlehydrat-gehalt	200
	Butter	20
	Kartoffel	100
	1 kl. Apfelsine	100
Um 10 Uhr abends:	Ein Teller Suppe (mit Gemüse)	25

Zusammen	Gramm	Eiweiß	Fett	Kohle-hydrate	Calorien
Weißbrot	50	3,5	0,6	21	107,4
Butter	60	0,4	50,0	—	451,6
Ei	50	5,5	5,5	—	71,5
Milch	100	3,1	3,3	4	42,1
Dünne Bouillon	200	—	—	—	160,5
Holländ. Käse (25%)	50	12,0	12,5	—	—
Gemüse	250	5,0	—	5	49,0
Fettes Fleisch (Rippe, Kalb oder Schinken)	50	7,5	18,0	—	192,0
Kartoffel	100	2,0	—	20	88,0
Apfelsine	100	—	—	10	40,0
		39,0	89,9	60	1202,1

II. Niedrige Eiweiß-, niedrige Fett-Diät. 30 g Eiweiß, 90 g Fett, 40 g Kohlehydrate. Insgesamt 1090 Calorien.

		Gramm
1. Frühstück:	Brot	10
	Butter	10
	1 Ei	50
	Tee	2 × 125
	Schlagsahne	30
11 Uhr 2. Frühstück:	Bouillon	200
	Brot	10
	Butter	10
	Kaffee	2 × 125
	Sahne	40
4 Uhr:	Tee	2 × 125
	Schlagsahne	30
Mittagessen:	1 Teller Suppe mit Gemüse .	25
	Fleisch oder Schinken	50
	Frühstücksspeck	25
	Gemüse	250
	Kartoffel	80
	Butter	20
	Apfelsine	100
Abends:	1 Teller Suppe mit Gemüse .	25

Anmerkung: Das Gemüse gehört zu der 3 proz. Kohlehydratgruppe und wird 3 mal ausgekocht.

Zusammen	Gramm	Eiweiß	Fett	Kohlehydrate
Brot	20	1,6	0,3	8
Butter	40	0,2	34,0	—
Ei	50	5,5	5,5	—
Frühstücksspeck .	25	5,0	10,0	—
Gemüse	300	4,5	—	3
Fleisch	50	7,5	18,0	—
Kartoffel	80	1,6	—	16
Apfelsine	90	—	—	10
Sahne	100	4,0	24,0	3,7
		29,9	91,8	40,7

III. Niedrige Eiweiß-, hohe Fett-Diät. 30 g Eiweiß, 150 g Fett, 50 g Kohlehydrate. Gesamtkaloriengehalt 1670

		Gramm
1. Frühstück:	Kaffee	150
	Schlagsahne	25
	Brot	20
	Fetter Käse	20
	Butter	10
	Gemüse[1])	125
	Butter	30
	Speck[2])	15
11 Uhr:	1 Tasse Bouillon.	
2. Frühstück:	Brot	20
	Butter	10
	Fetter Käse	20
	Gemüse	125
	Butter	20
	Kaffee mit Sahne	25
4 Uhr:	Bouillon mit Gemüse	50
Mittagessen:	2 Eier mit	100
	Butter gebacken	10
	Gemüse	150
	Kartoffel	80
	Butter	30
	Apfelsine	100
8 Uhr:	Tee mit Sahne	2 × 25
10 Uhr:	Suppe mit Gemüse	50

[1]) Gemüse, 3 proz. Kohlehydratgruppe, 3 mal abgekocht.   [2]) Speck, sehr fett, ohne Fleisch.

Zusammen	Gramm	Eiweiß	Fett	Kohle-hydrate
Brot	40	3,0	—	16,8
Butter	110	0,7	92,5	—
2 Eier	100	10,0	11,0	—
Fetter Speck . .	15	—	13,0	—
Gemüse	500	7,5	—	5,0
Kartoffel	80	1,8	—	16,0
Schlagsahne . .	100	3,0	30,0	—
Apfelsine	120	—	—	12,0
Fetter Käse . .	40	9,0	10,0	—
		35,0	156,5	49,8

Bei jeder dieser Vorschriften kann gestattet werden 2×125 g Wein = 160 Calorien.

Die Methode der ziemlich fettreichen Nahrung, wie ich sie vorstehend angab, darf nicht kritiklos bei jedem Patienten angewandt werden. Bei leichten Fällen mit noch recht guter Kohlehydrattoleranz ist sie überflüssig. Wie zuvor schon gesagt wurde, ist sie durchaus kontraindiziert bei Diabetespatienten, welche eine starke Fettschicht auf ihrem Körper haben. Solchen Kranken gebe man eine Diät, deren Caloriengehalt mit dem übereinstimmt, was sie nach Berechnung ihres Grundstoffwechsels nötig haben. Zeitweise gebe man ihnen vielleicht auch noch etwas weniger. Man erstrebe bei ihnen ein ihrer Größe entsprechendes Körpergewicht. Wenn nötig gebe man Insulin.

Hat man nach einer ein- oder mehrwöchentlichen Kur das erreicht, was man erreichen wollte: zuckerfreien Urin, keine Acidose, Hebung des Allgemeinzustandes, vielleicht auch Erhöhung der Toleranz, dann muß man eine *bleibende Diät* aufstellen.

Man wird dabei von den folgenden Faktoren ausgehen:

1. von dem Gesamtbedarf an Calorien,
2. von der erlaubten Eiweißmenge,
3. von der erlaubten Kohlehydratmenge.

Daraus ergibt sich von selbst die erforderliche Fettmenge.

Die zu erlaubende Eiweißmenge wird auf die Dauer ungefähr 0,66 g, höchstens 1 g pro Kilo Körpergewicht betragen müssen. Hin und wieder wird eine Bestimmung der Stickstoffbilanz nötig sein.

Kinder müssen mehr Eiweiß bekommen. Auch in sehr leichten Fällen, bei Menschen, die schwer arbeiten müssen, kann eine größere Eiweißmenge gegeben werden, jedoch nicht viel mehr als 1 g pro Kilo, vereinzelt vielleicht 1,5 g pro Kilo Körpergewicht.

Die erlaubte Kohlehydratmenge ist durch die Toleranz bestimmt.

Es bleibt noch die Feststellung des Gesamtcalorienwertes. Das ist eigentlich der schwierigste Punkt. Bis jetzt fehlen uns noch sichere Angaben, die uns führen könnten. Es liegt nahe vom Grundstoffwechsel auszugehen. Wir wissen, daß dieser für die Ernährung (spezifisch-dynamische Wirkung der Nahrung, S. 81) um $20^0/_0$ erhöht werden muß. Aber es ist unmöglich, auch nur ungefähr annähernd zu schätzen, wieviel Prozente noch für die körperliche Bewegung des Patienten in Anrechnung gebracht werden müssen. Es hängt da alles von seinem Temperament, von seinen Gewohnheiten, und besonders von seinem Berufe ab. Jede Schätzung ist hier eitel. Es bleibt uns nichts anderes übrig, als „auszuprobieren."

Um wenigstens eine Handhabe für die Schätzung des Gesamtcalorienwertes zu haben, kann man wie folgt rechnen:

Grundstoffwechsel, um $20\,\%$ erhöht wegen der spezifisch-dynamischen Wirkung der Speisen, um $20\!-\!30\,\%$ erhöht wegen der körperlichen Bewegung, je nach dem Beruf oder der Tätigkeit des Patienten.

Nun ist aber, worauf wir schon wiederholt hinwiesen, die Feststellung des wirklichen Grundstoffwechsels in jedem konkreten Fall praktisch unausführbar, ausgenommen einzelne Kliniken, welche über die Hilfsmittel und die Zeit für derartige Stoffwechseluntersuchungen im Hinblick auf wissenschaftliche Probleme verfügen. Die Methode stellt große Anforderungen an genaues Arbeiten und spezielle Kenntnisse. Ich trage Sorge, daß bei einer allgemeinen Anwendung große Fehler zu befürchten sind. Es kann denn auch zur Feststellung des Grundstoffwechsels des Patienten genügen, die Werte anzunehmen, welche nach den Methoden von HARRIS und BENEDICT oder von DUBOIS und DUBOIS entsprechend der jeweiligen Körperbeschaffenheit erwartet werden können. Zur Vermeidung von Irrtümern will ich nur beschreiben, wie man nach der Methode von DUBOIS und DUBOIS vorgeht.

a) In folgender graphischer Darstellung sucht man auf, wieviel Quadratmeter Körperoberfläche der Größe und dem Körpergewicht des Patienten entsprechen.

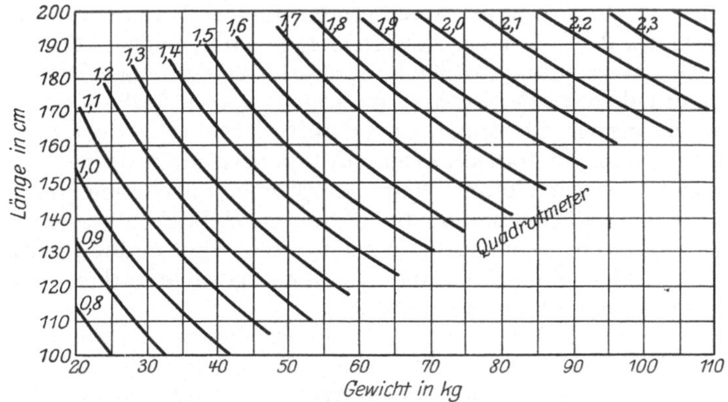

Abb. 26. „Height-weight chart" von DUBOIS und DUBOIS.

b) Dann sieht man in der Tabelle von AUB und DUBOIS nach, wie hoch die Calorienzahl pro Quadratmeter und Stunde im Stoffwechsel einer Person gleichen Geschlechtes und Lebensalters wie des Patienten ist.

Tabelle von AUB und DUBOIS[1]).

Lebensalter	Calorien pro Quadratmeter nach AUB und DUBOIS		Lebensalter	Calorien pro Quadratmeter nach AUB und DUBOIS	
	Männer	Frauen		Männer	Frauen
14—16	46,0	43,0	40—50	38,5	36,0
16—18	43,0	40,0	50—60	37,5	35,0
18—20	41,0	38,0	60—70	36,5	34,0
20—30	39,5	37,0	70—80	35,5	33,0
30—40	39,5	36,5			

Karte und Tabelle bedürfen keiner weiteren Erläuterung. Zur Erklärung diene folgendes Beispiel. Gesetzt ein Mann sei 1,80 m groß, 50 Jahre alt und

---

[1] AUB und DUBOIS: Arch. of internal med. Bd. 19, S. 823. 1917. The basal metabolism of old men.

60 kg schwer. Die „height-weight chart" von DUBOIS zeigt nun, daß die zu 60 kg gehörende Vertikale und die zu 180 cm gehörende Horizontale sich zwischen den gebogenen Linien 1,7 und 1,8 schneiden. Der Schnittpunkt liegt bei 1,76. Die Körperoberfläche unseres Patienten beträgt also 1,76 Quadratmeter. In der Tabelle findet man, daß ein *Mann* von 50 Jahren einen Grundstoffwechsel von 38,5 Calorien pro Stunde und pro Quadrameter hat. Der Grundstoffwechsel des angenommenen Patienten wird also innerhalb 24 Stunden betragen: $1,76 \times 38,5 \times 24 = 1626$ Calorien. In vielen amerikanischen Kliniken und wohl auch anderswo wird nun die nötige Calorienmenge der Diabetespatienten in der Tat auf diese Weise berechnet. Gegen eine derartige Berechnung ist nichts einzuwenden, sie hat sogar vieles für sich, wenn man sich nur nicht zur Annahme verleiten läßt, daß man dergestalt den Calorienwert des Patienten wirklich auf Grund exakter Berechnungen gefunden hat. Das entspricht durchaus nicht den Tatsachen. Auch bei Anwendung der genannten Methoden erzielt man nichts anderes als sehr grobe Annäherungswerte. Trotz der Gefahr durch die vielen Widerholungen langweilig zu erscheinen, halte ich es dennoch für notwendig, noch einmal darauf hinzuweisen, worauf diese Auffassung beruht.

In erster Linie ist der aus den Daten DUBOIS' für einen gesunden Erwachsenen abgeleitete Wert nur ein annähernder Wert. Zugrunde gelegt ist dabei der Durchschnitt, der aus einer gewissen Zahl tatsächlicher Angaben berechnet wurde. Die Abweichung für den konkreten Fall, den unser Patient darstellt, ist nicht genau bekannt. Ferner weiß man nicht, ob im Falle unseres Patienten, weil er zuckerkrank ist, für seinen Grundstoffwechsel etwas von dem normalen Wert abgezogen oder ob etwas hinzugezählt werden muß, oder ob er ohne weiteres angenommen werden kann. Weiter tappt man vollkommen im Dunkeln bei der Schätzung der Calorienmenge, die zu den Grundwerten wegen der Arbeitsleistung des Patienten hinzugezählt werden muß. Und endlich wird man gern bei dem einen Patient eine Zunahme des Körpergewichts sehen, während man bei dem anderen eine Abnahme erstrebt.

Daher kommt es, daß, wie man auch die Schätzung der für den Patienten notwendigen Calorienzahl feststellt, man stets berücksichtigen muß, daß es sich nur um grobe annähernd geschätzte Werte handelt, die nur als Ausgangspunkt von Nutzen sind. Wenn man die Diät auf dieser vorläufigen Grundlage festgestellt hat, muß man also ihre Auswirkung zu betrachten beginnen, ob der Patient sich dabei wohl fühlt, ob der Urin einwandfrei bleibt (Zucker, Aceton, Diacetsäure), wie das Körpergewicht sich verhält. Vor allem ist zu beachten, was ich an erster Stelle anführte: *wie der Patient sich dabei fühlt.* Wo es darauf ankommt, wird zuweilen die Untersuchung der Stickstoffbilanz wünschenswert sein. Man sieht, daß man bei der Zusammenstellung der Kost bei der Zuckerkrankheit, welche scheinbar exakte Methode man auch anwendet, auch jetzt noch nicht ohne Probieren auskommt.

Die Verträglichkeit der Kost wird von Zeit zu Zeit während der ganzen Behandlungsdauer kontrolliert werden müssen. Denn es ist durchaus nicht selten, daß der Stoffwechselzustand sich nach einer gewissen Zeit ändert. Es kann die Toleranz für Kohlehydrate sich bessern, so daß eine Zulage erlaubt erscheint, oder auch sie kann sich verschlechtern.

Wenn man, anstatt den Grundstoffwechsel zum Ausgangspunkt zu nehmen, lieber das Körpergewicht seiner Schätzung des Calorienbedürfnisses zugrunde legt, so ist dies theoretisch unrichtig, kann aber praktisch erlaubt werden. Man halte sich dann jedoch vor Augen, daß die gefundenen Werte, die man z. B. aus der Multiplikation des Körpergewichts mit 30 oder 35 Calorien pro Kilogramm erhalten hat, noch weniger der Wirklichkeit entsprechen können, als die, welche man aus dem Grundstoffwechsel abgeleitet hat. Praktisch sind jedoch darum nur geringe Bedenken dagegen einzuwenden, weil man doch nur durch Probieren den gewünschten Calorienwert wird finden können.

Nimmt man das Körpergewicht zum Ausgangspunkt, so wird man noch eine Schwierigkeit hinwegräumen müssen. Unter den Diabetespatienten befinden sich, wie eben bereits erwähnt, viele, deren Körpergewicht stark von dem gesunder Menschen gleicher Gestalt abweicht. Bei einigen ist das Gewicht stark vermindert. Diese wird man, wenn auch in bescheidenem Maße, mästen wollen, man wird ihnen also etwas mehr an Calorien geben, als es ihrem Gewicht entspricht. Andere sind zu korpulent, man muß sie abnehmen lassen und ihnen also weniger verabfolgen, als ihrem Gewicht zukommt. Um schließlich nun einen gewissen Anhaltspunkt dafür zu haben, mit welcher Calorienmenge man beginnen soll, ist die Kenntnis von Vorteil, wie groß das Durschschnittsgewicht eines gesunden Menschen bei verschiedener Körpergröße und bei verschiedenem Alter, sowohl beim Manne wie bei der Frau ist. Tabellen, die derartige Verhältnisse wiedergeben, findet man in JOSLINS Diabetic Manual. Er selbst entnahm diese Zahlen aus Veröffentlichungen verschiedener amerikanischer

Durchschnittsgewicht der Kinder vom 1. bis 15. Lebensjahr.

Jungen.

Größe	0,76	0,86	0,94	0,99	1,04	1,09	1,14	1,19	1,22	1,27	1,32	1,37	1,42	1,47	1,52	1,58	1,63	Meter
Lebensalter																		
1 Jahr	10,0																	
2 Jahre		12,2																
3 „			14,5															
4 „				15,9	17,7													
5 „				15,9	17,7	19,1	20,9											
6 „					17,7	19,1	20,9	21,8										
7 „						19,1	20,9	22,2	24,5									
8 „							20,9	22,7	24,0	25,9								
9 „								22,2	24,0	26,3	28,1	30,8						
10 „									24,5	26,3	28,1	29,5						
11 „										27,7	27,7	30,8	34,9	35,4				
12 „											28,6	31,8	34,9	38,1	38,6			
13 „											29,9	32,2	35,2	38,6	41,3	44,9		
14 „											29,9	32,2	35,8	39,0	42,6	46,7	51,7	
15 „													35,8	39,5	43,1	48,1	53,5	

(Gewicht in Kilogramm)

Mädchen.

Größe	0,74	0,86	0,94	0,99	1,04	1,09	1,14	1,19	1,22	1,27	1,32	1,37	1,42	1,47	1,52	1,58	1,63	Meter
Lebensalter																		
1 Jahr	9,5																	
2 Jahre		12,2																
3 „			13,6															
4 „				15,0														
5 „				15,4	17,2	18,6												
6 „				15,4	17,2	18,6	20,4											
7 „					17,7	19,1	20,4	22,7										
8 „						19,1	20,4	22,7	23,1	25,4								
9 „								22,7	23,1	25,4	28,6							
10 „									24,5	25,9	28,6	31,3						
11 „										27,2	28,6	31,3	34,0					
12 „											28,6	31,3	34,0	37,6	41,3			
13 „											29,5	31,3	34,5	39,0	42,6	47,2		
14 „													35,4	39,9	43,5	47,2	50,0	
15 „														40,4	45,4	48,1	53,5	

(Gewicht in Kilogramm)

Lebensversicherungsgesellschaften. Zu bedauern ist, daß die Messungen und Wägungen alle in bekleidetem Zustand vorgenommen worden sind. Um diesen Fehler zu beheben hat Mc Lean, der die Tabellen übernimmt, eine Verbesserung angebracht, indem er für Männerkleidung 10 Pfund und für Frauenkleidung 6 Pfund abzieht. Ich gebe die Tabellen Mc Leans auf S. 175 ff. wieder, nachdem die englischen Maße in das metrische System übertragen sind.

Durchschnittsgewicht der Erwachsenen vom 16. bis 55. Lebensjahr.
Männer.

Größe	1,52	1,58	1,63	1,68	1,73	1,78	1,83	1,88	1,93	Meter
Lebensalter										
16 Jahre	44,9	47,2	49,9	53,5	57,2	60,8	65,3	69,9	74,7	
17 ,,	45,8	48,1	50,8	54,4	58,1	61,7	66,2	70,8	75,3	
18 ,,	46,7	49,0	51,7	55,3	59,0	62,6	67,1	71,7	76,2	
19 ,,	47,6	49,9	52,6	56,2	59,9	63,5	68,0	72,6	77,1	
20 ,,	48,5	50,8	53,5	57,2	60,8	64,4	68,5	73,0	77,6	
21 ,,	49,0	51,3	54,4	58,1	61,2	64,9	68,9	73,5	78,0	
22 ,,	49,4	51,7	54,9	58,5	61,7	65,3	69,4	73,9	78,5	
23 ,,	49,9	52,2	55,3	59,0	62,1	65,8	69,9	74,8	79,4	
24 ,,	50,3	52,6	55,8	59,4	62,6	66,2	70,3	75,8	80,3	
25 ,,	50,8	52,6	55,8	59,4	63,1	66,7	71,2	76,7	81,2	
26 ,,	51,3	53,1	56,2	59,9	63,5	67,1	71,7	77,1	82,1	
27 ,,	51,7	53,5	56,2	59,9	63,5	67,1	72,1	77,6	82,6	
28 ,,	52,2	54,0	56,7	60,3	64,0	67,6	72,6	78,0	83,0	
29 ,,	52,6	54,4	57,2	60,8	64,4	68,0	73,0	78,5	83,5	
30 ,,	52,6	54,4	57,2	60,8	64,4	68,5	73,5	78,9	84,4	
31 ,,	53,1	54,9	57,6	61,2	64,9	68,9	73,9	79,5	84,8	
32 ,,	53,1	54,9	57,6	61,2	65,3	69,4	74,4	79,8	85,3	
33 ,,	53,1	54,9	57,6	61,2	65,3	69,9	74,8	80,3	85,7	
34 ,,	53,5	55,3	58,1	61,7	65,8	70,3	75,3	80,7	86,2	
35 ,,	53,5	55,3	58,1	61,7	65,8	70,3	75,3	81,2	86,6	
36 ,,	54,0	55,8	58,5	62,1	66,2	70,8	75,8	81,6	87,1	
37 ,,	54,0	55,8	59,0	62,6	66,7	71,2	76,2	82,1	87,5	Gewicht in Kilogramm
38 ,,	54,4	56,2	59,0	62,6	66,7	71,2	76,7	82,6	88,0	
39 ,,	54,4	56,2	59,0	62,6	66,7	71,2	76,7	82,6	88,5	
40 ,,	54,9	56,7	59,4	63,1	67,1	71,7	77,1	83,0	88,9	
41 ,,	54,9	56,7	59,4	63,1	67,1	71,7	77,1	83,0	89,4	
42 ,,	55,3	57,2	59,9	63,5	67,6	72,1	77,6	83,5	89,8	
43 ,,	55,3	57,2	59,9	63,5	67,6	72,1	77,6	83,5	89,8	
44 ,,	55,8	57,6	60,3	64,0	68,0	72,6	78,0	83,9	90,3	
45 ,,	55,8	57,6	60,3	64,0	68,0	72,6	78,0	83,9	90,3	
46 ,,	56,2	58,1	60,8	64,4	68,5	73,0	78,5	84,4	90,7	
47 ,,	56,2	58,1	60,8	64,4	68,5	73,0	78,5	84,8	91,2	
48 ,,	56,2	58,1	60,8	64,4	68,5	73,0	78,5	84,8	91,2	
49 ,,	56,2	58,1	60,8	64,4	68,5	73,0	78,5	84,8	91,2	
50 ,,	56,2	58,1	60,8	64,4	68,5	73,0	78,5	84,8	91,2	
55 ,,	56,7	58,1	61,2	64,9	69,4	73,9	78,9	85,3	91,6	

Ich will nochmals kurz zusammenfassen, wie wir also gewöhnlich bei einem Patienten vorgehen, dessen Diät auf Grund klinischer Beobachtung aufgestellt werden muß. *Zu allererst muß der sichere Nachweis erbracht sein, daß echter Diabetes besteht.*

Wir beginnen dann mit einer Diät, die der bisherigen Ernährung einigermaßen nahe kommt. Gewöhnlich erhält man dann schon einen gewissen Eindruck von der Art des Krankheitsprozesses. Dann erhält der Patient die auf S. 170 geschilderte Probediät. Stellt sich die Toleranz als niedrig heraus, unter 60 oder 50 g, dann suchen wir in Erfahrung zu bringen, ob sie bei Verordnung einer eiweißarmen Diät allmählich steigt. Der Mangel an Calorien wird dabei durch Fett ausgeglichen. Gelingt auf diese Weise die Erhöhung der Kohlehydrattoleranz nicht, so kann man oft doch geraume Zeit hindurch die Diät mit den kleinen Kohlehydrat- und Eiweißmengen geben lassen, wenn der Patient sich dabei vollkommen wohl fühlt. Ist dies aber nicht der Fall, ist das reichliche Fett dem Patienten unangenehm, entsteht Acidose, oder stellt sich die Notwendigkeit größerer Eiweißgaben heraus, so ist Insulinbehandlung angezeigt.

Durchschnittsgewicht der Erwachsenen vom 16. bis 55. Lebensjahr.

Frauen.

Größe	1,42	1,47	1,52	1,58	1,63	1,68	1,73	1,78	1,83	Meter
Lebensalter										
16 Jahre	43,5	45,4	46,7	49,0	51,7	55,3	59,0	62,1	66,7	
17 „	44,0	45,8	47,6	49,9	52,6	55,8	59,4	62,6	67,1	
18 „	44,5	46,3	48,1	50,3	53,1	56,2	59,9	63,1	67,6	
19 „	44,9	46,7	48,5	50,8	53,5	56,7	60,3	63,5	67,6	
20 „	45,4	47,2	49,0	51,3	54,0	57,2	60,8	64,0	68,0	
21 „	45,8	47,6	49,4	51,7	54,4	57,6	61,2	64,4	68,0	
22 „	45,8	47,6	49,4	51,7	54,4	58,1	61,2	64,9	68,5	
23 „	46,3	48,1	49,9	52,2	54,9	58,1	61,7	65,3	68,5	
24 „	46,7	48,5	50,3	52,2	54,9	58,1	61,7	65,3	68,9	
25 „	46,7	48,5	50,3	52,2	55,3	58,5	62,1	65,8	68,9	
26 „	47,2	49,0	50,8	52,6	55,3	58,5	62,6	65,8	69,4	
27 „	47,2	49,0	50,8	52,6	55,8	59,0	62,6	66,2	69,4	
28 „	47,6	49,4	51,3	53,1	56,2	59,4	63,1	66,7	69,9	
29 „	47,6	49,4	51,3	53,1	56,2	59,4	63,1	66,7	69,9	
30 „	48,1	49,9	51,7	53,5	56,7	59,9	63,5	67,1	70,3	
31 „	48,5	50,3	52,2	54,0	57,2	60,3	64,0	67,1	70,3	
32 „	48,5	50,3	52,2	54,0	57,2	60,8	64,4	67,6	70,8	
33 „	49,0	50,8	52,6	54,4	57,6	61,2	64,9	68,0	70,8	
34 „	49,4	51,3	53,1	54,9	58,1	61,7	65,3	68,5	71,2	
35 „	49,4	51,3	53,1	54,9	58,1	61,7	65,3	68,5	71,2	
36 „	49,9	51,7	53,5	55,3	58,5	62,1	65,8	68,9	71,7	Gewicht in Kilogramm
37 „	49,9	51,7	53,5	55,8	59,0	62,6	66,2	69,4	72,1	
38 „	50,3	52,2	54,0	56,2	59,4	63,1	66,7	69,9	72,6	
39 „	50,8	52,6	54,4	56,7	59,9	63,5	67,1	70,3	73,0	
40 „	51,3	53,1	54,9	57,2	59,9	63,5	67,1	70,3	73,0	
41 „	51,7	53,5	55,3	57,6	60,3	64,0	67,6	70,8	73,5	
42 „	51,7	53,5	55,8	57,6	60,3	64,0	67,6	70,8	73,9	
43 „	52,2	54,0	55,8	58,1	60,8	64,4	68,0	71,2	74,4	
44 „	52,6	54,4	56,2	58,5	61,2	64,9	68,5	71,7	74,8	
45 „	52,6	54,4	56,2	58,5	61,2	64,9	68,5	71,7	74,8	
46 „	53,1	54,9	56,7	59,0	61,7	65,3	68,9	72,1	75,3	
47 „	53,1	54,9	56,7	59,0	61,7	65,8	69,4	72,6	75,8	
48 „	53,5	55,3	57,2	59,4	62,1	66,2	69,9	73,0	76,2	
49 „	53,5	55,3	57,2	59,4	62,1	66,2	70,3	73,5	76,7	
50 „	54,0	55,8	57,6	59,9	62,6	66,2	70,3	73,9	77,1	
55 „	54,0	55,8	57,6	59,9	62,6	66,7	71,2	74,4	77,6	

Besteht eine Kohlehydrattoleranz von 60 g oder höher, dann berechnet man den Gesamtcalorienbedarf nach oben skizzierten Grundsätzen und verordnet eine Fettmenge, die zur Erzielung dieses Bedarfs notwendig ist, wenn der Patient so viel Kohlehydrate, wie es seine Toleranz zuläßt, und die Menge Eiweiß erhält, die 1 bis zuweilen 1,5 g pro Kilogramm seines Körpergewichts entspricht.

Mit dieser Diät kann der Patient nach Hause entlassen werden. Anfangs ist wöchentliche Kontrolle erforderlich, später untersuche man in allmählich größeren Zwischenräumen. Die Kontrolle erstreckt sich auf den Allgemeinzustand des Patienten, sein Körpergewicht, den Urin. Der Urin wird untersucht auf Zucker, Aceton und Diacetsäure. Intelligente Patienten lernen es leicht, die Untersuchungen selber vorzunehmen.

Schwieriger als bei Erwachsenen ist die Feststellung der Diät bei Kindern. Bei ihnen sind Durchschnittswerte für den Grundstoffwechsel fast wertlos. Ihr Eiweißbedarf ist größer. Wir kommen später noch darauf zurück.

Im Vorhergehenden haben wir die Regelung der Diät in großen Umrissen beschrieben. Wir wollen nun mehr einige Nahrungsmittel besonders besprechen.

6. Über einige für die Diät des Zuckerkranken besonders wichtige Nahrungsmittel.

Milch. Viele Menschen lieben eine gewisse Menge Milch, sei es auch nur als Zugabe zu Kaffee oder Tee oder in der Zubereitung verschiedener Gerichte. Gegen den Genuß von Milch ist auch nichts einzuwenden, vorausgesetzt, daß man sowohl Kohlehydrat- wie Eiweißgehalt berücksichtigt. Nimmt man den Eiweißgehalt auf $3,1^0/_0$ an, den des Fettes auf $3,5^0/_0$ und den der Kohlehydrate auf $4^0/_0$, dann wird man in leichteren Fällen 200—500 ccm erlauben können, ohne dadurch die anderen Nahrungsmittel allzu sehr einzuschränken. Große Mengen sind dagegen nicht ratsam. Würde man nämlich 1 l verabfolgen, so hätte man dadurch schon so viel an Eiweiß und Kohlehydraten erlaubt, daß in einem geeigneten Tagesspeisezettel zu wenig für die anderen Speisen übrigbleiben würde.

Mit Unrecht wird noch oft *Buttermilch* als ein für den Diabeteskranken geeignetes Nahrungsmittel empfohlen, das gegenüber der Vollmilch vorteilhafter sei. Diese Annahme ist grundlos, wenigstens vom Standpunkt des Stoffwechsels aus. Denn Buttermilch enthält etwas mehr Eiweiß als Vollmilch, entbehrt fast gänzlich des Fettes und enthält beinahe die gleiche Menge Milchzucker.

Kephir enthält $1,6^0/_0$ Kohlehydrate, *Kumis* aber $5,4^0/_0$.

Für Patienten mit geringer Kohlehydrattoleranz kann die zuckerfreie Milch wichtig sein. Ich besitze Erfahrung nur über die von BOUMA. An ihrem Geschmack ist nichts auszusetzen und sie ist dabei fast kohlehydratfrei. Bei der Berechnung bedenke man, daß sie $2,4^0/_0$ Eiweiß enthält (JOSLIN).

Sahne. Zur Erhöhung der Fettmenge der Nahrung kann mit viel Nutzen Sahne gegeben werden. Sie ist hauptsächlich in 2 Arten im Handel: als *Schlagsahne* und als *einfache* Sahne. Ist es für die Berechnung von Wichtigkeit, so lasse man die Sahne, welche man gebrauchen will, analysieren, weil der Fettgehalt der verschiedenen Proben nicht wenig von einander abweicht.

Nach JOSLIN enthält:

	Eiweiß	Fett	Kohlehydrate
Schlagsahne	$2,1^0/_0$	$41^0/_0$	$1,5^0/_0$
gewöhnliche Sahne	$2,8^0/_0$	$22^0/_0$	$2,7^0/_0$

100, oft sogar 200 g können in Kaffee, Tee oder bei Zubereitung von allerlei Speisen oft ohne Bedenken verwandt werden. Mit 100 g Schlagsahne verabreicht man 40 g Fett, nur 2 g Eiweiß und 1,5 g Kohlehydrate.

Brot. Das gewöhnliche Milchweißbrot enthält $45—50^0/_0$ Kohlehydrate, ungefähr $2^0/_0$ Fett und $7,7^0/_0$ Eiweiß. Wasserbrot ist etwas kohlehydratärmer.

Noch weniger Kohlehydrate enthält nach COHEN TERVAERT (siehe Vorwort) das Roggenbrot, nämlich $30^0/_0$, während sein Eiweißgehalt ungefähr der gleiche wie der des Weißbrotes ist ($6^0/_0$). Ein „Brötchen" (holl. „cadetje") ist reicher an Eiweiß und Kohlehydraten, nämlich $8,7^0/_0$ Eiweiß und $52^0/_0$ Kohlehydrate. Schwarzbrot enthält $4,5^0/_0$ Eiweiß und $46^0/_0$ Kohlehydrate.

Ein gewöhnliches Butterbrod von Weißbrot wiegt 25—30 g, desgleichen von Roggenbrot 30 g, von Schwarzbrot 30 g und ein Brötchen 50 g.

Leicht sind sehr dünne Butterbrote von Weißbrot, im Gewicht von 10 g, und von Schwarzbrot im Gewicht von 20 g zu schneiden.

Ist man an starken Butterkonsum gewöhnt, so kann man ohne besondere Mühe eine derartige Brotschnitte mit 15 g Butter bestreichen.

Brot ist ein schmackhaftes Nahrungsmittel. Man enthält es dem Zuckerkranken nicht gern vor, die meisten Menschen sind an seinen Genuß so sehr gewöhnt, daß seine Entziehung für jeden sehr unangenehm ist. Hinwiederum ist sein hoher Kohlehydratgehalt die Ursache, daß der Diabetiker mit dem Genuß von Brot sehr vorsichtig sein muß. Schon ein kleiner Fehler hat eine beträchtliche Überschreitung der erlaubten Kohlehydratmenge zur Folge. Verzehrt der Patient z. B. 30 g Brot über die erlaubte Menge, so wird er damit 15 g Kohlehydrate mehr zu sich nehmen und vielleicht seine Toleranz überschreiten. Überdies wird im Falle geringer Toleranz beim Verzehr größerer Brotmengen nur wenig für andere Kohlehydrate enthaltende Nahrungsmittel übrigbleiben. Ich halte jedoch den Genuß von Brot bei jedem Menschen für so wichtig, daß ich es im Gegensatz zu JOSLIN jedem Diabetiker erlaube, aber nur unter der Bedingung, daß die Menge genau abgewogen wird. Ich mache ihm dabei klar, daß gerade hier kleine Fehler schwere Folgen nach sich ziehen können.

Vergessen wir bei unseren Berechnungen nicht, daß auch der Eiweißgehalt des Brotes sehr hoch ist: fast $8^0/_0$ bei Weißbrot!

Sehr reich an Kohlehydraten ist Zwieback.

Der gewöhnliche holländische Zwieback enthält nach den Tabellen von COHEN TERVAERT $70^0/_0$ Kohlehydrate bei einem Eiweißgehalt von $6,4^0/_0$ und einem Fettgehalt von $10^0/_0$.

Die englischen Biskuits sind noch etwas reicher an Eiweiß, Fett und Kohlehydraten.

Ein holländischer Zwieback wiegt nach meinen Beobachtungen 11 g. Ein Mariabiskuit (Präparat der holländischen Firma Verkade) wog 5 g, ein „petit beurre" (kleine Cakessorte) 6 g.

Man erinnere sich zwecks Orientierung im großen, daß Mehlsorten im allgemeinen zwischen 60 und $80^0/_0$ Kohlehydrate enthalten. In ein paar Löffeln Reis (30 g) gibt man also schon 24 g Kohlehydrate. Läßt man Mehl oder Mehlspeisen verabreichen, so muß sehr vorsichtig dabei vorgegangen und berechnet werden. Ich ziehe es vor, auf Mehlspeisen zu verzichten. Desto mehr Kartoffel, Brot, Früchte und Gemüse können erlaubt werden.

Ersatzpräparate für Brot halte ich, mit Ausnahme des Luftbrotes für nicht mehr zeitgemäß. Es wurde dies schon S. 166 erwähnt. Seit wir wissen, daß wir mit der Verabreichung von Eiweiß ebenso sparsam sein müssen wie mit der von Kohlehydraten, ist es sinnlos an Stelle des gewöhnlichen Brotes, das man kaum ganz vermeiden kann, ein schlecht schmeckendes Ersatzpräparat zu verabfolgen, das dem Patienten immer bald zuwider wird und nur eine unwesentlich geringere Menge von Kohlehydraten, desto mehr aber an Eiweiß enthält. Ich stelle in folgendem zum Vergleich nebeneinander das gewöhnliche Weißbrot und ein Kleberbrot, welches „Nutricia" (eine holländische Nährmittelfabrik) in ihrem Preisverzeichnis aufführt.

	Eiweiß	Fett	Kohlehydrate
Weißbrot	$7,7^0/_0$	$2^0/_0$	$55,0^0/_0$
Kleberbrot	$52,3^0/_0$	$0,7^0/_0$	$35,8^0/_0$

Für die Zusammenstellung ihres Luftbrotes gibt „Nutricia" folgende Zahlen, die ich mit der des Weiß-, Roggen- und Schwarzbrotes vergleiche:

	Eiweiß	Fett	Kohlehydrate
Weißbrot	$7,7^0/_0$	$2,0^0/_0$	$55,0^0/_0$
Schwarzbrot.	$6,7^0/_0$		$41,0^0/_0$
Roggenbrot	$6,0^0/_0$		$30,0^0/_0$
Luftbrot (Zoetermeer)	$32,8^0/_0$	$0,6^0/_0$	$55,2^0/_0$

Man erkennt aus diesen Zahlen, wie eiweißreich das Luftbrot ist. Das muß bei der Verabreichung dieses Ersatzpräparates zur Vorsicht mahnen. Der Patient muß ausdrücklich darauf hingewiesen werden, daß nur die berechnete, genau abgewogene Menge erlaubt ist.

Als Vorzug wird es angesehen, daß man aus dem Luftbrot „Butterbrote" schneiden kann, die bei einer Dicke von 1 cm und einem Durchschnitt von 5 cm nur wenige Gramm wiegen, also eine schöne Unterlage für reichlich Butter bieten.

Wir verabfolgen das Luftbrot nicht mehr.

In Amerika und auch schon in England macht man seit einiger Zeit viel Gebrauch von dem durch ALLEN eingeführten Kleiebrot, das als Unterlage für Butter dienen kann.

Gemüse. Sie spielen in der Ernährung des Zuckerkranken eine wichtige Rolle. Ihr geringer Kohlehydratgehalt ist der Grund, weshalb man eine große Menge verabfolgen kann. Hierdurch wird auch das Hungergefühl unterdrückt. Zudem kann ihnen eine große Menge Butter beigegeben werden. Bei Patienten mit geringer Kohlehydrattoleranz ist es empfehlenswert, die Gemüse bis zu dreimal abkochen und das Kochwasser jedesmal wegschütten zu lassen („abzugießen"). Vor dem Kochen müssen die Gemüse fein zerkleinert werden. Diese Methode wurde zuerst von VON NOORDEN angegeben. Sie vermindert den Kohlehydratgehalt des Spinats von 2,97 auf 0,85%.

Durch das Kochen verlieren die Gemüse sehr an Schmackhaftigkeit. Zugaben von Kochsalz, Jus oder Fleischextrakt (Maggi und dgl.) heben diesen Nachteil wieder auf.

Unnötig ist, daß der Patient die Gemüsemenge jedesmal abwiegt. Man darf ihm das Leben nicht schwer machen und nicht mehr als erforderlich seine Aufmerksamkeit auf sein Leiden richten.

Man berechne, wieviel an Gemüsen der Patient im Tage zu sich nehmen darf, aus ihrer Zusammenstellung (s. untenstehende Tabelle). Dabei bedenke man, daß nicht alle Kohlehydrate der Gemüse resorbiert werden, so daß weniger Glykose gebildet und in die Blutbahn übergehen wird, als nach der chemischen Zusammenstellung theoretisch angenommen werden kann. Zur Erleichterung der Übersicht teilt man die Gemüse gewöhnlich in 3—5, 10, 15, 20 und mehr als 20 proz. Gemüsearten ein.

Die Gemüse der 3—5 proz. Gruppe liefern im Durchschnitt nicht mehr als 3% Glykose.

Bei Patienten mit niedriger Toleranz erfordert die Zusammenstellung des Speisezettels das meiste Kopfzerbrechen. Man wähle bei ihnen am besten Gemüse der ersten Kategorie, von denen ich hier einige Beispiele anführe (nach COHEN TERVAERT).

Kohlehydratgehalt in %		Kohlehydratgehalt in %		Kohlehydratgehalt in %	
Endivien	1,4	Porcelaine	1,3	Spinat	0,8
Spargel	1,4	Rübchen	2,4	Tomaten	3,9
Blumenkohl	1,9	Radieschen	1,9	frische Strauchbohnen	4,1
Gurken	1,5	Rhababerstiele	2,8	Weißkohl	3,0
Kopfsalat	1,1	Sellerie	3,3	Sauerkraut	1,2
Feldsalat	2,7	Schneidbohnen	1,8	Sauerampfer	3,1

Bei der Berechnung der Speisezettel erkennt man, daß die Gemüse, welche der Diabetiker oft in größeren Mengen genießt, mehr Eiweiß enthalten, als man, ohne nähere Untersuchung, zumeist annimmt. Bei einer Diät mit niedrigem Eiweißgehalt entstehen dadurch Schwierigkeiten, die sich nicht leicht überwinden lassen.

Nur ausnahmsweise verwende man solche Gemüse, die sowohl sehr eiweißhaltig wie auch reich an Kohlehydraten sind. Es würde auf sie so viel von der erlaubten Menge dieser Nahrungsmittel entfallen, daß für andere Speisen fast nichts mehr übrigbliebe.

Wenn der Patient, oder besser noch diejenige Person, die für ihn sorgt, die Gemüse einige Male abgewogen hat, so kann sie zumeist weiterhin durch Augenmaß die erlaubte Menge richtig abschätzen. Etwaige Fehler werden bei kohlehydratarmen Sorten nicht groß sein. Vorsicht ist jedoch geboten bei den Gemüsen, die reich an Kohlehydraten und Eiweiß sind. Deshalb ist es sogar besser, letztere nicht geben zu lassen, ausgenommen Kartoffel, die für die meisten Menschen ein sehr schmackhaftes Nahrungsmittel sind. Kartoffeln enthalten aber $20^0/_0$ Kohlehydrate, die Gefahr für Fehler ist nicht gering, weil sie sehr verschiedener Größe sind. Darum wiege man sie in der ersten Zeit genau ab, und setze dies so lange fort, bis man bei der Abschätzung keine Fehler mehr macht.

Eine kleine Kartoffel wiegt 30 g, eine von Durchschnittsgröße (gekocht, ohne Schale) 60 g.

Kochen oder Braten der Kartoffeln mit der Schale ist hin und wieder empfehlenswert. Dadurch wird eine willkommene Abwechslung in den Speisezettel gebracht, gleichzeitig soll durch die Schale nach allgemeiner Annahme Obstipation verhütet werden.

Nüsse, Mandeln. Auch diese bilden trotz ihres hohen Eiweiß- und Kohlehydratgehaltes eine empfehlenswerte Bereicherung der Kost. Vermutlich besteht ein Teil der Kohlehydrate aus Hemicellulosen, die bei der Verdauung nicht vollkommen in lösliche Kohlehydrate übergehen. Man vergesse nicht, daß Nüße und Mandeln reich an Eiweiß sind.

	Eiweiß	Fett	Kohlehydrate
Mandeln	$21^0/_0$	$55^0/_0$	$15,3^0/_0$
Walnüsse	$17^0/_0$	$64^0/_0$	$13,0^0/_0$

1 Walnuß wiegt ohne Schale 3 g
10 Mandeln wiegen ungefähr 10 g

Früchte. Wenn irgendwie angängig, lasse man dem Diabetiker täglich frische *Früchte* verabfolgen. Ihr Eiweißgehalt ist gering.

Man tut gut, sich auf einzelne Sorten zu beschränken und ihre Menge anfangs abwiegen zu lassen. Äpfel sind schwer von Gewicht und besitzen einen sehr hohen Kohlehydratgehalt (9—$20^0/_0$). Apfelsinen mit einem Zuckergehalt von 10—$11^0/_0$ scheinen am empfehlenswertesten.

Grape fruit mit 6—$7^0/_0$ Zucker wird sehr viel in Amerika und seit einigen Jahren auch in England verwandt. Ein Apfel von Durchschnittsgröße wiegt 150 g, eine kleine Apfelsine ohne Schale 120 g, eine große 220 g. Eine kleine grape fruit wiegt annähernd 340 g, eine große 650 g. Die Patienten müssen also so viel von diesen Früchten abwiegen, wie ihnen erlaubt ist.

Bananen enthalten $20^0/_0$ Kohlehydrate. Eine Banane wiegt durchschnittlich ohne Schale 50 g.

Es erscheint selbstverständlich, daß man beim Verordnen der Früchte derselben Regel folgen soll wie bei Aufstellung der Diät im ganzen, d. h. daß man so viel von ihnen geben soll, als im Hinblick auf ihren Kohlehydratgehalt erlaubt ist. Doch ist die Regel vielleicht in diesem Falle nicht ganz richtig, weil ein Teil der Kohlehydrate in den Früchten als Lävulose vorkommt und diese vielleicht besser vertragen wird (s. S. 46) als Glykose. Solange darüber aber keine genaueren und zuverlässigen Untersuchungen angestellt sind, können wir dies wohl kaum berücksichtigen. Nach von NOORDEN sieht man, daß im all-

gemeinen die Kohlehydrate der Früchte besser vertragen werden als eine
äquivalente Menge Brot. Ausnahmsweise fand aber dieser Forscher auch das
Gegenteil[1]). Es ist also besser, vorsichtig zu sein.

Für Liebhaber von Oliven sind diese Früchte in reifem Zustande ein besonders geeignetes Nahrungsmittel: sie enthalten $1,7^0/_0$ Eiweiß, $25,9^0/_0$ Fett und
$4,3^0/_0$ Kohlehydrate.

Falls man Früchte verordnet, so ist es sehr wichtig zu wissen, daß ihr Zuckergehalt sehr unbeständig ist. So fand Frl. HIJMAN bei der Untersuchung verschiedener Portionen Erdbeeren in unserer Klinik, daß der eine Teil doppelt
soviel Zucker enthielt als der andere.

Wenn jemand an *Alkohol* gewöhnt ist, so bedeutet für ihn die Verabreichung
kleiner Mengen eine sehr angenehme Zugabe zur Erzielung der notwendigen
Calorienmenge. Der Kohlehydratgehalt von Rotwein braucht nicht berücksichtigt zu werden (weniger als $0,5^0/_0$). In ein paar Gläsern Bordeaux (z. B. $8^0/_0$
Alkohol) verabreicht man mehr als 150 Calorien. Es ist wohl kaum notwendig
hervorzuheben, daß *Bier* unter allen Umständen verboten ist.

Fleisch und *Fisch*. Für viele Menschen ist Fleischnahrung fast eine direkte
Notwendigkeit. Selbstverständlich sind Fleisch und Fisch bei gemischter Kost
die Hauptträger des Eiweißes.

Bei unseren Vorschriften werden wir die Berechnungen nach den Angaben
in den Nahrungsmitteltabellen anstellen müssen. Natürlich werden diese hier
von noch geringerer Bedeutung sein als bei anderen Nahrungsmitteln. Denn
jedes Stück Fleisch weicht in seiner Zusammenstellung vom anderen ab. Wir
müssen uns also zu behelfen suchen so gut und so schlecht es eben geht.

Es besteht aber noch eine andere Schwierigkeit. Man ist allgemein der Ansicht, daß die spezifisch-dynamische Wirkung des tierischen Eiweißes größer
ist als die des Pflanzeneiweißes. Wir besitzen jedoch darüber noch keine ge-
nügenden Angaben. Nur sehr allgemein kann man annehmen, daß, abgesehen
von anderen Erwägungen und ausschließlich unter Berücksichtigung der Stoffwechselprozesse, eine vegetarische Lebensweise für den Zuckerkranken allem
Anschein nach besser ist als eine fleischhaltige oder gemischte Kost.

In der Praxis nimmt man an, daß Fleisch im Durschchnitt $20^0/_0$ Eiweiß
enthält, Fisch (in frischem Zustande) vielfach etwas weniger (s. die Tabellen).
Der Eiweißgehalt des Fleisches ist im allgemeinen soviel niedriger als der Fettgehalt höher ist. Allgemein bekannt ist der starke Unterschied im Fettgehalt
des Fleisches. Unsere Schätzungen sind hier sehr grob!

Ein hervorragendes Nahrungsmittel wegen des Fettgehaltes bilden fetter
Schinken und Speck.

COHEN TERVAERT gibt folgende Zusammensetzung an:

Magerer Schinken (geräuchert). . . . . $21^0/_0$ Fett
Fetter Schinken (geräuchert) . . . . $52^0/_0$,,
Frühstücksspeck (mit mäßigem Fettgehalt) . . . $67^0/_0$,,
Magerer Frühstücksspeck . . . . $43^0/_0$,,

Schalentiere enthalten höchstens $4^0/_0$ Kohlehydrate, Leber etwa $2^0/_0$. Fisch
ist im allgemeinen fettarm, ausgenommen folgende Sorten:

Salm enthält rund . . . . $12,0^0/_0$ Fett
Alse   ,,   ,, ... $9,5^0/_0$,,
Hering ,,   ,, ... $7,0^0/_0$,,
Makreele ,,   ,, ... $7,0^0/_0$,,

Natürlich sind Sardinen fettreich: fast $20^0/_0$.

---

[1]) VON NOORDEN: Lehrbuch, S. 414.

Der Eiweißgehalt der meisten Fleisch- und Fischsorten wechselt zwischen 15 und $25^0/_0$ (s. Tabellen).

Für 6 Austern gibt Joslin[1]) folgende Werte an: Eiweiß 6 g, Fett 1 g, Kohlehydrate 4 g, also 50 Calorien.

Eier. Sie bilden einen fast unentbehrlichen Bestandteil in der Diättherapie des Zuckerkranken. Mit Rücksicht auf ihre Verschiedenheit in der Größe sollen sie gewogen werden, bis der Patient selbst durch den täglichen Gebrauch die Abschätzung ihres Gewichtes nach der Größe gelernt hat. Das Gewicht variiert bei einer von Joslin untersuchten Anzahl zwischen 48 und 66 g, im Durchschnitt 57 bis 60 g. Die Eier in der medizinischen Klinik in Utrecht wiegen 45—55 g, durchschnittlich 50 g. Die Eier meines eigenen Haushaltes wogen durchschnittlich 55—60 g. Man rechnet grob für ein Ei: 6 g Eiweiß und 6 g Fett.

Fleischbrühe. Gewöhnlich betrachtet man die Fleischbrühe als ein Getränk, das vielleicht die Eßlust anregt und den Magen füllt, dem aber weiterhin als Nahrungsmittel und für den Stoffwechsel keine besondere Bedeutung zukommt. In der früheren „Fasten"periode Allens spielten Fleischbrühen eine große Rolle. Es ist deshalb als ein Verdienst Joslins zu bezeichnen, daß er auf den wechselnden, oft sehr hohen Salzgehalt der Fleischbrühen und auf ihren durchaus nicht unberücksichtigt zu lassenden Stickstoffgehalt hingewiesen hat. In einigen Proben wurde $1^0/_0$ Stickstoff gefunden! In die Beköstigungsvorschriften für Zuckerkranke gehören keine „kräftigen", sondern nur sehr schwache Fleischbrühen.

7. Einige besondere Kuren.

Wie wir gesehen haben, werden bei der Zusammenstellung einer Diät die Nahrungsmittel nach der modernen Auffassung fast ausschließlich nach der Art ihrer grob chemischen Zusammensetzung und ihrem calorimetrischen Wert eingesetzt. Will man einem Patienten 100 g Kohlehydrate verabreichen, so kann man dies durch Brot, Gemüse, Kartoffeln, Apfelsinen in seiner Kost erreichen, vorausgesetzt, daß die Summe der auf diese Weise gegebenen Kohlehydrate 100 g nicht überschreitet. Diese Neigung drückt sich am deutlichsten in den „Äquivalenztabellen" (s. z. B. von Noorden)[2]) aus, in denen berechnet wird, welche Menge des einen oder anderen Nahrungsmittels 100 g Brot entspricht.

Wahrscheinlich machen wir auf diese Weise große Fehler. Man wird in Zukunft wohl einen anderen Weg einschlagen müssen. Schon jetzt verfügen wir über Beobachtungen, die lehren, daß unsere Anschauungen viel zu oberflächlich sind. So scheint die ungünstige Wirkung des Eiweißes auf die Glykosurie bei Diabetes viel stärker von dem Fleischeiweiß (und vielleicht auch von dem Eiweiß der Eier) herzurühren als von der Pflanzenkost. Die Erklärung dafür ist uns noch unbekannt. Die chemische Zusammensetzung, die Art der Aminosäuren des Eiweißmoleküls gibt noch keine Rechenschaft über diese Tatsache.

Ebensowenig sind die Kohlehydrate untereinander gleichwertig. Ich sehe hier ab von den Unterschieden, welche leicht durch die Verschiedenheit in der Schnelligkeit der Resorption erklärt werden können, wie der Unterschied zwischen Glykose und Stärkemehl. Darauf wird schon jetzt bei der Regelung der Diät Rücksicht genommen.

Ich habe hier viel weniger leicht zu erklärende Verschiedenheiten im Auge.

---

[1]) Joslin: Treatment of diabetes mellitus, S. 447.
[2]) von Noorden: Die Zuckerkrankheit, S. 572ff.

Um ein Beispiel anzuführen: wir sahen schon, daß Lävulose vom Zuckerkranken besser vertragen wird als Glykose. Diese Entdeckung, welche wir in erster Linie BOUCHARDAT und KÜLZ verdanken, ist schon lange die Veranlassung gewesen, diese Zuckerart in die Diätbehandlung der Zuckerkrankheit aufzunehmen. Die Resultate haben jedoch nicht den Erwartungen entsprochen. Patienten mit leichten Formen der Zuckerkrankheit haben freilich Lävulose gut vertragen, aber nur unter der Bedingung, daß sie während kurzer Zeit verabreicht wird. Gibt man sie längere Zeit hintereinander, so nimmt die Toleranz schnell ab. Ich halte es für geboten, Lävulose nur in Form von Früchten zu erlauben, wobei, nach Lage der Dinge, nur eine mäßige Menge gegeben werden soll. Gibt man Lävulose in reiner Form, so wird man vielleicht Schaden verursachen, bevor man es weiß.

Früher wurden große Dosen Lävulose bei Koma oder drohendem Koma empfohlen. Seit wir über das Insulin verfügen, scheint es mir zweifelhaft, ob sie unter diesen Umständen gegenüber dem gewöhnlichen Rohrzucker von irgendwelchem Vorteil sind. Darüber müßten neue Untersuchungen angestellt werden.

Das gilt in nicht geringerem Grade auch für das *Inulin*. Inulin ist ein Polysaccharid von Lävulose und verhält sich also zur letzteren wie Stärkemehl zu Traubenzucker. Auch hier haben wieder BOUCHARDAT und KÜLZ den Weg gewiesen. Nach ihnen haben verschiedene Forscher sich mit dem Inulin befaßt. JOSLIN ist jetzt noch mit derartigen Untersuchungen beschäftigt. Sichere Schlußfolgerungen lassen die zur Verfügung stehenden Angaben einstweilen nicht zu. Das einzige, was man augenblicklich sagen kann, ist, daß gegen die Verwendung kleiner Mengen Inulins in der Diät des Diabeteskranken wenig Bedenken bestehen, vorausgesetzt, daß sie kurze Zeit, z. B. während einer Woche gegeben werden.

Man gebe das Inulin in Form von Topinambur oder Artischocken.

Nach JOSLIN enthalten Artischocken $2,6^0/_0$ Eiweiß, $0,2^0/_0$ Fett und $15,9^0/_0$ Kohlehydrate, letztere in der Hauptsache als Inulin.

Wir haben schon an der einen oder anderen Stelle von der *Hafermehlkur* VON NOORDENS gesprochen und dabei erwähnt, daß sie zu einer großen Menge Veröffentlichungen Veranlassung gegeben hat. Die Frage, worauf die günstige Wirkung dieser Kur zurückgeführt werden muß, ist meines Erachtens immer noch nicht in befriedigender Weise beantwortet.

VON NOORDEN war ursprünglich der Ansicht, daß die Haferkohlehydrate eine spezifisch günstige Wirkung ausübten. Er hält es für außerordentlich wichtig, ausschließlich Hafer und nicht gleichzeitig noch andere Kohlehydrate zu geben. Fleisch muß vollkommen weggelassen werden. Eier sind freilich zuweilen von weniger ungünstigem Einfluß, jedoch schädigen auch sie die „Haferkur" nicht selten. Gegenwärtig werden sie denn auch bei der Verordnung der Kur weggelassen.

Schon bald nach der Veröffentlichung der Haferkur VON NOORDENS fand man, daß allerlei andere Sorten Mehl die gleiche Wirkung zeigen (L. BLUM). Einige Untersucher waren der Überzeugung, daß ein Gemisch von verschiedenen Sorten Cerealien keine schlechteren Resultate gibt als die alleinige Verabfolgung von Hafer (FALTA). Anfangs bestritt VON NOORDEN diese Anschauung mit aller Kraft. In der letzten Zeit ist er jedoch in dieser Hinsicht nicht mehr so ablehnend wir früher. An der spezifischen Wirkung des Hafermehls hält er nicht mehr fest. Er erkennt an, daß andere Mehlsorten in gleicher Weise auf die Glykosurie günstig einwirken. Doch stellt er auch jetzt noch den Hafer über die anderen Mehlarten. Auf ungefähr die gleiche Stufe stellt er Bananenmehl.

Man nimmt allgemein an, daß die Cerealien ihre eigentümliche Wirkung nur dann ausüben, wenn sie in gekochter Form, als Brei oder Grütze gegeben werden. Läßt man sie backen, so verlieren sie diese Eigenschaft.

Zur Erklärung der günstigen Wirkung der Haferkur sind verschiedene Theorien aufgestellt worden. NAUNYN glaubte, daß das Stärkemehl zum großen Teil im Darm zur Vergärung käme, und KLOTZ war der Ansicht, daß die auf diese Weise entstehenden Kohlehydratsäuren vom diabetischen Organismus ausgenutzt werden könnten, ohne Glykosurie hervorzurufen. Jedoch konnte sich diese Theorie nicht behaupten.

Andere Autoren nahmen an, daß die Nieren unter dem Einfluß des Hafermehls den Zucker nicht ausscheiden, und daß infolge dieser Impermeabilität der Nieren die Glykosurie ausbliebe. Wäre dies der Fall, so müßte eine sehr starke Hyperglykämie entstehen, und man würde den günstigen Einfluß auf den Allgemeinzustand und auf die Ketose nicht erklären können.

Es ist zweifellos richtig, daß die günstigen Ergebnisse der Haferkur zu einem großen Teil dem vollkommenen oder teilweisen Fasten während der einer Kur vorangehenden oder folgenden Tage zuzuschreiben sind. Aber eine lückenlose Erklärung der Wirkung der Kur wird auf diese Weise doch nicht gegeben. Denn VON NOORDEN macht darauf aufmerksam, daß der Einfluß solcher Hungertage lange nicht so ausgesprochen und dauerhaft ist, wenn wir ihnen eine gewöhnliche strenge Diät oder eine strenge Diät mit Einschränkung der Eiweißgaben folgen lassen.

Falsch wäre auch, die geringe Eiweißmenge, die bei dieser Kur gegeben wird, als einzige Ursache der günstigen Wirkung anzusehen. Es mag zutreffend sein, daß mit 250 g Hafermehl nur 40 g Eiweiß zugeführt werden. Dem steht entgegen, daß VON NOORDEN zuweilen auch günstige Ergebnisse erzielte, wenn er außer dem Hafer noch 100 g Roborat oder auch 6—8 Eier verabfolgen ließ. JOSLINS Einwurf, daß die Ausnutzung der Haferkohlehydrate nicht bewiesen ist, solange nicht eine Vermehrung des Stoffwechsels und Erhöhung des respiratorischen Quotienten nachgewiesen sind, tut dem klinisch festgestellten günstigen Einfluß der Haferkur, der sich im Allgemeinzustand und besonders bei der Acidose ausdrückt, keinen Abbruch.

Es kann auch möglich sein, daß im Hafer (und den anderen Cerealien) neben den Kohlehydraten noch unbekannte Stoffe enthalten sind, die vorteilhaft auf die Stoffwechselstörung wirken. Solange jedoch hierüber keine näheren Versuche angestellt sind, kann man diesen Gedanken nur als eine Hypothese zur Erklärung der Wirkung betrachten.

Ebensogut würde es der Fall sein können, daß ein *Fehlen* von Begleitstoffen, die in anderen Nahrungsmitteln vorhanden und von *ungünstigem* Einfluß auf die Stoffwechselstörung sind, die guten Wirkungen des Hafers erklärte. Wir haben wiederholt gesehen, daß Eiweiß die Glykosurie fördert, und daß außer der Menge, auch die Art des Eiweißes eine Rolle spielt. Auf die schlechte Wirgung des Fleisches ist von einer so großen Zahl Untersucher hingewiesen worden, daß diese wohl als eine sicher festgestellte Tatsache betrachtet werden darf. Man kann sich nun vorstellen, daß in verschiedenen Nahrungsmitteln auch verschiedene Begleitstoffe vorhanden sind, die in dem einen Falle eine sehr starke, in dem anderen Falle eine weniger starke Vermehrung der Glykosurie verursachen, und daß sie gerade im Hafer fehlen oder nur in sehr geringer Menge anwesend sein können.

Diese Annahme klingt wahrscheinlicher als die ALLENS, nach der das Fehlen von Reizen, die von dem Hafer auf die Darmwand und externe Sekretion des Pankreas ausgeübt werden, die Ursache dafür sein soll, daß die interne Funktion dieser Drüse zu einer besseren Entfaltung kommen sollte.

Wenn wir uns damit auch eine mehr oder weniger vage Vorstellung von der günstigen Wirkung der Haferkur machen können, so ist doch eine befriedigende Erklärung auf Grund positiver Angaben vorläufig unmöglich. Die Geschichte dieser Kur lehrt uns aber mit Sicherheit, daß unsere gegenwärtige Handlungsweise, bei der die Nahrungsmittel fast ausschließlich nach ihrem Gehalte an Kohlehydraten, Fett und Eiweiß und ihrem Calorienwert beurteilt werden, sicher falsch ist und für die Zukunft revidiert werden muß. Wir persönlich glauben die Verordnung der Hafermehlkur seit Einführung der neueren Behandlungsmethoden nicht mehr nötig zu haben. Jedenfalls aber mache man dem Diabeteskranken klar, daß der Hafer kein Heilmittel in dem Sinne ist, daß ihm bei dessen Gebrauch ein Leben ohne genau festgestellte Diät erlaubt sei, und er alles essen dürfe, was ihm gut schmeckt. Diese Auffassung habe ich wiederholt bei meinen Patienten bekämpfen müssen. Wer Hafer mit Nutzen verordnen will, gebe ihn nach der Methode und den Indikationen, wie sie von Noorden aufgestellt hat.

Caramelbehandlung. Nach dem Beispiel Bouchardats ließ Pavy seinen Patienten dünne Schnitten geröstetes Brot an Stelle von gewöhnlichem Brot geben (nach Cammidge)[1]. Viele andere Ärzte folgten ihm darin. Das ist ein Beweis dafür, daß nach ihrer Ansicht die Erhitzung oder das Rösten von Stärkemehl in ihm Veränderungen hervorruft, welche es für die Stoffwechselprozesse des Zuckerkranken geeigneter machen.

Grafe hat, meiner Ansicht nach ohne Kenntnis dieser älteren Veröffentlichungen, im Jahre 1913 versucht, durch Erhitzen von Zucker über den Schmelzpunkt hinaus, das Molekül dergestalt zu verändern, daß es vom diabetischen Organismus aufgenommen und verbrannt wird, und also keine Glykosurie verursacht.

Die Ergebnisse mit diesem Röstprodukt des Zuckers — dem Caramel — scheinen nicht ungünstig zu sein. Im Handel ist ein sehr reines Caramel zu erhalten, Caramose genannt, von welchem in leichteren Fällen Gaben von täglich 100 g während einer gewissen Zeit gut vertragen werden. Bei einigen Patienten ruft es jedoch Rumoren im Leibe und andere Darmbeschwerden hervor. Doch soll dies bei Gaben von 50 g nach Grafe höchst selten der Fall sein.

Die therapeutischen Resultate erscheinen mir noch unsicher. Im Hinblick darauf, daß ich bei der Diätbehandlung der Zuckerkrankheit eine einfache und gleichmäßige Lebensweise, welche die größtmögliche Sicherheit verbürgt, glaube anempfehlen zu müssen, kann ich vorläufig in der Verwendung der Caramose keinen Vorteil erblicken. Dies gilt in noch stärkerem Maße für verschiedene andere im Handel befindliche künstliche Nahrungsmittel (z. B. Hediosit, Intarvin). Ich halte es nicht für empfehlenswert derartige Präparate einstweilen in der Praxis zu verordnen. Sie befinden sich noch im Versuchsstadium.

III. Über die Behandlung der Komplikationen.

1. Diabetes und Fettsucht.

Über die Behandlung Zuckerkranker mit übergroßer Fettfülle sprachen wir schon.

Eine Fastkur nach Allen kann für solche Patienten gefährlicher sein, als für andere, die sich in normalem Ernährungszustande befinden. Sie sind einer schnellen Entwicklung von Acidose in größerem Maße ausgesetzt als andere Kranke.

---

[1] Cammidge and Howard: New views on diabetes mellitus, S. 353.

Nicht selten reagieren auch solche Patienten schlecht auf eine fettreiche Diät nach MAIGNON, PETRÉN und NEWBURGH. Falls sie an eine fettreiche Diät gewöhnt sind, so ist es ratsam, langsam zu einer anderen Ernährung überzugehen, welche entsprechend den zuvor skizzierten Grundsätzen nach dem Grundstoffwechsel berechnet ist. Man wird dadurch eine Abnahme des Körpergewichtes erreichen, sorge jedoch dafür, daß dies nur langsam vor sich geht. Man darf nicht vergessen, daß korpulente Zuckerkranke oft einen schwachen Herzmuskel besitzen. Das muß uns zur Vorsicht mahnen bei allen Kuren, denen wir solche Patienten unterziehen wollen.

2. Diabetes und Nierenkrankheit, Arteriosklerose, Hypertension, Herzerweiterung.

Die Kombination von Diabetes und echter primärer Nephritis (oder Nephrose) kommt selten vor. Wenn man diese Kombination antrifft, so muß man feststellen, welche der beiden Krankheiten die schwerere zu sein scheint, und je nachdem muß man die Behandlung einrichten.

An dieser Stelle wollen wir uns kurz mit der so häufigen Vergesellschaftung von Diabetes, Albuminurie, Hypertension und Herzerweiterung beschäftigen. Dieser Komplex von Erscheinungen ist so typisch, daß er den Eindruck eines selbständigen Krankheitsbildes hervorruft. Wenn sich bei einem Zuckerkranken Eiweiß im Urin zeigt, während der Blutdruck anormal hohe Werte erreicht, oder auch wenn Hypertension auftritt ohne Eiweiß im Urin, dann geht fast immer der prozentuale Zuckergehalt des Urins zurück und manchmal verschwindet der Zucker ganz. Gewöhnlich findet man jedoch trotzdem hohe Blutzuckerwerte.

Manchmal wird man auch plötzlich bei Patienten, die schon lange Anzeichen von Hypertension mit oder ohne Albuminurie jedoch ohne Glykosurie aufwiesen, davon überrascht, daß Zucker im Urin erscheint. Oft entspricht auch dann der hohe Blutzuckerwert in keiner Weise der geringen Glykosurie. Der Zusammenhang zwischen alle diesen Erscheinungen ist uns noch unbekannt. Liegt sowohl der Hypertension, als auch der Albuminurie und dem Diabetes ein arteriosklerotischer Prozeß zugrunde? Ist eine verminderte Durchlässigkeit der Nieren wirklich die Ursache der geringen Glykosurie bei der hohen Glykämie? Wir wissen es nicht.

Was die Behandlung anbetrifft, so scheint es uns das richtigste, solchen Patienten eine Diät mit niedriger Eiweißration und mit niedrigem Gesamtcalorienwert zu geben, also ohne die gewöhnlich verordnete sehr große Fettmenge.

Es scheint uns jedoch erforderlich, die Kohlehydratmenge sehr langsam herabzusetzen. Wir haben den Eindruck, als ob eine zu schnelle Entziehung der Kohlehydrate zu Herzschwäche führte. Aus dem gleichen Grunde scheint uns bei solchen Patienten auch bei Anwendung von Insulin die größte Vorsicht geboten. Bei einem unserer dieser Kategorie angehörenden Patienten trat während der Behandlung mit Diät und Insulin zweimal ein gefährlicher Zustand von Vorhofflimmeren auf, welcher glücklicherweise mit Digatilis noch erfolgreich bekämpft werden konnte.

Eine ziemlich häufig auftretende Erscheinung bei älteren Patienten sind Anfälle von *Angina pectoris*. *Man versäume daher nie, bei Klagen über Angina pectoris den Urin auf Zucker zu untersuchen.* Man folge bei der Behandlung solcher Patienten den Regeln, die gerade zuvor angeführt wurden, während gegen die Anfälle von Herzkrampf die gleichen Mittel angewendet werden wie bei Angina pectoris.

3. Diabetes und Syphilis.

Mit unserer Auffassung, daß die Zuckerkrankheit nur selten die Folge einer luetischen Infektoin sei, stehen wir im Gegensatze zu manchen französischen Autoren. Trotzdem sollte man in Fällen, wo diabetische Erscheinungen kurz nach einer Syphilisinfektion auftreten, oder wo früher eine Lues durchgemacht wurde, eine spezifische Behandlung versuchen. Man soll dies um so mehr tun, wenn die Wassermannsche Reaktion positiv ausfällt. Jedoch sei man vorsichtig. Es scheint, daß Zuckerkranke besonders empfindlich gegen antiluetische Mittel sind. VON NOORDEN beobachtete in verschiedenen Fällen im Anschluß an eine Quecksilberkur sehr ernste Erscheinungen: Gangrän, fortschreitende Tuberkulose, Albuminurie. MASON fand bei zwei Diabetikern eine starke Wassermannsche Reaktion und behandelte sie kurze Zeit mit spezifischen Mitteln. Die Folge war eine schnelle Verminderung der Kohlehydrattoleranz. Bis auf einige Ausnahmen ist man sich darüber einig, daß die Resultate der antiluetischen Behandlung der Zuckerkrankheit, auch wenn Syphilis vorausging, unbefriedigend sind[1]).

4. Diabetes und Herzkrankheiten.

Ich halte den Hinweis auf meine vorhergegangenen Ausführungen über diesen Punkt für ausreichend. Wenn eine Kombination des Diabetes mit einer nicht auf Arteriosklerose beruhenden Herzerkrankung besteht — was selten vorkommt —, so wird man sich nach der im Vordergrund stehenden Störung richten müssen. Man sei vorsichtig mit allzu schneller und allzu starker Verringerung der Kohlehydrate und ebenso mit der Anwendung von Insulin.

5. Diabetes und Hautkrankheiten.

In einem vorhergegangenen Kapitel sind die Hautkrankheiten erwähnt, welche am häufigsten bei Diabeteskranken angetroffen werden. Die Behandlung hat zwei Indikationen zu berücksichtigen: 1. der Blutzuckergehalt muß soweit wie möglich auf einen normalen Wert zurückgebracht werden, 2. die Behandlung der Hautkrankheit hat den Grundsätzen zu folgen, die für im übrigen gesunde Menschen gelten. Unter Berücksichtigung der Empfindlichkeit des Zuckerkranken wird man darnach streben müssen, die dermatologische Behandlung so wenig eingreifend als möglich zu gestalten. Man übertreibe nicht und hüte sich vor allem vor einem Zuviel an Behandlung.

Die gewöhnliche Sauberkeit, das öftere Wechseln der Kleidung kommen vor allem in Betracht. Man mache den Diabeteskranken daraúf aufmerksam, daß er auch bei Juckreiz nicht kratzen darf. Es ist dies besonders wichtig. Denn durch das Kratzen werden die Bakterien tief in die Haut eingerieben, vielleicht werden auch die Gewebe dadurch verletzt. Die Gefahr einer Infektion wird auf diese Weise vergrößert.

Sobald der Patient den Beginn eines Furunkels merkt, lasse ich diese Stelle mit einem Tropfen Jodtinktur bestreichen. Ist es zur Entwicklung eines größeren Furunkels gekommen, zu dessen Behandlung der Chirurg konsultiert werden muß, so wird dieser sich zu einer möglichst konservativen Behandlung entschließen müssen. *Man halte das Messer fern, solange es nur einigermaßen möglich ist.* VON NOORDEN erinnert daran, daß THIERSCH in seinen klinischen Vorlesungen darauf hinwies, wie äußerst schwer es wäre, junge tatenlustige Chirurgen von operativer Behandlung der Furunkel abzuhalten. Mehr als

---

[1]) VON NOORDEN: Lehrbuch, S. 354. — MASON: Americ. journ. of med. soc. 1921. S. 162, 828. — JOSLIN: 3. Aufl. S. 605.

sonst ist die Vermeidung jeder Übereilung beim Zuckerkranken eine ernste Pflicht! Muß eine Fistel offen gehalten werden, so wird die Anwendung einer leicht reizenden Salbe (Ungt. diachylon, Ungt. elemi) vortreffliche Dienste leisten können. Sie besitzt gleichzeitig die Eigenschaft, das Gewebe einzuschmelzen und den Furunkel zur „Reife" zu bringen. Gleichzeitig erhält der Patient eine geeignete Diät, die bei ungefährer Erfüllung des Calorienbedürfnisses den Blutzuckerwert so nahe wie möglich auf den normalen Wert zurückbringt, wenn nötig unter gleichzeitiger Darreichung von Insulin. Gelingt es nicht, einen normalen Blutzuckerwert ohne Anwendung von Insulin zu erreichen, und kann letzteres aus dem einen oder anderen Grunde nicht gegeben werden, so kann eine mehrtägige Unterernährung im Sinne ALLEN-JOSLINS von Vorteil sein.

6. Diabetes und Störungen der Ernährungsorgane.

Allgemein bekannt ist der oft recht trostlose Zustand der Zähne der Zuckerkranken. Wenn Veranlassung dazu gegeben, so sind gegen die Behandlung des Gebisses eines Diabeteskranken durch einen Spezialarzt für Mund- und Zahnkrankheiten keine Bedenken zu erheben. Es empfiehlt sich jedoch, eine derartige Behandlung erst dann vornehmen zu lassen, wenn die Diät nach den bekannten Grundsätzen geregelt ist. Insulin wird angewandt, wenn die Indikation dafür gegeben ist. Unter dem Einfluß einer zweckmäßigen Diät tritt häufig eine Besserung des Zustandes der Mundhöhle ein. Daß umgekehrt die Heilung von Zahnhöhleninfektionen einen günstigen Einfluß auf den Stoffwechselprozeß ausübt („focus"-Theorie der Amerikaner), wird zwar häufig behauptet und ist zweifellos auch möglich. Die Richtigkeit ist jedoch schwer zu beweisen, weil ein vernünftiger Arzt neben der Behandlung des Mundes eine gleichzeitige Regelung der Diät nicht vernachlässigen und eine Insulintherapie, falls notwendig, einschlagen wird.

Wie bei jedem chirurgischen Eingriff bei Diabetes sei man vorsichtig mit Chloroform und mit Äther, obwohl dieser vermutlich weniger schädlich ist. Die Amerikaner halten „gas" (Stickstoffoxydul) oder „gas" in Verbindung mit Sauerstoff für das unter solchen Umständen ideale allgemeine Narkoticum. In Holland wird dieses Mittel für längere Narkosen nur noch wenig gebraucht[1]. Injektionen von örtlich betäubenden Mitteln, Cocain und dgl., würden sicher gegenüber den allgemeinen Narkoticis von Vorteil sein. Man beachte aber die Bedenken bei einer Flüssigkeitsinjektion in das Zahnfleisch.

Manche Diabetiker leiden mehr oder weniger an Verdauungsbeschwerden. Zum Teil ist dafür sicher die veränderte Diät, die dem Patienten auferlegt wurde, verantwortlich zu machen.

Der Genuß größerer Gemüseportionen hilft durchaus nicht immer so, wie man wohl glauben sollte. Bei einer fettreichen Diät kommt Obstipation seltener vor. Manchmal beobachtet man dabei sogar das Auftreten von Diarrhöe, die dazu zwingen kann, das Fett herabzusetzen. Dies ist jedoch selten der Fall bei den von uns, entsprechend den zuvor mitgeteilten Grundsätzen, verabfolgten Fettquanten.

Die Obstipation behandele man auf die übliche Weise. Man vermeide nach Möglichkeit die Verwendung von Abführmitteln. Wenn es sein muß, dann nehme man seine Zuflucht zu Paraffin, nötigenfalls zu Cascara oder ähnlichen Mitteln, oder auch zu Karlsbader Salz oder Bitterwasser. Aber so wenig wie möglich.

---

[1] Seit einiger Zeit ist diese Narkose von Prof ZAAJER in der chirurgischen Klinik in Leiden eingeführt.

Eine entsprechende Auswahl von Gemüsen tut oft Wunder (Kohl). Auch Apfelsinen können von Nutzen sein.

Desgleichen kommt Massage in Betracht. Allgemein wird angenommen, daß körperliche Bewegung, besonders Gehen, einen guten Stuhlgang herbeiführt. In der Regel ist das tatsächlich der Fall. Ich kenne jedoch manche Ausnahmen bei Patienten, die an wenig körperliche Bewegung gewöhnt, sich mit Obstipation quälen, sobald sie mehr zu Fuße gehen, als sie bis dahin gewöhnt waren. Es ist ein wertvoller Rat, nicht nur jeden Morgen zu versuchen das Naturbedürfnis zu erledigen, sondern auch ohne Zögern jedem Stuhldrang zu folgen. Wer morgens nach dem Frühstück den Drang zu Stuhlentleerung spürt, jedoch aus irgendwelchen Gründen die Entleerung hinausschiebt, wird dadurch nicht selten während des ganzen Tages nicht mehr dazu kommen. Die Darmperistaltik gibt manchmal nur ein einziges Mal oder wenige Male innerhalb 24 Stunden ihr Alarmsignal und fordert dann sofortige Ausführung ihres Befehles.

Bei Zuckerkranken, deren Körperkräfte nach Lage der Dinge gewöhnlich unterwertig sind, verdient die Diarrhöe unsere besondere Aufmerksamkeit. Sie erfordert sofort sorgfältige Behandlungsvorschriften, welche sich jedoch nicht von den üblichen Regeln unterscheiden. Während der Diarrhöe wird die Resorption der Nahrungsmittel, also auch der Kohlehydrate herabgesetzt sein. Infolgedessen wird auch die Glykosurie dann oft vermindert. Aber aus diesem gleichen Grunde werden dem Patienten auch weniger Kohlehydrate für den Stoffwechsel zur Verfügung stehen. Es ist wichtig, dies bei der Anwendung von Insulin zu bedenken.

7. Diabetes-Neuralgien und Neuritis.

Nach meiner persönlichen Erfahrung reagieren die mehr oder weniger vagen neuralgischen Schmerzen der Zuckerkranken ausgezeichnet auf eine entsprechende Diät. Sobald der Blutzuckerwert sich der Norm nähert verschwinden die Klagen.

Ganz anders verhält es sich mit den ernsteren Formen von Neuritis. Sie bleiben gewöhnlich auch dann bestehen, wenn die Glykosurie verschwunden ist, und wenn an Stelle der Hyperglykämie wieder die gewöhnlichen Blutzuckerzahlen traten. Das hindert jedoch nicht, daß man in solchen Fällen die übliche Diabetestherapie anwenden wird. Gleichzeitig sollen die symptomatischen Mittel versucht werden, die man bei Neuritiden anderer Art gewöhnlich anwendet.

8. Diabetes und Gangrän.

Diese gefürchtete Komplikation tritt um so häufiger auf, in je vorgeschrittenerem Lebensalter die Patienten sich befinden. Die Statistik von JOSLIN bringt das deutlich zur Anschauung[1]).

Lebensalter bei Beginn der Zuckerkrankheit	Gesamtzahl der Zuckerkranken	Fälle mit Gangrän	
		Anzahl der Fälle	in %
Unter 30 Jahren	683	4	0,6
31—50 ,, ...	1080	26	2,2
51—60 ,, ...	581	23	3,6
61—70 ,, ...	226	23	10,0
71—80 ,, ...	41	8	19,5

[1]) JOSLIN: Treatment of Diabetes mellitus, S. 637.

Das Lebensalter, in dem bei 84 Diabetikern die Gangrän begann:

Alter	Anzahl der Fälle	Durchschnittliches Alter beim Beginn der Gangrän
31—50	8	44
51—60	28	56
61—70	40	65
71—80	8	72

Inwieweit es möglich ist, bei Diabetes einer Gangrän vorzubeugen, läßt sich nicht sagen. Aber es ist nicht unwahrscheinlich, daß eine rationelle Behandlung der Krankheit die Gefahr für das Auftreten dieser Komplikation vermindert. Daß Lues oder Alkohol für das Entstehen der diabetischen Gangrän eine Rolle spielen sollten, scheint mir kaum annehmbar. Trotzdem muß der Diabetiker, mehr noch als der Gesunde, vor übermäßigem Alkoholgenuß gewarnt werden.

Sauberkeit, besonders in der Fußpflege, muß anempfohlen werden. Fußwunden müssen soviel wie irgend möglich vermieden werden. Man hüte sich vor unvorsichtigem „Pédicuren" und achte sorgfältig auf das Schuhzeug. Man schütze sich vor kalten Füßen. Tägliches Wandern, wenn auch nicht zu lange hintereinander, ist nützlich zur Beförderung eines guten Blutumlaufes.

Sobald Anzeichen auf eine beginnende Gangrän zu deuten scheinen, muß man genau so handeln, als wenn kein Diabetes bestände. Aber gleichzeitig muß man die Diät streng regeln, vielleicht auch Insulin anwenden. In der Regel halte ich Bettruhe für angebracht. Von Übungen für die Arterien, die wohl angeraten werden (Fuß- und Zehenbewegungen, abwechselnde Anwendung höherer und niedrigerer Temperaturen auf die Extremitäten, warme Luft), halte ich nichts. Wenn erst einmal eine ausgesprochene Gangrän besteht, dann gehört die Indikation, ob operieren oder nicht operieren, zu den schwierigsten Entscheidungen, vor die man gestellt werden kann. Man überlege mit einem erfahrenen vorsichtigen Chirurgen und erwäge sorgfältig alle Umstände. Auf jeden Fall steht die Diättherapie mit oder ohne Insulin im Vordergrunde. Manchmal sieht man entgegen aller Erwartung, daß die Gangrän sich zurückbildet und das tote Gewebe sich abstößt, so daß mit einer gewissen Berechtigung von spontaner Heilung gesprochen werden kann. Vor allem muß man danach trachten einer Infektion des nekrotischen Gewebes, besonders einer Infektion mit gasbildenden Bazillen, vorzubeugen!

Die sorgfältigste Pflege, Einhüllen der kranken Teile in trockene sterile Gaze, Wärme, sind erforderlich. Manche geben einem Verbande mit Kampferspiritus den Vorzug. Es wurde auch wohl angeraten, in den trockenen Verband eine Formalinpastille zu legen, ich glaube jedoch mit zweifelhaftem Erfolg. Handelt es sich um eine feuchte Gangrän, dann besteht die Gefahr allgemeiner Sepsis. Manchmal wird es für chirurgische Therapie zu spät sein. Ein einzelner Fall (bei dem der Patient die Operation verweigerte) verlief sogar ohne Operation über Erwarten gut. Allgemeine Regeln lassen sich nicht aufstellen. Während der Internist Sorge trägt, einen möglichst niedrigen Blutzuckergehalt zu erreichen, bestimme der Chirurg auf Grund seiner Erfahrung, ob er die Operation für angebracht hält oder nicht. Die meisten Autoren raten weit im gesunden Gewebe zu operieren, andere neigen dazu, möglichst wenig zu entfernen. Ein Röntgenbild kann oft über den Zustand der Gefäße und des Knochengewebes Aufklärung geben. Bei einem meiner Patienten, einem Herrn von 81 Jahren, heilte kürzlich eine Zehengangrän unter Diätbehandlung und kleinen Dosen Insulin.

9. Operationen bei Zuckerkranken.

Niemand wird daran denken, einen Diabetiker leichtfertig zu operieren, z. B. aus kosmetischen Gründen. Niemand wird versäumen es zu tun, wenn eine vitale Indikation dazu besteht. Aber wieviel Fälle gibt es, bei denen der vorsichtige Arzt im Zweifel ist, ob das Risiko eines Eingriffes größer oder kleiner ist als der zu erwartende Gewinn. Appendicitis, Gallensteine, Carcinom, Katarakt, Prostatektomie und zuweilen Nierensteine sind die hauptsächlichsten Begleitkrankheiten (abgesehen von den früher bespochenen Furunkeln und Gangrän), welche eine Überlegung mit dem Chirurgen erfordern. Allgemeine Regeln gibt es hierbei ebensowenig wie in anderen Fällen. In einigen Jahren wird es sich erweisen, ob die Befreiung des Patienten von Zucker mit Hilfe von Insulin, einen operativen Eingriff bei nicht allzu schwerem Diabetes, auf die gleiche Gefahrenstufe zurückführt, wie bei dem nicht diabetischen Patienten unter im übrigen gleichen Umständen. Ich habe den Eindruck, daß es dahin kommen wird.

Vielleicht wird in Zukunft für den Diabetiker der gefährlichste Teil der Operation noch in der Narkose zu sehen sein. Chloroform befördert Hyperglykämie und Acidose, und die Gefahr für das Entstehen von Koma ist groß. Äther verschlimmert die Hyperglykämie in gleichem Grade. Eine ernste Operation leite man niemals mit einer Hungerkur ein: Die Zellen haben zum Schutze gegen das Narkosegift Glykogen nötig. Sehr vorsichtige Dosen von Insulin, zugleich angewandt mit den erforderlichen Kohlehydratmengen, sind unter diesen Umständen angebracht.

Es ist wohl ein erfreuliches Zeichen für die Fortschritte der Behandlung, wenn man bei JOSLIN liest, daß 10 Diabetespatienten mit Prostatahypertrophie, bei welchen eine Prostatektonie vorgenommen wurde, sämtlich geheilt wurden! Einer meiner Patienten, der an der gleichen Erkrankung litt, wurde nach Einleitung einer Diät- und Insulinkur, vor kurzem von Prof. LAMÉRIS operiert. Die Prostatektomie verlief ohne jegliche Folgen.

10. Diabetes und Tuberkulose.

Die Lungentuberkulose ist nach klassischer Anschauung eine sehr häufige Komplikation der Zuckerkrankheit. Wenn JOSLIN die Vereinigung dieser beiden Krankheiten selten beobachtete, so wird dies wohl seiner Tätigkeit an einem Privatkrankenhaus zuzuschreiben sein, in dem hauptsächlich wohlhabende Patienten Aufnahme fanden. Bei unserer gegenwärtigen Erkenntnis über das Entstehen der Tuberkulose kann es uns nicht wundern, daß diese Krankheit bei der armen Bevölkerung, die unter ungünstigeren hygienischen Verhältnissen und größeren Infektionsmöglichkeiten lebt, viel leichter zur Entwicklung kommt.

Ich selbst beobachtete die Tuberkulose als Komplikation des Diabetes weniger häufig, als ich dies nach den Lehrbüchern erwartet hatte. Jedoch immer noch häufig genug! — Statistiken lehren in der Hinsicht vorläufig noch nicht viel. Nachdem seit einigen Jahren, vor allem dank der Arbeiten aus Boston und aus Toronto, das Interesse für die Zuckerkrankheit weit mehr in den Vordergrund gerückt ist, werden viel zahlreichere leichte Diabetesfälle in den Krankenhäusern aufgenommen. Da nun die Tuberkulose als Komplikation bei ernsteren Fällen auftritt, ist somit anzunehmen, daß diese Vergesellschaftung jetzt seltener zu beobachten sein wird als früher.

Wenn sich bei einem Diabetiker Tuberkulose entwickelt, dann wird dadurch die Prognose mit einem Male viel ungünstiger.

Somit ist es eine ernste und dringende Pflicht, einen zuckerkranken Patienten, soweit möglich, von Menschen mit offener Tuberkulose fernzuhalten. Der Hausarzt und der Krankenhausarzt, der an einem weniger gut eingerichteten Krankenhause tätig ist, darf dies nie aus dem Auge verlieren.

Für die Behandlung der durch Tuberkulose verschlimmerten Zuckerkrankheit lassen sich keine besonderen Gesichtspunkte anführen. Solchen Patienten Unterernährung anzuraten, wird sich wohl kaum jemand erkühnen. Die Diät nach NEWBURGH und MARSH scheint mir in solchen Fällen die geeignetste. Je nach den Umständen auch Insulin. Jedoch ist unsere Erfahrung hierüber noch zu kurz und zu wenig umfangreich. Weiteres findet sich darüber im folgenden Kapitel.

11. Diabetes bei Kindern.

Bei der Zuckerkrankheit der Kinder sind besondere Umstände zu beobachten. Daher wollen wir darüber auch besonders sprechen.

Die Zuckerkrankheit tritt bei Kindern seltener auf als bei Erwachsenen. Es scheint jedoch, als ob sie bei dem jüngeren Lebensalter im Zunehmen begriffen sei. Es ist schwierig festzustellen, ob diese Zunahme eine tatsächliche oder nur scheinbare ist, als Folge der erhöhten Aufmerksamkeit der Ärzte. Sicher ist jedenfalls, daß zur Zeit die Zuckerkrankheit bei Jugendlichen unter 15 Jahren durchaus keine Seltenheit ist.

Als allgemeine Regel kann man wohl sagen, daß der Diabetes des Kindesalters unter die bösartigen Formen zu gehören pflegt.

Es besteht dabei eine starke Neigung zur Progression und zur Bildung von Acidose. Komplikationen sieht man ziemlich selten bei Kindern. Fast immer endigt die Erkrankung mit Koma. Merkwürdigerweise ist grade bei Kindern die Behandlung des Koma, besonders mit Insulin, in gewisser Hinsicht sehr dankbar. Oft gelingt es, sie dank dem Hormon dem Leben zurückzugewinnen. Wenn der Zucker zuerst im Urin entdeckt wird, dann sieht man den Kindern nicht immer den Ernst der Krankheit an. Zartere Kinder zeigen den Stempel der Krankheit wohl eher in ihrem Antlitz, dagegen werden andere durchaus nicht schlecht aussehen. Aber einige Zeit nach Feststellung der Krankheit, nach einer leichten Infektion, oder nach einem Rezidiv der Infektion, welche der Entdeckung der Glykosurie voraufging (Angina, Grippe), sieht man eine sprungweise Verringerung der Toleranz, bis das gefürchtete Koma auftritt!

Trotz der unzweifelhaften Richtigkeit der Regel, daß Diabetes bei Kindern ungünstig zu verlaufen pflegt, kommen doch glücklicherweise hin und wieder Ausnahmen von dieser Regel vor. In allen bekannten Lehrbüchern findet man dafür Beispiele, und zwar scheint es, als ob die Zahl solcher günstig verlaufenden Fälle in den letzten Jahren zunehme. Wenigstens in der Literatur! Es ist sogar auffallend, daß unter den in den Statistiken als „geheilt" angeführten Diabetesfällen so viele Kinder sind. Sehr bekannt wurde der von SCHMITZ beschriebene Fall eines 4jährigen Mädchens. Am 22. November 1871 war sein Urin noch zuckerfrei, am 26. trat eine akute mit Fieber verlaufende Gastritis auf und am 27. enthielt der Urin $5,8^0/_0$ Zucker. Bei strenger Diät ging die Glykosemenge im Urin langsam zurück, um schließlich ganz zu verschwinden. Mit 18 Jahren verheiratete sich die Patientin, die damals gar keine Patientin mehr war. Sie hatte sich inzwischen gut entwickelt und war zu einem starken Mädchen herangewachsen. 1892 war sie Mutter zweier gesunder Kinder. Im Laufe von 20 Jahren war nie wieder Zucker im Urin aufgetreten.

Ich habe über diesen Fall etwas ausführlicher gesprochen, um dadurch Ärzte in die Möglichkeit zu versetzen, besorgten Eltern berechtigte Hoffnung zu machen und sie zu trösten.

Auch eine eigene Beobachtung will ich hier anführen. Es handelt sich dabei um eine Patientin, bei der als 10jähriges Kind Zucker im Urin entdeckt wurde, die trotzdem so gut wie keine Diätbeschränkung durchführte und ein Alter von ungefähr 45 Jahren erreichte. Erst in ihren letzten Lebensjahren traten verschiedene ernste Diabeteserscheinungen bei ihr auf: Neuritis, Retinitis. Sie starb im Koma.

Ein anderes Kind, bei dem eine Diät mit ausreichender Kohlehydratbeschränkung nicht durchführbar schien, weist schon seit 5 Jahren eine Glykosurie von 2—3% auf, ohne darunter bisher besonders gelitten zu haben.

Man ist sich darüber einig, daß grade unter den Kindern, bei welchen die erbliche Veranlagung für Diabetes sehr mitspricht, solch günstige Fälle vorkommen. Auch in den beiden zuvor mitgeteilten Fällen lag eine ausgesprochene erbliche Anlage vor.

Es ist durchaus erklärlich, daß parenchymatöse Veränderungen im Pankreas, die nach Infektionskrankheiten auftreten, bei Kindern eher ausheilen als bei Erwachsenen. Das Regenerationsvermögen ist ja im jüngeren Lebensalter stets viel stärker als bei älteren Menschen.

Die Behandlung des Diabetes bei Kindern muß den gleichen Grundsätzen folgen wie bei Erwachsenen. Sie ist jedoch schwieriger. Zunächst aus psychologischen Gründen. Bei Erwachsenen hat man bei Einleitung einer Diätbeschränkung nur den anfänglichen Widerstand des Patienten selbst zu überwinden. Sobald man ihn von der Notwendigkeit überzeugt hat, ist das Spiel gewonnen. Bei Kindern stößt man jedoch auch noch auf das falsch angebrachte Mitleid der Eltern. Sie sehen sich in die Notwendigkeit versetzt, ihrem Kind jeden Tag alles Mögliche abzuschlagen um was es bittet, und dazu fehlt manchen die Energie. Viele fürchten auch das Kind durch die knappe Diät zu schwächen.

Zudem läßt der progressive Verlauf, wie er in dem Alter die Regel zu sein pflegt, es fraglich erscheinen, ob die strengen Maßregeln gerechtfertigt sind angesichts der geringen Aussichten auf Erfolg. Andrerseits lehrten das Studium der Literatur und eigene Beobachtungen, daß manche Fälle, wie wir sahen, günstig verlaufen. Bei dem Stande unseres gegenwärtigen Wissens müssen wir es als sicher ansehen, daß eine unvorsichtige Diät die Aussichten auf einen günstigen Verlauf aufs Spiel setzt.

Es bestehen noch weitere Schwierigkeiten für die Behandlung der Zuckerkrankheit bei Kindern. Wie wir dargelegt haben, gehen wir bei der Diätbestimmung für Erwachsene von seinem Grundstoffwechsel aus und von einer Eiweißration von 0,66—1 g pro Kilo Körpergewicht und pro Tag.

Wir wissen jedoch, daß die Berechnung des Grundstoffwechsels bei Kindern aus Größe und Gewicht, unter Berücksichtigung von Geschlecht und Lebensalter, vollkommen im Stiche läßt, weil bei ihnen die Durchschnitte viel mehr von einander differiern als bei Erwachsenen.

Auch der Eiweißgehalt, dessen ein Kind pro Kilogramm Körpergewicht bedarf, ist viel schwieriger zu schätzen als bei Erwachsenen. Es steht fest, daß das wachsende Kind mehr Eiweiß nötig hat. Für ein Kind bis zum Alter von 4 Jahren schätzt Joslin den Eiweißbedarf auf 3 g pro Kilo Körpergewicht. Allmählich verringert sich dann die Menge auf 1 g pro Kilo[1]).

Auf diesem Gebiete müssen noch viel mehr Untersuchungen angestellt werden.

Um die Anzahl der Calorien, deren das Kind bedarf, zu schätzen, kann man die Tabelle zu Rate ziehen, welche Holt und Fales für das Nahrungsbedürfnis von Kindern aufgestellt haben[2]).

---

[1]) Joslin: Treatment of Diabetes mellitus, 3. Aufl. S. 671.
[2]) Holt and Fales: Amer. Journ. Diss. Childr., 1921, 21, 1 (nach Joslin: S. 669).

Alter	Jungen			Mädchen		
	Gewicht	Calorien pro kg	Gesamt-calorien	Gewicht	Calorien pro kg	Gesamt-calorien
1	9,5	100	950	9,3	101	940
2	12,2	93	1135	11,8	94	1110
3	14,5	88	1275	14,1	87	1230
4	16,4	84	1350	15,9	82	1300
5	13,2	82	1490	18,2	78	1410
6	20,0	80	1600	20,0	76	1520
7	21,8	80	1745	21,8	76	1660
8	24,0	80	1920	23,9	76	1815
9	26,4	80	2110	26,2	76	1990
10	29,1	80	2330	28,5	77	2195
11	31,4	80	2510	31,5	80	2520
12	34,2	80	2735	35,8	80	2864
13	38,0	80	3040	40,6	79	3210
14	42,5	80	3400	45,1	74	3330
15	48,2	80	3855	48,3	67	3235
16	54,5	75	4099	51,0	62	3160
17	57,5	69	3995	52,6	58	3060
18	59,8	62	3730	52,8	56	2950
Erwachsene	68,0	48	3265	60,0	44	2640

Bei der Anwendung der Tabelle bedenke man, daß diese Werte für gesunde Kinder gelten. Sie machen den Eindruck, sehr hoch zu sein.

Nach alledem wird man einsehen, daß das Aufstellen einer Diät für Kinder viel Suchen und Versuchen erfordert, unter Kontrolle des Allgemeinzustandes, des Urins (Ketonkörper!) und des Körpergewichtes.

12. Behandlung des Coma diabeticum.

Die Behandlung des ausgesprochenen diabetischen Koma war vor der Anwendung von Insulin ein hoffnungsloser Kampf. Man wußte von vornherein, daß nicht viel zu erwarten war. Wenn sich schon eine deutliche Benommenheit zeigte, dann mußte der Patient als verloren angesehen werden. Seit der Insulintherapie wurde das anders. Nicht jeder Patient, der mit Koma in die Klinik kommt, kann durch dies neue Pankreasextrakt gerettet werden. Wenn das Koma schon zu weit vorgeschritten ist, dann sind auch jetzt noch die Aussichten auf eine Heilung sehr schlecht. Eine Anzahl von Patienten jedoch, die sich schon in ausgesprochenem Koma befinden, können durch Insulin, und zwar einzig und allein durch Insulin, dem Leben zurückgewonnen werden. Eine Behandlung des echten diabetischen Koma ohne Insulin gibt es nicht.

VON NOORDEN, der über eine Erfahrung verfügt, die durch wenige andere übertroffen und dessen Bedeutung wohl von niemandem angezweifelt wird, äußerte sich im Jahre 1917 folgendermaßen:

„Bei voll ausgebildetem Koma kann man weder durch Diät noch durch andere Maßnahmen viel nützen. Meist ist alle Mühe vergeblich. Freilich sieht man auch in hoffnungslosen Fällen öfters nach intravenöser Alkaliinfusion das Bewußtsein auf Stunden wiederkehren. Ich nahm vom Krankenbett nie den Eindruck mit, dadurch dem Kranken eine Wohltat erwiesen zu haben. Oftmals brachten diese lichten Stunden dem ruhig in toxische Narkose verfallenen Kranken die Erkenntnis der Lage und des drohenden Endes. Ohne den Eingriff wäre er in vollkommenster Euthanasie dahingeschieden.“

Somit war vor dem Insulin die Prognose des *echten deutlich ausgebildeten diabetischen Koma vollkommen hoffnunglos.* In weniger ausgesprochenen Fällen

13*

waren dagegen die Aussichten auf Wiederherstellung um so größer, je weniger intensiv die Vergiftungserscheinungen waren und je weniger bei dem Zustande des sogenannten drohenden Koma oder Präkoma eine unmittelbare Gefahr vorlag. Im Hinblick darauf, daß die Beurteilung, ob man schon von einem drohenden Koma sprechen kann oder nur die Bezeichnung deutliche oder starke Acidose anwenden soll, sehr subjektiv ist, müßten natürlich die Ansichten über die Prognose dieses Zustandes bei den verschiedenen Autoren sehr von einander abweichen.

Die Maßregeln, welche zugleich mit der Anwendung von Insulin bei drohendem Koma getroffen werden müssen, sind die folgenden:

1. Da bei diesen Patienten häufig hartnäckige Obstipation besteht, ist vor allem eine Darmentleerung erforderlich, am besten durch ein Wasser- oder Seifenwasserklystier. Außerdem kann man noch Bitterwasser geben.

2. Bei nicht ausreichender Diurese gebe man ein Diureticum: Diuretin oder Theocinnatrium aceticum.

3. In vielen Fällen besteht Herzschwäche, welche die Anwendung von Cardiotonica, Digitalis, Strophantin, Coffein oder Campher nötig macht.

4. Wichtig ist die Regelung der Ernährung. Daß Eiweiß und Fett sofort weggelassen werden müssen bei den ersten Anzeichen von drohendem Koma, darüber ist man sich einig. Man kann jedoch im Zweifel sein, ob man vollkommenes Fasten anordnen oder doch Kohlehydrate geben soll. Darüber herrschen verschiedene Ansichten. Manche Forscher sind der Meinung, daß der Glykosevorrat in Blut und Geweben des komatösen Patienten groß genug sei, um dem eingespritzten Insulin als Verbrennungsmaterial zu dienen. Es erscheint mir sicherer neben dem Insulin auch eine mäßige Menge Kohlehydrate zu verabreichen. Es ist sicher, daß die Glykogenreserve der Leber bei solchen Patienten erschöpft ist. Der Zuckergehalt des Blutes ist gering, und über die Glykose in den Geweben weiß man eigentlich noch so gut wie nichts. Ich halte es daher für zweckmäßig, dem Patienten 50—100 g Kohlehydrate zuzuführen. Wenn der Patient imstande ist zu schlucken, dann gebe man Zuckerwasser, oder besser noch Apfelsinensaft mit Zucker (Lävulose wird besser verbrannt als Glykose!). In dringenden Fällen mache man, wenn möglich, eine intravenöse Injektion einer 20 proz. Glykoselösung. Lävulose geben wir nicht intravenös, weil dieser Zucker nicht sterilisiert werden kann ohne Strukturveränderungen unterworfen zu sein. Einem komatösen Patienten eine große Menge Flüssigkeit durch die Magensonde zu geben, scheint uns nicht zweckmäßig. Man kann nicht sicher sein, daß diese aus dem Magen in den Darm gelangen würde. Dilatation des Magens kann jedoch unter solchen Umständen sehr ungünstig auf das Herz einwirken. Aus dem gleichen Grunde scheint uns zurzeit auch das Tropfklystier bei solchen Patienten, über deren Flüssigkeitsresorption man im unklaren ist, nicht ratsam.

5. Lange Zeit hielt man es für unbedingt indiziert, bei jedem Fall von diabetischem Koma große Alkalimengen zuzuführen. Diese zuerst durch STADELMANN eingeführte Behandlungsweise war eine Frucht der Theorie. Man hielt das Koma für eine Folge der Vergiftung durch Säuren, die im Körper nicht als solche verbrannt werden konnten, also unabhängig von der chemischen Art der Säuren. Unter den Umständen lag es nahe, sehr viel Alkali zuzuführen, um die Säurereaktion zu neutralisieren oder, um es anders auszudrücken, den Verlust an festem Alkali durch Zufuhr von außen auszugleichen. Man hielt dafür eine intravenöse Injektion von 40—50 g Natriumbicarbonat für erforderlich. Wenn der Patient schlucken konnte, dann gab man ihm außerdem noch soviel wie möglich per os. In späterer Zeit begann man an dieser Theorie zu zweifeln.

Daß bei Koma Acidose besteht, wird nicht bezweifelt. Jedoch schreiben viele Forscher die Komaerscheinungen nicht so sehr der Acidose zu, als vielmehr den giftigen Wirkungen der Säuren auf Grund ihrer chemischen Zusammensetzung. Diese Säuren würden, auch wenn sie an Alkali gebunden wären, somit als Salze, nicht weniger giftig wirken wie als freie Säuren. Die Vertreter der Alkalitherapie sind der Ansicht, daß auch, wenn die letztere Auffassung als richtig angenommen wird, die Anwendung großer Alkalimengen doch von Nutzen wäre. Sie begründen diese Auffassung mit der Annahme, daß die Salze der Ketonsäuren löslich sind im Gegensatz zu den freien Säuren, und daß sie daher leichter aus dem Organismus fortgeschwemmt werden. Es gibt Untersucher, welche den Nutzen und die Vorteile der Alkalitherapie energisch bestreiten. Unter ihnen ist JOSLIN einer der ersten. Er glaubt, nicht nur bei Koma, sondern bei Behandlung der Zuckerkrankheit im allgemeinen zu besseren Resultaten gelangt zu sein, seit er die Alkalien fortließ. Er führt die Ansicht anderer Ärzte an, die ebenso denken. Nach JOSLIN soll die Anwendung von Alkali für den Magen schädlich sein, oder bei intravenöser Verabfolgung das Herz überlasten und die Blutgefäße angreifen. Die Ausscheidung der Ketonsäuren in großen Mengen durch die Nieren soll diese Organe schädigen. Zudem sah ALLEN bei Hunden von der Alkalianwendung keinen Nutzen. Übrigens hat auch VON NOORDEN sich schon früher über den Nutzen der Alkalitherapie bei Coma diabeticum sehr unentschieden geäußert.

Ich bin der Ansicht, daß die Erfahrungen, über die wir bis jetzt verfügen, nicht ausreichen, um uns über die Vor- und Nachteile der Alkalitherapie bei Koma ein abschließendes Urteil zu bilden. Ich gewann jedoch den Eindruck, daß die Nachteile großer intravenöser Dosen von Natriumbicarbonat die Vorteile überwiegen, die man sich mit Recht von ihnen versprechen kann. Wir haben deshalb in der letzten Zeit die intravenösen Injektionen dieses Salzes nicht mehr ausgeführt. Gegen die Verabreichung mäßiger Mengen von Natriumbicarbonat per os bei Acidose besteht, wenn der Patient gut schlucken kann, meines Erachtens kein Bedenken, solange das Salz keine deutlichen Magenbeschwerden verursacht.

Ich fasse noch einmal zusammen, wie nach meiner Ansicht die Behandlung des diabetischen Koma erfolgen muß. 1. Die vornehmste Pflicht ist, dem Ausbruch eines Koma mit allen Mitteln vorzubeugen. Das beste Mittel, über welches wir verfügen ist die Regelung der Diät nach den früher dargelegten Grundsätzen. Die Ernährung muß so beschaffen sein, daß eine Acidose verhütet wird. Gelingt es nicht, eine Diät zusammenzustellen, bei welcher die ketogene antiketogene Ratio derart ist, daß eine Ketose vermieden wird, so muß der Patient mit Insulin behandelt werden. 2. Wird ein Patient mit Koma oder drohendem Koma unserer Behandlung zugeführt, so überzeuge man sich zuerst, daß der Zustand in der Tat auf Acidose beruht. Zu diesem Zwecke ist eine gründliche Untersuchung des ganzen Patienten notwendig. Man achte darauf, ob nicht eine Urämie besteht, oder eine Apoplexie oder eine Vergiftung mit Arzneimitteln, welche den Eindruck eines echten diabetischen Koma hervorrufen. 3. Hat man mit Hilfe der vorher ausführlich dargelegten Mittel die Diagnose festgestellt, so gehe man zu Insulineinspritzungen über. Gleichzeitig wird ein Seifenklysma gegeben, falls erforderlich Bitterwaasser. Als Nahrung erhält der Patient Zuckerwasser, besser noch Apfelsinensaft mit Zucker, so daß er etwa 50—100 g Kohlehydrate pro Tag bekommt. Intravenöse Einspritzungen von Natriumbicarbonat werden nicht vorgenommen. 4. Kann der Patient nicht trinken, so werden 1—2 l Kochsalzlösung subcutan injiziert, oder nur 500 ccm der gleichen Lösung auf einmal intravenös gegeben, wenn die Resorption vom

Unterhautzellgewebe nicht sicher ist. 5. Wenn erforderlich, erhält der Patient Cardiotonica.

Daß Bettruhe, Wärme, Sorge für Entleerung der Blase und derartige Maßnahmen erforderlich sind, versteht sich von selbst. Ich gehe deshalb hier nicht weiter darauf ein.

IV. Die Behandlung mit Insulin.

1. Theoretische Betrachtungen.

a) Einleitung.

Vor einigen Monaten wurde ein 16 jähriger Junge in ausgesprochenem Koma in die Klinik eingeliefert. An ihn gerichtete Fragen konnte er nicht mehr beantworten. Er reagierte sogar nicht mehr auf lautes Anrufen. Die Atmung war tief und etwas beschleunigt, die Spannung der Augäpfel herabgesetzt, der Atem hatte einen starken Acetongeruch. Der Urin enthielt viel Zucker, gab eine starke Reaktion mit Nitropussid und nach GERHARDT. Sofort nach der Aufnahme wurde Insulin gegeben, zugleich ein Glykosetropfklystier. Am folgenden Tag war das Koma bereits gebessert, weitere 24 Stunden später saß der Junge aufrecht im Bett und spielte.

Kurze Zeit später wurde ein 25 jähriger junger Mann in die Klinik überführt. Auch er befand sich in einem komatösen Zustand, wenn dieser auch weniger ausgesprochen war als bei dem vorhergenannten Patienten. Er wurde ebenfalls mit Insulin behandelt nach den später eingehender ausgeführten Regeln. Etwa 3 Tage nachher war er sozusagen dem Leben zurückgegeben.

Wer solche wunderbaren Besserungen gesehen hat und aus eigner Erfahrung das Schicksal der an diabetischem Koma erkrankten Patienten vor der Entdeckung des Insulins kennt, wird die Begeisterung des amerikanischen Autors begreiflich finden, der seinen Lesern zurief: „Wendet euch nach dem Mekka Nordwestens und beugt die Knie vor den Forschern von Toronto!"

Wir dürfen aber nicht in blinder Freude über die Entdeckung aus den Augen verlieren, daß das Insulin nur ein erster Schritt auf dem Weg einer ursächlichen Behandlung der Zuckerkrankheit ist. Wie allgemein bekannt, heilt das Mittel die Krankheit nicht, sondern ersetzt nur die verloren gegangene Funktion des Pankreas. Es hilft nur während der Dauer seiner Verabfolgung und muß das ganze Leben hindurch gegeben werden, wenn man den Patienten zur dauernden Aufnahme genügender Kohlehydratmengen instand setzen will, es sei denn, daß während der Insulinkur eine Wiederherstellung der Bauchspeicheldrüse infolge der funktionellen Ruhe erfolgt. Wir dürfen auch nicht die Beschwerden vergessen, die für viele empfindliche Menschen mit einer täglich zwei oder dreimal vorzunehmenden subcutanen Injektion verbunden sind. Ebensowenig sind die Schwierigkeiten der Dosierung und die Gefahren für hypoglykämische Anfälle zu unterschätzen. Und endlich darf unsere Bewunderung BANTINGS, MAC LEODS und COLIPS sowie ihrer Mitarbeiter uns nicht die Untersuchungen übersehen lassen, auf welchen ihre Arbeit fußt, und wir dürfen nicht die Pionierarbeit ihrer Vorgänger, die weniger glücklich als sie waren, vergessen. Was vor allem die Entdeckung des Insulins zu einer so großen Tat macht, sind die systematische Arbeitsweise und die Ausdauer der kanadischen Forscher, ihre eiserne Konsequenz, die Vorsicht, mit der sie zu Werke gingen, so daß das starke Medikament nicht eher bei Menschen angewandt wurde, bevor nicht seine Wirkung auf Versuchstiere vollkommen feststand, sowie ihre Uneigennützigkeit und die Maßnahmen, die sie zur Verhütung von Mißbrauch trafen. Am meisten endlich ist vielleicht noch der Scharfsinn zu bewundern, der sie erkennen ließ, daß die Krämpfe und andere „Vergiftungserscheinungen" einer zu starken Dosierung nicht als eigentliche Vergiftung anzusehen sind, sondern daß sie auf der starken Senkung des Blutzuckergehaltes beruhen oder wenigstens mit ihr in enger Verbindung stehen: d. h. auf der Hypoglykämie.

Um sich eine klare Vorstellung zu machen, welchen Fortschritt die Entdeckung des Insulins bedeutet, lese man, was VON NOORDEN noch im Jahre 1917 in seinem Lehrbuch der Zuckerkrankheit schrieb[1]:

„Behandlung mit Pankreaspräparaten.

Ich stelle diese Form der Behandlung voran, obwohl die praktischen Erfolge gerade hier recht dürftig sind . . .

Es liegt bereits eine große Zahl von Veröffentlichungen vor insbesondere in der englischen Literatur . . .

Die Resultate sind wenig erfreulich. Heilerfolge sind überhaupt noch nicht erzielt, vorübergehende Besserungen wurden von einzelnen Autoren gemeldet. Doch genügen sie nicht, um der Methode eine Zukunft zu prophezeihen . . .“

Dann werden die Versuche von ZÜLZER, MURLIN, KRAMER und anderen erwähnt und hervorgehoben, daß mit den von ihnen bereiteten Präparaten nichts zu erreichen ist.

„Es ist ja möglich, daß schließlich doch noch aus dem Pankreas eine für die Behandlung des Diabetes wichtige, heilkräftige Substanz gewonnen wird. Um sie als solche anzuerkennen, müßten wir aber sichere, immer wiederkehrende, eindeutige und große Erfolge von ihr sehen . . .“

Wohlan, diese Bedingungen VON NOORDENS sind erfüllt. Die für die Behandlung der Zuckerkrankheit wichtige, heilkräftige Substanz besitzen wir nunmehr. Wir sehen von dem Mittel sichere, immer wiederkehrende, eindeutige und große Erfolge!

THOMAS CAWLEY[2] beschrieb im Jahre 1788 einen Fall von Diabetes „decipiens“. Bei der Autopsie wurde eine Pankreaserkrankung gefunden. Trotzdem hielt er den Diabetes für eine Erkrankung der Nieren[3].

BOUCHARDAT sprach als erster klar die Vermutung aus, daß Erkrankungen des Pankreas die Ursache der Zuckerkrankheit sein können. Diese Annahme kehrt seit der Zeit bei verschiedenen Forschern zuweilen wieder, ohne daß Beweise dafür angeführt werden. Im allgemeinen wurde ihr auch wenig Beachtung geschenkt. Dann tritt LANCEREAUX auf. Er beschreibt eine besondere Form des Diabetes, die von einer Erkrankung des Pankreas hervorgerufen sein soll: den „diabète maigre“ (oder pancréatique), der in gewissem Gegensatz zum „diabète gras“ steht, welcher von anderer Art sein soll. Später nahm LANCEREAUX überdies noch eine konstitutionelle (oder arthritische) und eine nervöse Art des Diabetes an. BAUMEL gab dieser Lehre eine große Verbreitung durch die Annahme, daß *alle Formen des Diabetes auf einer Schädigung des Pankreas beruhen.* Wo mit unbewaffnetem Auge oder sogar mit dem Mikroskop sichtbare Abweichungen nicht gefunden werden, kann der Diabetes sehr gut verursacht sein durch das Ausbleiben der Pankreassekretion infolge von Zirkulationsstörungen oder nervösen Einflüssen. Diese Theorie BAUMELS (1882) ist nicht weit von gegenwärtigen Auffassungen entfernt. Jedoch hörte man zu seiner Zeit auf BAUMEL nicht. Die Frage nach dem Pankreasdiabetes, von LANCEREAUX gestellt, fand keine weitere Antwort, bis die große Entdeckung VON MERINGS und MINKOWSKIS die Richtigkeit der auf rein klinisch-autoptischer Beobachtung gegründeten Annahme brachte.

---

[1] VON NOORDEN: Die Zuckerkrankheit S. 367.
[2] Nach ALLEN: Glycosuria and Diabetes 1919, S. 11.
[3] Eine Übersicht über die Geschichte der Pankreasforschung gibt Dr. PEUTZ: Diagnostiek en therapie van pancreas-stoornissen met bijzondere betrekking tot de diabetes. Proefschr. Utrecht 1921.

Eine Reihe von Physiologen hatte die Ausschaltung der Pankreasfunktion versucht, indem sie entweder den Ductus Wirsungianus unterbanden oder die eine oder andere Flüssigkeit in den Kanal injizierten, oder endlich die Drüse exstirpierten. Aber erst VON MERING und MINKOWSKI glückte es, das Pankreas vollständig wegzunehmen und das Versuchstier darnach noch geraume Zeit am Leben zu halten. Sie entdeckten dabei die fundamentelle Tatsache, daß diese Operation mit Sicherheit typischen Diabetes verursacht[1]).

Kurze Zeit nach VON MERINGS und MINKOWSKIS erster Veröffentlichung äußerte LÉPINE die Meinung[2]), ,,daß das Pankreas nicht nur eine Drüse ist, die ihr Sekretionsprodukt in den Darmkanal absondert, sondern eine Art ,,glande vasculaire sanguine.‘‘ Die Untersuchungen VON MERINGS und MINKOWSKIS fanden große Beachtung. Von allen Seiten wurde ihr Experiment wiederholt. Fast alle, denen es gelang, das Pankreas zu exstirpieren, pflichteten ihren Resultaten bei. Widerspruch wurde nur von Einzelnen erhoben.

In einer seiner folgenden Veröffentlichungen teilt MINKOWSKI mit[3]), daß es ihm geglückt sei, ein Stück Pankreas außerhalb der Bauchhöhle zu transplantieren und auf diese Weise bei verschiedenen Hunden das Entstehen von Diabetes zu verhindern, trotzdem der größte Teil der Drüse weggenommen worden war. Nahm er dann auch das unter die Haut eingepflanzte Stück weg, so trat Diabetes in seiner gewöhnlichen Intensität auf. Das gleiche fand fast zur selben Zeit auch HÉDON.

Einen heftigen Gegner fand MINKOWSKI in PFLÜGER, der, wie LESSER[4]) sagt, ,,trotz seiner zahlreichen Arbeiten auch nicht eine einzige neue Tatsache auf diesem Gebiete entdeckt hat. PFLÜGERS heftige, unbegründete und geschmacklose Polemik gegen MINKOWSKI ist ein Beispiel, wie ein bedeutender Gelehrter durch Mißachtung Anderer, Selbstüberschätzung und Mangel an Selbstbeherrschung den Fortgang der Wissenschaft verzögern und seinem eigenen Namen Schaden zufügen kann.

Daß das Nervensystem einen großen Einfluß auf die Entstehung des klinischen Diabetes ausüben kann, wie PFLÜGER nachweisen wollte, steht keineswegs im Widerspruch zu der von MINKOWSKI bewiesenen Tatsache, daß eine genügende Menge von Pankreasgewebe erforderlich ist, um der Entstehung von Diabetes vorzubeugen.

In einer vortrefflichen Studie über das Pankreas beschrieb PAUL LANGERHANS im Jahre 1869 (Dissertation Berlin) als Erster Zellgruppen, die als kleine Inseln in dem übrigen Gewebe verstreut liegen. LANGERHANS hat nicht voraussehen können, welch große Folgen seine Entdeckung ein halbes Jahrhundert später haben sollte. Die Autoren, welche sich in der ersten Zeit mit diesen Inseln beschäftigten, haben kaum zu einer Vermehrung unserer Kenntnisse beigetragen. Dieser Zustand hielt an, bis LAGUESSE sich mit dem Studium dieser Zellgruppen befaßte und in einer Reihe von Veröffentlichungen ihre vergleichende mikroskopische Anatomie und Embryologie auf eine nach dem Urteil berufener Kenner bewundernswerte Weise behandelte (1893 bis zur heutigen Zeit). Er wies nach, daß die LANGERHANSSchen Inseln beim Fötus und neugeborenen Tier relativ zahlreicher sind als beim ausgewachsenen Tier. Auf Grund der reichen Blutversorgung, des engen Verhältnisses der Zellen zu den Blutgefäßen, des Auftretens und Verschwindens von Körnchen in den Zellen sprach er die Ansicht aus, daß die Zellen ein Organ der inneren Sekretion sind.

---

[1]) VON MERING und MINKOWSKI: Zentralbl. f. klin. Med. 1889, S. 394.
[2]) LÉPINE: Le diabète sucré, Paris 1919. S. 52.
[3]) MINKOWSKI: Berl. klin. Wochenschr. 1892, I. 90.
[4]) LESSER, E. J.: Die innere Sekretion des Pankreas, 1924, S. 1.

Einen möglichen Zusammenhang zwischen der internen Sekretion dieser Zellen und der Zuckerkrankheit erwähnte er zu dieser Zeit noch nicht. Vierzehn Jahre später teilt er mit, daß bei zwei Kaninchen, drei oder vier Jahre nach Unterbindung des Ductus pancreaticus, eine Atrophie des Pankreasgewebes gefunden wurde, mit Ausnahme der LANGERHANSschen Inseln, die erhalten geblieben waren. Und nun schrieb er der Erhaltung dieser Inseln ganz eindeutig das Ausbleiben des Diabetes zu.

Schon vor dieser Abhandlung von LAGUESSE war die Annahme, daß der Verlust der LANGERHANSschen Inseln und der Diabetes miteinander in Zusammenhang stehen, mit guten Gründen verteidigt worden. OPIE beschrieb, daß bei schwerer Zuckerkrankheit die LANGERHANSschen Inseln in einem Zustand von Atrophie oder Degeneration angetroffen wurden. Das gleiche beschrieb SSOBOLEW, der sogar schon darauf hinwies, wie man durch Unterbindung des Ductus pancreaticus bei Tieren die Inseln isolieren und ihren Chemismus abgesondert studieren kann, unter Ausschaltung der tryptischen Fermente. Selbstverständlich können solche Drüsen, deren Inseln man durch Unterbindung des Ausführungsganges isoliert hat, schwierig in größerer Zahl zu bekommen sein. Darum riet er an, lieber das Pankreas von neugeborenen Tieren, z. B. von Kälbern, zu verwenden. Bei diesen sind ja die Inseln relativ mehr entwickelt als bei Erwachsenen, während bei solch jungen Tieren die tryptische Funktion außerdem noch wenig entwickelt ist. 1903 fand RENNIE, daß bei Knochenfischen (Telostei) das Inselgewebe in getrennten Knoten liegt, welche von dem übrigen acinösen Gewebe vollkommen abgetrennt sind. Die größten dieser Inseln nannte er „principle islands“. Die Inseln enthalten nur sehr wenig acinöses Gewebe, während umgekehrt in den Acini nur sehr wenig Inselgewebe vorhanden ist.

RENNIE stellte mit FRASER aus diesen „principle islands“ Extrakte her (was bereits früher DIAMARE getan hatte). 1907 behandelten RENNIE und FRASER Zuckerkranke mit diesem Gewebe in Substanz, in rohem und gekochtem Zustande, sowie auch mit dessen Extrakten. Sie erzielten nur negative Resultate. Wir erkennen jetzt, daß eine Einwirkung auf die Glykosurie unterblieb, weil sie ihr Präparat per os gaben. Würden sie es subcutan angewandt haben, dann würden sicher günstigere Erfolge erreicht worden sein.

Trotz der Enttäuschungen über die Versuche der Pankreasanwendung, suchten verschiedene Forscher hartnäckig weiter nach dem Pankreashormon, welches nach ihrer Ansicht einen vorherrschenden Einfluß auf den Zuckerstoffwechsel ausüben müßte. Es ist nachträglich nicht daran zu zweifeln, daß Manche mehr oder weniger wirksame Stoffe gewonnen hatten[1]).

Wichtig war die von GLEY angestellte Untersuchung. Im Februar 1905 hatte er in der Société de Biologie eine verschlossene Mitteilung niedergelegt, die er nach der Entdeckung des Insulins öffnen ließ. In dieser geschlossenen Abhandlung teilt GLEY mit, daß durch Öleinspritzung in den Ductus pancreaticus diese Drüse sich in einen bindegewebartigen Strang verwandelt, eine von CLAUDE BERNARD angegebene Methode. Bei den so behandelten Tieren entwickelte sich kein Diabetes. GREY stellte aus solchen sklerosierten Drüsen Extrakte her. Intravenöse Einspritzung dieser Extrakte bei pankreasdiabetischen Hunden brachte die Glykosurie in hohem Grade zum Abnehmen. Alle Krankheitserscheinungen besserten sich wesentlich.

---

[1]) In letzter Zeit sind so viel zusammenfassende Berichte über das Insulin erschienen, daß man nur einen der letzten Jahrgänge irgendeiner ärztlichen Zeitschrift zur Hand nehmen braucht, um sofort orientiert zu sein. Darum führe ich keine Literaturangaben an. Für einen geschichtlichen Überblick sei z. B. hingewiesen auf: MURLIN: Endocrinology, 1923, Juli.

Niemand ist wahrscheinlich dem Hormon, das wir jetzt täglich als Insulin verwenden, näher gekommen als ZÜLZER.

ZÜLZER schreibt das Mißglücken der Versuche anderer Forscher, das Pankreashormon darzustellen, der Zerstörung dieser Substanz durch das Produkt der äußeren Sekretion der Drüse zu. Er umging die Schwierigkeit, indem er das Pankreas durch Alkohol auszog. Dadurch wurde das Trypsin unwirksam gemacht, während das Präparat gleichfalls weniger giftig wurde durch das Ausfällen der Eiweiße.

Einspritzungen bei Kaninchen, bei denen durch Adrenalin Glykosurie hervorgerufen worden war, bei diabetischen Hunden und bei 8 Zuckerkranken, bewiesen ihm unzweifelhaft, daß das Präparat sowohl die Glykosurie als auch die Acidose vollkommen zum Verschwinden brachte. Sogar ein Patient mit Koma erwachte aus dem Zustande der Säurevergiftung und lebte noch 5 Tage. Obwohl einzelne Forscher die Erfahrungen ZÜLZERS bestätigten, konnte sein Pankreasextrakt nicht angewandt werden, weil ernste Nebenwirkungen damit verbunden waren. Bei der damaligen Auffassung wurden sie natürlich als Vergiftung angesehen. Dadurch fiel ZÜLZERS Arbeit ebenso wie sein Präparat der Vergessenheit anheim. Nur diejenigen, die seine Versuche aus der Nähe beobachtet hatten, erinnerten sich ihrer noch, als die Untersuchungen aus Toronto ihre fundamentale Bedeutung erwiesen.

Wenn ZÜLZER im Besitze unserer jetzigen Mikromethoden zur Bestimmung des Blutzuckergehaltes gewesen wäre, dann ist mit großer Wahrscheinlichkeit anzunehmen, daß wir schon 15 Jahre früher ein Insulinpräparat, vielleicht ebenso vollkommen wie das jetzige, erhalten haben würden.

Wie schon gesagt, war ZÜLZER nicht der einzige Vorläufer von BANTING, obwohl er dem gelobten Lande am nächsten gekommen war. SCOTT vermied ebenso wie ZÜLZER die trypsinogene Wirkung des externen Sekretes auf das angenommene Hormon dadurch, daß er alkoholische Präparate machte. CLARKE wies nach, daß das isolierte Säugetierherz bei Durchspülung mit der LOCKEschen Flüssigkeit, wenn sie erst die Blutgefäße des Pankreas durchströmt hat, mehr Zucker verbraucht. Dadurch, daß er die LOCKEsche Flüssigkeit nur das Pankreas durchfließen läßt, bewies er, daß der Zucker die eine oder andere Veränderung seiner stereoisomeren Struktur erleidet, wie ein Vergleich seiner polariskopischen und reduzierenden Eigenschaften zeigt. Es gehört nicht in den Rahmen dieser Vorträge, der Geschichte im einzelnen nachzugehen und, wenn auch nur in Kürze, über die Arbeit aller Forscher zu berichten, welche Versuche zur Gewinnung eines wirksamen Pankreashormons anstellten. An der wichtigen Arbeit DE MEYERS, die viel zu wenig bekannt wurde, wollen wir jedoch nicht vorübergehen. Es steht fest, daß dieser Forscher der Wahrheit sehr nahe gekommen ist. Auch der Holländer WATERMAN, der schon im Jahre 1913 Versuche über den Einfluß des Blutes aus der Vena pancreatica oder des alkoholischen Pankreasextraktes auf das Leberglykogen anstellte, muß hier genannt werden.

Der amerikanische Forscher MURLIN, der mit seinen verschiedenen Mitarbeitern jahrelang an dem Problem des Pankreashormons gearbeitet hat, war sicher schon im Besitze eines tauglichen Extraktes. Wie fest schon seit mehr als 10 Jahren bei den Physiologen die Überzeugung wurzelte, daß die LANGERHANSSschen Inseln ein Hormon enthalten müßten, welches den Zuckerstoffwechsel beherrsche, besagt schon der Name „Insulin" den SHAFFER im Jahre 1916 dem vermuteten Produkt der inneren Sekretion gab.

Ein Artikel von BARON über die Beziehung zwischen LANGERHANSSschen Inseln und Diabetes, brachte BANTING auf den Gedanken, die Untersuchung des Pankreashormons vorzunehmen. Bei der Lektüre war ihm die Bemerkung aufgefallen, daß die Unterbindung des Ductus pancreaticus zu degenerativen Veränderungen der Acini der Drüse führt. Daraus zog er den Schluß, daß diese Tatsache vielleicht zu der Herstellung eines wirksamen Inselextraktes verhelfen könne. Diesem Gedanken lag eine zweite Annahme zugrunde, daß nämlich die tryptische Funktion des Pankreas eine antagonistische Wirkung auf die interne Sekretion ausüben könnte. BANTING besprach seine Annahme mit Prof. MACLEOD, dem Direktor des physiologischen Laboratoriums der Universität Toronto im Mai 1921. Als dieser sich von der Bedeutung der Hypothese überzeugt hatte, wurde zuerst mit Hilfe eines noch jungen Studenten, BEST, die Arbeit begonnen.

Anfangs bereitete BANTING ein Präparat, indem er das Pankreas eines Hundes, dessen Ductus pancreaticus vorher unterbunden war, gefrieren ließ und es dann unter Abkühlung in einem Mörser mit RINGERscher Lösung zusammen verrieb. Das Filtrat dieses Macerationsproduktes wurde einem diabetisch gemachten Hund subcutan injiziert. Sofort schon stellte sich heraus, daß die Flüssigkeit sowohl auf den Blutzuckergehalt des Hundes als auch auf seine Zuckerausscheidung durch die Nieren einen erheblichen und unzweifelhaften Einfluß ausübte. Mit diesem ersten Extrakt wurde eine große Zahl von Untersuchungen angestellt. Dabei wurde u. a. auch offenkundig, daß es durch Kochen seine Wirksamkeit einbüßte, daß es durch das Produkt der externen Sekretion der Pankreasdrüse vernichtet wurde, und daß es per rectum gegeben unwirksam war.

Im Hinblick auf das klare Ergebnis, daß man durch vorherige Unterbindung des Ductus pancreaticus niemals größere Mengen des Hormons würde herstellen können, wurde bald nach anderen Methoden gesucht. BANTING und BEST gingen nun zur Bereitung wässeriger Extrakte aus dem Pankreas von Kälbern über, indem sie sich auf die Beobachtung von LAGUESSE bezüglich Vergleichung der Zahl der Inseln bei neugeborenen und ausgewachsenen Tieren stützten.

Auch diese Extrakte stellten sich als wirksam heraus. Gleichzeitig ergab sich, daß die subcutane Injektion ebensogut, wenn auch langsamer, als die intravenöse wirkte.

Dann folgte die fundamentale Entdeckung, daß das wirksame Extrakt in $95^0/_0$ Alkohol löslich ist (wir erinnern dabei daran, daß viele andere Untersucher dies bereits gefunden hatten!). Dank der Mitarbeit des physiologischen Chemikers COLLIP wurden nun die Untersuchungen über die weiteren Eigenschaften des Präparates in schneller Reihenfolge vorgenommen. Bessere Methoden der Klärung und Zubereitung waren die Folge dieser Zusammenarbeit. Es stellte sich heraus, daß alkalische Reaktion der Umgebung das Hormon zerstört, daß es aber bei leicht saurer Reaktion erhalten bleibt. Bald sollte sich aber zeigen, daß ein sehr genauer Säuregrad der Flüssigkeit für die Beständigkeit des Präparates von großer Bedeutung ist. Sehr wichtig mußte natürlich mit Rücksicht auf die subcutanen Einspritzungen bei Menschen die Entfernung des Eiweißes aus der Flüssigkeit sein. Dies war infolge der Löslichkeit des Hormons in 95 proz. Alkohol möglich, weil durch ihn Eiweiß gefällt wird.

Jedoch wird durch starken Alkohol nicht alles Eiweiß aus einer eiweißhaltigen Flüssigkeit ausgefällt. COLLIP glückte es, in einer fraktionierten Präzipitation mit Alkohol eine Methode ausfindig zu machen, welche die Bereitung von Flüssigkeiten mit nur noch sehr geringem Eiweißgehalt ermöglichte. Im Anfang wurden diese Flüssigkeiten durch ein Berkefeldfilter sterilisiert. Dabei blieb jedoch ein Teil des wirksamen Stoffes auf dem Filter zurück. Hinzufügen von $0,7^0/_0$ Trikresol schien dagegen die Wirksamkeit nicht herabzusetzen.

Es ist unnötig, hier im einzelnen die verschiedenen Verbesserungen aufzuzählen, die allmählich bei der Methode der Insulinbereitung angebracht wurden. Wer die Arbeiten der kanadischen Forscher liest, muß die Weise, in der sie ihren Weg weiter verfolgt haben, bewundern, nicht zum wenigsten auch die Organisation ihrer umfangreichen Arbeit.

Die Untersuchung des Insulins wurde nach allen Richtungen hin ausgedehnt. Man ging an die Verbesserung der Herstellung, um ein stets einwandfreieres und billigeres Präparat zu erhalten, man arbeitete an der Eichung, der Theorie der Insulinwirkung und der klinischen Anwendung.

b) Herstellung des Insulins.

Schon bald mußte die Herstellung des Insulins der Arzneimittelindustrie übertragen werden, wollte man den zahlreichen Diabeteskranken die Vorteile des neuen Mittels zukommen lassen. Die Entdecker des Mittels beaufsichtigten seine Herstellung weiterhin, und wie auch andere Forscher strebten sie unaufhörlich nach Verbesserungen in der Gewinnung und der Reinheit des Hormons. An erster Stelle muß der Medical Research Council genannt werden, wenn man die Forscher aufzählt, welchen hinsichtlich der Insulinfrage großer Dank gebührt, nicht nur, was die Herstellung, sondern auch die Kenntnis der physiologischen Wirkung und die Untersuchung in der Klinik angeht. Unter Führung DALES wurde das Mittel im Laboratorium in Hampstead, in verschiedenen Krankenhäusern Londons und anderer englischer Städte, von den vortrefflichsten Diabeteskennern sorgfältig und nach allen Richtungen hin untersucht. Die zusammenfassenden Berichte über diese Untersuchungen bilden neben den amerikanischen Veröffentlichungen die Grundlage unserer Kenntnisse über das Insulin. Eine klassische Arbeit, die von geschichtlicher Bedeutung bleiben wird.

In allen Ländern ging man mit Eifer an die Herstellung des neuen Heilmittels. Holland dankt es der Tatkraft von Prof. LAQUEUR, daß wir schon frühzeitig, als das amerikanische Präparat noch nicht erhältlich war, über ein niederländisches Insulin verfügten. Auch der niederländische Bericht enthält wichtige Beiträge[1]).

Verschiedentlich wurden noch neue Hinweise für die Zubereitungan gegeben.

Prof. SJOLLEMA und seinem Mitarbeiter SEEKLES gelang es, den Ertrag an Insulin zu vermehren und gleichzeitig weniger Alkohol zu verwenden auf Grund einer Methode, die von ihm in den Mitteilungen des Reichsinstituts für pharmaco-therapeutische Untersuchungen beschrieben wurde[2]). Die Besonderheit seiner Herstellungsmethode besteht darin, daß anstatt beinahe aller Flüssigkeit nur wenig Alkohol überdestilliert wird und durch Hinzufügen von festem Ammoniumsulfat zwei Flüssigkeitsschichten geschaffen werden. Dabei stellte sich heraus, daß bei weitem der größte Teil des Alkohols und damit fast das ganze Insulin in einer der Schichten enthalten sind.

c) Wirkung des Insulins.

Die Wirkung des Insulins, d. h. sein Mechanismus, ist noch immer mit dem dichten Schleier des Geheimnisses umgeben. In den wenigen Jahren, die seit der Entdeckung des Hormons verlaufen sind, hat sich eine Literatur über dieses Thema entwickelt, die kaum mehr zu beherrschen ist. Doch ist noch bis zum heutigen Tag der Angriffspunkt des Insulins ein ungelöstes Rätsel geblieben.

---

[1]) Nederlansch Tijdschr. v. geneesk. 1924.
[2]) Mededeel. v. h. Rijks-Inst. voor pharmaco-ther. onderzoek. 1924, Nr. 7, S. 23.

Die Beobachtungen bei normalen und diabetischen Tieren und auch bei Menschen mit und ohne Zuckerkrankheit nach Insulineinspritzungen sind nicht miteinander in Einklang zu bringen. Besser gesagt, sie sind schwer und nicht ohne Zwang von einem einzigen Gesichtspunkt aus zu erklären. Einige der hervorstechendsten beobachteten Tatsachen sind folgende:

a) Die zumeist ins Auge fallende Erscheinung ist, daß das Insulin schneller nach intravenöser Einspritzung, etwas langsamer nach subcutaner, sowohl bei normalen Tieren (hierunter auch beim Menschen), als auch bei Tieren mit Hyperglykämie, den Blutzuckergehalt zum Sinken bringt. Dabei ist es gleichgültig, durch welche Ursache die Hyperglykämie hervorgerufen wird: durch die Piqûre von CLAUDE BERNARD, durch Injektion von Adrenalin, Asphyxie oder CO-Vergiftung, Vergiftung mit anderen Stoffen, Exstirpation des Pankreas oder endlich durch den klinischen Diabetes.

b) Die Senkung des Blutzuckergehaltes steht in gewissem Verhältnis zur Menge des eingespritzten Insulins und wird beeinflußt durch das Maß an Glykogenreichtum der Leber, und also durch die Reserve an zuckerbildendem Material, welches das Tier zur Verfügung hat.

c) Spritzt man einem normalen Kaninchen Insulin ein, so sieht man, daß, sobald der Blutzuckergehalt unter eine bestimmte Grenze absinkt, heftige kurzdauernde krampfartige Zuckungen auftreten, worauf sich das Tier auf die Seite legt und schnelle oberflächliche Atmung beobachtet werden kann. Diese Grenze liegt bei $0{,}095\,^0/_{00}$. Menschen, bei denen der Blutzuckergehalt auf $0{,}075\,^0/_{00}$ gesunken ist, klagen über Hunger und Abspannung. Gewöhnlich folgt dann Angstgefühl. Man beobachtet einen feinen Tremor und eine Inkoordination für feine Bewegungen. Häufig sieht man vasomotorische Störungen, eine blaße Farbe oder Blutandrang, manchmal eins nach dem andern, Gefühl von Frösteln oder Kälte, fast immer profuses Schwitzen. Augenmuskellähmungen werden beim Menschen nicht beobachtet.

Es ist noch nicht mit Sicherheit zu sagen, daß die Erscheinungen, welche mit der Hypoglykämie einhergehen, auch deren direkte Folgen sind. Für diese Annahme spricht, daß vollkommen gleiche Symptome von MANN und MAGATH bei Hunden beobachtet wurden, deren Leber entfernt worden war, sobald der Blutzuckergehalt, wie bei der insulinen Hypoglykämie auf $0{,}045\,^0/_{00}$ gesunken war. In beiden Fällen bringt rechtzeitig zugeführte Glykose die Erscheinungen zum Verschwinden.

Man neigt dazu, das Entstehen der hypoglykämischen Erscheinungen der unzureichenden Ernährung und den dadurch unzulänglichen oxydativen Prozessen in den bulbären Zentren zuzuschreiben.

d) In beiden Fällen, bei Hypoglykämie durch Insulin und infolge Leberexstirpation, ist die heilende Wirkung der Glykose spezifisch für diesen Zucker. Galaktose und Lävulose haben geringe Wirkung, Pentose, Xylose und Arabinose überhaupt keine.

e) Weitere Untersuchung lehrte, daß wenn man einem pankreasdiabetischen Hund Insulin einspritzte, der Glykogengehalt der Leber dadurch erhöht wurde.

f) Dahingegen findet man in der Leber normaler Tiere, welche durch Insulin hypoglykämische Krämpfe bekamen, eine Herabsetzung des Glykogengehaltes.

g) Sowohl beim Hunde nach Exstirpation des Pankreas, als auch beim Zuckerkranken, bringt Insulin den respiratorischen Quotienten zum Steigen, manchmal sogar bis zu 1.

h) Die Bedeutung dieser Tatsache wurde jedoch dadurch verringert, daß man gleichzeitig fand, daß die Kohlensäureausscheidung und die Sauerstoffaufnahme vermindert war, oder auch, daß die Kohlensäureproduktion bei gleichbleibender Sauerstoffaufnahme erhöht war.

i) Auch die Wärmeproduktion scheint durch Insulin nicht zuzunehmen. Aus den zuletzt genannten Beobachtungen schließen einige Untersucher, daß die Erhöhung des respiratorischen Quotienten unter Einfluß von Insulin der Bildung von Stoffen aus Glykose zugeschrieben werden müsse, die weniger Sauerstoff enthalten als die Glykose, z. B. der Fettbildung.

k) Der Fettgehalt der Leber und des Blutes nimmt durch Insulininjektion bei dem diabetischen Tier und (in bezug auf das Blut) auch bei dem Diabetespatienten ab.

l) Die Untersuchungen, bei denen man den Einfluß des Insulins auf die Glykose in vitro studierte, ergaben nur negative oder unsichere Resultate.

m) Eine Veränderung der β-Glykose in γ-Glykose durch Insulin wurde nicht mit Sicherheit festgestellt, obwohl einzelne Untersucher dies anfänglich beobachtet zu haben glaubten (WINTER und SMITH, MC LEOD).

n) Unter dem Einfluß von Insulin wird die Oxydation der Glykose durch Jod nicht beschleunigt.

o) Die Glykose des Blutes scheint durch Insulin nicht zuzunehmen.

p) AHLGREN glaubt nachgewiesen zu haben, daß wenn Insulin einem Gemisch von Glykose und ausgewaschenem Gewebsbrei hinzugefügt wird, die Schnelligkeit der Entfärbung von Methylenblau zunimmt. Diese Untersuchung bedarf noch der Bestätigung.

q) Das gleiche ist der Fall bei NEUBERGS wichtiger Beobachtung einer Zunahme der Acetaldehydbildung im Leberbrei im Brutofen unter dem Einfluß von Insulin.

Wir verfügen somit über eine Anzahl von Tatsachen, ohne daß wir daraus auf die Art der Wirkung und den Angriffspunkt des Insulin schließen können.

Ursprünglich hoffte man durch das Insulin einen neuen Einblick in das Wesen des Diabetes zu erhalten, und zwar, ob es sich bei ihm um eine vermehrte Produktion von Zucker oder verminderte Aufnahme durch das Gewebe handelte. In Wirklichkeit sind wir aber noch immer so klug wie vorher. Die Anhänger beider Theorien finden in den Insulinversuchen jeder die Stütze für ihre einander entgegengesetzten Auffassungen. Anfangs hatten die Forscher aus Toronto geglaubt, daß die Insulinwirkung in einer vermehrten Oxydation der Glykose durch das Gewebe bestände. Diese Annahme fand viele Zustimmung, u. a. auch bei DALE. Die Hypoglykämie bei zu starker Dosierung sollte nach MC LEOD dadurch zustande kommen, daß in den Geweben infolge der erhöhten Zuckeroxydation ein „Vacuum" entsteht, welches die Glykose des Blutes schneller an sich zieht, als der aus dem Leberglykogen gebildete Zucker folgen kann.

Die Theorie einer vermehrten Glykoseoydation durch die Gewebe würde aber, selbst wenn sie bewiesen wäre, nicht genügen, um für alle Tatsachen Rechenschaft zu geben. Denn sie kann unmöglich die Glykogenvermehrung in der Leber pankreasdiabetischer Hunde erklären, welche man nach Insulininjektion gefunden hat. Letztere Beobachtung weist darauf hin, daß das Insulin jedenfalls auch seinen Angriffspunkt in der Leber haben muß. Die Verfechter der Theorie der Zuckerüberproduktion schließen daraus, daß das Insulin die bei Diabetes verloren gegangene Fähigkeit zur Glykogenbildung aus Zucker und zur Bindung des Zuckers wiederherstellt. Andere gehen noch weiter. In der Annahme, daß der Diabetes in einer krankhaften Neigung zur Zuckerbildung aus Nicht-Kohlehydraten (Eiweiß und Fett) seinen Ursprung hat, sehen sie in der Insulinwirkung eine Hemmung oder Blockierung dieser Neigung (GEELMUYDEN, LAUFBERGER).

Die Theorien über die Insulinwirkung sind vorläufig alle unbefriedigend. Im Augenblick tut man am besten daran, sich nur an die gegebenen Tatsachen zu halten. Die vielen Voraussetzungen mögen als Wirkungshypothesen ihren großen Wert haben. Tiefer darauf einzugehen hat aber nur Interesse für diejenigen, welche sich mit derartigen Untersuchungen praktisch beschäftigen.

d) Chemische Eigenschaften des Insulins.

Das Insulin ist bis jetzt noch nicht in chemisch reinem Zustand abgespalten worden.

Die soweit wie möglich gereinigte Substanz enthält Stickstoff und Schwefel, aber keinen Phosphor. Sie ist ein hygroskopisches Pulver, löslich in Wasser und 80 proz. Alkohol, unlöslich in 92 proz. Alkohol und Aceton. Durch halbe Sättigung mit Ammoniumsulfat fällt sie aus. Die Löslichkeit des Insulins in Wasser und Alkohol hängt sehr von der Wasserstoffionenkonzentration ab.

Der isoelektrische Punkt, bei welchem der flockige Niederschlag stattfindet, liegt bei 5,5—6 (nach SJOLLEMA 5,2).

Das Insulin wird leicht adsorbiert, z. B. durch Kaolin, Kohle, Ammoniumsulfat.

Es dialysiert nicht durch Collodiummembranen und hat auch sonst die Eigenschaften eines colloidalen Stoffes.

Mit Pikrinsäure bildet es eine unlösliche Verbindung, aus der durch Salzsäure ein lösliches Salzsäuresalz hergestellt werden kann.

Das Insulin wird zerstört durch Alkali, Trypsin und Pepsin.

Kochen zerstört Insulin nicht, vorausgesetzt daß die P_h. der Lösung unter 5 liegt. Steigt die P_h auf 7, so geht das Insulin rasch zugrunde, selbst bei Körpertemperatur.

Beim Filtrieren durch ein Berkefeldfilter verliert das Insulin an Wirksamkeit (Adsorption).

Wässrige Lösungen der Substanz geben nur eine schwache MILLONsche, aber deutliche BIURET-Reaktion. Es ist noch nicht bekannt, ob das Insulin ein eiweißartiger Körper sehr komplizierter Art ist oder ein einfacher zusammengesetzter Körper, der durch Eiweiß verunreinigt ist.

Allmählich hat man Insulin oder Substanzen, die eine gleichartige Wirkung entfalten, in allerlei anderen Organen, nicht nur in den LANGERHANSschen Inseln angetroffen: in der Thymus, der Glandula submaxillaris, Thyreoidea, Milz, Leber, im Urin normaler Menschen, nicht in dem von Zuckerkranken (BEST und SCOTT). COLLIP nimmt an, daß derartige Substanzen, überall wo Glykogen vorkommt, vorhanden sind. WINTER und SMITH und später auch COLLIP gewannen Insulin aus Hefe. Wahrscheinlich ist aber, daß diese Stoffe nicht alle miteinander identisch sind. MC LEOD lenkt die Aufmerksamkeit darauf, daß die verschiedensten Stoffe, wie schon lange bekannt war, den Blutzuckergehalt zum Sinken und Glykogen aus der Leber zum Verschwinden bringen, wie Pepton, Hydrazin, einige Mineralsalze, Phlorizin und Guanidin.

Ganz kurz muß hier noch einer merkwürdigen Entdeckung COLLIPS Erwähnung getan werden. Er stellte aus verschiedenen Pflanzen einen Stoff her, welcher den Blutzucker bei Tieren vermindert, sich aber vom Insulin in gewisser Hinsicht unterscheidet. Diese Substanz bezeichnete er als Glykokinin. Wird nun eine geringe Menge Blut eines Kaninchens, dessen Zuckergehalt durch Glykokinininjektion herabgesetzt ist, einem zweiten normalen Kaninchen eingespritzt, so wird auch der Zuckergehalt des Blutes bei dem zweiten Tier niedriger. Injiziert man eine geringe Blutmenge des zweiten Kaninchens einem dritten normalen Tier, dann wird der Blutzuckergehalt des dritten Tieres ebenfalls niedriger. Und so kann man endlos fortfahren. Äußerst merkwürdig ist, daß die gleiche geheimnisvolle Erscheinung auftritt, in welcher Weise man auch immer die erste Blutzuckersenkung zustande bringt, ob durch Glykokinin, Insulin oder Guanidinsulfat. Es gelingt nicht, solche durch „Induktion" hypoglykämisch gemachte Tiere durch Glykoseeinspritzungen zu retten, wenn der Zuckergehalt so tief gesunken ist, daß es zu Krämpfen gekommen ist. Zufuhr von Glykose kann dann wohl zeitweise eine scheinbare Heilung bringen, bald aber treten die Krämpfe von neuem auf und das Tier stirbt.

e) Eichung des Insulins.

Bisher ist es noch nicht geglückt, einen anderen Maßstab für die Wirksamkeit des Insulins zu gewinnen als durch Erprobung im Tierexperiment. Ebenso wie bei anderen Heilmitteln, jedoch in diesem Fall in erhöhtem Maße, sind mit der biologischen Eichung große Schwierigkeiten verbunden. Wir verfügen aber bis jetzt nicht über andere Methoden und müssen uns daher mit der Eichung behelfen, welche die Forscher von Toronto von Anfang an anwnadten. Ursprünglich nannten diese eine „*Einheit*", dasjenige Quantum von Insulin, welches erforderlich ist, um den Blutzuckergehalt eines Kaninchens von 2 kg Gewicht nach 24 stündigem Fasten, innerhalb 4 Stunden auf einen Wert von $0,45^0/_{00}$ unter Auftreten von Krämpfen herabzusetzen. Alsbald schien es, besonders den englischen Untersuchern, daß diese Einheit (unit) für klinische Zwecke zu groß war. Auf Initiative von DALE und seinen Mitarbeitern wird deshalb eine dreimal kleinere „unit" eingeführt. Diese muß somit folgendermaßen definiert werden:

Die gegenwärtig gebräuchliche klinische Einheit ist ein Drittel der Insulinmenge, die erforderlich ist, um den Blutzuckergehalt eines 2 Kilo schweren Kaninchens, welches man 24 Stunden fasten ließ, innerhalb 3—5 Stunden auf $0,45^0/_{00}$ unter Auftreten von Krämpfen herabzusetzen.

Je länger desto mehr ergab sich, daß Blutzuckersenkung und Konvulsionen bei verschiedenen Kaninchen nach sehr verschiedenen Insulinmengen auftreten. Enthält also, nach Erprobung bei einem bestimmten Kaninchen, eine gewisse Insulinmenge z. B. 1 Einheit, dann wird man vielleicht finden, daß die gleiche Menge bei einem zweiten Kaninchen eine viel geringere Blutzuckersenkung erzielt, und daß für eine Herabsetzung auf $0,45^0/_{00}$ ein doppeltes Quantum erforderlich sein würde. Nach Eichung auf dieses zweite Kaninchen wäre die Stärke demnach nur $1/_2$ Einheit. Vielleicht hätte man jedoch nach Injizierung bei einem dritten Kaninchen gefunden, daß schon 0,5 ccm der zu eichenden Flüssigkeit den Blutzucker auf $0,45^0/_{00}$ herabsetzte, so daß man danach die Stärke auf 2 Einheiten festgesetzt haben würde. Die verschiedene Reaktion der Probetiere auf Insulin macht die Eichung sehr ungenau. Nur wenn man ein und dieselbe Insulinlösung einer großen Zahl von Kaninchen einspritzt und dann den Durchschnitt der erhaltenen Werte nimmt, kommt man zu brauchbaren, wenn auch noch keineswegs feststehenden Zahlen.

Unglücklicherweise kommt noch hinzu, daß die Reaktion von Mensch und Kaninchen keineswegs gleich ist. Man erlebt nicht selten, daß 2 Insulinproben, die nach der Eichung auf Kaninchen von gleicher Stärke waren, bei ein und demselben Patienten eine ganz verschiedene Wirkung hervorriefen. Um dieser Schwierigkeit vorzubeugen, wird das Insulin, nachdem es auf Tiere geeicht wurde, auch noch auf seine Wirkung bei Menschen untersucht, ehe es in den Handel gebracht wird. Das erfordert die Vorsicht, für diese Versuche nur solche Diabetiker zu verwenden, die während einer gewissen Zeit bei gleicher Diät jeden Tag die gleiche Zuckermenge ausscheiden. Denn der Zustand des

Stoffwechsels ist bei Zuckerkranken nicht immer gleich und kann auch bei der gleichen Person von Tag zu Tag wechseln.

Die Versuche, Mäuse als Testobjekte zu verwenden, haben keine besseren Resultate ergeben, als die Eichung auf Kaninchen.

Trotz der hier angeführten Schwierigkeiten gelingt es den Fabriken, Insulin zu liefern, dessen Stärke bei klinischem Gebrauch der auf dem Etikett angegebenen Einheit ziemlich entspricht. Man verliere jedoch nicht aus dem Auge, daß auf Grund des soeben Gesagten, die Eichung nicht immer sehr genau sein kann. Deshalb muß man bei den Patienten die Einspritzungen mit großer Vorsicht vornehmen. Es ist ratsam, mit kleineren Mengen anzufangen, als theoretisch nötig erscheint. Dabei erkennt man dann die Stärke des Präparates. Immer, wenn man zu einer neuen Nummer übergeht (die Fläschchen sind nummeriert, übereinstimmend mit den von der Fabrik hergestellten Präparaten), fängt man damit an, die Hälfte des Quantums zu injizieren, was man zuvor verwandte.

Es ist von großer praktischer Bedeutung, das Insulin unter niedrigen Temperaturen aufzubewahren. Es behält dadurch wenigstens ein halbes Jahr oder sogar ein Jahr lang ohne irgendeine Veränderung seine volle Wirksamkeit.

Die großen Beschwerden, welche mit täglich wiederholten subcutanen Einspritzungen verbunden sind, führten dazu, nach Mitteln zu suchen, um das Insulin auf andere Weise in Anwendung zu bringen. Alle Versuche sind aber fehlgeschlagen. Bei Zuführung per os, percutan (durch Salben), durch die Duodenalsonde, rectal, vaginal, nasal, intratracheal, perlingual (MENDEL) hat man kein Resultat erzielt, welches für die therapeutische Anwendung vorläufig von Bedeutung sein könnte.

f) Das Verhältnis der Menge des eingespritzten Insulins zur Menge der verbrauchten Glykose.

Wenn man sich dazu entschlossen hat, einen Patienten mit Insulin zu behandeln, wird eine der ersten Fragen sein, wieviel Einheiten man ihm geben muß.

Gesetzt den Fall, wir haben jemand in Behandlung, dessen Kohlehydrattoleranz nicht mehr als 20 g beträgt, und wir wollen mit Hilfe von Insulin die Kohlehydratmenge der Nahrung bis auf 80 g erhöhen.

Wieviel Insulineinheiten sind nötig um dieses Plus von 60 g Kohlehydraten zu verbrennen? Man kann dies durch Versuche feststellen. Am ersten Tage gibt man 80 g Kohlehydrate mit 5 Insulin. Enthält der Urin dann noch Zucker, so gibt man am nächsten Tage wieder 80 g Kohlehydrate mit 10 Insulin. Den folgenden Tag, wenn nötig, wiederum 80 g Kohlehydrate mit 15 Insulin, und so steigt man langsam, bis der Urin zuckerfrei geworden ist. Wenn nun 30 Einheiten nötig waren um den Urin zuckerfrei zu machen, dann folgt daraus, daß 1 Einheit Insulin 2 g Kohlehydrate zur Verbrennung gebracht hat.

Tatsächlich ist die Feststellung des hier gedachten Faktors nicht so leicht, wie es aus den voraufgegangenen Ausführungen zu schließen ist. Nicht selten führt die Behandlung mit Insulin zu einer Erhöhung der Toleranz. Doch machen auch die nicht vollkommene Gleichmäßigkeit der Zusammensetzung des Insulins, die verschiedene individuelle Empfindlichkeit des Patienten, sein wechselndes Befinden, ihren Einfluß geltend. Daher kommt es, daß die Versuche zur Feststellung eines Faktors, der ausdrückt, wieviel Gramm Kohlehydrate der Nahrung unter dem Einfluß einer Einheit Insulin verbrannt werden, noch kein absolut gültiges Ergebnis zeitigen konnten und gezeitigt haben.

Als Durchschnitt aus einer großen Anzahl von Beobachtungen kann man *für die erste Orientierung und zu einer oberflächlichen Schätzung* von der Annahme ausgehen, daß eine Einheit Insulin 2—3 g Kohlehydrate zu verbrennen vermag.

2. Die Anwendung des Insulins in der Praxis[1]).

a) Wirkung des Insulins bei Zuckerkranken.

Obwohl die erste Mitteilung über die Entdeckung des Insulins erst wenige Jahre alt ist, so ist doch die Wirkung dieses mächtigen Heilmittels schon in vieler Hinsicht genau bekannt. Bei Einführung neuer Medikamente entsteht oft eine fast verwirrende Literatur. Allerlei Erfahrungen werden veröffentlicht, denen von anderer Seite wieder entgegen getreten wird, und manchmal dauert es Jahre, bis eine Einstimmigkeit der Anschauungen erzielt ist. Beim Insulin ist dies nicht der Fall gewesen. Die Entdecker in Toronto haben es durchzusetzen gewußt, daß der freie Gebrauch des Mittels, d. h. die Anwendung auch dort, wo die Vorteile einer Klinik und eines Laboratoriums nicht zur Verfügung standen, erst dann einsetzte, als eine gründliche Untersuchung von seiten der erfahrensten Gelehrten in Amerika und England stattgefunden hatte. Die Berichte dieser beiden Gruppen von Untersuchern legten die Eigenschaften und die klinische Wirkung des Insulins genau fest. Der niederländische Insulinbericht hat die Mitteilungen der amerikanischen und englischen Ärzte nur bestätigen können.

Die Ergebnisse der Insulinbehandlung sind in kurzen Zügen folgende:

a) Nach der Einspritzung des Insulins verringert sich bei dem Diabeteskranken die Zuckermenge im Urin.

b) Die Kohlehydratmenge, welche unter dem Einfluß des Insulins vom Organismus des Zuckerkranken verbraucht wird, steht in einem gewissen Verhältnis zur Menge des eingespritzten Mittels.

c) Mit der Verminderung der Zuckermenge im Urin, oder mit dem Aufhören der Glykosurie, sinkt der Blutzuckergehalt.

d) Diese Senkung ist abhängig von verschiedenen Faktoren:

der Menge des eingespritzten Insulins,

der Menge der Kohlehydrate in der Nahrung,

dem Allgemeinzustand des Patienten, seiner Reserve an Kohlehydraten (Ernährungszustand), Ruhe oder Bewegung.

e) Gleichzeitig mit und oft noch vor der Verminderung der Glykosurie nehmen die Ketonsäuren im Urin ab oder verschwinden gänzlich.

f) Unter dem Einfluß des Insulins steigt der respiratorische Quotient.

g) Infolge der Behandlung macht das subjektive Befinden erhebliche Fortschritte. Die körperliche und geistige Spannkraft stellt sich wieder ein. Zugleich mit dem Verschwinden der Glykosurie und Ketonurie überkommt den Patienten ein Gefühl von Wohlbefinden.

h) Bei gleichzeitiger Anwendung einer geeigneten Diät nimmt bei abgemagerten und unterernährten Patienten das Körpergewicht zu. Ebenso wird der Schlaf besser, die Haut geschmeidiger.

i) Leichte Infektionen werden durch die Behandlung günstig beeinflußt.

k) Operationen können bei den durch Insulin zuckerfrei gemachten Patienten mit wesentlich geringerer Gefahr ausgeführt werden.

l) Bei komatösen Patienten kehren in den günstig verlaufenden Fällen die

---

[1]) Siehe u. a. Amerikanische Berichte in Jorn. of metabol. Research. 1922, Teil II Englische Berichte in The Lancet 1923, Mai u. folgende Monate. — Niederländische Berichte in Tydschr. v. Geneesk. 1923, II. S. 2124—2215.

Alkalireserve des Blutes und die Kohlensäurespannung der Alveolarluft zu ihren normalen Werten zurück. Die Acidose verschwindet, das Bewußtsein stellt sich wieder ein.

m) Bei jungen Patienten werden im allgemeinen die günstigsten und auffallendsten Resultate wahrgenommen.

n) Bei zu großer Dosis bildet sich eine Summe von schädlichen Einflüssen, welche man als hypoglykämische Reaktion bezeichnet.

o) Nicht sehr selten entwickeln sich im Laufe einer Insulinbehandlung Ödeme.

p) In einzelnen Fällen wird unter dem Einfluß langdauernder Insulinkuren die sogenannte Permeabilität der Nieren für Glykose herabgesetzt. D. h. der Urin enthält keinen oder nur wenig Zucker bei einem gleichzeitigen beträchtlichen Blutzuckergehalt.

b) Die hypoglykämische Reaktion.

Nach zu großen Insulindosen treten bei Diabetespatienten, ebenso wie bei gesunden Menschen oder Tieren, bestimmte Erscheinungen auf, wenn eine gewisse unterste Grenze des Blutzuckergehaltes erreicht ist. Diese Grenze ist nicht immer die gleiche, sie ist verschieden je nach den individuellen Eigenschaften.

So sah man bereits eine hypoglykämische Reaktion auftreten bei $0,8^0/_{00}$, ja sogar bei $0,9^0/_{00}$ (FLETCHER und CAMPBELL). In anderen Fällen fehlten dagegen derartige Erscheinungen, trotzdem der Blutzuckergehalt auf $0,54^0/_{00}$ gesunken war. Man beobachtete sogar vereinzelt Werte von $0,3^0/_{00}$ ohne Reaktionserscheinungen. Es sind dies jedoch seltene Ausnahmen.

Ebensowenig wie die untere Grenze des Zuckergehaltes im Blute konstant ist, bei der eine hypoglykämische Reaktion auftritt, ebensowenig ist dies der Fall für die Insulindosis, die dazu führt. Das Entstehen der Hypoglykämie wird übrigens sowohl von der Insulindosis als auch von der Kohlehydratmenge abhängen, welche dem Organismus zur Verfügung steht: also von der Kohlehydratmenge der Nahrung, ihrer Resorption durch die Darmschleimhaut, dem Glykogengehalt der Leber. Es ist daher meines Erachtens auch zwecklos die Insulindosen anzugeben, bei welchen Reaktionen beobachtet werden.

Die Erscheinungen der Hypoglykämie sind schematisch dargestellt folgende:

Wenn der Blutzucker auf etwa $0,7^0/_{00}$ absinkt, macht sich bei dem Patienten zunächst ein Hungergefühl bemerkbar, er fühlt sich schwach und müde. Gleichzeitig tritt oft eine Art von Angstempfindung oder Nervosität auf. Fast immer besteht ein subjektives Gefühl von Zittern, objektiv ist dieses Zittern selten deutlich wahrzunehmen. Vereinzelt tritt eine gewisse Inkoordination für seine Bewegungen auf. Sehr häufig sind vasomotorische Erscheinungen, Blässe des Gesichts oder Kongestionen, zuweilen beides mit einander abwechselnd. Die Pupillen sind gewöhnlich weit, die Pulsfrequenz ist erhöht. Dabei empfindet der Patient oft Hitze oder Frösteln, fast immer tritt profuse Schweißabsonderung auf.

Die Schwere der Erscheinungen nimmt mit dem Grad der Hypoglykämie zu.

Sinken des Blutzuckers auf $0,5^0/_{00}$ führt gewöhnlich zu psychischen Störungen, heftigem Schwitzen, einem starken Angstgefühl und Schwindel. Man findet allerlei nervöse Störungen: Aphasie, Phantasieren, Diplopie. Es kann zum Kollaps des Patienten und zum Ausbruch des Koma kommen. Zuweilen besteht Bradykardie, vereinzelt lassen die Patienten Urin und Stuhl unter sich.

Es würde jedoch falsch sein zu glauben, daß die Erscheinungen immer auf einanderfolgen, und zwar so, daß die schweren Symptome erst dann aufträten, wenn die leichteren, wie Hungergefühl und dgl., schon einige Zeit vorher bemerkbar waren. Es ist dies zwar in der Regel, aber durchaus nicht immer der Fall. Einmal sahen wir einen derartigen hypoglykämischen Anfall ganz plötzlich auftreten, ohne daß irgendwelche Anzeichen vorausgegangen oder wenigstens bemerkt worden waren. In der Regel wird aber der Patient durch das Hungergefühl und andere subjektive Beobachtungen gewarnt, so daß ein sofortiges Eingreifen möglich ist, um Schlimmeres zu verhüten.

Machen sich bei einem Patienten Erscheinungen einer hypoglykämischen Reaktion bemerkbar, so verschwinden diese innerhalb weniger Minuten, wenn Kohlehydrate verabreicht werden, aus denen sich schnell Glykose bilden kann. In der Praxis gibt man ein bis zwei Apfelsinen oder deren Saft, oder auch ein bis zwei Stückchen Zucker. Fällt dem Patienten das Kauen schwer, so läßt man ihn 250 ccm einer $10^0/_0$ Zucker- oder Glykoselösung trinken, oder gibt sie durch die Magensonde oder per rectum.

Hat sich bereits ein komatöser Zustand entwickelt, so wird man 250 ccm einer 20 proz. Glykoselösung intravenös injizieren. Letzteres wird aber wohl fast nie nötig sein. Mit der Darreichung von einem oder ein paar Stücken Zucker mit oder ohne Apfelsine erreicht man fast immer sein Ziel.

Ein Patient, der mit Insulin behandelt wird, muß stets diese Kohlehydrat-quellen zu seiner sofortigen Verfügung haben.

Eine Adrenalininjektion kann nützlich sein. Dadurch wird, wie wir wissen, das Glykogen der Leber in Glykose umgewandelt und dergestalt dem Blutstrom zugeführt. Es ist klar, daß dies nur dann der Fall sein kann, wenn Glykogen in genügender Menge in der Leber vorhanden ist. Bekanntlich ist aber bei Diabetes das Glykogendepot in der Leber nur gering. Gerade in schwereren Fällen von Diabetes wird deshalb eine Adrenalineinspritzung bei hypoglykämischer Reaktion wenig helfen.

c) Die Methodik der Insulinbehandlung.

Die Angabe besonderer Vorschriften über die Ausführung einer Insulinbehandlung ist kaum möglich. Einmal ist man sich über verschiedene wichtige Punkte durchaus noch nicht einig. Und weiterhin muß die Behandlung eine rein individuelle sein, so daß zwar einige Grundregeln angegeben werden können, die zu beachten sind, es ist aber schwer vorzuschreiben, wie man von Tag zu Tag handeln muß.

In unseren Darlegungen werden wir, ebenso wie vorher, unterscheiden zwischen Patienten mit Koma oder drohendem Koma, bei denen ein schnelles Eingreifen erforderlich ist, und Patienten, bei denen kein Grund zu einem solchen eiligen Handeln vorliegt.

Ist der Entschluß zu einer Insulinbehandlung einmal gefaßt, so ist die erste Frage, mit welcher *Dosis* man beginnen muß.

Der Zweck der Insulinbehandlung ist, den Urin zuckerfrei zu machen, oder besser noch, den Blutzuckergehalt möglichst nahe der normalen Grenze zu bringen und dort zu halten. Ebenso wie die Menge der Kohlehydrate, die unter dem Einfluß des Insulins auch von dem Diabeteskranken mit geringer Toleranz oxydiert oder assimiliert werden kann, von der eingespritzten Menge abhängig ist, so ist umgekehrt die Menge Insulin, die man ohne Gefahr einer hypoglykämischen Reaktion anwenden kann, in gewissen Grenzen abhängig von der Menge der Kohlehydrate, welche man dem Patienten geben läßt. Zur Beurteilung der Menge Insulin, welche man injizieren will, muß also erst bestimmt sein, wieviel Kohlehydrate dem Patienten erlaubt werden können.

Zwei Auffassungen sind begründet. Es ist denkbar, daß man Insulin anwenden will, um den Patienten in ihrer Kost große Freiheiten zu erlauben. Warum sollen wir, so könnte man denken, die Patienten nicht in vollstem Maße die Vorteile genießen lassen, welche das neue Mittel ihnen bietet? Warum sollen wir nicht all den Entbehrungen und Einschränkungen ein Ende machen, die vor der Entdeckung des Insulins notwendig waren, die aber für die meisten Patienten eine große Qual bedeuteten? Dem steht jedoch eine andere Auffassung entgegen. Die große Mehrzahl der Ärzte sieht im Insulin ein Mittel, dessen Auswirkungen noch nicht in vollem Umfange bekannt sind. Sie sind der Meinung, daß das Pankreashormon die Diätbehandlung noch keineswegs überflüssig macht. Auch bei Anwendung von Insulin, so glauben sie, ist Beschränkung in der Nahrungsaufnahme noch stets geboten.

Ein ehrlicher und unbefangener Beurteiler[1]) wird zugeben müssen, daß es im Augenblick noch nicht möglich ist zu sagen, welche Ansicht die richtige ist. Es ist sehr gut annehmbar, daß bei Anwendung von Insulin, natürlich innerhalb vernünftiger Grenzen, die Darreichung einer entsprechenden Menge Kohlehydrate (gleichzeitig mit entsprechender Menge Eiweiß und Fett) für die LANGERHANSschen Inseln keine Überbelastung zu bedeuten braucht. Das von außen zugeführte Hormon verrichtet die Arbeit, das Pankreas wird nicht zu allzu großer Kräfteanspannung gezwungen. Es gibt sogar ein wichtiges Argument gegen die Forderung einer zu knappen Kost, wenn durch die Insulintherapie die Möglichkeit einer normalen Ernährung erreicht wird. Es ist nämlich wahrscheinlich, wie wir bereits früher hervorhoben, daß der Kohlehydratstoffwechsel (Glykogensynthese in der Leber, Glykosestoffwechsel, Vorhandensein von Glykogen in den Leberzellen) von wichtiger, noch unbekannter Bedeutung für den Organismus ist, ganz abgesehen von seiner Funktion als Energiequelle.

Andrerseits ist die klinische Verwendung von Insulin noch so jungen Datums, und wir wissen noch so wenig von seiner physiologischen Wirkung und von etwaigen Nebenwirkungen im Laufe der Zeit, daß wir nicht gerne größere Insulinmengen verabfolgen als unbedingt nötig. Zu vorsichtigem Handeln veranlaßt auch der warnende Hinweis, daß einem Patienten mit calorienreicher Diät bei großen Insulindosen, Komagefahr droht, wenn aus dem einen oder anderen Grunde die Injektionen aussetzen müssen, (z. B. wenn das Medikament nicht vorrätig ist). JOSLIN vergleicht die Insulinbehandlung mit dem Laufen auf Stelzen. Je höher die Stelzen, desto schlimmer ist beim Straucheln der Sturz. Deshalb benutzen wir selbst den Weg, der der vorsichtigste ist. Wir geben so viel Insulin, daß der Patient eine mittelere Kohlehydratmenge (ungefähr 100 g in 24 Stunden für einen Erwachsenen) ausnutzen kann. Wenn also jemand eine Toleranz besitzt von 40 g, dann wird er schätzungsweise durchschnittlich ungefähr 20 Einheiten in 24 Stunden benötigen.

Oft nimmt bei dieser Behandlung die Toleranz schnell und stark zu, so daß allmählich das Insulin herabgesetzt werden kann. Ja, es ist nicht selten, daß man nach einiger Zeit ganz auf das Mittel zu verzichten vermag und mit Diät allein seinen Zweck erreicht. Solche Fälle sind jedoch nicht die Regel. Gewöhnlich hört die günstige Nachwirkung nach einiger Zeit auf, und man ist gezwungen aufs neue Insulin anzuwenden.

Im Hinblick auf individuelle Reaktionen und auf das nicht vollkommene Feststehen der Einheit, ist es dringend anzuraten, wenn die Zeit nicht drängt, mit kleinen Dosen zu beginnen und wenn nötig, sie allmählich zu steigern. Wir beginnen gewöhnlich in Fällen, wie das zuvor angeführte Beispiel, mit 10 Einheiten innerhalb 24 Stunden.

---

[1]) ALLEN, F. M.: The dietetic management of diabetes. Amer. journ. med soc., 1924, Nr 4, S. 554.

Einige Ärzte fangen bei jedem Fall, abgesehen von Koma, mit viel kleineren Dosen an, mit 1—2 Einheiten, ein oder zweimal täglich, und steigen sehr langsam.

Auf diese Weise wird es immer möglich sein selbst sehr leichte hypoglykämische Reaktionen zu vermeiden. In der Klinik würde nach unserer Meinung diese Vorsicht wohl als zu groß angesehen werden. Man verliert damit für den Patienten viel Zeit, ohne entsprechende Vorteile dafür einzutauschen.

Im Anfang wird durch den Arzt, die Pflegeschwester oder von dem Patienten selbst der Urin alle 3 Stunden, später vor jeder Einspritzung untersucht. Enthält der zuletzt entleerte Urin noch eine größere Menge Zucker, dann wird meist — *aber nicht immer* — die Insulininjektion gemacht werden können, ohne daß eine hypoglykämische Reaktion befürchtet werden muß. Wenn die Glykose nicht aus dem Urin verschwindet, dann wird man am nächsten Tage etwas größere Dosen geben. Man erhöht die Dosis immer sehr langsam. Die erforderliche Menge schätzt man nach dem Zuckerquantum, welches der Körper innerhalb 24 Stunden noch unverbrannt ausschied. Ist der Urin zuckerfrei und der Blutzucker niedrig, dann kann man zwei Wege befolgen: Entweder man geht mit der Dosis herunter (oder läßt je nach den Umständen die Injektionen ganz fort) oder man giebt eine kohlehydratreichere Nahrung. Diesen letzteren Weg wird man natürlich nur dann einschlagen, wenn man noch nicht die als Maximum gesetzte Kohlehydratmenge erreicht hat.

Wenn festgestellt ist, bei welcher Nahrungs- und Insulinmenge der Urin zuckerfrei und der Blutzuckerwert normal ist, dann fährt man einige Tage mit beidem ohne Änderung fort. Ist die Diät nicht ausreichend, dann steigt man langsam mit der Nahrung und wenn nötig auch mit Insulin, bis man seine Ziel erreicht hat.

Im Laufe der Behandlung wird man von Zeit zu Zeit die Dosis herabsetzen, um zu sehen, ob man mit weniger oder vielleicht ganz ohne Insulin auskommen kann. Wie wir aber schon mehrfach erwähnten, ist es nicht selten, daß die Toleranz steigt.

Den Rat von STRAUSS[1]), der darin einigen amerikanischen Autoren folgt, Insulin bei kohlehydratfreier oder sehr kohlehydratarmer Diät zu geben, halte ich nicht für richtig. Es ist ein sehr gefährliches Vorgehen und steht im Widerstreit mit dem Grundsatz, den ich schon früher anführte, und der mir von großer Wichtigkeit zu sein scheint: Es muß unser Ziel sein, nicht nur einen normalen Blutzuckergehalt zu erreichen, *sondern auch den Kohlehydratstoffwechsel dem normalen möglichst nahe zu bringen.* Dies ist jedoch auf die Dauer nicht zu erreichen, weder mit noch ohne Insulin, ohne Zufuhr einer adäquaten Kohlehydratmenge von außen.

Wir wiesen schon darauf hin, daß unter dem Einfluß von Insulin das Allgemeinbefinden sich bessert. Der respiratorische Quotient steigt, ebenso bessert sich die Kohlehydrattoleranz und das Körpergewicht nimmt zu. Die Körpergewichtszunahme ist sowohl auf eine Wasserretention an Stelle der vorhergegangenen anormalen Austrocknung zurückzuführen, wie auch auf den sich allmählich bildenden Fettansatz. Wir sind der Ansicht, daß nach unseren augenblicklichen Anschauungen eine zu ausgiebige Ernährung nicht zweckmäßig ist. Vorläufig muß man noch daran festhalten, daß ein auf Durchschnittsniveau liegendes Gleichgewicht für den Diabetiker das beste ist. Wir richten deshalb die Nahrung und die Dosierung des Insulin so ein, daß das Gewicht des Patienten den Wert erhält und nicht überschreitet, der mit den Durchschnittszahlen der Tabellen übereinstimmt.

---

[1]) STRAUSS, H.: Die Insulinbehandlung bei Diabetes mellitus, Berlin 1924.

d) Der Zeitpunkt für die Insulininjektionen.

Manche Ärzte halten es für richtig, die Dosis eines ganzen Tages in einer Injektion zu geben, andere bevorzugen 2, die meisten 3 Injektionen täglich.

Es ist klar, daß diese letzte Methode die rationellste ist. Wir erstreben ja möglichst normale Blutzuckerwerte und wissen, daß grade nach der Nahrungsaufnahme der Blutzuckergehalt steigt. Deshalb ist es wichtig, auch diese Ernährungsspitzen jedesmal auf ihren normalen Wert herabzudrücken. In unserer Klinik ist es daher die Regel, mit den 3 Hauptmahlzeiten auch 3 Insulininjektionen zu geben.

Aus praktischen Überlegungen (psychische Gründe, wenn der Patient überempfindlich ist gegen eine dreimalige Wiederholung des Stiches, soziale Gründe, wenn er nicht im Krankenhaus aufgnommen ist) wird man von dieser Regel abgehen können und mit zwei oder sogar nur einer Injektion sich behelfen.

Wie die Untersuchungen ergaben, beginnt das Insulin unmittelbar nach der Injektion zu wirken. Der Höhepunkt seiner Wirkung ist zeitlich sehr verschieden. Meist ist die stärkste Senkung des Blutzuckers unter Einfluß von Insulin ungefähr 6 Stunden nach der Einspritzung zu beobachten, manchmal erst nach 8 Stunden, in einzelnen Fällen nach 3 Stunden. Nach Verlauf von 10 Stunden ist die Wirkung ganz oder fast ganz verschwunden. Da, wie wir sahen, die Wirkung einer Insulininjektion stundenlang anhält, muß man damit rechnen, daß bei zwei aufeinanderfolgenden Injektionen eine Kumulation stattfinden kann. Scheint der Blutzuckerwert infolge einer Injektion, die vor dem Frühstück gemacht wurde, um 12 Uhr stark herabgesetzt zu sein — nahe dem normalen Wert — oder enthält der um 12 Uhr ausgeschiedene Urin keinen oder sehr wenig Zucker, dann wird man mit der Injektion der Zwölfuhrdosis vorsichtig sein: man wird eine kleinere Einheitenzahl als bei der Morgendosis geben oder die Injektion sogar ganz fortlassen.

Das gleiche gilt natürlich für die Injektion bei der Abendmahlzeit. Aus dem Grunde ist es wünschenswert, im allgemeinen die Abendinjektion so klein wie möglich zu machen.

Im Hinblick auf den selbstverständlichen Umstand, daß eine eventuelle hypoglykämische Reaktion nachts am unangenehmsten und gefährlichsten ist, gibt man nach 6 Uhr nachmittags kein Insulin mehr. Die Reaktion kommt ja manchmal noch nach 8 Stunden! Manche halten Kohlehydrate von der Nachmittagsmahlzeit für den Abend zurück, um soweit wie möglich einer Hypoglykämie während der Nacht vorzubeugen.

e) Insulinbehandlung und Blutzuckerbestimmung.

Im Laufe der Besprechungen über die Methodik der Insulinbehandlung zeigte es sich wiederholt, daß wir uns bei der Bestimmung der Dosis auf den Wert des Blutzuckergehaltes stützen. Der Blutzuckerwert spielt auch eine ausschlaggebende Rolle bei der Indikation zur Behandlung mit Pankreashormon. Selbstverständlich darf dieses Mittel nur bei echtem Diabetes angewandt werden. Bei dem sogenannten renalen Diabetes, oder überall dort, wo neben der Zuckerausscheidung ein normaler oder niedriger Blutzuckerwert besteht, können Insulininjektionen zu gefährlichen Reaktionen Anlaß geben. Es ist klar, daß die Notwendigkeit, zahlreiche Blutzuckerbestimmungen anzustellen, der Anwendung von Insulin in der allgemeinen Praxis große Schwierigkeiten in den Weg legt. Je länger desto mehr kommt man dazu, intelligente Patienten anzulernen, sich selbst ihre Einspritzungen zu machen oder durch Personen ihrer Umgebung machen zu lassen. Bei vielen Patienten muß diese Kur monatelang, ja sogar lebenslänglich fortgesetzt werden. Es ist klar, daß eine Kontrolle durch häufige Blutzuckerbestimmungen unter diesen Umständen unmöglich wird. Wer an dieser Bedingung festhält, wird dadurch die Anwendung des Insulins der ärztlichen Behandlung allein überlassen. Aber auch dann stehen diesen Blutanalysen nicht wenige Bedenken entgegen, einige von praktischer, andere von mehr essentieller Bedeutung. Es ist eine Erschwerung, daß nicht jeder Arzt diese Bestimmungen vorzunehmen vermag. Auch wenn er die Technik beherrscht, wird es ihm doch an Zeit fehlen, wenigstens dann, wenn sich seine Praxis über einige Diabetespatienten hinaus erstreckt. Es ist fraglich, welcher Wert den Blutanalysen beigemessen werden kann, wenn der Arzt ihre Bestimmung aus der Hand gibt. Es sei denn, daß die Kosten derartiger Untersuchungen keine Rolle spielen oder der Spezialist sie seinen gut geschulten Hilfskräften überläßt. Eine wesentlichere Erschwerung ist der große Zeitaufwand für eine Blutzuckerbestimmung, so daß das Ergebnis der Bestimmung nicht selten zu spät kommen wird, es sei denn, daß sie in einer Klinik oder unter sonstigen günstigen Verhältnissen vorgenommen wird. Der eben erwähnte Umstand gab denn auch Veranlassung, daß man in dringenden Fällen, besonders bei drohendem Koma, so bald wie möglich zur Behandlung mit Insulin überging, ohne erst das Ergebnis der Blutuntersuchung abzuwarten. Allmählich setzte sich die Überzeugung durch, daß man auch in weniger dringlichen Fällen nötigenfalls mit einer geringeren Zahl von Blutzuckerbestimmungen auskommen kann. Es stellte sich heraus, daß man einem Patienten mit echtem Diabetes und einer ziemlich beträchtlichen Zuckerausscheidung, ohne nennenswerte Gefahr eine vorsichtige Dosis von etwa 3—5 ja sogar 10 Einheiten einspritzen kann, wenn man ihm eine halbe Stunde nachher eine Kohlehydrate enthaltende Mahlzeit geben läßt. Untersucht man dann den Urin, der alle 2—3 Stunden entleert wird, und scheint der 5 Stunden nach der Injektion ausgeschiedene Urin noch Zucker zu enthalten (Spuren von Zucker können unberücksichtigt bleiben), zu einer Zeit also, wo die größte Insulinwirkung schon vorüber ist, so kann getrost eine zweite, je nach den Umständen kleinere Dosis eingespritzt werden. Bei einem solchen vorsichtig tastenden Vorgehen ist es wohl immer möglich, die Insulindosis zu finden, welche bei einer bestimmten Diät den Urin des Patienten ganz oder fast ganz zuckerfrei macht. Manche Ärzte ziehen es aus Gründen der Sicherheit vor, eine Spur von Zucker im Urin zu behalten. Andere wiederum lassen es eben zu einer Andeutung einer hypoglykämischen Reaktion kommen, um auf diese Weise die Dosis herauszufinden, die etwas zu hoch war. Zugleich bezwecken sie damit, dem Patienten die ersten Erscheinungen dieser Reaktion fühlbar zu machen. Er ist dann gewarnt und weiß vor allem, daß er bei solchen Symptomen sofort die erforderlichen Vorbeugungsmaßregeln treffen muß.

Dr. Hoogslag hat nun zwei wichtige Beobachtungen veröffentlicht[1]), aus denen ersichtlich ist, daß der an echtem Diabetes erkrankte Patient zuweilen zuckerhaltigen Urin läßt, während die Analyse des zu gleicher Zeit entnommenen Blutes einen Zuckergehalt unterhalb des Schwellenwertes von $1{,}8^0/_{00}$ ergibt. In solchen Fällen besteht also bei dem Patienten mit seiner echten Diabetes gleichzeitig eine Art renaler Glykosurie oder vermehrter Permeabilität der Niere, oder wie man es sonst nennen will. Unzweifelhaft sind die Beobachtungen von Dr. Hoogslag richtig. Jedoch glaube ich nicht, daß dieser Befund für die Praxis die Forderung nach dauernder Blutuntersuchung in jedem Falle begründen müßte. Denn um was handelt es sich? Bei dem ersten von ihm beschriebenen Patienten, trat diese Erscheinung plötzlich und unerwartet auf, nachdem

---

[1]) Hoogslag, W.: Nederlandsch tijdschr. v. geneesk. 1924, 1. T., S. 1649.

die Injektionen schon einen Monat lang ohne jegliche Störung vorgenommen
worden waren. Will man konsequent sein, so wird man aus dieser Beobachtung
die Lehre ziehen müssen, daß vor jeder Insulininjektion, oder wenigstens vor
jeder Einspritzung, die am selben Tage wiederholt wird, eine Blutuntersuchung
vorgenommen werden müßte. Es ist klar, daß damit die praktische Anwendung
von nur sehr geringem Nutzen sein würde. Das hindert jedoch nicht, daß die
Worte Dr. Hoogslags in jeder Hinsicht Beachtung verdienen: „Wer mit größeren Dosen Insulin arbeitet, verlasse sich nicht allein auf die Urinuntersuchung,
sondern nehme eine Blutuntersuchung vor, besonders dann, wenn mit einer
neuen Nummer begonnen wird." Dabei lege man vor allem den Nachdruck
auf die Worte: „Wenn man mit größeren Dosen arbeitet." In der Mehrzahl
der mittelschweren Fälle wird man sich aber bei dem von mir oben geschilderten Vorgehen und besonders bei Anwendung einer verkleinerten zweiten
Tagesdosis mit ausreichender Sicherheit von dem Ausfall der Urinuntersuchung leiten lassen können. Ist die Anfertigung einer Blutzuckerkurve vor
dem Beginn einer Kur, also zur Feststellung der Indikation für Insulin absolut
notwendig? Mit anderen Worten: wird man ohne Blutzuckeruntersuchung Gefahr laufen, wenn man einen Patienten mit sogenanntem renalem Diabetes
einer Insulinkur unterzieht und damit den Gefahren der hypoglykämischen
Reaktion auszusetzt?

Diese Gefahr ist nicht ganz von der Hand zu weisen. Wenn bei einem Patienten mit renalem Diabetes auch bei Beschränkung der Diät die Ausscheidung
von Zucker nicht aufhört, würde man vielleicht versucht sein, Insulin zu injizieren, um eine derartige Ausscheidung zu sistieren. Freilich würde eine genaue Beobachtung eines solchen Falles, obschon sie eine sichere Differenzierung
zwischen Diabetes und renaler Glykosurie nicht zu ergeben braucht, doch auch
ohne Blutuntersuchung zu dem Ergebnis führen können, daß keine Indikation
für Insulin besteht. Wenn aber alle Umstände zum Einschlagen eines falschen
Weges mitwirken, kann dennoch ein Irrtum vorkommen. Deswegen ist es sicher
ein kluger Rat, eine Insulinkur nicht zu beginnen, ohne daß die Blutuntersuchung einen echten Diabetes mit Erhöhung des Zuckergehaltes in alle den
Fällen nachgewiesen hat, bei welchen auch nur der geringste Zweifel möglich
ist. Ich will aber hinzufügen, daß ein derartiger Zweifel natürlich ausgeschlossen ist, wenn der Urin eine große Menge Zucker enthält, z. B. 6 oder $8^0/_0$, und
überdies typische klinische Erscheinungen eines echten Diabetes vorliegen,
wie starker Durst, Polyurie, übergroßer Appetit bei Abmagerung und alle die
Symptome, welche wir im ersten Teil ausführlich besprochen haben. Die Annahme, daß eine Insulinbehandlung erlaubt sei ohne häufig wiederholte Blutzuckerbestimmungen, oder ausnahmsweise in dringenden Fällen ganz ohne diese,
hat anfangs zu einer regen Diskussion Veranlassung gegeben. Dieser Grundsatz
wird jetzt von den erfahrensten Kennern des Insulins verfochten. Joslin hat
diesen Standpunkt schon lange verteidigt. Thomson schreibt[1]: „Is it necessary to make frequent estimations (of the blood sugar)? This is practically
an important matter, for the estimation of sugar in the blood is a laborious and
expensive proceeding. My experience leads me to say quite definitely that in
the cases of moderate severity it is quite unnecessary, and that examination
of the seperate specimens of urine is all that is required." Ich möchte noch
einen Ausspruch G. Grahams anführen, weil dieser ausgezeichnete Forscher
auf dem Gebiet der Zuckerkrankheit zu den englischen Untersuchern gehört, welchen wir unsere ersten Kenntnisse über das Mittel verdanken. In seiner „Address

---

[1] Thomson, A. P.: The clinical use of insulin. Brit. med. Journ. 1924, 15. März,
S. 459.

on insulin in general practice"[1]) schreibt er: „In learning how to use insulin it was necessary to make many observations of the blood sugar, but these are now unnecessary, provided that the urinary sugar is watched and the effect of the insulin observed." Trotzdem wird man sicher in schwierigen, zweifelhaften oder schweren Fällen und, nach dem Rate Dr. Hoogslags in allen Fällen, wo man mit großen Dosen vorgeht, darauf bedacht sein, die Behandlung durch Untersuchung des Blutes zu kontrollieren, abgesehen von den Fällen von Koma, wo Eile geboten ist.

f) Indikationen für Insulin.

Die oben dargelegten Ausführungen, welche unser Wissen von der Zuckerkrankheit und der Insulinwirkung wiedergeben, lassen eine lange Besprechung der Indikationen für die Insulinbehandlung überflüssig erscheinen. Vor allem sei nochmals wiederholt, *daß das Mittel nur bei echtem Diabetes zur Anwendung kommen darf.* Ausgeschlossen ist seine Verwendung in den leichten Fällen dieser Krankheit und bei flüchtigen und geringen Glykosurien, welcher Art sie auch sein mögen.

Schematisch sei hier eine Übersicht über die Indikationen gegeben, welche unserem Urteil nach diese Therapie als notwendig erscheinen lassen.

1. Koma und drohendes Koma.

2. Beträchtliche Acidose, die bei zweckentsprechender Diät nicht verschwindet.

3. Akuter Diabetes, der nicht durch Diät innerhalb weniger Tage behoben werden kann.

4. Diabetes mit einer Kohlehydrattoleranz unter 40—60 g.

5. Alle Fälle, in denen eine Regelung der Diät allein einen ausreichenden Ernährungs- und Kräftezustand nicht herbeizuführen vermag, ohne Glykosurie und ohne Acidose.

6. Gangrän.

7. Komplizierende Infektionen.

8. Vorbereitung zu chirurgischen Eingriffen.

g) Vergleich der Insulinbehandlung mit der Behandlung durch Fasten.

Zweifellos können die drei zuletzt erwähnten Zustände manchmal durch Fasten und Unterernährung günstig beeinflußt werden. Auch damit erreicht man oft eine Senkung des Blutzuckers. Die Prognose der Gangrän, der Infektionen und Operationen ist unter diesen Umständen schon viel besser als bei Verabreichung einer Kost, welche die Hyperglykämie bestehen läßt. Manche Forscher stellen denn auch Fasten und Insulin in dieser Hinsicht auf die gleiche Stufe und bevorzugen das Medikament nur, weil es eine Unterernährung vermeidet und den Patient bei besserem subjektiven Befinden hält.

Ich kann dieser Begründung nicht zustimmen. Man übersieht dabei einen wichtigen Punkt, auf den ich im Laufe meiner Ausführungen wiederholt hingewiesen habe. Die erwähnten Autoren sind der Ansicht, daß die Hyperglykämie die einzige schädliche Folge des Diabetes sei. Das ist nicht richtig. Die Hyperglykämie ist eine seiner Schädigungen und zweifellos eine von großer Bedeutung, die selbst wieder zu allerlei Erscheinungen führen kann. *Aber ein anderes, in vielerlei Hinsicht viel ernsteres Bedenken* ist der Fortfall eines qualitativ und quantitativ normalen Kohlehydratstoffwechsels und des Vorhandenseins einer normalen Menge von Glykogen in der Leber.

---

[1]) Graham, G.: An address on insulin in general practice. The Lancet, Jan. 1924, S. 64.

Das Fasten kann die Hyperglykämie bekämpfen und oft in mehr oder weniger beträchtlichem Grade die Acidose günstig beeinflussen. Es ist aber nicht imstande, die Deponierung von Glykogen in der Leber und einen normalen Kohlehydratstoffwechsel direkt zu fördern.

Das Insulin erfüllt diese Forderungen. Es bringt den anormal hohen Blutzuckerspiegel zum Sinken, indem es den Kohlehydratstoffwechsel in normale Bahnen lenkt, fördert die Glykogenbildung und bekämpft die Acidose, sei es direkt oder indirekt durch die bessere von ihm verursachte Oxydation der Kohlehydrate.

Untersuchungen von englischer Seite[1]) haben in den letzten Jahren aufs neue gelehrt, von welch großer Bedeutung die Anwesenheit von Glykogen in der Leber für die ungestörte Funktion dieses Organes ist. Bei Zuständen oder Einwirkungen, welche die Leberzellen bedrohen, ist man sogar schon zu prophylaktischer Verabreichung von Glykose übergegangen: vor Narkosen, vor Operationen und vor Salvarsaninjektionen. Wenn nicht alles trügt, gewinnt diese Methode immer mehr Anhänger. Was aber bei Nicht-Diabeteskranken von Wichtigkeit ist, muß bei Zuckerkranken von nicht geringerer Bedeutung sein. Das Insulin versetzt uns in die Lage, Operationen vorzunehmen und Narkosen zu geben bei einem normalen Bestand von Leberglykogen. Das Leberdepot des fastenden Patienten ist leer, er ist deshalb bei Operationen und Narkosen sehr viel größeren Gefahren ausgesetzt.

h) Die Nachteile der Insulintherapie.

α) *Die hypoglykämische Reaktion.*

Hierüber wurde schon das eine oder andere gesagt. Wir erwähnten bereits, daß es wohl immer gelingt, sie zu verhindern, wenn die erforderlichen Maßnahmen zeitig angewandt werden. Im Krankenhause ist sie denn auch wenig zu befürchten.

Anders verhält es sich, wenn die Patienten sich zu Hause die Injektionen selbst beibringen. Die Möglichkeit ist nicht ausgeschlossen, daß unter diesen Umständen wohl hin und wieder eine hypoglykämische Reaktion auftreten kann. Will man aber dem Patienten die Vorteile der Insulintherapie nicht vorenthalten, so muß man ein gewisses Risiko auf sich nehmen. Die Praxis hat bewiesen, daß dieses Risiko nicht hoch veranschlagt zu werden braucht. Anfänglich hat man begreiflicherweise die Gefahren viel mehr gefürchtet, als sich jetzt als notwendig herausstellt. Glücklicherweise! Wäre man unvorsichtig und leichtsinnig zu Werke gegangen, so würden Unglücksfälle nicht ausgeblieben sein. Abgesehen von dem den Patienten zugefügten Schaden, würde die Anwendung dieses hervorragenden Heilmittels in der Praxis dadurch für wer weiß wie lange Zeit verzögert worden sein.

Sobald sich die ersten Vorboten der hypoglykämischen Reaktion zeigen, Hungergefühl, Schweißausbruch, Hitze, Schwächeanwandlungen, Nervosität, Angst oder Zittern, nehme der Patient ein Stückchen Zucker und eine Apfelsine zu sich, die er beide stets bei sich führen sollte. Ein so plötzliches Einsetzen einer hypoglykämischen Reaktion, ohne Vorboten und ohne die Möglichkeit für den Patienten schnell etwas Zucker zu sich zu nehmen, kommt entweder nicht oder so selten vor, daß man damit nicht zu rechnen braucht. Wohl ist es möglich, daß der Patient derartige Wahrnehmungen nicht als Vorboten einer Reaktion erkennen wird. Deshalb muß man den Patienten, der die In-

---

[1]) GRAHAM: Journ. exper. Med. Bd. 21, S. 185, 1915. — DAVIS and WIPPLE: Arch. intern. Med. Bd. 23, S. 711, 1919. — MACLEAN: Brit. med. Journ. Bd. 11, S. 944, 1921.

jektionen selbst vornimmt, aufs genaueste über alles unterrichten, was er zur Vermeidung der Anfälle und zu einem guten Verständnis der Behandlung wissen muß. Die Anfangserscheinungen müssen ihm deutlich beschrieben werden. Man macht mit ihm in Fragen und Antworten, wie in einer Schule, einen Wiederholungsunterricht durch, um sich zu überzeugen, daß er alles weiß und begriffen hat.

In den meisten Londoner Krankenhäusern läßt man es vor der Rückkehr der Patienten nach Hause zu einer geringfügigen Reaktion kommen. Auf diese Weise lernen sie die Vorboten beachten und kennen, und sind in der Lage, Zucker und Apfelsine gleich bei den ersten Erscheinungen zu verwenden.

β) Ödeme.

Das Auftreten von Ödemen nach Insulin ist nicht selten.

Wenn man bei der Behandlung mit dem Mittel das Körpergewicht verfolgt, so scheint seine Zunahme die Regel zu sein. Die rasche Gewichtszunahme muß der Zurückhaltung von Wasser durch die ausgetrockneten Gewebe zugeschrieben werden. Gewichtszunahme durch Fettbildung findet viel langsamer statt. Überschreitet die Wasserretention gewisse Grenzen, so wird sie als deutliches Ödem in die Erscheinung treten. BLUM[1]), meines Wissens einer der ersten, der auf die Entstehung von Ödemen durch Insulin aufmerksam gemacht hat, gibt dafür die folgende Erklärung.

Nach ZUNTZ, so schreibt er, würde ein Organ jedesmal wasserreicher, wenn es Glykogenreserven herstellt. Daher kommt es, daß im allgemeinen (z. B. auch bei der Ernährung kranker Säuglinge) eine kohlehydratreiche Nahrung die Wasserretention befördert. Nun sind bei Patienten mit schwerem Diabetes die Gewebe ausgetrocknet, der Glykogenvorrat vieler Organe ist erschöpft, während dieses Kohlehydrat durch Fett ersetzt ist. Unter dem Einfluß von Insulin räumt das Fett wieder den Platz dem Glykogen ein, welches aufgebaut und in den Zellen abgesetzt wird. Hier findet die Regel von ZUNTZ Anwendung: Die Glykogenbildung führt zur Wasserretention. Eine weniger wichtige Ursache der Wasserretention sieht BLUM unter diesen Umständen in dem mineralischen Stoffwechsel. Bei Diabetes mit Acidose ist der Vorrat an mineralischen Bestandteilen durch den Reichtum an Säuren herabgesetzt. Durch die Insulinbehandlung entsteht eine Retention der mineralischen Bestandteile, besonders des Natriums, und infolgedessen auch Wasserretention. — Nach BLUM hat wohl jeder, der die Insulintherapie anwendet, im Laufe der Behandlung hin und wieder Ödeme beobachtet.

Ein 23jähriger Mann, v. D., der am 21. Juni 1923 in komatösem Zustande in der Klinik Aufnahme fand, wurde durch Insulin dem Leben zurückgegeben. Es mußten große Dosen dieses Mittels angewandt werden.

Nachstehend die Zahlen seines Körpergewichtes:

21. Juni	1923		48,3	Kilogramm
25. „	1923	70 Einh. Insulin	48,0	„
28. „	1923	44 „ „	48,6	„
2. Juli	1923	46 „ „	51,8	„
5. „	1923	42 „ „	55,3	„
7. „	1923	Ödem sichtbar, Insulin herabgesetzt, NaCl aus der Nahrung fortgelassen, 5 × täglich 1 g Kalium aceticum		
9. „	1923	36 Einh. Insulin	59,1	Kilogramm
10. „	1923	30 „ „	56,8	„
11. „	1923	30 „ „	55,0	„

---

[1]) BLUM, L. und H. SCHWAB: Le traitement du diabète par l'insuline, Presse médicale 1923, 21. Juli, S. 637. Der klare Bericht über die in Straßburg zu der Zeit behandelten Fälle ist neben den amerikanischen und englischen Berichten eine der besten Übersichten

Der Patient hat bei uns niemals Natr. bicarb. bekommen.

Am 12. Juli fühlte er sich so wohl, daß er .wahrscheinlich weil die Ernährung ihm zu eintönig war, die Klinik trotz unserer Bemühungen verließ!

Wenn sich bei einem Patienten unter Insulinbehandlung Ödeme bilden, muß man eine salzlose Diät verschreiben. Desgleichen scheint die Anwendung von Kalium aceticum ratsam. Die Insulindosis muß herabgesetzt werden, und, wenn sich das Ödem verschlimmert, kann es notwendig werden, das Insulin ganz fortzulassen.

γ) Insulin und Tuberkulose.

In der zuvor angeführten Abhandlung beschreiben BLUM und SCHWAB zwei Fälle von Diabetes, mit leichter oder als leicht angesehener Lungentuberkulose, welche sich unter dem Einfluß von Insulin schnell ausbreitete. Auch POLAK DANIELS[1]) hat einen solchen Fall beobachtet. Andere Ärzte sind dahingegen der Ansicht, daß wir im Insulin ein ausgezeichnetes Heilmittel zur Behandlung einer den Diabetes komplizierenden Tuberkulose besitzen. Diese Meinung vertritt besonders ALLEN. Er empfiehlt unter solchen Umständen eine kräftige Ernährung mit einem Werte von 3500—4000 Calorien, die 150 g Eiweiß und 150 g Kohlehydrate enthält. Gleichzeitig erhalten die Patienten dann große Dosen Insulin, bis 100 Einheiten pro Tag.

Eine gute Literaturübersicht über dieses Thema veröffentlichte CHEINISSE[2]).

δ) Die Reaktionen der Haut.

Von sehr geringer Bedeutung sind die Hautreaktionen. Anfangs traten sie häufiger auf, seit jedoch in letzter Zeit das Insulin immer reiner und fast eiweißfrei geliefert wird, begegnet man ihnen immer seltener. An der Injektionsstelle bildete sich anfangs häufiger ein roter etwas schmerzhafter Fleck, der jedoch nach kurzer Zeit wieder verschwand. Wie erwähnt, ist dies jetzt nur ausnahmsweise der Fall. Infiltrate in der Haut, Abscesse werden wohl fast immer einer falschen Technik zuzuschreiben sein (ungenügende Sterilität, der Fehler des Anfängers die Nadel nicht tief genug in das Unterhautzellgewebe einzustechen). Man trage Sorge, daß die Nadeln steril sind (in Alkohol aufbewahren, mit steriler physiologischer Kochsalzlösung durch- und abspülen, mit steriler Gaze abtrocknen), ebenso auch dafür, daß sie scharf, ohne Widerhaken und vollkommen glatt (rostfrei) sind. Eine rauhe Nadel, wenn auch steril, verursacht vielleicht mehr Schaden als eine saubere, wenn auch im bakteriologischen Sinne unsterile, die glatt und ohne Widerhäkchen ist.

Berücksichtigt man die geringe Widerstandskraft der Diabeteskranken gegen Infektionen, so ist es merkwürdig, daß die Insulininjektionen fast ausnahmslos ohne Hautreaktionen vertragen werden.

Vor der Injektion wird die Haut mit etwas Alkohol, dann mit Äther abgewaschen. Zum Füllen der Spritze wird die Nadel durch die mit Alkohol gereinigte Gummikappe durchgestochen. Die Spritze muß mit nach oben gezogenem Stempel in das Fläschchen eingebracht werden, weil man oberhalb der Flüssigkeit etwas Luft einführen muß, da sich sonst die Flüssigkeit nicht in die Spritze aufsaugen läßt.

Eine große Erschwerung der Insulinbehandlung ist die Notwendigkeit täglicher subcutaner Injektionen durch Monate, vielleicht sogar Jahre hindurch.

über die Insulinbehandlung. — Siehe auch: ALLEN and SHERILL: Journ. Metab. Research. II. 1922. — UMBER: Medizin. Klinik. 1923, 32. — JOSLIN: Journ. Amer. med. assoc. 1923, 80.

[1]) DANIELS POLAK EN DOYER: Nederlansch tijdschr. v. geneeskunde 1923, I. S. 1766.

[2]) CHEINISSE, L.: La Tuberculose pulmonaire est-elle une contre-indication à l'emploi de l'insuline? Presse med. 1924, Nr. 12.

So gering auch der Schmerz der einzelnen Injektion sein mag, auf die Dauer beginnt doch der täglich erneuerte „Nadelstich" manche Menschen zu irritieren und zu entmutigen. Die meisten aber scheinen sich daran zu gewöhnen, den Ausschlag gibt die Tatsache, daß es eben nicht anders geht. Alle Versuche, ein für die Aufnahme per os geeignetes Präparat herzustellen, oder Insulin auf andere Weise als durch subcutane oder intravenöse Injektionen zu geben, haben bisher kein Ergebnis gezeitigt.

ε) Sklerose der Kranzschlagadern.

Zwei Beobachtungen machen es mir wahrscheinlich, daß das Insulin bei zuckerkranken Patienten, die gleichzeitig an Sklerose der Kranzschlagadern leiden, von ungünstiger Einwirkung auf das Herz sein kann.

Bei einem dieser Patienten, der schon früher, vor einer Behandlung mit Insulin, einen Anfall von Vorhofflimmern überstanden hatte, trat nach einer kleinen Dosis des Medikamentes wieder Vorhofflimmern auf, ohne daß von Hypoglykämie die Rede sein konnte, was durch die Blutuntersuchung festgestellt wurde. Der Zustand war sehr ernst. Durch große Gaben von Digitalis gelang es, den normalen Rhythmus des Herzschlages wieder herzustellen. Die Erscheinungen der Herzinsuffizienz wichen, der Zustand entwickelte sich sehr zufriedenstellend.

Der andere Patient litt seit Jahren an einer schweren Form von Diabetes. Der Urin enthielt reichlich Zucker, die Reaktionen auf Aceton und Acetylessigsäure waren sehr stark. Der Atem roch stark nach Aceton. Es bestand ein Zustand von drohendem Koma. Überdies hatte der Patient unter heftigen Anfällen von Angina pectoris zu leiden. Ein Anfall folgte dem anderen, die Schmerzen erschienen dabei fast unerträglich.

Zur Bekämpfung des drohenden Koma wurden zwei Insulineinspritzungen vorgenommen, die eine von 10, die andere von 13 Einheiten. Vor beiden Injektionen wurde der zuletzt gelassene Urin untersucht, der jedesmal reichlich Glykose (6% und 5%) enthielt.

Nach der zweiten Injektion trat ein leichtes Hunger- und Müdigkeitsgefühl auf, das aber nach Verabreichung von Zucker bald verschwand. Dagegen nahmen die Anfälle von Angina pectoris erheblich zu. Zucker, Apfelsinen hatten nicht die geringste Einwirkung. Dies dauerte einige Tage hindurch. Über der Herzgegend wurde ein reibendes, mit dem Herzschlag synchrones, rauh schabendes Geräusch hörbar (perikarditisches Reibegeräusch). Der Puls wurde frequent und klein, unter dem Bilde der Herzmuskellähmung verschied der Patient nach 3 oder 4 Tagen.

Auf die Möglichkeit einer schädlichen Einwirkung des Insulins auf das Herz bei Sklerose der Kranzschlagadern ist in der Literatur noch wenig hingewiesen worden. Es sind jedoch einige Beobachtungen mitgeteilt, die den unseren ähnlich sind. JOSLIN macht in seinem Buche darauf aufmerksam, daß Patienten mit lange bestehendem Diabetes, gewöhnlich ältere Menschen, langsam auf Insulin reagieren, wie sie auch langsam auf eine Diätbehandlung reagieren. Vor allem ist, so schreibt er, dies der Fall bei Patienten, welche an Arteriosklerose leiden. Ziemlich große Dosen vermögen bei solchen Patienten, nach JOSLIN, selbst bei wochenlanger Verabfolgung nicht, den Urin zuckerfrei zu machen, aber Ausdauer in Diät und Behandlung vermag auch unter scheinbar hoffnungslosen Umständen noch ein günstiges Ergebnis zu erzielen. Ein Beispiel, welches diese Behauptung erläutert und einen Patienten betrifft, dessen Zustand von JOSLIN anfänglich als refraktär angegegeben worden war, führt er zur Erklärung an. Weiterhin beschreibt er eine zweite Beobachtung:

Herr B., Nr. 705, 66 Jahre alt, war vor 14 Jahren an Diabetes erkrankt, wurde erstmalig untersucht im Februar 1914. Ins Krankenhaus aufgenommen wurde er am 16. November 1922. Jm Verlauf von 6 Tagen erhielt er 28 Einheiten. Er starb an Angina pectoris im Krankenhause in den frühen Morgenstunden des 23. November 1922. Sein Tod konnte, soweit wir dies zu beurteilen vermögen, nicht dem Insulin zugeschrieben werden (JOSLIN). Ich lasse das Protokoll dieser Beobachtung JOSLINS hier folgen[1]):

Datum	Urin-menge	Diacet-säure	Zucker		Diät				Blut-zucker	Insulin-einheiten
			%	g	Kohle-hydrate	Eiweiß	Fett	Calorien		
1922 16. Nov.		0	2,2	24						
17. ,,	2400	0	0,5	12	65	28	26	606	0,18	2
18. ,,	1300	0	0,4	5	35	33	56	776		4
19. ,,	1900	0	0,3	6	35	33	56	776		4
20. ,,	2200	0	0,2	7	40	49	78	1058		6
21. ,,	1000	0	0,2	2	40	57	83	1135		6
22. ,,					44	65	99	1327		6

Ich gebe eine so ausführliche Darstellung von JOSLINS Beobachtung, weil sie mir eine außerordentliche Ähnlichkeit mit der meinigen aufzuweisen scheint, und weil Fälle wie diese in der Literatur noch so selten beschrieben worden sind. Mit der Schlußfolgerung des Autors, daß der Tod dieses Patienten zur Insulinbehandlung nicht in Beziehung steht, kann ich mich nicht einverstanden erklären. Meiner Überzeugung nach kann dies sehr gut der Fall gewesen sein. Die Annahme ist vorläufig schon gerechtfertigt, *daß Patienten mit Sklerose der Kranzschlagadern und Angina pectoris außerordentlich empfindlich gegen Insulin sind.* Das Medikament kann das Auftreten von stenokardischen Anfällen und deren Heftigkeit fördern.

Eine Erklärung ist vielleicht möglich. Es liegen Anzeichen vor (BÜDINGER), daß das kranke Herz ein großes Bedürfnis an Zucker hat. Die Vermutung scheint mir nicht von der Hand zu weisen, daß bei dem sklerotischen Herzen der Zuckerspiegel des ernährenden Blutes vielleicht höher als normal sein muß, um seine Wirksamkeit zu ermöglichen. Eine rasche Herabminderung des Blutzuckergehaltes, selbst auf Werte, die noch oberhalb des normalen liegen, werden also bei einem Patienten mit Diabetes, dessen Herz seit Jahren auf ein viel höheres Niveau eingestellt war, zu Störungen Veranlassung geben können.

Auch NICELY und EDMONDSON[2]) berichten über zwei Fälle, bei denen das Insulin scheinbar einen ungünstigen Einfluß auf das Herz ausgeübt hat. Bei ihrem zweiten Fall trat Vorhofflimmern auf, das freilich, wie bei unserer ersten Beobachtung, unter Darreichung von Apfelsinen und Digitalis verschwand.

Das Problem, welches ich hier kurz besprochen habe, scheint mir aus zwei Gründen von großer Bedeutung. In erster Linie, weil es eine Veranlassung dazu geben muß, den Einfluß des Insulins auf das arteriosklerotische Herz eingehender zu erforschen und, in Abwartung der Ergebnisse dieser Untersuchung, *bei Patienten mit Angina pectoris äußerst vorsichtig zu sein.* Ferner scheint es mir der Mühe wert, zu untersuchen, ob eine sehr lange fortgesetzte Anwendung von Insulin auf die Dauer ein ursprünglich gesundes Herz nicht zu schädigen vermag.

---

[1]) JOSLIN: Treatment of Diabetes mellitus, 3. Aufl., S. 58. In der Tabelle JOSLINS befindet sich ein offensichtlicher unbedeutender Druckfehler, den ich in obenstehender Tabelle verbesserte.

[2]) NICELY and EDMONDSON: The use of insulin in treatment of diabetes. Report of some cases. The Americ. Journ. of the medic. Sciences. April 1924, S. 584.

ζ) Über die plötzliche Unterbrechung der Insulininjektionen.

In der letzten Zeit sind verschiedene Mitteilungen über die Gefahr einer plötzlichen Unterbrechung der Insulinbehandlung veröffentlicht worden. Man hat dabei ein schnelles Fortschreiten der Krankheit beobachtet. In einzelnen Fällen brach bald nach der Aussetzung des Mittels Koma aus. Wie auf so vielen Gebieten der Insulintherapie ist es auch hier noch verfrüht, ein Urteil abzugeben. Zum Teil ist die verhängnisvolle Wirkung der plötzlichen Unterbrechung der Insulintherapie, ohne daß besondere Vorsichtsmaßregeln getroffen wurden, wohl begreiflich. Wenn der Patient die Kost weiter erhält, die mit Rücksicht auf das Insulin verordnet war, so bekommt er nach Absetzen des Mittels zu viel an Nahrungsstoffen, Eiweiß, Fett und Kohlehydrate, und lebt also wie ein nicht behandelter Patient mit einer zu reichlichen Kost. Mit Hilfe des Insulins werden die Kohlehydrate verbrannt und in deren „Feuer“ auch die Fette. Wird das Insulin entzogen und die gleiche Kost beibehalten, so *verzehrt* der Patient allerdings Kohlehydrate, aber diese *verbrennen* nicht, die ketogene-antiketogene Ratio wird vollkommen geändert. Starke Acidose, vielleicht Koma, werden die Folge sein können. Es ist also notwendig, vor Beendigung einer Insulinbehandlung die Diät von neuem festzustellen unter Berücksichtigung des ketogenen-antiketogenen Faktors, wie dieser nach der Insulinunterbrechung vorhanden sein wird, und im allgemeinen in Hinsicht auf die neuen dann gültigen Stoffwechselverhältnisse. Der Patient, welcher die Injektionen selbst vornimmt, muß nachdrücklichst auf die Gefahren bei Unterbrechung der Insulininjektionen aufmerksam gemacht und über die Maßregeln zur Vermeidung dieser Gefahren unterrichtet werden.

η) Die Behandlung des Coma diabeticum mit Insulin.

In einem früheren Kapitel habe ich schon auseinandergetzt, daß die Behandlung des Coma diabeticum unbedingt die Anwendung des Insulins erforderlich macht. Es wurden dabei gleichzeitig die anderen Maßregeln mitgeteilt, welche bei diesem Zustand ergriffen werden müssen. Insbesondere wies ich darauf hin, und ich will es hier seiner großen Wichtigkeit halber nochmals wiederholen, daß jede Behandlung des Coma diabeticum damit beginnen muß, daß man genau beobachtet und untersucht, ob nicht etwas anderes als das echte diabetische, acidotische Koma vorliegt.

Während für alle übrigen Punkte auf das früher Gesagte hingewiesen werden kann, muß hier nur noch über die Menge Insulin gesprochen werden, welche beim Koma zu injizieren ist.

Wir sind hinsichtlich des Insulins beim Coma diabeticum in einer ganz anderen Lage als bei solchen zuckerkranken Patienten, die sich nicht in einem komatösen Zustand befinden. Bei letzteren kam es darauf an, den Blutzuckergehalt mit Hilfe des neuen Heilmittels bei Verabfolgung einer mäßigen Kohlehydratmenge in der Nahrung auf einer ungefähr normalen Höhe zu halten. Beim Koma ist es während der paar Tage oder der noch kürzeren Zeit, die von entscheidender Bedeutung für das Leben des Patienten ist, gleichgültig, zu welcher Höhe der Blutzuckergehalt ansteigt. Es kommt darauf an, mit größter Beschleunigung soviel Kohlehydrate wie nur möglich zur Verbrennung zu bringen. Denn nur „in den Flammen“ der Kohlehydrate können die Fette vollständig verbrennen, und nur so kann der Bildung der Produkte einer unvollständigen Verbrennung, der Ketonkörper, ein Ende gemacht werden. Eine erste Bedingung aber für die Verbrennung der Kohlehydrate ist, daß sie dem Organismus zur Verfügung stehen. Der Glykogenvorrat der Leber bei Diabetes ist erschöpft, die Zuckermenge des Blutes ist für den gewünschten Zweck zu klein. Über die Menge des in den Geweben enthaltenen Zuckers wissen wir noch so gut wie nichts. Eine Hauptforderung beim Coma diabeticum ist also die *Kohlehydratzufuhr.* Angesichts dessen, daß der kranke Körper zu deren Verbrennung ohne Hilfe von außen nicht imstande ist, müssen *gleichzeitig genügende Einheiten Insulin eingespritzt werden, um die zugeführten Kohlehydrate zu verbrennen.* Es hat sich herausgestellt, daß man mit der Dosierung des Insulins beim Coma diabeticum nicht zu sparsam sein darf. Patienten mit Coma diabeticum haben nicht nur viel Insulin nötig, sondern vertragen dies gewöhnlich auch auffallend gut. So findet man, daß in manchen Fällen wenige Einheiten gegeben wurden, in anderen die unglaubliche Menge von 150 ja selbst 300 Einheiten innerhalb 24 Stunden. Bei einem Zustand, in dem es sich um das Leben des Patienten handelt, der ohne das Heilmittel sicher verloren wäre, ist Furcht nicht am Platze. Andrerseits verdiente Leichtsinn ebenso großen Tadel. Regeln können nicht aufgestellt werden. Unter dauerndem vorsichtigem Erproben muß man sich bei derartigen Umständen vorläufig noch seinen Weg suchen. Sobald die Diagnose feststeht, und wir uns zur Anwendung des Insulins entschlossen haben, beginnen wir mit einer Injektion von 20 Einheiten. Die weitere Dosierung machen wir abhängig vom Allgemeinzustand, wenn möglich vom Blutzuckergehalt, in jedem Falle auch von dem Zuckergehalt des Urins. Gewöhnlich muß nach zwei bis drei Stunden eine zweite Dosis gegeben werden, wiederum 10 bis 20 Einheiten. Vielleicht muß in dieser Weise noch verschiedene Male verfahren werden, bis 40 oder 80 Einheiten innerhalb vierundzwanzig Stunden injiziert sind. Mehr wird unserer Meinung nach selten notwendig sein. Helfen diese Mengen nicht, so wird der Patient meist nicht zu retten sein. Aber nochmals wiederholt: bestimmte Regeln können nicht aufgestellt werden. Wenn je, so muß in diesen Fällen individualisiert werden. Man beachte, daß man bei den Wiederholungen der Dosis, zwischen denen nicht mehr als 6 bis 8 Stunden liegen, vorsichtiger sei, weil das Insulin von kumulativer Wirkung ist.

Die Behandlung der Patienten mit stärkerer Acidosis, jedoch ohne daß von einem drohenden Koma die Rede ist, von Fällen, die durch Infektionen oder Erkrankungen kompliziert sind, welche ein chirurgisches Eingreifen erforderlich machen, geschieht nach den früher angegebenen Regeln. Ist eine Operation notwendig, so lasse man sich, wenn die Umstände es erlauben, Zeit. Man bringe den Patienten erst so weit, daß sein Urin frei von Zucker und Ketonkörpern, sein Blutzuckergehalt so normal wie möglich ist, und daß er nach seinem subjektiven Befinden und seinem Aussehen sich in einem guten Allgemeinzustand befindet. Oft wird man Fälle antreffen, in denen die Zeit drängt und man höchstens für ein- oder zweimal 24 Stunden die Operation aufschieben kann, zuweilen aber auch nicht einmal dies. Für solche Fälle ist die Aufstellung von Regeln unmöglich.

Am Ende unserer Betrachtungen angelangt, kann ich nicht unterlassen, nochmals einen Blick zurückzuwerfen. Wir legen uns die Frage vor, ob die endlose Arbeit, die ein halbes Jahrhundert lang dem Studium der Zuckerkrankheit gewidmet worden ist, die Früchte getragen hat, welche man nach solchen Anstrengungen erhoffen darf.

Diese Frage kann vorbehaltlos bejaht werden. Zweifellos ist auch jetzt noch eine Heilung der Krankheit nicht möglich. Wir können einstweilen nur durch eine richtig ausgewählte Diät ein Fortschreiten der Krankheit verhüten, das Leben verlängern, die Beschwerden vermindern. Es trifft auch zu, daß wir nach vielen Irrwegen — einseitiger Diät mit viel zu großen Mengen von Eiweiß und Fett, übertriebenen Hungerkuren — mit einigen Änderungen zu dem zurückgekehrt sind, was uns BOUCHARDAT vor 50 Jahren lehrte und was auch NAUNYN verkündete. Aber BOUCHARDAT und NAUNYN waren außergewöhnliche Männer, deren Augen mehr und schärfer sahen als die ihrer Zeitgenossen. Und darum waren diese größtenteils nicht imstande solchen Lehren zu folgen. Zu unserer Zeit haben zahllose Beobachtungen am Krankenbett und mühsame, exakte Untersuchungen im Laboratorium eine feste Grundlage für die Kenntnis der geeignetsten Ernährung gelegt, so daß jeder Arzt ihre Bedeutung erkennt und, überzeugt von ihrem Nutzen, diese Grundsätze auch in Anwendung zu bringen weiß. Gekrönt wurde diese Arbeit durch die Herstellung des Insulins, das täglich von neuem Bewunderung erwecken muß, wenn es auch kein Heilmittel im eigentlichen Sinne ist, und während seiner Anwendung nur die Substanz ersetzt, welche der kranke Organismus nicht mehr in genügender Menge herzustellen vermag.

Trotz dieses Fortschrittes in der Behandlung des Diabetes müssen wir bekennen, daß wir über das Wesen dieser Krankheit immer noch keine Klarheit besitzen. Wir wissen keine Grenze zwischen vorübergehender Glykosurie und echtem Diabetes zu ziehen. Über die Ursache der Krankheit schwebt noch immer ein tiefes Geheimnis. Unzählige Fragen harren noch der Beantwortung. Es scheint fast, als ob jede neu gefundene Tatsache hunderte neuer Probleme erstehen läßt. Aber geht es nicht stets so in der Wissenschaft? Hat man nicht mit Recht gesagt, daß ihre Aufgabe nur darin bestehen kann, die eine Frage durch die andere zu ersetzen? Erwartet wirklich jemand, die Wahrheit selbst erreichen zu können? Wissen wir nicht alle, daß es dem menschlichen Geist nur gegönnt ist, sich ihr zu nähern, daß sie aber bei jedem Schritt, den wir ihr näher kommen, weiter vor uns zurückweicht? Sollen wir enttäuscht die Hände in den Schoß legen, von weiterer Arbeit abstehen, weil unser Wissen, trotz allen Plagens Stückwerk bleibt? Die Beantwortung dieser Fragen möchte ich OSLER überlassen, der in einer seiner schönsten Vorlesungen sagt[1]):

„You remember in the Egyptian story, how Typhon with his conspirators dealt with good Osiris; how they took the virgin Truth, hewed her lovely form into a thousand pieces, and scattered them to the four winds; and as Milton says, „from that time ever since, the sad friends of truth, such as durst appear, imitating the careful search that Isis made for the mangled body of Osiris, went up and down gathering up limb by limb still as they could find them. We have not yet found them all" but each one of us may pick up a fragment, perhaps two, and in moments when mortality weighs less heavily upon the spirit, we can, as in a vision, see the form divine, just as a great Naturalist, an Owen or a Leidy, can reconstruct an ideal creature from a fossil fragment."

---

[1]) OSLER, W.: Aequanimitas with other adresses, London 1922, II. Ausg., 5. Aufl., S. 7.